Robert Morse

DAS DETOX WUNDER

Dieses Buch ist in erster Linie Gott gewidmet, dem ich mein Leben schenke und den ich in jedem Moment meines Lebens zum Ausdruck bringen möchte. Gott ist die größte Heilkraft von allen. Ich erkenne die Hierarchie Gottes an, einschließlich aller lebenden und emporgestiegenen Meister, Heiligen, Retter und Engel, die ihren Teil dazu beitragen, die Schöpfung Gottes im Gleichgewicht zu halten. Nicht zuletzt widme ich dieses Buch allen meinen Mitarbeitern, die über Jahre hinweg viele Hundert Stunden in dieses Buch investiert haben.

Robert Morse

DAS DETOX WUNDER

Mit Rohkost und Kräutern zur Zellerneuerung

Unimedica

Inhalt

Wenn wir die medizinische Wahlfreiheit nicht in unserer Verfassung verankern, werden wir eine Zeit erleben, in der sich die Medizin als eine verdeckte Diktatur entpuppen wird, die die Kunst des Heilens auf eine bestimmte Klasse Mensch beschränken und anderen dieselbe vorenthalten wird. Es wird das Bollwerk der Medizinwissenschaft sein.

— Dr. Benjamin Rush, Unterzeichner der Unabhängigkeitserklärung

Niemand kann ein gesundheitliches Problem mit derselben Denkweise lösen, die das Problem in erster Linie erschaffen hat.

— Thomas Edison

Gesundheit schließt Krankheit aus. In gesundem Gewebe gibt es keinen Krebs.

— Robert Morse

Haftungsausschluss

Dieses Buch und die darin enthaltenen Meinungen, Vorschläge und Hinweise stammen aus der persönlichen Erfahrung des Autors und sind ausschließlich für das private Studium und für Forschungszwecke gedacht. Das vorliegende Konzept beschäftigt sich mit den Themen Gesundheit und Vitalität und nicht mit Krankheit. Der Autor gibt keinerlei medizinische Empfehlungen und übernimmt keine Verantwortung für Ihre persönlichen Entscheidungen und Handlungen, sollten Sie die Informationen aus diesem Buch an sich selbst anwenden.

Nehmen Sie Ihre Gesundheit in die eigenen Hände und Sie werden froh sein, dass Sie es getan haben. Ich möchte Sie dazu ermutigen, die Wahrheit herauszufinden. Bitte denken Sie daran, dass die Wissenschaft ein menschengemachtes Produkt ist, so wie die Welt, in der wir leben, ein Produkt der Frauen und Männer ist, die sich an der Wissenschaft und nicht an Gott orientieren. Zum Wohle unserer eigenen Gesundheit müssen wir Menschen lernen, nicht nur unsere Symptome zu behandeln, sondern auch deren Ursachen zu beseitigen. Befreien Sie sich von Krankheit und begeben Sie sich auf die Suche nach der Wahrheit.

Setzen Sie sich für die Verfassung und die Erhaltung der Grundrechte ein, einschließlich Ihrer eigenen. Diese sind durch den Uniform Commercial Code (*UCC* – das Handelsgesetzbuch der Vereinigten Staaten von Amerika, Anm. d. Übers.) geschützt.

Einleitung

Ich heiße Sie herzlich willkommen auf dieser wundervollen Reise in die Vitalität. Die Gesundheit ist unser wertvollstes Gut und viele beschreiben den Körper als Tempel oder Haus, in dem unser wahres Selbst lebt, solange es auf diesem Planeten weilt. Allerdings behandeln wir unsere Autos mitunter besser als unseren eigenen Körper.

Die Informationen in diesem Buch stammen nicht aus Doppelblindstudien, falsch interpretierten Fakten und klinischen Zahlen. Auch habe ich keine Forscher für ihre Arbeit bezahlt. Als Grundlage für dieses Buch dienen mir 30 Jahre (Selbst-)Erfahrung und das, was ich bei Tausenden von Patienten beobachtet habe, die mithilfe meiner Konzepte ihre toxischen Beschwerden und Krankheiten überwinden konnten.

Wenn wir krank werden oder an bestimmten Beschwerden leiden, haben wir die Wahl, diese zu behandeln oder uns zu entgiften. Entscheiden wir uns für eine Behandlung, gibt es zwei Optionen. Entweder wir nehmen eine *allopathische* **(auf Pharmaka basierende) Therapie** in Anspruch, die dem aktuellen medizinischen oder chemischen Ansatz entspricht. Oder wir entscheiden uns für eine *natürliche* Behandlung **(mit traditionellen Arzneien)**, bei der Produkte oder Kräuter zum Einsatz kommen, die aus natürlichen Quellen gewonnen werden und die Symptome auf natürlichem Wege beseitigen sollen. Wenn wir uns für die allopathische Variante entscheiden und gegen die Krankheit „kämpfen" wollen, ist es wichtig zu verstehen, dass die Allopathie für alle Krankheiten nur drei Wahlmöglichkeiten bietet: **chemische Medikamente, Radiologie (Bestrahlung) oder Chirurgie (operative Entfernung).**

Pharmafirmen geben viel Geld für die Entwicklung neuer Medikamente aus. Außerdem müssen sie (allopathischen) Ärzten zeigen, wie sie diese Medikamente bei kranken Menschen einsetzen können. Das Konzept der

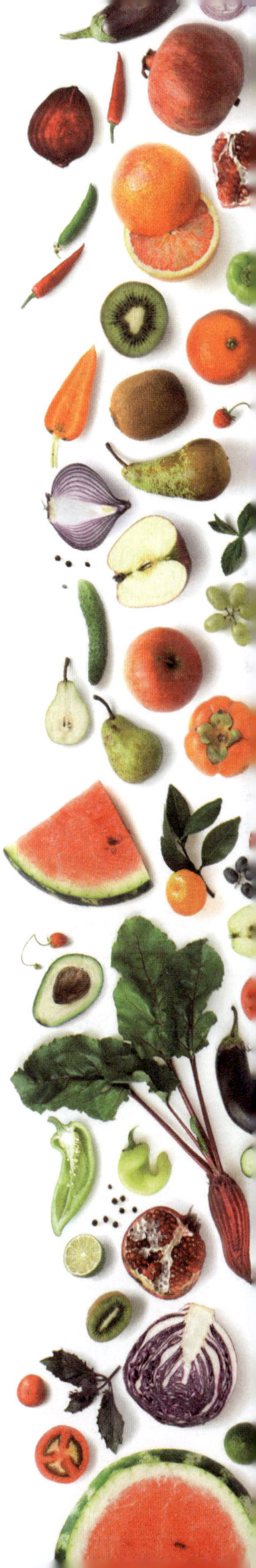

„Heilung“ (also die Ursache einer Krankheit zu behandeln und nicht nur die Symptome) passt nicht in diese Denkstruktur. Der allopathischen Lehre zufolge können Krankheiten nicht geheilt werden – es geht hier ausschließlich um „Behandlungen“. Chemisch hergestellte Medikamente werden buchstäblich für alles verwendet – von einfachen Kopfschmerzen und Fieber bis hin zu degenerativen Krankheiten wie Parkinson oder Krebs.

Die zweite allopathische Behandlungsoption ist die Radiologie oder Bestrahlung. Strahlen kommen bei den meisten diagnostischen Verfahren zum Einsatz (z. B. beim Röntgen) und sind Bestandteil therapeutischer Interventionen, wie z. B. bei der Krebstherapie, sind aber nicht auf diese Anwendungsgebiete beschränkt.

Als dritte Möglichkeit kommt der chirurgische Eingriff in Betracht. Bei einem chirurgischen Eingriff wird das „kranke“ oder „schlechte“ Gewebe, das für die Beschwerden verantwortlich sein soll, einfach entfernt. Wenn es sich beispielsweise um einen Brustkrebs handelt, gilt die Patientin als „geheilt“, sobald die betroffene Brust teilweise oder ganz entfernt wurde.

Die Naturheilkunde – ich werde in diesem Buch von „traditioneller Medizin“ sprechen – unterscheidet sich vom allopathischen Ansatz. In der Naturheilkunde werden Krankheiten mit natürlichen Produkten (hergestellt aus tierischen, pflanzlichen oder mineralischen Ausgangssubstanzen) oder Kräutern behandelt, die in der Natur zu finden sind. Die Wissenschaft der natürlichen Medizin existiert in unterschiedlichen Formen schon seit Hunderten oder Tausenden von Jahren. Der Großteil der Substanzen, die in der Naturheilkunde eingesetzt werden, hat keine unerwünschten Nebenwirkungen, während die meisten chemischen Medikamente mehr oder weniger schädlich sind. An dieser Stelle gilt es fairerweise zu erwähnen, dass es natürliche Produkte gibt, die – wenn sie nicht richtig und weise eingesetzt werden – auch Schaden zufügen können. Supplementiert man bei einer Nebenschilddrüsenschwäche beispielsweise mit Calcium, kann es zu Calciumsteinen oder einem Überschuss an freiem Calcium im Körper kommen. In der Regel sind die diagnostischen Verfahren, die in der Naturheilkunde eingesetzt werden, einschließlich Iridologie, Kinesiologie, Pulsing, Haar- oder Gewebsanalyse und viele andere, nicht invasiv und für die Patienten vollkommen unschädlich.

Heutzutage sind die meisten Gesundheitssysteme – dazu gehören die Allopathie, die Naturheilkunde und die Homöopathie – darauf ausgerichtet, Krankheiten zu behandeln. Eine Behandlung der Symptome wird jedoch *niemals* in der Lage sein, die „Ursachen“ zu beseitigen. Bis eine echte Heilung möglich ist, werden wir immer auf die eine oder andere Art leiden müssen. Die Alternative zum „behandelnden“ Ansatz ist die *wahre Naturheilkunde (Entgiftung)*, eine kaum bekannte, auf den Lehren der Natur basierende Wissenschaft, die weltweit von vielen Hunderttausend Menschen und Tieren praktiziert wird. Sie kann Gesundheit und Vitalität auf körperlicher, mentaler und emotionaler Ebene wiederherstellen. Entgiftung umfasst die wissenschaftlichen Disziplinen der Chemie, Biochemie, Botanik und Physik und stand schon immer im Zentrum wahrer und echter Heilung. Aus diesem Grund sollte die Entgiftung auch heute noch das Herzstück der Naturheilkunde bilden, ist aber in unserer „behandlungsorientierten" Welt zunehmend in Vergessenheit geraten.

Entgiftung ist kein Behandlungskonzept oder Verfahren, mit dem Symptome beseitigt werden sollen; vielmehr handelt es sich um eine Heilmethode, bei der die Ursachen einer Krankheit behoben werden. Dazu gehört das Verständnis, dass sich der Körper selbst heilt und dass Heilung letztendlich ein energetischer Vorgang ist. Sie bringt auch die wahre Ursache von Krankheit ans Tageslicht – die Zerstörung von Energie. Energie oder die Zerstörung von Energie sind das direkte Ergebnis von dem, was wir essen, trinken, atmen, auf unsere Haut auftragen und was wir denken und fühlen. Diese sechs Faktoren bestimmen, ob wir gesund und vital sind oder schwach und krank. Die wahre Naturheilkunde ist die reinste Form des Heilens.

Die dort eingesetzten Verfahren und diagnostischen Werkzeuge sind nicht invasiv. Ihr Kernstück bilden Entgiftung und ein gesunder Säure-Basen-Haushalt des Körpers, worauf ich im Laufe des Buches noch ausführlich eingehen werde. Ich werde im Folgenden über die zweite Option der wahren Heilung durch Entgiftung und aller damit verwandten Wissenschaften berichten. Allerdings wird der hier gewählte Ansatz niemals Wissenschaft über die Macht Gottes und der Natur stellen, denn bei der Wissenschaft handelt es sich lediglich um ein Studium dessen, was *bereits existiert.*

Der Erfolg, den ich mit der Entgiftungsmethode bei chronischen und degenerativen Beschwerden erzielen konnte, hat weltweite Anerkennung erfahren. Von 100 Menschen, die wegen einer Krebserkrankung zu uns kommen, heilen sich ca. 70 % selbst, 20 % brechen das Programm ab und weitere 10 % sind schon schwer krank oder wollen nicht mehr leben. Auch bei verletzungsbedingten Schäden des Rückenmarks haben wir phänomenale Erfolge erzielen können: Eine 32 Jahre alte Frau kam wegen einer Verletzung der Halswirbelsäule (Durchtrennung des Rückenmarks auf der Höhe der Wirbel C3/C4) zu uns, die sie sich 12 Jahre zuvor zugezogen hatte. Innerhalb von elf Monaten war die Empfindungs- und Bewegungsfähigkeit des ganzen Körpers wiederhergestellt. Ein junger Mann war nach einem Unfall mit dem Traktor vom Hals ab (Höhe C4/C5) vollständig gelähmt. Innerhalb von sechs Monaten konnte er seine Füße wieder spüren.

Der schwierigste Teil dieses Programms ist die Arbeit mit dem Intellekt. Es ist ähnlich wie bei einem Computer: Man kann nur das herausholen, was man eingibt. Dieses Buch gibt Ihnen alle aktuellen und ausführlichen Informationen, die Ihr Intellekt benötigt, um sich ein umfassendes Bild davon zu machen, wie die wunderbaren Selbstheilungskräfte des Körpers funktionieren. Die Themen

Physiologie, Chemie, Physik und Ernährung werde ich so erklären, dass Sie die Information sofort verstehen und umsetzen können. Außerdem möchte ich Sie dazu ermutigen, Ihre eigenen negativen Denkmuster aufzugeben und eine natürliche, unverbrauchte Denkweise aufzugreifen.

Die meisten Menschen leben, um zu essen. Ich möchte Ihnen nahelegen, es andersherum zu machen und zu *essen, um zu leben*. Dieses Buch wird Ihnen zeigen, wie es geht. Das, was Sie essen, wirkt sich direkt auf Ihre Gesundheit aus. Ich habe es über viele Jahre hinweg bei Hunderten von Klienten mit eigenen Augen sehen können. Immer und immer wieder habe ich beobachtet, wie sich ein Körper aus eigener Kraft von Krebs erholt. Auch Diabetes, Herz-Kreislauferkrankungen und Arthritis können so geheilt werden. Ich habe mit eigenen Augen gesehen, wie Rückenmarksverletzungen heilen und Nervenfasern nach Schlaganfällen, bei Multipler Sklerose und Ähnlichem wieder gesund werden.

Es gibt nichts Geheimnisvolles an Krankheit und Gesundheit, nichts geschieht durch Zauberei. Eine Krankheit ist ein natürlicher Vorgang! Wenn wir ein Verständnis dafür entwickeln, wie der Körper funktioniert und was eigentlich dazu führt, dass bestimmte Körperteile ihre Arbeit nicht mehr verrichten können, werden wir auch verstehen können, wie Krankheitssymptome entstehen und was wir dagegen tun können.

Dieses Buch wird Sie auf eine Reise mitnehmen, auf der es viele wichtige Zwischenstopps gibt. Sie werden erfahren, woher Ihr Körper kommt, wie er funktioniert und was Krankheit bedeutet. Nicht zuletzt werden Sie lernen, was Gesundheit ist. Einer der wichtigsten Grundsätze dieses Buches ist die Tatsache, dass es im Grunde genommen sehr einfach ist, gesund zu sein. Trotzdem investieren wir sehr viel Zeit und Geld, um genau das zu erreichen. Dieses Buch wird Ihnen helfen, die eigene Spezies besser zu verstehen und Sie dazu ermutigen, sich in Einklang mit Ihren anatomischen, physiologischen und biochemischen Vorgängen in Ihrem Körper zu ernähren. Das Resultat ist ein gesundes, vitales Leben ohne Krankheit.

Gönnen Sie sich die Zeit und Disziplin, *durch Entgiftung wieder lebensfroh und lebendig zu werden!* Nehmen Sie Ihr Herz in die Hand, zeigen Sie Selbstdisziplin und seien Sie mit Leib und Seele bei der Sache. Eine Entgiftung ist das Beste, was Sie für sich tun können.

HINWEIS: Dieses Buch wurde für Fachkräfte und Laien gleichermaßen geschrieben. Deshalb sind manche Kapitel wissenschaftlicher ausgerichtet als andere. Ich selbst bin immer bestrebt, die Dinge so einfach wie möglich zu halten. Wenn Sie einem Kapitel begegnen, das Sie mehr verwirrt als erleuchtet, können Sie es überspringen und später lesen. Vielleicht brauchen Sie einfach einen zweiten Anlauf, um Ihren Körper und dessen Funktionen besser zu verstehen. Ihr Körper ist eine sehr komplexe Maschine, ihn gesund zu halten ist aber recht einfach.

Eine sehr persönliche Reise

Ich wuchs in einer Kleinstadt in Indiana auf. Dort ernährt man sich üblicherweise von sehr vielen Milchprodukten, raffiniertem Zucker, Getreide und natürlich von Fleisch – und das dreimal am Tag. Milchprodukte und raffinierter Zucker wirken schleimbildend. Aus diesem Grund war meine Nase ständig verstopft und ich wurde Nasenspray-abhängig. Außerdem litt ich unter Verstopfung, dicht gefolgt von Hämorrhoiden, die bluteten. Begleitet wurde das Ganze von Migräne, die mich alle drei Tage heimsuchte. Ich wurde von vielen Spezialisten untersucht, jeder mit seiner eigenen Erklärung für meine unerträglichen Kopfschmerzen. Nach einer Weile kam es mir vor wie ein schlechter Witz. Weil ich mich so schlecht ernährte, war ich auch noch dick und wenn ich in meinen frühen Jahren nicht gläubig gewesen wäre, so wäre mein Leben mit Sicherheit von Depressionen geprägt gewesen. Meine tiefe Liebe zu Gott war schon immer der wichtigste Teil meines Lebens und hat mir viel Kraft und Freude geschenkt.

In den 1960er-Jahren entdeckte ich die Rohkost für mich. Ich las Bücher von Ehret, Jensen, Hotema, McFaddin, Tilden (siehe auch im Literaturverzeichnis) und rund ein Dutzend anderen großen Heilern. Sie schrieben darüber, dass es nur guter Menschenverstand sei, Nahrungsmittel vor dem Verzehr nicht zu Tode zu kochen. Ich las Bücher über Lichtnahrung und unsere Fähigkeit von Sauerstoff, Wasserstoff, Kohlenstoff, Stickstoff usw. zu leben. Da sich alle biologischen Strukturen aus diesen höheren Atomen zusammensetzen, schien mir die Annahme, dass wir auch auf dieser Ebene überleben könnten, solange unser Bewusstsein dementsprechend ausgerichtet war, sehr einleuchtend zu sein. Seelen, die auf dieser Ebene überleben können, werden auch „Gottesser" genannt. Mehr als alles andere wollte ich Gott nahe sein und dies schien mir der ideale Weg. Ich beschloss, mich in entlegene Gebiete zurückzuziehen und zu versuchen, diesen Bewusstseinsgrad zu erreichen. Ich wurde zum Einsiedler und begann, schwere Nahrungsmittel und solche, die einen niedrigen Schwingungsgrad besitzen – wie Getreide und Fleisch – aus meiner Ernährung auszuschließen. Auch Gemüse wollte ich nicht mehr essen, was nur noch Früchte und Nüsse übrigließ. Ich hatte mich entschieden, ein echter „Frutarier" zu werden.

Ich ernährte mich also ausschließlich von frischen, rohen Früchten, war aber immer noch fest entschlossen, nur von Luft zu leben. Ich hatte von einer katholischen Nonne gelesen, die hoch oben in den Bergen von Tibet lebte und nichts außer Schnee aß und von anderen Menschen, die anscheinend ebenfalls auf dieser sehr feinstofflichen Ebene überleben konnten. Damit auch ich in diese Richtung gehen konnte, bestand mein nächster Schritt darin, nur noch eine einzige Sorte Obst zu essen. Mein Plan war, mehrere Monate lang nur diese eine Frucht zu essen, um anschließend in der Lage zu sein, ganz auf Nahrung im herkömmlichen Sinne zu verzichten. Dann hätte ich mein Ziel erreicht. Natürlich war das ein äußerst radikaler Weg der Gotteserfahrung, aber ich war fest entschlossen und sehr selbstdiszipliniert. Ich hatte viele von Professor Hotemas Schriften über die Kraft biologischer Orangen gelesen und beschloss, dass sie meine Nahrung der Wahl sein sollten.

Vier Jahre lang lebte ich als Frutarier und sechs Monate davon ernährte ich mich ausschließlich von Orangen. Ich hatte einen ganz besonderen Orangenhain entdeckt, angelegt von einem Menschen, den ich als Seele von höherer Gesinnung betrachtete. Ich bin mir sicher, dass es die Natur in dieser Zeit gut mit mir meinte, weil es ausgerechnet in diesem Sommer eine absolute Rekordernte gab, die mich ein ganzes Jahr lang mit Orangen versorgte.

In meiner Zeit als Frutarier begann ich Arnold Ehrets Lehre über die enormen Selbstheilungskräfte des Körpers am eigenen Leib zu erfahren. Wenn ich mich versehentlich schnitt, empfand ich keinen Schmerz. Meine Wunden bluteten nicht und heilten innerhalb von ein oder zwei Tagen zu. Bitte vergessen Sie nicht, dass mein eigentliches Ziel war, überhaupt nicht mehr zu essen – auch keine Orangen – und ausschließlich von Luft zu leben! Das Problem war nur, dass ich auf der energetischen Ebene buchstäblich in die Höhe schoss und nicht mehr in meinem Körper verankert war. Ich verließ meinen Körper und reiste in die unglaublichsten Gotteswelten, die jenseits der menschlichen Erfahrung existieren. Ich hatte das Gefühl, eins zu werden mit Gott und mein „Ich" hinter mir zu lassen. Ich konnte mich nicht mehr abgrenzen. Mir fehlte jeglicher Bezugspunkt, weil ich weder Wünsche noch Bedürfnisse hatte. Ich war vollkommen erfüllt. Meine Liebe zu Gott und allem Leben wurde so intensiv, dass es sich nicht in Worte fassen lässt. Nun war ich körperlich noch sehr jung und nicht reif genug für diese Art der Gotteserfahrung. Mir war es unmöglich geworden, in dieser Welt und mit anderen Menschen zu kommunizieren. Um überleben zu können, beschloss ich, mich wieder zu „erden". Ich machte es zu meiner Aufgabe, anderen Menschen zu zeigen, welche enormen Heilkräfte unsere rohen Nahrungsmittel haben und welch grenzenloses Bewusstsein in uns allen steckt.

DER WEG DER NATUR

1. Natürliche Gesundheit (aus der Natur) ist keine alternative Medizin. Natürliche Gesundheit ist traditionelle Medizin.
2. Natürliche Gesundheit gibt es seit vielen Hunderttausend Jahren. Die künstliche (chemische) Medizin ist gerade einmal 125 Jahre alt.
3. Seit es die künstliche Medizin gibt, schießen die Krankheiten wie Pilze aus dem Boden.
4. Medizin sollte ausschließlich aus natürlichen Heilmitteln bestehen, die den Körper reinigen, ein basisches Milieu fördern und das natürliche Gleichgewicht wiederherstellen.

Nach mehreren Jahren in der Wildnis kehrte ich also in die „Zivilisation“ zurück. Ich wusste damals schon, dass ich mein Leben dem Wohle aller Menschen widmen wollte. Ich wollte anderen helfen, sich zu verjüngen und die Schönheit Gottes in einer Welt verkünden, die sich nach beidem sehnt.

Seit dieser Zeit habe ich mehrere Bioläden eröffnet und mich in Biochemie, Naturheilkunde, Phytotherapie und Iridologie ausbilden lassen. Seitdem reise ich um die Welt, um Gottes Lehre von Gesundheit und Vitalität zu verbreiten und andere in die Geheimnisse und Magie wahrer Gesundheit einzuweihen. Einige Jahre lang hatte ich eine kleine Praxis in Portugal und vertrat die Vereinigten Staaten auf internationalen Symposien.

Vor 25 Jahren gründete ich eine Gesundheitspraxis, die ich heute noch führe. Meine Erfahrungen haben mir gezeigt, dass es keine unheilbaren Krankheiten gibt, sondern nur unheilbare Menschen. Ich habe auch viele Jahre in der Notfallmedizin gearbeitet – das war sozusagen mein Hobby – und konnte dort allopathische und traditionelle (Kräuter-)Medizin in Aktion sehen. Während die Notfallmedizin *fantastische* Ergebnisse erzielt, sterben jedes Jahr Hunderttausende von Menschen an den Folgen einer allopathischen Behandlung. Die traditionelle (oder pflanzliche) Medizin hingegen rettet jedes Jahr Tausende von Menschenleben. Ich möchte Sie einladen, mit mir zusammen zu lernen, wie Sie mithilfe der naturgegebenen Gesetze Gottes jung, vital und gesund werden können.

Meine Arbeit wird inspiriert von dem Werk Dr. Bernard Jensens, weltbekannter Heiler und Autor vieler hervorragender Bücher (siehe Literaturverzeichnis). Er hat mich auf meinem Weg stets unterstützt und gefördert. Vor vielen Jahren konsultierte mich Dr. Jensen wegen des Gesundheitszustandes seiner Frau und dies war der Beginn einer engen Freundschaft. Wir erkannten sofort, dass wir spirituell miteinander verbunden waren und uns eine Leidenschaft für das Heilen und die Liebe Gottes verband. Dieses Buch spiegelt unsere Erfahrungen und Standpunkte zur wahren Heilung wider.

Bleiben Sie der Wahrheit treu. Öffnen Sie Ihr Herz völlig für die Liebe Gottes. Wenn Sie etwas begehren, dann begehren Sie Gottes Nähe. Alles andere kommt von allein. Leben und schenken Sie Liebe. Erwachen Sie auf allen Ebenen – körperlich, emotional, mental und spirituell – zum Leben.

HINWEIS: Begriffe, die Ihnen unbekannt sind, können Sie im Glossar am Ende des Buches nachlesen.

Bevor Sie beginnen: 10 Wege zum Erfolg

Bevor Sie sich in das vorliegende Buch vertiefen und in die Informationen einarbeiten, möchte ich Ihnen einen kurzen Überblick geben. Sie müssen wissen, was es braucht, um erfolgreich zu sein. Die folgenden zehn Prinzipien oder Empfehlungen werden Ihnen maßgeblich dabei helfen, auf dem Weg zu Vitalität und Gesundheit erfolgreich zu entgiften und Ihre Zellen zu erneuern. Auf diese Punkte werde ich im Laufe des Buches ausführlicher eingehen.

1. Die Ernährung ist das A und O Ihrer Gesundheit. Ohne eine gesunde Ernährung werden Sie keinen Erfolg haben. Über das, was Sie essen, trinken, einatmen und auf die Haut auftragen, nehmen Sie die Außenwelt in sich auf. Beschäftigen Sie sich mit den Konzepten der Rohkosternährung, wie sie in diesem Buch beschrieben sind, ausführlich. Je mehr rohes Obst und Gemüse (Salate) Sie essen, desto erfolgreicher werden Sie sein. Wenn Sie eine chronische oder degenerative Krankheit haben, wie z. B. Krebs, Rückenmarksverletzungen, Multiple Sklerose oder Parkinson, sollten Sie sich zu 100 % von Rohkost ernähren und nur „lebendiges" Obst und Gemüse (Salate) verzehren.
2. Wenden Sie sich an einen professionellen Therapeuten, der sich mit Rohkost und anderen Entgiftungsmethoden, wie z. B. das Fasten, auskennt. Vor allem Menschen mit Krebs oder anderen chronisch degenerativen Erkrankungen profitieren auf ihrem Weg zur Heilung von einer verständnisvollen und fachlich kompetenten Begleitung. Letztendlich müssen Sie selbst Verantwortung für Ihre Gesundheit übernehmen, aber es gibt zahlreiche wertvolle Ressourcen, die Sie auf Ihrem Weg zu strahlender Gesundheit nutzen können.
3. Finden Sie einen erfahrenen Iridologen, der in Ihren Augen „lesen" kann. Die Iridologie oder Augendiagnostik ist eine wunderbare Methode, um die Weichteilgewebe Ihres Körpers analysieren zu können. Momentan gibt es nichts Vergleichbares. Ein Iridologe kann in Ihren Augen lesen wie auf einer Landkarte und Ihnen sagen, wo Ihre Stärken und Schwächen liegen. Ihre Augen zeigen außerdem an, wie viele Stoffwechselprodukte und Schlacke sich im Körper und vor allem im Lymphsystem angesammelt haben. Die Methode ist von unschätzbarem Wert, um eventuelle Schwächen in den Drüsen oder anderen Organen ausfindig zu machen und anschließend beheben zu können. Dafür empfehle ich eine Entschlackungskur mit Kräutern. Sie können auch Kräuter einsetzen, um die Schwächen in den Zellen auszugleichen und Lymphsystem, Verdauungstrakt und Lungen zu reinigen. Im Verzeichnis „Ressourcen" finden Sie Firmen, die entsprechende Rezepturen anbieten.

   Bei fast allen Menschen ist die Drüsenfunktion gestört. Finden Sie Ihre persönlichen Schwachstellen, indem Sie den Frageboden „Was Ihr Körper Ihnen sagt" in Kapitel 5 ausfüllen.

   Anschließend können Sie Ihre Schilddrüsenfunktion überprüfen, indem Sie Ihre Basaltemperatur messen. Die Anleitung hierzu finden Sie in Anhang A. Das ist wichtig, damit Sie Ihren Stoffwechsel allgemein und den Calciumstoffwechsel im Besonderen richtig einschätzen können.

Wenn Sie hohen oder vor allem niedrigen Blutdruck haben, wissen Sie, dass Ihre Nebennieren geschwächt sind. In diesem Fall sollten Sie ebenfalls den Fragebogen ausfüllen, um herauszufinden, wie genau sich diese Schwäche auf den Körper auswirkt.

4. Halten Sie Ihr Lymphsystem in Bewegung. Jeder Mensch hat ein mehr oder weniger stagnierendes Lymphsystem. Jede einzelne Ihrer Zellen nimmt Nahrung auf und scheidet diese wieder aus, was über das Lymphsystem geschieht. Das Lymphsystem ist so etwas wie unsere körpereigene Kanalisation, mit den Lymphdrüsen als Kleinkläranlagen. Diese müssen regelmäßig gereinigt werden! Sie können das tun, indem Sie Ihre Nieren mit Kräutern unterstützen und viel frisches Obst essen. Auch Ihr Darm profitiert von einem Großreinemachen mit Rohkost und Heilkräutern, die Ihre Verdauung stärken und ins Gleichgewicht bringen. Abführmittel, Acidophilus- und Bifidus-Tabletten oder andere Nahrungsergänzungsmittel für die Darmflora sollten Sie allerdings meiden. Ihre Darmflora wird sich ganz von allein regenerieren.

   Ganz wichtig für das Lymphsystem ist körperliche Bewegung (wie Wandern, Laufen oder Schwimmen), vor allem die unteren Gliedmaßen müssen geschmeidig bleiben. Schwitzen Sie ausgiebig und viel! Ihre Haut ist das größte Entgiftungsorgan und muss in Schuss gehalten werden. Pflegen Sie Ihre Haut gründlich und regen Sie deren natürliche Funktion mit Trockenbürsten, Wechselduschen und regelmäßigem Schwitzen an.
5. Sie sollten mindestens vier Wochen lang Kräuter gegen Parasiten einnehmen (im Verzeichnis „Ressourcen" finden Sie Firmen, die hervorragende Produkte anbieten). Auf diese Weise werden alle größeren Würmer und andere Parasiten ausgetrieben und die Darmflora positiv beeinflusst (Candida, schädliche Bakterien usw. werden zurückgedrängt). So werden Sie das ungesunde Verlangen nach bestimmten Nahrungsmitteln los.
6. Bevor Sie mit dem Entgiftungsprogramm beginnen, sollten Sie etwa vier Wochen lang Ihre Leber reinigen und die Bauchspeicheldrüse stärken. Siehe auch Kapitel 8 für Kräuter und Rezepturen zur Leberreinigung und Stärkung dieser beiden Organe. Wenn Sie einen Diabetes haben oder sehr dünn sind, müssen Sie die Leber-Kur eventuell sogar drei Monate oder länger durchführen.
7. Machen Sie sich keine Sorgen, wenn Sie synthetische Medikamente einnehmen müssen. Die möglichen Wechselwirkungen für dieses Programm und den empfohlenen Kräutern sind äußerst gering. Sollten Sie Medikamente gegen Bluthochdruck einnehmen, können Sie sich zurücklehnen und ihren Blutdruck beobachten. Dieses Programm kann Ihren Blutdruck sehr schnell nach unten regulieren. Folgen Sie Ihrem gesunden Menschenverstand.

8. Wenn Sie niedrigen Blutdruck haben, ist es wahrscheinlich nicht besonders klug, ihn noch weiter mit blutdrucksenkenden Medikamenten zu bearbeiten. Einen niedrigen Blutdruck können Sie regulieren, indem Sie Ihre Nebennieren anregen und stärken. Auch einen Diabetes (Typ 2) bekommt man in der Regel gut in den Griff. Müssen Sie Insulin nehmen, sollten Sie Ihren Blutzucker beobachten. Hier gelten die gleichen Empfehlungen wie bei Bluthochdruck.

DIE FAKTEN

Die meisten Medikamente schwächen und zerstören die Zellen. Eine Chemotherapie führt zu einer starken Übersäuerung des Körpers und zerstört die Zellen, was neuen Krebszellen Tür und Tor öffnet (in Form von Metastasen).

Bestrahlung entzündet, verbrennt und zerstört Zellen (im Gewebe). Das kann die Entstehung von Metastasen begünstigen.

9. Im Laufe der Entgiftung und Regeneration wird Ihr Körper „Heilkrisen“ durchlaufen. Das ist normal, natürlich und ein gutes Zeichen. Wenn Sie das Konzept der „Heilkrise“ erst einmal verstanden haben, werden Sie auch wissen, was „Krankheit“ eigentlich ist. Siehe auch Kapitel 5. Denken Sie bitte daran: Symptome entstehen aus zweierlei Gründen – Kongestion und Zellschwäche.

10. Zu guter Letzt: Ihre persönliche Einstellung ist alles! Finden Sie Freude in dem, was Sie tun. Vergessen Sie nicht, warum Sie Ihren Körper (oder ihre körperliche Form) gesund halten wollen. Ihr Körper ist in dieser Welt so etwas wie Ihr Pkw, er macht Sie mobil. Viele Ihrer Schwachstellen werden Ihnen vererbt. Vielleicht hat sich Ihre starke toxische Belastung bereits im Mutterleib entwickelt und es wird eine Weile dauern, bis Sie sich davon lösen können. Strahlende Gesundheit kommt nicht über Nacht. Manchmal bedeutet sie sogar harte Arbeit, aber die Mühe lohnt sich. Es wird Sie mit dem Leben, der Liebe und mit Gott vereinen.

Möge Gottes Segen Sie begleiten!

1

Unsere Spezies verstehen

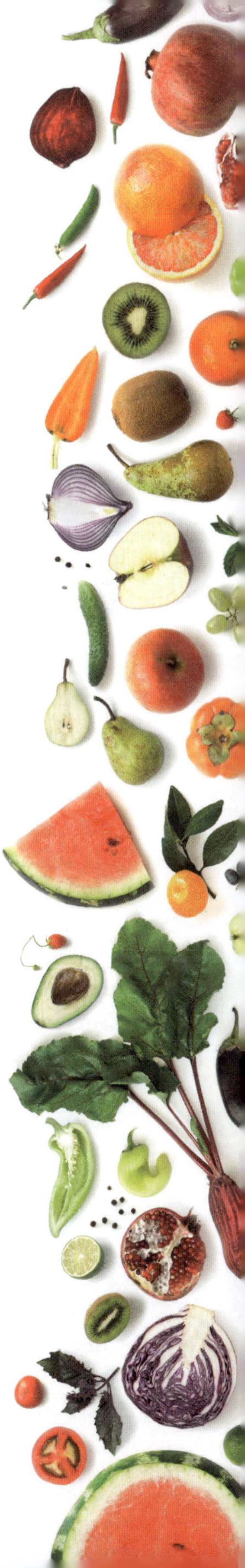

Ich werde ständig nach meinem Geheimnis zur Verjüngung und Revitalisierung des Körpers gefragt. Über das Thema Ernährung und Gesundheit sind bereits Hunderte von Büchern geschrieben worden, die meisten davon geben veraltete Konzepte oder die Hypothesen anderer Menschen in neuen Variationen wieder. Aber im Grunde genommen bleibt es immer gleich. Manches, was auf den Markt kommt, ist einfach nur albern. Auf den Regalen Ihres Buchhändlers finden Sie Bücher über Blutgruppen, hoch dosierte Vitamine und Mineralien, proteinreiche Ernährung und vieles mehr. Ich habe die Erfahrung gemacht, dass viele dieser Programme für den Körper hochgiftig sein können und jedes Jahr deswegen zahlreiche Menschen sterben müssen.

Ich bin der Meinung, dass die Gesundheit sehr viel weniger komplex ist als diese Bücher uns glauben lassen. Mein Ansatz ist sehr einfach: **Essen Sie Nahrungsmittel, die vom biologischen Gesichtspunkt her für unsere Spezies geeignet sind.** Das hört sich vielleicht zu einfach an oder sorgt für Verwirrung, aber lassen Sie uns für einen Moment bei diesem Thema verweilen und genauer hinschauen, zu welcher Spezies wir eigentlich gehören.

Stellen Sie sich vor, Sie sind in Afrika und stehen mitten in der Savanne oder im Dschungel. Sie schauen in die Ferne und sehen Elefanten, Giraffen, Antilopen, Nilpferde, Silberrücken-Gorillas, Schimpansen, alle möglichen Vögel, Löwen, Geparden und viele andere Tiere. Wenn ich Sie jetzt fragen würde, welchem Tier wir „Homo sapiens" denn am ähnlichsten sind, würden Sie mit Sicherheit die Primaten wählen. Sie sind – wie wir auch – Fruktivore (wörtlich: Fruchtfresser oder auch Frugivore). Es wird einige unter Ihnen geben, die sagen, dieser Vergleich sei zu einfach und kein belastbares Argument. Lassen Sie uns in diesem Fall einmal von jeder Spezies ein Tier töten (was ich übrigens nie tun würde) und im Labor untersuchen. Wir sezieren die Kadaver und schauen uns die anatomischen und physiologischen Merkmale an, um auch innerlich nachvollziehen zu können, welchem Tier wir Menschen am ähnlichsten sind.

Die folgende Liste fasst die Merkmale der vier verschiedenen Ernährungstypen unter den Wirbeltieren zusammen (Carnivoren, Omnivoren, Herbivoren und Frugivoren) und macht die jeweiligen Unterschiede deutlich.

HINWEIS: Begriffe, die Ihnen unbekannt sind, können Sie im Glossar am Ende des Buches nachlesen.

Anatomische und physiologische Unterschiede der Wirbeltiere

Carnivoren

Dazu gehören:
Katzen, Geparden, Löwen usw.

Ernährung:
Hauptsächlich Fleisch, wenig Gemüse, Gras und Kräuter

Verdauungssystem:
Zunge – sehr rau (zum Reißen und Ziehen)
Speicheldrüsen – keine
Magen – einfache Struktur; kleine runde Ausbuchtungen; starke Magensäfte
Dünndarm – glatt und kurz
Leber – 50 % größer als beim Menschen; sehr komplex mit fünf deutlich abgegrenzten Kammern; viel Galle, damit die vielen Magensäfte verdaut werden können

Ausscheidende Organe:
Dickdarm – glatt, keine Ausbuchtungen, nur wenig wird absorbiert
Verdauungstrakt – dreimal länger als die Wirbelsäule

Extremitäten (Gliedmaßen):
Hände (obere Gliedmaßen) – Pfote mit Krallen
Füße (untere Gliedmaßen) – Pfote mit Krallen
Vierfüßler – läuft auf allen Vieren

Integument:
Haut – zu 100 % mit Haar bedeckt
Schweißdrüsen – leckt sich mit der Zunge ab; hat nur an den Pfotenballen Schweißdrüsen

Skelett:
Zähne – Schneidezähne vorne, Backenzähne dahinter, mit großen Fangzähnen zum Reißen
Kiefer – unidirektional, kann sich nur nach oben und unten bewegen
Schwanz – ja

Harnwege:
Nieren – (Urin) sauer

Omnivoren

Dazu gehören:
Vögel (einschließlich Hühner, Puten usw.)
Schweine und Hunde

Ernährung:
Kleine Mengen an Fleisch, viel Gemüse, Früchte, Wurzeln und etwas Rinde

Verdauungssystem:
Zunge – mäßig bis rau
Speicheldrüsen – wenig aktiv
Magen – relativ wenig Magensäfte (Salzsäure und Pepsin)
Dünndarm – mit gefalteten Schlingen, können deswegen Gemüse verdauen
Leber – komplex und verhältnismäßig größer als beim Menschen

Ausscheidende Organe:
Dickdarm – kürzer als beim Menschen, kann nur minimal absorbieren
Verdauungstrakt – zehnmal länger als die Wirbelsäule

Extremitäten (Gliedmaßen):
Hände – Hufe, Klauen und Pfoten
Füße – Hufe, Klauen und Pfoten
Vierfüßler – laufen auf allen vier Gliedmaßen; mit Ausnahme der Vögel, die nur zwei Beine zum Stehen und Laufen haben

Integument:
Haut – glatt, Fett absondernd, Fell, Haare oder Federn
Schweißdrüsen – nur minimal vorhanden; lediglich um den Rüssel herum (Schweine) und an den Ballen (Hunde); Vögel haben keine

Skelett:
Zähne – Hauer/Fangzähne oder Schnabel
Kiefer – multidirektional
Schwanz – ja

Harnwege:
Nieren – (Urin) sauer

Herbivoren

Dazu gehören:
Pferde, Kühe, Schafe, Elefanten, Rehwild, Giraffen

Ernährung:
Gemüse, Kräuter und etwas Wurzeln und Rinde

Verdauungssystem:
Zunge – mäßig rau
Speicheldrüsen – hier beginnt die basische Verdauung
Magen – länglich, mit ringförmiger Muskulatur; Herbivoren haben den komplexesten Magen (in der Regel vier Mägen oder mehr); schwache Magensäfte
Dünndarm – lang und mit gefalteten Schlingen für eine extra effiziente Absorption
Leber – ähnlich wie beim Menschen (hat eine leicht größere Kapazität)

Ausscheidende Organe:
Dickdarm – lang und mit ringförmiger Muskulatur, damit genügend Nahrung aufgenommen werden kann
Verdauungstrakt – dreißigmal länger als die Wirbelsäule

Extremitäten (Gliedmaßen):
Hände (obere Gliedmaßen) – Hufe
Füße (untere Gliedmaßen) – Hufe
Vierfüßler – läuft auf allen vier Gliedmaßen

Integument:
Haut – mit Poren und extensivem Haarwuchs, der den ganzen Körper bedeckt
Schweißdrüsen – Millionen von Schweißdrüsen

Skelett:
Zähne – 24 Molaren, fünf auf jeder Seite und acht Schneidezähne im vorderen Teil des Kiefers
Kiefer – multidirektional; nach oben und unten, von einer Seite zur anderen beweglich und von vorne nach hinten, was die typische Mahlbewegung ermöglicht
Schwanz – ja

Harnwege:
Nieren – (Urin) basisch

Frugivoren

Dazu gehören:
Menschen und Primaten (Gorillas, Schimpansen, Affen)

Ernährung:
Überwiegend Früchte, Nüsse, Samen, süßes Gemüse und Kräuter

Verdauungssystem:
Zunge – glatt, wird hauptsächlich als Hebel benutzt
Speicheldrüsen – hier beginnt die basische Verdauung
Magen – länglich, mit zwei Kammern
Dünndarm – in Schlingen gefaltet, zur optimalen Absorption der Nahrung
Leber – einfach und von durchschnittlicher Größe; nicht groß und komplex wie bei den Carnivoren

Ausscheidende Organe:
Dickdarm – mit Ausbuchtungen zur optimalen Aufnahme der Nahrung
Verdauungstrakt – zwölfmal länger als die Wirbelsäule

Extremitäten (Gliedmaßen):
Hände (obere Gliedmaßen) – Finger zum Pflücken, Schälen und Reißen
Füße (untere Gliedmaßen) – Zehen; aufrechter Gang auf zwei Beinen

Integument:
Haut – Poren, dafür kaum Behaarung
Schweißdrüsen – Millionen von Schweißdrüsen

Skelett:
Zähne – 32 Zähne: vier Schneidezähne (zum Schneiden), zwei Eckzähne (spitz), vier kleine Backenzähne (Prämolaren) und sechs Backenzähne (keine langen Fangzähne oder Hauer)
Kiefer – in viele Richtungen beweglich, versetzt, nach oben und nach unten, vor und zurück, seitwärts usw.
Schwanz – manchmal

Harnwege:
Nieren – (Urin) basisch

Nachdem wir nun verschiedene Spezies „seziert" und die unterschiedlichen anatomischen Merkmale und physiologischen Prozesse studiert haben, müssen wir zu der Schlussfolgerung gelangen, dass der Mensch ein Fruktivore ist, ob uns das nun gefällt oder nicht.

Die menschliche Spezies ist die einzige ihrer Art, die nicht weiß, wie sie sich ernähren soll. Als Kinder wählen wir noch instinktiv die Nahrungsmittel, die richtig für uns sind. Sie können einen Tisch mit allem decken, was der Mensch für gewöhnlich isst, und ein kleines Kind davorsetzen. Sie dürfen raten, wonach das Kind als Erstes greifen wird: natürlich nach dem Obst und den Blüten, denn die sind bunt und spenden Energie. Schließlich sind wir Fruchtfresser und keine Allesfresser. Wenn der Mensch ein Fleischfresser wäre, dann würden wir mit Freude einem Tier hinterherjagen, es in Stücke reißen und es mit Haut und Haaren verschlingen – ich kenne nicht allzu viele Menschen, auf die das zutrifft.

Es ist nicht schwer zu verstehen, dass wir anfangen müssen, uns unseren biologischen Gegebenheiten entsprechend zu ernähren. Darüber hinaus sollten wir endlich verstehen, dass kein Tier seine Nahrung kocht, bevor es sie verspeist. Tierpfleger wissen schon seit vielen Jahren, dass man Tieren kein gekochtes Futter geben darf, weil sie davon krank werden und sterben. Ich kenne keinen Tierarzt, der seine Kunden dazu ermutigt, ihre Haustiere mit dem zu füttern, was sie selbst kochen. Warum? Ganz einfach. Unsere Haustiere erkranken an genau den Krankheiten, die wir auch haben. Kochen zerstört unsere Nahrungsmittel. Es verändert deren chemische Struktur und reduziert in hohem Maße das elektrische Energiefeld.

Gott gibt uns Nahrung zum Leben, nicht zum Sterben. Gott bedeutet Leben, Energie, Liebe und Glücklichsein. Natürlich können wir auch das Gegenteil davon empfinden: Depressionen, Wut, Hass und Egoismus. Die Entscheidung liegt bei Ihnen. Ein gesunder und vitaler physischer Körper macht auch unseren mentalen und emotionalen Körper gesund. Gesundheit bringt Bewusstsein und Lebensfreude. Die meisten Menschen haben leider beides verloren.

Biologisch betrachtet sind alle Menschen gleich. Ob wir nun aus China, Indien oder Amerika kommen – die physiologischen Vorgänge in unserem Körper und die anatomischen Strukturen sind im Grunde genommen identisch. Ausschlaggebend für unsere persönlichen Vorlieben sind jedoch auch der Grad der Bewusstheit, wie und wieviel wir uns bewegen und welche Körperteile dabei beansprucht werden. Machen Sie die Dinge nicht allzu kompliziert und konzentrieren Sie sich auf das Wesentliche. Nahrungsmittel können Sie an diese Welt fesseln oder Sie befreien. Wenn Sie diese Erfahrung noch nicht machen durften, begeben Sie sich jetzt auf die Reise in eine neue Welt der Gesundheit und der Vitalität. Befreien Sie sich von den Fesseln der Sucht nach ungesunden Lebensmitteln, die Ihrer Gesundheit schaden und Sie an die niederen Aspekte der göttlichen Existenz fesseln.

Ich lade Sie ein, wieder Vitalität zu spüren und das Leben zu genießen. Denken Sie um und fühlen Sie neu, damit Sie die einfachen Freuden einer Rohkosternährung mit Früchten, Gemüse, Nüssen und Samen genießen können. Lernen Sie, Ihre Spezies zu verstehen und die Nahrung zu essen, die Ihrem Körper Gesundheit schenkt.

„Die alten Griechen, noch vor der Zeit des Lykurg, aßen nichts außer Früchte," (Plutarch) und „jede Generation wurde 200 Jahre alt."
— Onomakritos von Athen

2

Wie der Körper funktioniert

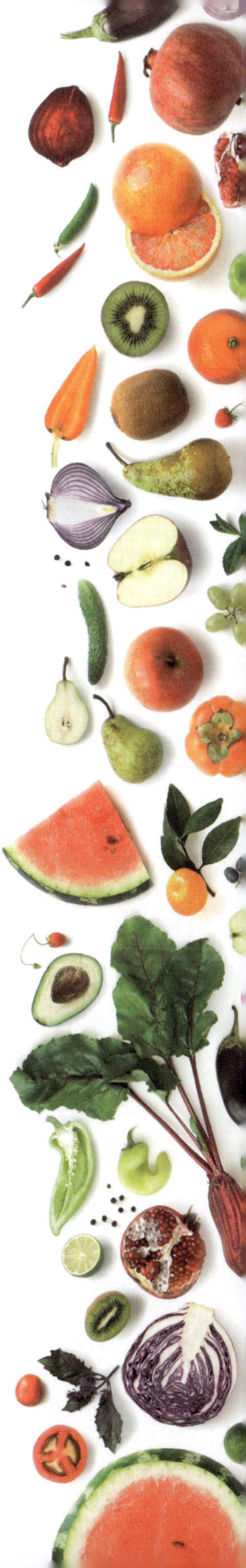

Jede Seele, die in einem physischen Körper lebt, sollte im Großen und Ganzen verstehen, wie dieser Körper funktioniert. „Warum essen wir und was passiert mit der Nahrung, die wir aufnehmen?“ – das ist die entscheidende Frage, die wir uns alle stellen sollten. Wenn wir die Antwort auf diese Frage verstanden haben, werden wir auch das Wesen von Gesundheit und Krankheit begreifen können.

Die Nahrungsaufnahme ist ein essenzieller Bestandteil unseres Lebens – die meisten Lebensformen auf diesem Planeten müssen irgendeine Art von „Nahrung“ zu sich nehmen, um zu überleben und ihr Leben zum Ausdruck bringen zu können. Der Großteil der Menschen würde ohne Nahrungsaufnahme sterben, obwohl es einige wenige Ausnahmen zu dieser Regel gibt. Es gibt eine Handvoll Menschen, die ausschließlich von Luft und den darin enthaltenen Elementen Kohlenstoff, Sauerstoff, Wasserstoff und Stickstoff leben (diese Elemente sind höherfrequente Formen von Zucker, Fett und Proteinen). Dieses Szenario ist jedoch äußerst selten und man muss spirituell sehr hoch entwickelt sein, um diesen Zustand zu erreichen. Ich persönlich bin noch niemandem begegnet, der auf diese Ebene existiert, obwohl ich einige sehr außergewöhnliche und spirituell hoch entwickelte Meister und Lehrer kennenlernen durfte.

Wir essen, um zusätzliche Energie zu erhalten. Wir wissen, dass unsere Zellen wie kleine, autonom betriebene Städte funktionieren und ein eigenes Bewusstsein haben; jede Zelle kennt ihre spezifischen Aufgaben. Wir wissen, dass der Geist oder die Seele – Lebenskraft, Bewusstsein oder wie auch immer Sie es nennen möchten – die innere Kraft ist, die alles zusammenhält, dem Leben Form gibt und Bewusstsein einhaucht. Trotzdem benötigen die Zellen eine externe Energiequelle, um ihre Aktivität aufrecht halten zu können. Viele Menschen kauen und schlucken Ihr Essen hinunter, ohne darüber nachzudenken, wie oder warum es vom Körper verwertet wird. *Wir gehen einfach davon aus, dass alles, was essbar ist, auch vom Körper verarbeitet werden kann.* Das stimmt so nicht. In diesem Kapitel möchte ich die Wege aufzeigen, über die unser Körper die Nahrung, die wir zu uns nehmen, aufspaltet, verwertet und die Abfallprodukte dieser Vorgänge wieder ausscheidet. Essen, Verdauen, Absorbieren, Verwerten und Ausscheiden sind Vorgänge, die immer und ständig stattfinden. Wenn auch nur ein einziger dieser Vorgänge beeinträchtigt ist, leidet der ganze Körper darunter. Es dauert vielleicht ein paar Jahre, bis ein greifbares Symptom daraus entsteht, aber zum Vorschein wird es mit Sicherheit kommen. Auf dem Weg dorthin gibt es immer wieder Anzeichen dafür, dass etwas nicht stimmt. Müdigkeit, Über- oder Untergewicht, dunkle Augenringe, Hautausschläge, Verstopfung und/oder Durchfall sind nur einige wenige dieser Warnzeichen.

Modul 2.1

Die vier grundlegenden Vorgänge in unserem Körper

Verdauung

Wenn wir Nahrung zu uns nehmen, muss diese erst „verdaut" werden, womit der Vorgang gemeint ist, mit dem der Körper die Bestandteile der Nahrung in einzelne Bausteine aufspaltet und in Energie umwandelt. Der Körper benötigt diese Rohstoffe zur Energiegewinnung, damit er alle Funktionen ausüben, Gewebe aufbauen und sich selbst reparieren kann.

Für die Aufspaltung der Nahrung sind Enzyme verantwortlich, die schon in der Mundhöhle Kohlenhydrate, Zucker und Fette aufspalten und dort mit der basischen Verdauung beginnen. Auch der Magen produziert ein Verdauungsenzym, das sogenannte Pepsin. Das saure Pepsin wird unter Einwirkung der Salzsäure (HCL) gebildet und ist für die ersten Schritte der Eiweißverdauung zuständig. Die restliche Verdauung findet im Dünndarm statt, der von Natur aus basisch ist. Wird unsere Nahrung nicht richtig aufgespalten – weil beispielsweise die Bauchspeicheldrüse zu schwach ist, Magen und Darm nicht gut funktionieren oder wir nicht das Richtige essen – beginnt der Nahrungsbrei zu fermentieren oder wird faulig und verursacht Blähungen. Je stärker die Blähungen, desto größer ist die Verdauungsschwäche und/oder desto schlechter die Ernährung.

Der Körper spaltet alles, was wir essen, in folgende Bausteine auf: **Proteine** (Eiweiße) werden in einzelne Aminosäuren zerlegt, die zum Aufbau und zur Reparatur von Gewebe benötigt werden. **Kohlenhydrate** (Stärke und komplexer Zucker) werden zu einfachen Zuckermolekülen abgebaut und dienen als Treibstoff. **Fette** werden in Fettsäuren und Glycerol umgewandelt, die ebenfalls für den Aufbau und die Reparatur von Gewebe gedacht sind und für Notfälle gespeichert werden.

Bitte merken Sie sich, dass wir basische Verdauungsenzyme in der Mundhöhle haben, die Kohlenhydrate und Fette verdauen, denn diese Information ist wichtig. Im unteren Magen beginnt die Verdauung der Proteine, dafür haben wir saure Verdauungsenzyme (Pepsin). In der Bauchspeicheldrüse und im ersten Teil des Dünndarms haben wir dann wieder basische Enzyme, die die Verdauung von Eiweiß, Stärke, Zucker und Fett zu Ende bringen. Es ist von entscheidender Bedeutung zu wissen, dass der Großteil dieser Vorgänge im Körper **basisch** (alkalisch) ist.

Die Verdauung ist der erste Vorgang, der in einem gesunden Körper stattfindet und viele Menschen scheitern bereits hier. Wenn Sie sehr dünn sind oder nicht genügend Muskelmasse aufbauen können, ist die Wahrscheinlichkeit sehr groß, dass Ihr Körper die Nahrung nicht richtig verdauen (aufspalten) kann.

Absorption (Aufnahme)

Sobald die Nahrung aufgespalten wurde, müssen die einzelnen Nährstoffe, der Treibstoff und andere Bestandteile absorbiert werden. Dazu gehören Minerale, Vitamine, Gerbstoffe, Alkaloide, Flavine und andere. Diese Bestandteile werden im Blut zu den Zellen transportiert, um ihnen Energie zu liefern, den Stoffwechsel anzuregen, Gewebe aufzubauen und zu reparieren oder für den späteren Einsatz einzulagern.

Die Absorption findet über die Darmzotten (fingerähnliche Ausstülpungen auf der Oberfläche der Darmwand) und den kleinen Poren statt, die auf der Schleimhaut des Dünn- und Dickdarms angesiedelt sind. Es sollte eigentlich einfach sein, Nahrung aufnehmen zu können, aber leider wird der Darm vieler Menschen durch „**Schleimpfropfen**“ verstopft, die sich wie eine Gummischicht über die Darmwände legen. Diese Schleimschicht im Verdauungstrakt besteht aus Gluten, Schleim, fremdem Protein und anderen Abfallprodukten aus unserer Nahrung, die sich eher wie Klebstoff verhalten als wie echte Nahrung! Zu den größten Übeltätern und schlimmsten Schleimbildnern gehören raffinierter Zucker, Getreide, Fleisch und Milchprodukte. Diese „Schleimpfropfen“ blockieren die Aufnahme von Nährstoffen in den Körper. (Ich kenne Patienten, die im Zuge einer Darmsanierung eimerweise „schwarzen“ Schleim ausgeschieden haben.) Es sind diese Schleimpfropfen, die dafür sorgen, dass die meisten von uns in dieser zweiten Phase des Verdauungsvorgangs mehr oder weniger scheitern. Um es noch einmal zu betonen: Wenn Sie sehr dünn sind, unterernährt oder nicht genügend Muskelmasse aufbauen, sollten Sie prüfen, ob Sie Ihre Nahrung überhaupt ausreichend verstoffwechseln können.

Verwertung

Wir müssen unsere Nahrung zu und in unsere Zellen bringen. Dafür ist das Herz-Kreislaufsystem mit seinen Schnellstraßen (Blutgefäße) zuständig. Hierüber werden Nährstoffe an ihren Bestimmungsort transportiert. Der Großteil der aufgenommenen Nährstoffe wird erst zur Inspektion in die Leber gebracht, die diese dann umbaut, speichert oder unverändert zur weiteren Verwertung wieder an den Körper abgibt.

Die Anzahl der Vorgänge, die in der Leber stattfinden, kann man nicht anders als absolutes Wunder bezeichnen. Die Leber kann Aminosäuren herstellen,

Zucker in Fett verwandeln und umgekehrt. Sie kann erschaffen und aufbauen oder zerstören und abbauen.

Ich möchte Ihnen an dieser Stelle ein kleines Geheimnis verraten und hier kommt das Thema „Base und Säure“ ins Spiel: Wenn unser Körper (einschließlich Blut) mehr zum sauren Milieu tendiert, wird auch unsere Nahrung anionisch (koagulierend). Anders ausgedrückt, verkleben oder verklumpen sich dann die einzelnen Bausteine (Fette, Energieträger, Minerale usw.) miteinander. Die meisten Nahrungsmittel, von denen wir Menschen uns ernähren, fördern ein saures Milieu. Übersäuerung entfacht Hitze und begünstigt Entzündungen nicht nur in den Wänden unserer Blutgefäße, sondern in allen Körpergeweben. Lipide (Fette) setzen sich an den Wänden der Blutgefäße fest, um die Entzündungen abzufedern. Diese Fettablagerungen bilden aber auch Steine, wie beispielsweise Gallen- und Lebersteine. In der Regel bildet der Körper dann das entzündungshemmende Lipid Cholesterin. Je mehr das Gewebe übersäuert und sich entzündet, desto höher steigt die Cholesterinproduktion in der Leber. Das heißt aber auch, dass der Cholesterinspiegel im Blut ansteigt. In diesen Fällen beginnen verschiedene Minerale ihrerseits zu klumpen und solide Steine, also gesteinsartige Verhärtungen zu bilden, wie beispielsweise Nierensteine, Knochensporne und Ähnliches.

In den Membranwänden der Zellen befinden sich kleine „Luken“, die verhindern, dass die „verklumpten“ Nährstoffe in die Zelle gelangen. Sobald auch die roten Blutkörperchen verkleben, kommt es zu einer Unterbrechung des Sauerstofftransports und der Sauerstoffverwertung, was eine Unterversorgung der Zellen zur Folge hat. So können Drüsen und Organe nicht mehr richtig funktionieren, der ganze Organismus verliert Energie, Muskelgewebe wird abgebaut und stirbt letztendlich ab.

Viele Drüsen schütten Hormone, wie z. B. Steroide aus, um die Verwertung von Nährstoffen zu unterstützen. Wenn diese Drüsen wie oben beschrieben unter- oder überaktiv werden, wird der Stoffwechsel (u. a. von Calcium) gestört, was viele unterschiedliche Krankheitssymptome zur Folge haben kann. Calcium hat zum Beispiel die Aufgabe, Nährstoffe durch die Zellmembran in die Zelle zu transportieren. Wenn nun die Schilddrüse unteraktiv ist, verlangsamt sich dieser Transport oder kommt ganz zum Erliegen. Ein Dominoeffekt entsteht, der zur Unterversorgung der Zellen führt. Natürlich wird das Gewebe dadurch noch schwächer und der Teufelskreis setzt sich fort, bis der Organismus abstirbt. Bei den meisten Menschen ist die Verwertung der Nährstoffe auf die eine oder andere Weise gestört.

Ausscheidung

Was reingeht, muss in der Regel auch wieder ausgeschieden werden. Wenn das, was aufgenommen wird, beim Ausscheiden genauso aussieht wie vorher, haben wir ein Problem. (In Ihrem Stuhl sollte mit der Ausnahme von Maiskörnern nichts Unverdautes sein.) Wenn die Bestandteile unserer Nahrung in ihre Einzelteile aufgespalten und von den Zellen verstoffwechselt werden, fallen viele Abfallprodukte an – einschließlich Gase, Säuren, abgestorbenes Zellmaterial, unverdaute Proteine und überschüssige Materialien, die nicht verwendet werden konnten, z. B. Vitamine und Minerale. Diese Abfallprodukte müssen aus dem Körper entfernt werden.

Unser Körper versucht ständig, Dinge über Wege auszuscheiden, die wir nicht verstehen. Ein gutes Beispiel sind die Erkältungs- und Grippesymptome mit Niesen, Husten, Schwitzen, Gliederschmerzen, Fieber und Durchfall. Bei diesen Symptomen handelt es sich um Ausscheidungsprozesse des Körpers, mit denen er sich von Schlacke, Schleim, Parasiten, Giften usw. befreien will. Wenn wir unsere Abfallprodukte nicht ausscheiden, sammeln sich diese *interstitiell* (also in den Zwischenräumen der Zellen) und *intrazellulär* (in den Zellen selbst) an, was die Zerstörung und den Zelltod weiter beschleunigt.

Gute Ausscheidung bedeutet dreimal am Tag Stuhlgang, viel Wasser lassen, schwitzen und richtig atmen. Jeder einzelne von uns hat in diesen Bereichen mehr oder weniger große Defizite. Durch die richtige Verdauung, Absorption, Verwertung und Ausscheidung können wir unsere Energie wiedergewinnen, Vitalität und strahlende Gesundheit genießen und ein Leben frei von Krankheit führen.

Modul 2.2
Die Körpersysteme

Die unterschiedlichen Strukturen und ihre Aufgaben

Ihr physischer Körper besteht aus vielen unterschiedlichen Systemen, die alle zusammenarbeiten, um diesen gesund und fit zu halten. Es sind diese Systeme, die unsere Organe, Drüsen, Blutgefäße, Lymphgewebe, Muskeln und Knochen usw. bilden. Jedes dieser Systeme hat eine bestimmte und einzigartige Aufgabe, die zur Erhaltung des Ganzen beiträgt. Wie ich bereits geschrieben habe, müssen sich die Systeme aufeinander verlassen können, weil sie nur gemeinsam den Körper als Ganzes aufrechterhalten und bei Bedarf reparieren können.

Die Infrastruktur des menschlichen Körpers kann man mit einer Gesellschaft vergleichen: Die Drüsen bilden die Regierung. Das Nervensystem (elektrisch) ist das Autobahnnetz, auf dem Informationen weitergegeben werden. Ohne diesen Informationsfluss würden die Städte (Zellen, Organe und Drüsen) zusammenbrechen. Zum Polizeiapparat gehören die kleinen Immunzellen, auch Lymphozyten (oder weiße Blutkörperchen) genannt, die Neutrophile, Basophile und Makrophagen. Zu unserem zusätzlichen Schutz gibt es noch das Militär mit den natürlichen Killerzellen und den großen T- und B-Zellen. Natürlich dürfen auch die Fabriken nicht fehlen, wie zum Beispiel die Leber, das Knochenmark, Drüsen und einige andere Organe. Um die Entsorgung der Abfallprodukte kümmern sich Lymphsystem, Dickdarm, Nieren, Lungen und die Haut. Aber ohne gewöhnliche Arbeiter gäbe es in einer solchen Gesellschaft nur Chefs und niemanden, der die Arbeit wirklich auch erledigt. Die meisten unserer Körperzellen sind dementsprechend als einfache Arbeiter beschäftigt. Alle Systeme im Körper bestehen aus solchen Zellen, einschließlich Skelett (Knochen), Muskeln und Bindegewebe.

Diese körpereigene Gesellschaft bezieht ihre Nahrung hauptsächlich über das, was wir dem Körper zuführen. Darüber hinaus gibt es aber auch viele Nährstoffe, die von Bakterien „angebaut" werden, den Bauern unseres Gesellschaftssystems. Durch die Arbeit dieser Bakterien und ihrer Fähigkeit, Dinge umzuwandeln, entstehen viele Co-Enzyme (Vitamine und ihre Helfer).

Wenn wir uns nun die kleinsten dieser Welten anschauen, kommen wir zu den Zellen selbst. Jede Zelle ist wie eine autonome Stadt – ein Mikrokosmos, in dem sich die große Gesellschaft des ganzen Körpers spiegelt. Gottes Welten sind nichts anderes als gegenseitige Reflektionen, denn alle Lebensformen und Strukturen können nur in Abhängigkeit voneinander existieren. Die treibende Kraft hinter allem ist das Bewusstsein, oder auch Bewusstheit genannt.

Auf den folgenden Seiten will ich die verschiedenen Körpersysteme, zusammen mit ihren Strukturen und Funktionen, im Detail vorstellen.

Herz-Kreislaufsystem

Strukturen – Herz, Blutgefäße (Arterien, Kapillaren und Venen) und das Blut selbst (gehört auch zum Verdauungssystem).
Aufgabe – Das Herz-Kreislaufsystem bildet die Schnellstraßen des Körpers, durch die die Lebenskraft des Körpers fließt. Es transportiert und verteilt Nährstoffe, Baumaterial und Treibstoff an die Zellen, damit diese arbeiten können; zusammen mit dem Lymphsystem entsorgt es Stoffwechselprodukte und anderen Abfall aus dem Körper; trägt dazu bei, dass das Milieu des Körpers basisch bleibt; reguliert die Körpertemperatur; und transportiert Sauerstoff, damit die Zellen atmen können (antioxidative und biologische Transmutationen).

Verdauung

Strukturen – Mund und Speicheldrüsen, Magen, Dünndarm (Zwölffingerdarm, Leerdarm und Krummdarm), Bauchspeicheldrüse, Leber, Gallenblase.
Aufgaben – Das Verdauungssystem setzt mechanische (Zähne) und chemische (Enzyme) Vorgänge ein, um grobe Speisen und komplexe Verbindungen in einfachere Strukturen zu zerlegen, damit diese absorbiert und verarbeitet werden können; es unterstützt die biologische und biochemische Transmutation von Stoffen und Verbindungen zu Komplexen oder Substanzen, die besser verwertet oder gespeichert werden können.

Die ausscheidenden Organe

Strukturen – Dickdarm, Lymphsystem, Harnwege, Immunsystem und Integument (Haut).
Aufgabe – Ausscheidung von Abfall- und Stoffwechselprodukten, die als Nebenerzeugnisse des Stoffwechsels und der Verdauung anfallen; entfernen Krankheitserreger und Schleim aus dem Lymphsystem; scheiden überschüssiges Wasser aus; zu den ausscheidende Organen gehören auch Körpersysteme, die an und für sich eigenständig sind, wie z. B. das **Verdauungssystem**, das **Lymphsystem**, die **Harnwege**, das **Integument** und das **Immunsystem**.

Verdauungssystem (Dickdarm)

Strukturen – Der Dickdarm besteht aus fünf Abschnitten. Der erste Abschnitt ist durch eine Klappe mit dem Leerdarm (Dünndarm) verbunden und ist als Blinddarm bekannt. Als nächstes kommt das aufsteigende Kolon, das entgegen der Schwerkraft nach oben führt, Richtung rechte Lunge und Leber. Im Anschluss erstreckt sich das Querkolon nach links über das gesamte Abdomen. Anschließend biegt sich der Dickdarm nach unten und wird zum absteigenden Kolon. Dieser wird dann mit einer leichten Krümmung zum Kolon sigmoideum, bevor er sich ein letztes Mal biegt und als Enddarm abschließt. Im Durchschnitt ist der menschliche Darm zwischen 150 und 180 cm lang.

Aufgaben – Über den Dickdarm werden die Abfallprodukte des Stoffwechsels und der Verdauung ausgeschieden. Auch das Lymphsystem entsorgt mindestens ein Drittel seiner Abfallstoffe über den Dickdarm. Stoffwechselprodukte, die in das Blut und das Lymphsystem gelangen, werden zu den Nieren, der Haut und dem Dickdarm transportiert und von dort aus entsorgt. Der Dickdarm funktioniert wie eine echte „Kanalisation“ und muss in Schuss gehalten werden, damit auch der restliche Körper gesund sein kann.

Lymphsystem

Strukturen – Milz, Thymusdrüse, Blinddarm, Mandeln, Lymphdrüsen, Lymphgefäße und Lymphflüssigkeit.

Aufgaben – Das Lymphsystem gehört zu den wichtigsten Systemen des Körpers. Seine Aufgabe besteht darin, Abfallprodukte des Zellstoffwechsels und überschüssige fettlösliche Verbindungen aus dem Verdauungstrakt zu entsorgen. Außerdem beherbergt es das Immunsystem. Hier werden die weißen Blutkörperchen und Antikörper gebildet und hier kämpfen die „guten“ Immunzellen gegen „böse“ Krankheitserreger wie Bakterien, Hefepilze, Viren und andere unerwünschte Eindringlinge. Außerdem transportiert das Lymphsystem Nährstoffe in die verschiedensten Regionen des Körpers. Es fungiert als körpereigene Polizei und Müllabfuhr zugleich. Oft ist das Lymphsystem verstopft, weil Milchprodukte und raffinierter und komplexer Zucker überschüssigen Schleim und Lymphflüssigkeit produzieren. Diese verursachen eine Kongestion, die meist von den Betroffenen nicht wahrgenommen wird, außer die Nebenhöhlen oder die Lunge machen sich unangenehm bemerkbar.

Harnwege

Strukturen – Nieren, Blase, Harnleiter und Harnröhre.

Aufgaben – Zu den Funktionen der Harnwege gehören die Filterung und Ausscheidung von überschüssigem Wasser, Nährstoffen, Stoffwechsel- und Abfallprodukten aus dem Körper. Es hilft bei der Regulierung des Elektrolythaushalts (Potassium, Kalium) und reguliert den pH-Wert. Der Urin besteht zu 95 % aus Abfallprodukten und zu 5 % aus gelösten Substanzen.

Integument

Strukturen – Haut, Nägel, Haar, Fett- und Schweißdrüsen.
Aufgaben – Dieses System dient dem Schutz und als äußerliche Hülle für den physischen Körper. Die Haut ist das größte ausscheidende Organ unseres Körpers und unterstützt die Entsorgung von Neben- und Abfallprodukten aus dem Stoffwechsel. Zusätzlich reguliert das Integument die Körpertemperatur.

Immunsystem

Strukturen – Lymphsystem, einschließlich Thymusdrüse und Milz, Knochenmark, Immunzellen (Lymphozyten, Monozyten, Basophile, Makrophagen, T-Lymphozyten, B-Zellen, T-Helferzellen und B-Helferzellen usw.), Leber und Parasiten (Giftfresser).
Aufgaben – Schützt den Körper vor Krankheitserregern (fremdartige Feinde), Antigenen (fremde Proteine), Parasiten und Ähnlichem, die dem Körper schaden oder ihn zerstören könnten. Das Immunsystem kann man als wahre Polizei des Körpers bezeichnet.

Endokrines System (Drüsen)

Strukturen – Hirnanhangsdrüse, Zirbeldrüse, Schilddrüse und Nebenschilddrüse, Thymusdrüse, Nebennieren, Bauchspeicheldrüse (einschließlich Langerhans-Inseln), Drüsen in der Schleimhaut des Verdauungstrakts, Eierstöcke und Hoden.
Aufgaben – Regulierung aller körperlichen Aktivitäten von der Atmung über die Nervenfunktion und Temperaturregulierung bis hin zu den Ausscheidungsfunktionen. All diese Vorgänge werden über Hormone, Neurotransmitter, Steroide u. a. gesteuert. Außerdem ist das endokrine System eng mit unserem emotionalen und mentalen Körper verbunden.

Muskelsystem

Strukturen – Muskeln, Bänder und Sehnen, Bindegewebe.
Aufgaben – Bewegung, Kraft und Unterstützung des Nervensystems; Übertragung von Hitze.

Nervensystem

Strukturen – Gehirn, Rückenmark (Zentrales Nervensystem), vegetatives Nervensystem, Sinnesorgane (Augen, Ohren, Nase, Geruchsnerven).
Aufgaben – Das Nervensystem bildet das Autobahnnetz des Körpers, über das Informationen übertragen werden. Es besteht aus zwei großen Systemen: dem

vegetativen Nervensystem (VNS) und dem zentralen Nervensystem (ZNS). Das vegetative Nervensystem wird zusätzlich in sympathisches und parasympathisches Nervensystem unterteilt.

Fortpflanzungsorgane

Strukturen – Hoden, Eierstöcke, Spermien, Eier, Brustdrüsen und Prostata. Das Fortpflanzungssystem arbeitet eng mit dem endokrinen System zusammen.
Aufgaben – Fortpflanzung, Erhalt und Weiterentwicklung (angeblich) einer Spezies durch den Zeugungsvorgang.

Atemwege

Strukturen – Lungen, Luftröhre, die Bronchien mit ihren Ästen und Lungenbläschen.
Aufgaben – Aufnahme der Hauptenergiequelle des Körpers – dem „Sauerstoff". Der Sauerstoff ist dafür verantwortlich, dass im Körper Oxidation stattfinden kann. Außerdem wird über die Atemwege Kohlendioxid aus dem Körper entfernt; unterstützt die Regulierung des Säure-Basen-Haushalts des Körpers; führt dem Körper Wasserstoff, Kohlenstoff, Stickstoff usw. zu. Diese Elemente sind die Grundnahrungsmittel allen Lebens.

Skelett

Strukturen – Alle Knochen und Knorpel, aus denen der physische Körper besteht. Insgesamt gibt es im menschlichen Körper 206 Knochen: Kopf – 29 Knochen; Obere Extremitäten – 64 Knochen; Rumpf – 51 Knochen; untere Extremitäten – 62 Knochen.
Aufgaben – Das Skelett gibt dem Körper Form und Struktur. Außerdem macht es die Gliedmaßen beweglich. Unsere Knochen stellen häufig Calcium zur Verfügung, obwohl dies nicht so sein sollte.

Modul 2.3

Die Zelle

In den Modulen 2.1 und 2.2 habe ich die Grundlagen des Körperaufbaus beschrieben, zusammen mit den übergeordneten Körpersystemen. In den Modulen 2.5 und 2.13 werden die einzelnen Systeme (Herz-Kreislaufsystem, Immunsystem, endokrines System usw.), ihre Organe und die damit verbundenen Funktionen im Detail erörtert.

Bevor wir uns aber die einzelnen Systeme, Organe und Drüsen näher anschauen, sollten wir ganz am Anfang, nämlich bei der Zelle, beginnen. So wie unsere ganze Schöpfung aus Atomen besteht, setzt sich unser Körper – Knochen, Gewebe, Organe und Drüsen – aus Zellen zusammen.

Im Körper gibt es mehr als 75 Billionen Zellen und jede davon ist so einzigartig und unnachahmlich wie Sie es sind. Jede Zelle hat eine bestimmte Aufgabe und alle arbeiten harmonisch zusammen, um dem Körper ein soziales (Körper-) Bewusstsein zu geben. In anderen Worten: Alle Körperzellen sind voneinander abhängig und arbeiten zusammen, damit der Körper leben und funktionieren kann.

Und so wie der Mikrokosmos den Makrokosmos widerspiegelt, spiegelt unser Körper jede einzelne seiner Zellen wider, die ja selbst kleine autonome Gemeinschaften bilden. Jede Zelle könnte man mit einer vollkommen autonomen Stadt vergleichen, die alle Funktionen selbstständig durchführen kann – mit zwei Ausnahmen. Alle Zellen sind auf eine **externe Energiequelle** (oder Verbindung) angewiesen und alle müssen ihre **Abfallprodukte entsorgen**. Wir wollen uns die Zelle als „Stadt" oder „Universum" einmal näher anschauen.

Innerhalb einer Stadt gibt es viele unterschiedliche Systeme und Strukturen (wie z. B. die Infrastruktur), die alle eine bestimmte Funktion oder mehrere Funktionen erfüllen. Sie dienen dazu, das Überleben und die Produktivität dieser Stadt zu sichern. Das Gleiche trifft auf jede Zelle zu. Jede Zelle hat ein Rathaus (**Zellkern**), in der die Verwaltungsangestellten (**Nukleoli**) sich um die Alltagsgeschäfte und Bedürfnisse der „Muskelmänner im Einsatz" (**Ribosomen**) kümmern. Alle drei definieren die Individualität der Zellen und ihre Funktionen.

Die Atmosphäre und lebendige Substanz einer Zelle nennt man **Zytoplasma**. Die Stadt (oder Zelle) ist umgeben von und wird beschützt durch ein Schließsystem, welches man als **Plasmamembran** oder **Zellwandmembran** bezeichnet. In dieser „Zellwand" gibt es Wachposten, die entscheiden, ob Substanzen in die Zelle eintreten dürfen oder draußen bleiben müssen. Auch das Rathaus (Zellkern) wird von einer Schutzwand, der sogenannten **Kernhülle**, ummantelt. Dann gibt es noch die Arbeiter, die Informationen (Substanzen) aus dem Rathaus (Zellkern) in die Stadt und von der Stadt (Körper oder Zytoplasma) in den Zellkern tragen. Diese Arbeiter heißen **endoplasmatisches Retikulum** (kurz ER genannt).

Extrazelluläre Substanzen = Substanzen außerhalb der Zelle
Intrazelluläre Substanzen = Substanzen innerhalb der Zelle

Der **Golgi-Apparat** ist nach Camillo Golgi benannt (Menschen, die etwas Neues entdecken, benennen ihren Fund gern nach sich selbst). Golgi war ein italienischer Histologe, der die Funktion dieser gestapelten, gewundenen und membranumschlossenen Hohlräume entdeckte, die uns als Fabriken dienen. Sie sammeln, verändern, verpacken und verteilen die Proteine (Eiweiße) und Lipide (Fette), die im ER gebildet werden. Diese Proteine sind in besonders großen Mengen in der Bauchspeicheldrüse, den Speicheldrüsen, der Leber und anderen Organen enthalten.

In unseren Städten gibt es auch Transport- und Speichermöglichkeiten. In den Zellen wird diese Aufgabe von den **Vesikeln** übernommen. **Sekretorische Vesikel** lösen sich vom Golgi-Apparat und tragen die vom ER produzierten Materialien zur äußeren Zellmembran, wo es anschließend „abgeladen" oder in die große Welt des Körpers abtransportiert wird. Es gibt auch Vesikel, die bestimmte Substanzen „zwischenlagern" bis das „angefertigte Produkt" benötigt wird. Ein solches Beispiel ist das Hormon Insulin, das in den Vesikeln gelagert wird, die in den Inselzellen der Bauchspeicheldrüse liegen. Wenn der Zuckerspiegel im Körper steigt, geben die Inselzellen das gespeicherte Insulin in den Blutkreislauf ab, um die Zellen bei ihrer Verarbeitung der Glukose zu unterstützen.

Wie alle Städte, müssen auch wir unseren Körper vor Eindringlingen schützen. Viele Zellen haben eine Schutzfunktion für den Körper. Solche Zellen nennt man **Immunzellen**. In jeder Zelle befinden sich Vesikel – die **Lysosomen** – in denen verschiedene **Enzyme** lagern, die für die Zellhygiene und zur Ausscheidung (Verdauung) eingesetzt werden. Beispielsweise fressen Makrophagen (weiße Blutkörperchen oder WBK) Bakterien (Antigene oder Pathogene). Die Lysosomen in unseren Zellen „fressen" oder „verdauen" (abbauen) und zerstören den Eindringling.

Natürlich braucht jede Stadt auch Energie. Die **Mitochondrien** bilden das Kraftwerk einer jeden Zelle. Diese bohnen- oder röhrenförmigen **Organellen** (spezialisierte Organe oder Strukturen) produzieren, speichern und setzen **Adenosintriphosphat (ATP)** frei, die Energiequelle für die meisten chemischen Reaktionen, die in der Zelle stattfinden. Die Mitochondrien nutzen Sauerstoff (oxidativer Stoffwechsel), um ATP herzustellen. Der strukturelle Anteil einer Zelle (oder die „Strukturen" einer Stadt) nennt man Zell- oder Zytoskelett und besteht aus Proteinen (miteinander verkettete Aminosäuren). Im Zytoskelett selbst gibt es verschiedene Strukturen, die für die Beweglichkeit, Form und Größe eine Rolle spielen. Sie werden Mikrotubuli, Mikrofilamente und Intermediärfilamente genannt.

An dieser Stelle möchte ich auch erwähnen, dass es Zellen gibt, die Cilien besitzen, also kleine Flimmerhärchen, die von der äußeren Membranwand abstehen. Die Anzahl dieser Härchen ist unterschiedlich und liegt zwischen einem und mehreren Tausend. Aufgabe der Cilien ist es, Schleim zu transportieren. Besonders auffällig ist dieser Vorgang in den Atemwegen, wo die Schleimhäute der Lunge und Bronchien fortwährend Schleim absondern. Die Cilien halten die Lungen und Bronchien frei von Staub und anderen Partikeln, die deren Funktion beschädigen (oder anderweitig beeinträchtigen) könnten.

Einige Zellen enthalten auch sogenannte **Mikrovilli,** fadenförmige Zellfortsätze auf der Außenseite der Zellmembran. Diese sind in den Nieren und der Darmschleimhaut weit verbreitet, weil dort so viele Nährstoffe wie möglich aufgenommen werden müssen.

Sie wissen nun, dass eine Zelle wie eine Stadt „aufgebaut" ist und auch so „funktioniert". Alle Welten Gottes (bzw. alle Schöpfungen) sind nichts als Spiegelbilder, die sich gegenseitig reflektieren, vom Makrokosmos (der größten „Welt") bis hin zum Mikrokosmos (der kleinsten „Welt").

Damit Sie verstehen können, wie unsere Zellen funktionieren, müssen Sie auch wissen, dass es verschiedene Wege gibt, auf denen Nährstoffe oder Bausteine durch die Zellwand in die Zelle gelangen können. **Diffusion** und **Osmose** spielen dabei eine wichtige Rolle.

WIE NÄHRSTOFFE IN DIE ZELLEN GELANGEN

Diffusion

Moleküle oder Stoffe bewegen sich von einer höheren oder größeren Konzentration in eine weniger konzentrierte Lösung. Ein bekanntes Beispiel hierfür ist ein (konzentrierter) Zuckerwürfel, der sich in einem Glas Wasser auflöst.

Osmose

Bei dieser Art der Diffusion bewegen sich Moleküle oder Stoffe von einer weniger konzentrierten Lösung in eine Lösung oder Flüssigkeit mit höherer oder größerer Konzentration. Die Osmose und deren Geschwindigkeit hängen von mehreren verschiedenen Faktoren ab. An erster Stelle steht hier der osmotische Druck auf beiden Seiten der Zellwand. Sekundär kommt es auf die Permeabilität, also die Durchlässigkeit, der Membran an. Als dritter Faktor ist auch die elektrische Spannung beteiligt, unter der die Membran und ihre Poren stehen.

Für den Großteil der Osmose und der „erleichterten“ Diffusion benötigt man ein „aktives Transportmedium“, was heißt, dass ein Molekül oder eine Substanz nur mithilfe eines „Trägers“ oder eines „Transporters“ (vergleichbar mit einem Bus) durch die Zellwand gelangen kann. **Insulin** ist ein gutes Beispiel, denn es transportiert Glukose in die Zelle. Bitte beachten Sie, dass man für diesen Vorgang Energie braucht, weil es sich um einen aktiven Transport und kein passives Geschehen handelt. Die benötigte Energie wird von den Mitochondrien der Zellen in der Form von ADP (**A**denosin**dip**hosphat) bereitgestellt, das zuvor aus dem eingelagerten ATP (**A**denosin**trip**hosphat) gewonnen wurde. Bei einem Träger oder Transporter kann es sich um ein Hormon, ein Protein, ein Steroid oder ein Mineral handeln.

Wenn Sie sich auf der Suche nach wahrer Heilung, Gesundheit und Vitalität befinden, müssen Sie lernen, auf der Zellebene zu denken. **Heilung muss auf Zellebene stattfinden, damit echte, nachhaltige und vitale Gesundheit entstehen kann.** Aus der spirituellen Perspektive heraus betrachtet muss alles Leben, ganz gleich ob klein oder groß (vom einzelnen Atom bis hin zu ganzen Universen und allem, was dazwischen liegt), einen Mental-Körper (der Verstand) und einen emotionalen Körper (der Astralleib) besitzen, sobald es sich auf physischer Ebene manifestiert. Das trifft nicht nur auf alle Pflanzen, Tiere und Ihren Körper als Ganzes zu, sondern auch auf jede einzelne Ihrer Körperzellen. Christopher Bird und Tom Hopkins haben dieses Konzept sehr treffend in ihrem Buch *Das geheime Leben der Pflanzen* veranschaulicht. Sie beschreiben sehr schön, wie Pflanzen durchaus in der Lage sind, zu fühlen und sich an Dinge zu erinnern. Diese Fähigkeiten sind bei Tieren deutlicher zu erkennen und beim Menschen besonders stark ausgeprägt. Zellen reagieren auf viele äußere Reize und damit sind nicht nur Hormone, Minerale, Zucker, Proteine und so weiter gemeint. Die Funktionsfähigkeit der Zellen wird beeinflusst vom pH-Wert des Körpers (Übersäuerung), vom Grad der Kongestion, von unserer Nahrung und den chemischen Substanzen, die wir konsumieren. Sie reagieren auf Gedanken und Gefühle (Emotionen). Die Art der Gedanken und Gefühle, die Sie mit sich herumtragen, beeinflusst die Funktion Ihrer Zellen maßgeblich. Um in den Genuss vollkommener Gesundheit und Vitalität zu kommen, müssen Sie Ihren Körper, Ihren Verstand und Ihre Gefühle entschlacken (entgiften) und sich von allem Ballast befreien.

Sobald sich die Elternzelle teilt, entsteht zuerst Gewebe, dann Organe, Drüsen und so weiter. In diesem Prozess finden zwei Arten von Zellteilung statt – **Meiose** und **Mitose**. **Meiose** und **Mitose** sorgen dafür, dass der Körper wachsen und sich selbst reparieren kann. Schauen wir uns die Ansammlung von Zellen einmal näher an, die man gemeinhin als Gewebe bezeichnet.

ARTEN DER ZELLTEILUNG

Meiose

Eine Zelle teilt sich und nur die eine Hälfte des Chromosomensatzes der verwandten somatischen oder nichtreproduktiven Zelle wird weitergegeben. (Diese Zellen ersetzen.)

Mitose

Die Zellen teilen sich und geben die gleiche Anzahl an Chromosomen an die neue Zelle weiter. (Diese Zellen erschaffen.)

Modul 2.4

Das Gewebe

Der überwiegende Großteil der Zellen in unserem Körper schließt sich in Gruppen zusammen und bildet Gewebe. Die unterschiedlichen Gewebe wiederum bilden Organe und Drüsen. Es gibt vier primäre Gewebetypen, die die grundlegenden Strukturen des Körpers bilden, auskleiden, unterstützen, schützen oder steuern.

Die verschiedenen Gewebearten

Epithel – Bedeckt die Oberflächen und Schleimhäute der Körperhöhlen der Drüsen. Man findet es im Verdauungstrakt, in der Lunge, den Blutgefäßen usw.
Bindegewebe – Stützt und hält alle Zellen, Organe und Drüsen.
Muskelgewebe – Dieses Gewebe stützt das Skelett und wird für die Bewegung verschiedener Strukturen, darunter die Gliedmaßen, benötigt.
Nervengewebe – Das Nervengewebe oder Nervensystem bildet das Straßennetzwerk des Körpers, auf dem Informationen weitergegeben werden. Diese Art von Gewebe besitzt eine elektrische Spannung und ermöglicht elektrische Übertragungen.

IM GESUNDEN GEWEBE GIBT ES KEINE KRANKHEIT

Wenn Gewebe, Organe oder Drüsen ihre Aufgaben nicht richtig erfüllen, entsteht im ganzen Körper ein Dominoeffekt, der zu vielen unterschiedlichen Krankheitssymptomen führen kann.

Strahlende Gesundheit = gesundes Gewebe

Regeneration des Gewebes = gesunder Basenhaushalt + Entgiftung + Ernährung + Energie = strahlende Gesundheit

Wie Sie wissen, besteht das Gewebe in Ihrem Körper aus einzelnen Zellen, die alle Nahrung und Treibstoff benötigen und deren Abfallprodukte richtig entsorgt werden müssen.

Wir wollen den Gewebeaufbau der einzelnen Organe und Drüsen unserer Körpersysteme einmal näher beleuchten.

Modul 2.5

Das Herz-Kreislaufsystem und Blut

Herz

Unser Herz ist ein Organ mit vier Kammern und mehreren Klappen, dessen Aufgabe darin besteht, Blut aufzunehmen, es durch die Kammern zu schleusen und wieder abzugeben. Es gibt zwei Kammern in der rechten Hälfte des Herzens und zwei in der linken. Die zwei oberen Kammern werden **Vorhöfe** genannt, die beiden unteren, größeren, Kammern **Ventrikel**. Frisches, sauerstoffreiches Blut tritt aus den Lungenvenen in den linken oberen Vorhof ein, fließt von dort durch die Mitralklappe in die linke untere Kammer (linkes Ventrikel) und wird anschließend in den Körper gepumpt, um diesen mit Sauerstoff und Nährstoffen zu versorgen. Nach einer langen Reise durch das ausgedehnte Gefäßsystem des Körpers wird das Blut wieder in den rechten oberen Vorhof gepumpt, dann in das rechte Ventrikel und von dort aus in die Lunge, wo es erneut mit Sauerstoff angereichert wird. Unsere Nebennieren haben einen entscheidenden Einfluss darauf, wie stark das Herz schlägt und in welchem Rhythmus. Meist wird das Herz als Pumpe bezeichnet, aber eigentlich ist die Lunge für den dazugehörigen Druck verantwortlich.

Blutgefäße

Obwohl die Arterien, Kapillaren und Venen streng genommen keine Organe oder Drüsen sind, haben sie eine sehr enge Verbindung zu jeder Zelle Ihres Körpers, einschließlich derer, aus denen sich Organe und Drüsen zusammensetzen. Ihre Aufgabe ist es, lebenswichtigen Treibstoff und Baumaterial zu allen Körperzellen zu transportieren. In unseren Blutgefäßen wird das Blut – also unsere physische Lebenskraft – transportiert. Im Blut befinden sich Nährstoffe, Hormone, Enzyme, Sauerstoff, Antioxidantien und vieles mehr. Es arbeitet Hand in Hand mit dem Lymphsystem, um die Abfallprodukte der Zellen und des Stoffwechsels zu entsorgen. Außerdem kann es einen drastischen Einfluss auf die Körpertemperatur haben. Die Gesundheit Ihrer Zellen hängt davon ab, wie stark und gesund Ihre Blutgefäße und das Blut, das in ihnen fließt, sind.

Die Blutgefäße: Arterien, Kapillaren, Venen

ARTERIEN – Transportieren frisches, mit Sauerstoff und Nährstoffen angereichertes, Blut (das zuvor von den Lungenvenen aus der Lunge in das Herz gebracht wurde) in alle Zellen, Gewebe, Organe und Drüsen des Körpers.
KAPILLAREN – Kapillaren sind winzige Blutgefäße, die selbst kleinste Arterien (auch Arteriolen genannt) mit den Enden der kleinsten Venen (auch Venolen genannt) verbinden. Dort werden Sauerstoff und andere Stoffe mit Kohlendioxid, anderen Gasen und Stoffwechselabfallprodukten ausgetauscht. Diese werden anschließend zur Ausscheidung in den Venen zurück zur Lunge, den Nieren und dem Dickdarm gebracht. Die Wände der Kapillaren bestehen nur aus einer einzigen Gewebeschicht, dem **Endothel**.
VENEN – Wie bereits gesagt, werden in unseren Venen Kohlendioxid, Zellabfall und andere Giftstoffe aus den Zellen und den Zellzwischenräumen abtransportiert. Diese werden zur Lunge und in andere ausscheidende Organe gebracht, damit sie entsorgt werden können. Dieser Zyklus endet nie und findet Tag und Nacht, 365 Tage im Jahr und bis zu unserem Tod statt.

Eine saure Ernährung, zu viele „Kleberanteile" in unseren Nahrungsmitteln (z. B. raffinierte Stärke), Chemikalien, Schwermetalle, Minerale und eine mangelhafte Calciumverwertung (ausgelöst durch eine unteraktive Schilddrüse) können diesem wichtigen System großen Schaden zufügen. Die Wände Ihrer Blutgefäße reagieren sehr sensibel auf entzündungsfördernde Säuren, die wir entweder über die Nahrung aufnehmen oder die als Abfallprodukte unseres Stoffwechsels anfallen. Wenn diese Entzündungen nicht von Steroiden (aus den Nebennieren) unter Kontrolle gehalten werden, kann sich Cholesterin an den Gefäßwänden ablagern. Diese sogenannten Plaques können die Blutgefäße verstopfen und zu Herzinfarkt, Schlaganfall und Gewebezerstörung führen und letztendlich auch für das ganze System tödlich sein.

Blut

Blut und Chlorophyll bilden den flüssigen Nektar allen Lebens; sie sind Lebenskraft pur, kondensiert in Nährstoffe, Energie, Baumaterial und Ausgangsstoffe für Reparaturen usw. Ohne sie würde alles Leben – pflanzlich, tierisch und menschlich – sterben. Alle Kreaturen unserer natürlichen Welt enthalten die eine oder andere Form von „Blut" oder „Lebenskraft", die ihren physischen Körper am Leben hält.

Unser Blut besteht aus festen Bestandteilen und Plasma. Zu den **festen Stoffen** gehören die roten Blutkörperchen (Erythrozyten), die weißen Blutkörperchen (Leukozyten) und Blutplättchen (Thrombozyten). Das **Plasma** besteht zu 92 % aus Wasser und zu 8 % aus verschiedenen Stoffen, darunter Nährstoffe, Proteine, Ionen, Gase, Stoffwechselprodukte usw.

Die Tabelle auf der nächsten Seite soll Ihnen einen Überblick geben, was sich alles in Ihrem Blutserum befindet.

Im Blut gibt es zwei Arten von Zellen: die **Erythrozyten** und die **Leukozyten**.

Erythrozyten

Als Erythrozyten **(ERYs)** bezeichnet man die **roten Blutkörperchen.** Sie sind rot, weil sie **Hämoglobin** enthalten. Auf dem Häm-Anteil des Hämoglobins befindet sich ein Eisenatom, das sich wiederum an ein Sauerstoffmolekül bindet und diesem Komplex die rote Farbe gibt. Der Globin-Anteil (ein Protein) bindet sich an Kohlendioxid. Erythrozyten transportieren Sauerstoff und Kohlendioxid. Zusammen mit dem Hämoglobin transportieren diese Zellen 97 % des Sauerstoffs in Ihrem Organismus und 92 % des Kohlendioxids. In den Erythrozyten befindet sich auch das Enzym Carboanhydrase, das Kohlendioxid zu Wasserstoff und Bicarbonat-Ionen katalysiert (umwandelt). Das geschieht zu Transportzwecken, weil Kohlendioxid den pH-Wert des Körpers senkt und damit saurer macht. In der Lunge werden Wasserstoff und Bicarbonat-Ionen wieder in Kohlendioxid umgewandelt, damit es über die Atemluft ausgeschieden werden kann, ohne den Körper zu übersäuern.

Leukozyten

Die Leukozyten (**LEUKOs**) sind unsere **weißen Blutkörperchen.** Es handelt sich um Immunzellen, die im Abschnitt über das Immunsystem näher beschrieben werden. Es gibt fünf Arten von Leukozyten: **Neutrophile**, **Lymphozyten, Monozyten (Makrophagen), Eosinophile** und **Mastzellen**.

Sowohl Erythrozyten (ERYs) als auch Leukozyten (LEUKOs) werden in den sogenannten **Stammzellen** gebildet. Ihr Blut transportiert viele für den Körper lebenswichtige Stoffe zu den einzelnen Zellen. Außerdem werden Neben- und Abfallprodukte des Stoffwechsels auf diesem Wege abtransportiert. Ihr Körper ist immer bestrebt, den **Säure-Basen-Haushalt** im Gleichgewicht zu halten. Mit der Ausnahme des Magens, sollte in allen Körperflüssigkeiten und in jedem Gewebe ein basisches Milieu herrschen. Das Blut spielt für diesen Vorgang eine äußerst wichtige Rolle, weil es Kohlendioxid abbaut, die Zellen mit Elektrolyten und Steroiden (Lipide) versorgt und vieles mehr. Eines der besten Beispiele für diesen sehr fein eingestellten Vorgang sind die roten Blutkörperchen, die mithilfe der Carboanhydrase zuerst das in den Zellen und dem ganzen Organismus enthaltene Kohlendioxid (sauer) in Bicarbonat-Ionen (basisch) umwandelt und diese Ionen in der Lunge dann wieder in Kohlendioxid zurückverwandelt.

Wie oben bereits erörtert, gehören wir Menschen zu den Frugivoren, also sind wir eine Spezies, in der das basische Milieu dominiert. Die Tabelle auf der nächsten Seite stellt dar, wo im menschlichen Körper ein basisches Milieu herrschen sollte und welche verheerenden Auswirkungen eine Azidose (Übersäuerung) dort hat.

Wenn Sie sich überwiegend von säurebildenden Lebensmitteln ernähren, gerät Ihr Hormonhaushalt aus dem Gleichgewicht. Außerdem kann die Nahrung nicht richtig verdaut werden, fermentiert und verfault stattdessen und wirkt schleimbildend und entzündungsfördernd. Ihr Blut wird toxisch und Ihr Lymphsystem verstopft. Viele beschreiben eigentlich diesen Zustand, wenn sie von **Krankheit** sprechen. Sorgen Sie dafür, dass Ihr Körper basisch bleibt, ohne Gift und immer sauber – innerlich als auch äußerlich. Nur so können wahre Gesundheit und Vitalität entstehen.

DIE ZUSAMMENSETZUNG UNSERES BLUTSERUMS

Feste Bestandteile		Plasma	
Wasser	92 %	Erythrozyten – rote Blutkörperchen (4 bis 6 Millionen), enthalten Hämoglobin, das Sauerstoff transportiert und Wasserstoffionen puffert (Umwandlung von CO_2); neutralisiert Kohlenmonoxid	
Proteine	8 %		
Albumine	58 %		
Globuline	38 %		
Fibrinogen	4 %		
		Leukozyten – weiße Blutkörperchen; Immunzellen (5.000 bis 9.000)	
Andere Bestandteile (gelöste Stoffe)		Neutrophile	60 bis 80 %
Nährstoffe		Lymphozyten	20 bis 40 %
Ionen		Eosinophile	1 bis 4 %
Gase		Monozyten	3 bis 8 %
Abfallprodukte			
Hormone, Neurotransmitter		Blutplättchen – (200.000 bis 500.000)	

DIE KÖRPERFLÜSSIGKEITEN DER SPEZIES MIT BASISCHEM KÖRPERHAUSHALT

Körperflüssigkeit	Sauer oder basisch	Auswirkungen der Übersäuerung
Speichel	Basisch	Herpesbläschen
Urin	Basisch	Harnwegsinfekte, Nieren- oder Blasenkrebs
Magen	Sauer	Geschwüre, (Gastritis), Magenkrebs
Darm	Basisch	Geschwüre, (Enteritis und Colitis), Darmkrebs
Blut	Basisch	Tod

Modul 2.6
Das Verdauungssystem

Mund und Speicheldrüsen

Im Mund wird die Nahrung unter mechanischer Einwirkung (Zähne) zerkleinert und die enzymatische Verdauung in kleinere und einfachere Verbindungen beginnt. Die Speicheldrüsen sondern das basische Verdauungsenzym Amylase (Ptyalin) ab, mit dessen Hilfe Stärke und Kohlenhydrate abgebaut werden. Mit diesem Enzym werden Stärke und Glykogen zu Maltose hydrolysiert.

Magen

Der Magen befindet sich zwischen Ihrer Speiseröhre und Ihrem Zwölffingerdarm (dem ersten Teil Ihres Dünndarms). Er liegt direkt unter dem Zwerchfell und rechts neben der Milz. Ein Teil des Magens erstreckt sich bis unter die Leber. Um in den Magen zu gelangen, muss die Nahrung an dessen oberen Ende den unteren Ösophagussphinkter passieren. Am unteren Ende verlässt der Nahrungsbrei den Magen wieder durch den Pylorussphinkter. Die Magenwand besteht aus vier Schichten. Die innerste Schicht oder Magenschleimhaut enthält einfache Röhrendrüsen, die Magensaft absondern. Manche Drüsen bilden Pepsinogen, andere wiederum Salzsäure (HCL). Zusätzlich gibt es Zellen, die Schleim absondern. Jedes Mal, wenn wir Nahrungsmittel sehen, riechen oder in Gedanken vorstellen, werden diese Zellen angeregt, Magensäfte zu produzieren. Steht das Essen dann vor uns, beginnt der Magen damit, das Hormon Gastrin zu produzieren, was die Produktion von Magensäften weiter stimuliert.

Die Verdauung von Proteinen beginnt im Magen, indem die Salzsäure Pepsinogen in Pepsin umwandelt. Das Pepsin wiederum zerlegt komplexe Proteinstrukturen in kleinere Struktureinheiten, den sogenannten **Peptonen**. Dieser Verdauungsschritt findet im sauren Milieu statt. Wenn im Nahrungsbrei kein Protein enthalten ist, fungiert der Magen vorübergehend als Zwischenlager in der Kohlenhydrat- und Fettverdauung. Die Verdauung dieser Nahrungsmittel beginnt im Mund mit Unterstützung der basischen Verdauungshelfer Amylase (Ptyalin) usw. Sind Proteine in der Nahrung enthalten, werden diese Enzyme von den Magensäften neutralisiert, bis der Speisebrei im Zwölffingerdarm reaktiviert und umgebaut wird.

Der Magen verhält sich wie eine Kapsel mit Depotwirkung, indem das Essen zeitversetzt verdaut (oder zerlegt) werden kann, um sicher zu gehen, dass alles vom Körper gründlich verwertet wird. Die Funktion des Magens wird über die Nerven und Hormone gesteuert. Der Magen kann hauptsächlich Wasser und Alkohol absorbieren, einschließlich Kräutertinkturen, einige Früchte und Gemüsesäfte.

Vom spirituellen Standpunkt aus betrachtet, beherbergt der Magen das Sonnengeflecht, das als Zentrum jenes Energiefeldes gilt, das den Kopf (oben), die Mitte und die unteren Extremitäten des Körpers versorgt. Ein schwacher Magen kann den ganzen Körper schwächen, die Emotionen (begünstigt Ängste), die Sauerstoffzufuhr und das Bewusstsein beeinträchtigen und Kopfschmerzen und andere Beschwerden begünstigen.

Dünndarm

Der Dünndarm bildet den ersten Teil des Darmes. Er hat einen kleineren Durchmesser als der Dickdarm, ist aber vier- bis sechsmal so lang. Außerdem ist er in drei einzelne Abschnitte unterteilt, die alle unterschiedliche Aufgaben erledigen.

Zwölffingerdarm

Dieser erste Teil des Dünndarms ist etwa 20 bis 28 cm lang. Dem Zwölffingerdarm werden über den Gallengang Verdauungsenzyme zugeführt, darunter das alkalisierende Natriumhydrogencarbonat und die alkalisierende Galle aus Gallenblase und Leber. Der größte Teil dieses Abschnitts des Dünndarms ist überwiegend basenbildend und dient der Verdauung. Außerdem werden im Zwölffingerdarm Hormone bereitgestellt.

Es ist wichtig für Sie zu verstehen, dass die Wände des Dünndarms aus kleinen ringförmigen Schleimhautfalten bestehen (auch Plicae circulares genannt), auf denen die **Villi** sitzen. Die Schleimhaut faltet sich in unzählige Villi oder Mikrovilli, um die Oberfläche des Darmes zu vergrößern. In ihrer Form erinnern sie an Wellen, die es dem Körper ermöglichen, die aufgenommene Nahrung so effizient wie nur möglich zu verdauen und zu absorbieren. An der Basis vieler Villi (des Zwölffingerdarms) liegen die Lieberkühn-Krypten, die Verdauungsenzyme und Hormone absondern.

DIE HORMONE DES ZWÖLFFINGERDARMS

PEPTID
Regt die Bildung von Peptidase an, um Proteine endgültig in Aminosäuren aufzuspalten.

SEKRETIN
Regt die Bildung von Natriumhydrogencarbonat und Galle an, um die Basenbildung und Fettverdauung voranzutreiben.

CHOLECYSTOKININ
Regt die Enzyme der Bauchspeicheldrüse an und stimuliert die Gallenblase, damit sie Galle freisetzt.

DIE ENZYME IM ZWÖLFFINGERDARM

PEPTIDASE
Spaltet Proteine endgültig in einzelne Aminosäuren auf.

SUKRASE, MALTASE, LAKTASE
(Laktase nur bis zum dritten Lebensjahr). Bauen komplexe Zucker zu Monosacchariden und einfachen Zuckermolekülen ab.

Leerdarm

Der zweite Teil des Dünndarms ist ungefähr 2,43 m lang. Zwölffingerdarm und Leerdarm bilden ungefähr zwei Fünftel des gesamten Dünndarms. Hier wirken vor allem Verdauungsenzyme aus dem Zwölffingerdarm auf den Nahrungsbrei und wichtige Nährstoffe werden aufgenommen, nachdem die Verdauungsenzyme die Nahrungsbestandteile in ihre Einzelteile zerlegt haben.

Krummdarm

Der dritte Teil ist zwischen 4 und 9 m lang und bildet den unteren, längsten Abschnitt des Dünndarms. Ein Großteil der Abbauprodukte der Verdauung sind bereits in Aminosäuren (Bausteine), Monosaccharide (Treibstoff), Fettsäuren (Schmiere und Treibstoff), Glycerol, Vitamine und Minerale aufgespaltet worden. Sie werden nun absorbiert oder mit Wasser vermischt und in den Dickdarm weitergeleitet. Dieses Gemisch wird anschließend in den ersten Teil des Dickdarms transportiert, dem Blinddarm, der den Anfang des aufsteigenden Kolons bildet.

Bauchspeicheldrüse

Die Bauchspeicheldrüse (Pankreas) ist sowohl eine endokrine Drüse als auch eine exokrine Drüse. Sie liegt horizontal hinter dem Magen und vor dem ersten und zweiten Lendenwirbelkörper. Der Kopf der Bauchspeicheldrüse ist am Zwölffingerdarm befestigt (Dünndarm) und der Schwanz reicht bis zur Milz.

Im Pankreaskörper befinden sich viele exokrine Drüsen, deren Gänge in den Ausführungsgang münden, der sich schließlich mit dem Hauptgallengang vereint und sich in den Zwölffingerdarm (den ersten Teil des Dünndarms) entleert. Im exokrinen Drüsengewebe verstreut befinden sich Anhäufungen von Zellen, den Langerhans-Inseln, die den endokrinen Teil der Bauchspeicheldrüse bilden.

Auf diesen Teil der Bauchspeicheldrüse werde ich später unter dem Abschnitt über das endokrine System näher eingehen. Da wir uns an dieser Stelle mit der Verdauung beschäftigen, stehen die exokrinen Drüsen - also Drüsen, die Gänge haben - im Vordergrund. Es sind diese Drüsen, die den Großteil der für die Verdauung Ihrer Nahrung notwendigen Enzyme liefern. Außerdem stellen sie Natriumhydrogencarbonat her, eine basenbildende Substanz, die den aus dem Magen kommenden Speisebrei, auch **Chymus** genannt, neutralisiert. Der Chymus ist angesäuert und enthält Salzsäure (HCL) und Pepsin. Hydrogencarbonat und Gallensaft aus der Gallenblase verbinden sich im Zwölffingerdarm und aktivieren dort die basischen Verdauungsenzyme, die von der Bauchspeicheldrüse und der Schleimhaut des Dünndarms gebildet werden. Wenn der Speisebrei aus dem Magen nicht neutralisiert werden kann, kommt die Verdauung zum Erliegen. Die Nahrung beginnt zu fermentieren und zu faulen, Blähungen sind die Folge. Zu diesem Zeitpunkt ist der Nährwert der Nahrung bereits beeinträchtigt.

Die Mischung aus Verdauungsenzymen und Hydrogencarbonat wird Pankreassaft genannt. Der Pankreassaft hat einen pH-Wert zwischen 8,4 und 8,9, liegt also deutlich im basischen Bereich. Die Produktion von Pankreassaft wird von den zwei Hormonen Sekretin und Cholecystokinin angeregt, die beide in der Schleimhaut des Zwölffingerdarms gebildet werden. Der Pankreassaft fließt durch den Hauptausführungsgang in den Hauptgallengang und von dort in den Zwölffingerdarm. Neben Hydrogencarbonat (Basenbilder) enthält der Pankreassaft außerdem die Enzyme **Trypsinogen**, **Chymotrypsinogen**, **Amylase** und **Lipase**. Die Bauchspeicheldrüse gehört zu den lebenswichtigen Organen in Ihrem Körper und reagiert sehr empfindlich auf Übersäuerung und schädliche Chemikalien. Vom spirituellen Blickwinkel aus betrachtet steht die Bauchspeicheldrüse in direkter Verbindung zu Ihren Gedankengängen und wie diese sich manifestieren.

DER PANKREASSAFT UND SEINE FUNKTIONEN

NATRIUMHYDROGENCARBONAT
Wirkt basenbildend und aktiviert Enzyme (neutralisiert die Magensäure).

TRYPSINOGEN
Dieses Enzym wird im Zwölffingerdarm in Trypsin umgewandelt.

CHYMOTRYPSINOGEN
Wird im Zwölffingerdarm zu Chymotrypsin umgebaut. (Trypsin und Chymotrypsin wandeln Peptone in Peptide um und schließen die Proteinverdauung ab. Anschließend werden die Peptide abgebaut [aus der Darmwand] und von der Protease in einzelne Aminosäuren aufgespalten. Die Aminosäuren sind die Bausteine aller Proteinstrukturen.)

AMYLASE
Dieses Enzym baut (hydrolysiert) Stärke (Maltose) oder komplexen Zucker (Di- oder Polysaccharide) zu Monosacchariden oder einfachen Zuckermolekülen ab.

LIPASE
Emulgiert (baut ab) Fette zu Fettsäuren und Glycerol.

Leber

Ihre Leber ist so etwas wie eine gigantische Chemiefabrik, welche die ganze Stadt mit allen (Stoffwechsel-)Produkten versorgt, die sie braucht. Zum Bau einer vergleichbaren Fabrik wären Schätzungen zufolge ca. 125 Hektar Land notwendig. Die Aufgaben Ihrer Leber sind so vielfältig, dass es der Forschung noch nicht gelungen ist, alle zu entschlüsseln. Es genügt vielleicht zu sagen, dass wir auf dieses wertvolle Organ besonders gut achtgeben sollten.

Die Leber ist das größte Organ unseres Körpers und muss als solches auch die meisten Aufgaben bewältigen. Sie liegt zum größten Teil im rechten Oberbauch unterhalb des Zwerchfells, auf einer Linie mit dem Brustbein. Die Unterseite der Leber ist konkav geformt und bedeckt den Magen, den Zwölffingerdarm (der erste Teil des Dünndarms), die rechte Dickdarmflexur, die rechte Nebenniere und den oberen Teil der rechten Niere.

Ihre Leber besteht aus vier Lappen und ist von einer festen, fibrösen und derben Hülle, auch **Glisson-Kapsel** genannt, umgeben.

Alle Blutgefäße und der Gallengang treten über den Hilus in die Leber ein. Durch die Leber laufen zahlreiche kleine intrahepatische Gallengänge, die alle in den gemeinsamen Lebergallengang münden, der sich wiederum mit dem Gallenblasengang verbindet und zum Hauptgallengang wird. Der Hauptgallengang tritt an der Vaterschen Papille in den oberen Teil des Dünndarms ein, auch **Zwölffingerdarm** genannt. Hier befindet sich das Hauptverdauungszentrum des Körpers. Den funktionellen Teil Ihrer Leber bilden die Leberläppchen, die wiederum aus Leberzellen (Hepatozyten) bestehen, die weitläufig mit Sinusoiden (kleinen Blutgefäßen) durchzogen sind. In den Wänden dieser Sinusoiden befinden sich die Immunzellen der Leber, die sogenannten Kupffer-Zellen (Makrophagen).

Die vier Hauptaufgaben der Leber

Die Leber hat vier grundlegende Aufgaben, aus denen sich eine Vielzahl von Funktionen ergeben.

Speichern und verteilen – In der Leber werden verschiedene Aminosäuren gespeichert, die im Laufe des Verdauungsvorgangs gebildet wurden. Anschließend werden diese wieder zu essenziellen Proteinen umgebaut. Außerdem wandelt die Leber überschüssige Glukose in Glykogen (eingelagertes Fett) um und macht aus diesem bei Bedarf wieder Glukose, sobald der Körper zusätzliche Energie benötigt. Weiterhin speichert und verteilt die Leber verschiedene Vitamine, darunter Vitamin A, D, E und K (das sind Ihre fettlöslichen Vitamine), und Minerale (darunter Eisen und Kupfer).

Konversion, Synthese und biologische Transmutation – Die Leber speichert Glykogen und sobald der Blutzuckerspiegel sinkt, wandelt sie dieses eingelagerte Fett (Glykogen) wieder in Glukose um. Sollten Ihre Glykogenspeicher nicht ausreichend gefüllt sein, beginnt der Körper andere Fette oder gar Aminosäuren in Glukose umzuwandeln. Hier können wir sehen, dass die höchste Priorität des Körpers die Energiegewinnung ist (mit Glukose und Fruktose als Treibstoffe).

Konsumiert ein Mensch sehr viel Protein, wandelt die Leber das dabei entstehende Ammoniak in Harnstoff um, der dann über die Nieren ausgeschieden wird. Außerdem bildet sie Vitamin K und andere Gerinnungsstoffe, einschließlich Prothrombin und Fibrinogen. Auch nicht-essenzielle Aminosäuren werden hier für Wachstums- und Reparaturzwecke synthetisiert.

AUFGABEN DER LEBER

AMINOSÄUREN-STOFFWECHSEL

- Synthese der nicht essenziellen Aminosäuren.
- Bei Bedarf Umwandlung von Aminosäuren zu Glukose (Energie). (Es ist nicht ratsam, es so weit kommen zu lassen, dass Ihr Körper zur Energiegewinnung diesen Schritt gehen muss.)
- Stellt aus überschüssigen Aminosäuren und Ammoniak Harnstoff (Urea) her.

KOHLENHYDRAT-STOFFWECHSEL

- Wandelt Monosaccharide (außer Glukose) in Glukose um.
- Überschüssige Glukose wird in Glykogen umgewandelt und gespeichert. Und umgekehrt.

FETT-STOFFWECHSEL

- Cholesterin wird für neues Zellwachstum und zur Produktion von Steroiden hergestellt.
- Produktion von Lipoproteinen, die Fett transportieren.
- Fettsäuren werden zu Acetylgruppen oder Ketonen umgebaut, die dann der Energiegewinnung dienen.
- Aus dem Hämoglobin alter roter Blutkörperchen werden Gallenpigmente, darunter Bilirubin, gebildet.
- Produktion von Galle zum Emulgieren von Fetten und Neutralisieren des Mageninhalts.

Cholesterin wird für die Verwendung in den Zellwänden, zur Steroidgewinnung und als entzündungshemmende Substanz hergestellt. Auch verschiedene Minerale und andere Elemente werden hier zu anderen Elementen umgebaut. Ein Beispiel hierfür ist Siliziumdioxid, aus dem Calcium hergestellt wird. Zudem synthetisiert die Leber die Trägerstoffe Albumin und Globin.

Sekretion – Ihre Leber produziert pro Tag ungefähr einen Liter Gallenflüssigkeit, die sie als Fettemulgator und neutralisierende Substanz in den Verdauungsvorgang einspeist.

Entgiftung – Die Immunzellen der Leber (die Kupffer-Zellen) verdauen Bakterien, Viren und andere Krankheitserreger, die sich im Blut des Verdauungstraktes finden. Eine gesunde Leber kann Hormone, Chemikalien und Medikamente bis zu einem gewissen Punkt abbauen. Von diesen Stoffen nehmen wir aber täglich so große Mengen auf, dass die Leber der meisten Menschen hoffnungslos damit überfordert ist. Die Leber produziert Enzyme, um diesen Entgiftungsprozess zu unterstützen. Sie können anhand der oben beschriebenen Funktionen und Aufgaben erkennen, was die Leber alles leisten muss und wie wichtig es ist, sie gesund zu halten! Übersäuerung, Alkohol, giftige Chemikalien und Medikamente usw. richten alle in Ihrer Leber großen Schaden an. Fast alle Medikamente und vor allem Kohlenteerderivate wie Aspirin zerstören das Lebergewebe im großen Stil. Lieben Sie Ihre Leber und behandeln Sie sie gut – sie gehört schließlich zu Ihnen!

Die meisten Menschen haben noch nicht verstanden, welchen Einfluss die Leber auf ihren Gemütszustand hat. Ist die Leber entzündet und kann nicht mehr richtig funktionieren, spiegelt sich das in Ihren Emotionen wider und kann Minderwertigkeitsgefühle und Wut begünstigen. Vergessen Sie nicht, dass sich Ihr Körper nur so entwickeln und funktionieren kann, wie Sie ihn behandeln. Seien Sie gut zu sich selbst.

Gallenblase

Die Gallenblase ist ein birnenförmiger Sack auf der Unterseite des rechten Leberlappens und dient als „Sammelbecken" für die von der Leber produzierten Gallenflüssigkeit. In der Gallenblase wird der Gallenflüssigkeit Wasser entzogen, um eine konzentrierte Flüssigkeit herzustellen. Zu Verdauungszwecken wird die Gallenflüssigkeit durch den 7 cm langen Gallenblasengang in den Gallengang geleitet, der schließlich als Hauptgallengang in den Zwölffingerdarm (den ersten Teil des Dünndarms) mündet.

Die Gallenflüssigkeit dient als Basenbilder, Entzündungshemmer und Fettemulgator. Zusammen mit der Pankreaslipase verdaut sie große Fettmoleküle. Die Gallenflüssigkeit besteht aus Bilirubin, Biliverdin, Cholesterin, organischen und anorganischen Substanzen und verschiedenen Salzen, Lecithin, Muzin usw.

Cholecystokinin (Pankreozymin) wird in der Schleimhaut des Zwölffingerdarms gebildet und regt die Gallenblase an, sich zusammenzuziehen und Gallenflüssigkeit abzugeben. Die Ausschüttung von Cholecystokinin (Pankreozymin) wird angeregt, wenn Fette in den Dünndarm eintreten.

Zusammenfassung

Der Magen-Darm-Trakt, auch Verdauungskanal genannt, ist aus mehreren Zellschichten aufgebaut. Die oberste Schicht bildet die Schleimhaut oder Mukosa, die alle Hohlräume und Kanäle im Körper auskleidet, die mit Sauerstoff in Kontakt kommen. Die Schleimhaut besteht aus Epithelzellen, die Schleim und Flüssigkeit absondern, damit das jeweilige Organ reibungslos funktionieren kann und gut geschützt ist. Dann kommt die Submukosa oder Basalmembran und anschließend das Bindegewebe und die glatte Muskulatur. Bei weitem der größte Teil des Schleims, der von der Mukosa gebildet wird, stammt aus den Brunner-Drüsen, die sich in der Submukosa befinden.

Jeden Tag essen und trinken wir, damit unser Körper genügend Energie bereitstellen kann, um Körpergewebe aufzubauen und zu reparieren. Im Grunde genommen werden so gut wie alle Stoffe und Verbindungen vom Körper als Energiequelle genutzt. Alles, was wir essen und trinken, muss zuerst von einer groben – für den Körper nicht verwertbaren – Struktur in einfache Einheiten oder Nährstoffe abgebaut werden, damit der Körper sie auch wirklich aufnehmen und verarbeiten kann. Die Zellmembrane besitzen mikroskopisch kleine Öffnungen, die nur sehr einfache Stoffe passieren lassen. Wenn das nicht so ist, gelangen größere Partikel in das Zellinnere und richten Schaden an.

Auf der körperlichen Ebene können die meisten Nebenprodukte der Verdauung über die Villi in das Kapillargeflecht (Blut) aufgenommen werden, vorausgesetzt sie sind ordnungsgemäß in ihre Einzelteile zerlegt worden. Das Blut übernimmt nun seine Aufgabe als Transportmedium und bringt die Nährstoffe, Bausteine und Treibstoffe erst zur Leber, dann zum Herzen und schließlich in den gesamten Organismus, um dessen Bedürfnisse zu stillen. Zu den Nebenprodukten der Verdauung gehören Aminosäuren, Monosaccharide (Einfachzucker), Fettsäuren, Glycerol, Vitamine, Minerale und vieles mehr.

Modul 2.7

Die ausscheidenden Organe

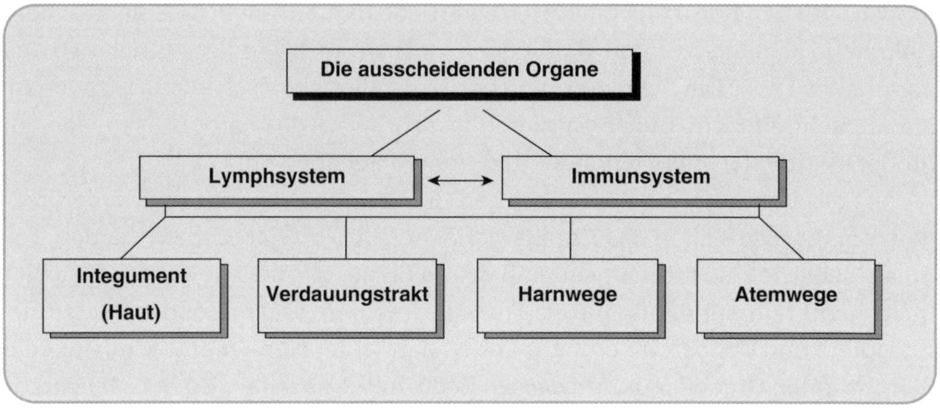

Lymphsystem

Immun- und Lymphsystem kann man als Partner verstehen, die in enger Zusammenarbeit Stoffwechselprodukte eliminieren und den Körper schützen. Beide gehören zu den „ausscheidenden Organen", sind aber als zwei getrennte Einheiten zu betrachten. Wir wollen uns einmal näher anschauen, wie diese beiden Systeme für sich und als Team funktionieren.

Das Lymphsystem ist das Abwassersystem des Körpers. Es schützt die Zellen nicht nur, sondern entsorgt die Abfallprodukte des Stoffwechsels. Ihre Zellen essen und scheiden aus, genauso, wie Sie es tun, nur in einem sehr viel kleineren Umfang. Die Nähr- und Treibstoffe werden vom Blut zu den Zellen transportiert und das Lymphsystem entsorgt alle Abfall- und Nebenprodukte, die bei der Verwertung dieser Stoffe anfallen.

Zum Lymphsystem gehören die Lymphe (Lymphflüssigkeit), die Lymphgefäße, die Lymphdrüsen, die Milz und die Thymusdrüse.

Lymphe

Die Lymphe ist eine basische, durchsichtige Flüssigkeit, die in den Lymphgefäßen von den Zellen weg und in das venöse Blut fließt. Die Lymphe ist vergleichbar mit dem Abwasser, das Abfallprodukte aus Ihrer Toilette in die Kanalisation transportiert.

Die Lymphe transportiert ungefähr zehn % der Gesamtflüssigkeit, die über das Blut in eine Zelle gebracht wird, wieder ab. Man kann die Lymphflüssigkeit auch als Medium oder „Plasma" bezeichnen, in dem eine ganze Reihe von Substanzen transportiert wird, die aus der Zelle entfernt werden müssen. Gleichzeitig werden hier auch Stoffe transportiert, die dem Schutz der Zelle dienen. Zu den Stoffen, die von der Lymphe transportiert werden, gehören:

- Überschüssige und nicht verwertete Proteine (einschließlich Albumin und Globulin usw.)
- Salze und Ionen
- Gase und toxische Stoffwechselabfallprodukte
- Harnstoff in verschiedenen Varianten
- Fette (potenziell entzündungshemmende Verbindungen)
- Glukose
- Hormone, Steroide und Enzyme
- Ungenutzte Nährstoffe und vor allem künstliche Vitamine
- Parasiten (Bakterien usw.)
- Chemische Gifte, Sulfonamide, chemische Medikamente usw.
- Minerale (die nicht von den Zellen verwendet werden können)
- Immunzellen, insbesondere Lymphozyten (T- und vor allem B-Zellen), Makrophagen (Monozyten) usw.
- Abgestorbene Körperzellen (durch Gewebeschwund oder Übersäuerung)
- Fette aus Dünndarm und Leber, die über die kleinen Lymphgefäße des Dünndarms aufgenommen werden

Im Lymphsystem gibt es kein „Herz", das die Lymphflüssigkeit unter Druck in das Lymphsystem pumpen könnte. Die Lymphe wird stattdessen mit folgenden Methoden weitertransportiert:

- durch die Druckveränderungen in den Blutgefäßen.
- durch das Zusammenziehen der Skelettmuskulatur, die durch Sport und Bewegung angeregt wird.
- durch das Zusammenziehen der glatten Muskulatur.

Niedriger Blutdruck (Nebennieren), mangelnde Bewegung oder sesshafter Lebensstil, Obstipation, geschwächte Nieren und eine ungesunde Haut führen zu einem Stau im Lymphsystem. Auch eine eiweißreiche Ernährung (viele Proteine sind zudem zu grob strukturiert und für den Körper fremd), Säuren und schleimbildende Nahrungsmittel (Milch, komplexe Zucker usw.) belasten das Lymphsystem zusätzlich und sorgen dafür, dass es träge wird und stagniert.

Alles zusammen führt zu einer großen Belastung für Ihr Immunsystem, das dadurch an Reaktionsfähigkeit verliert. Das toxische Niveau in den Zellen steigt, bis diese sich schließlich selbst vergiften, nicht mehr funktionieren können und absterben. Meiner Meinung nach ist das die Ursache für unsere Krebserkrankungen.

Lymphgefäße

Die Lymphgefäße ziehen sich durch den ganzen Körper und sind den Blutgefäßen ähnlich, nur dass sie deutlich größer sind. Lymphkapillaren (und Blutkapillaren) gibt es in so gut wie allen Zellzwischenräumen. Nur im Knochenmark, in der Epidermis (der äußersten Hautschicht), im Knorpel und im zentralen Nervensystem gibt es keine.

Das Blutplasma aus den Blutkapillaren versorgt die Zellen mit Nahrung und Energie. Die Zellen verstoffwechseln diese Substanzen und scheiden die Abfallprodukte in die Zellzwischenräume aus. Von dort werden sie in die kleinen Kapillargefäße des Lymphsystems geholt und in größere Lymphgefäße gebracht (sind den Venen ähnlich und haben ebenfalls Klappen). Anschließend werden sie in die Lymphknoten und die Filterorgane Milz, Leber, Mandeln und Blinddarm usw. transportiert. Das lymphatische Gefäßsystem bewegt und zieht sich durch den ganzen Körper, so wie die Blutgefäße auch.

Der Milchbrustgang beginnt im Abdomen (Bauch) und wirkt wie ein sackartiges Gefäß, in das sich die Lymphgefäße aus den unteren Extremitäten (Gliedmaßen) und Beckenorganen, einschließlich Magen und Darm, entleeren. Der Milchbrustgang verläuft nach oben durch den Brustkorb, nimmt dabei Lymphgefäße aus den Rippen auf (interkostale Region), bewegt sich dann in Richtung linkes Schulterblatt, wo er sich unterhalb des Schulterblattes zurückzieht und Lymphflüssigkeit aus den linken oberen Gliedmaßen aufnimmt. Auch die Lymphgefäße der linken Kopf- und Nackenhälfte münden hier und sorgen für eine adäquate Drainage der linken Körperhälfte. Die rechte Seite des Kopfes, des Nackens und des Brustkorbes werden von dem rechten Lymphgang drainiert. Auf dem Weg durch die Lymphgefäße in Richtung Schlüsselbeinvene passiert die Lymphflüssigkeit die Lymphknoten mit ihren Makrophagen, deren Aufgabe darin besteht, Bakterien und andere Pathogene zu phagozytieren (auffressen und zerstören). Die Lymphflüssigkeit wird gereinigt, neutralisiert und gefiltert und tritt dann über die innere Halsvene und die rechte und linke Schlüsselbeinvene wieder in den Blutkreislauf ein.

Lymphknoten

In Ihrem Körper gibt es Tausende von winzig kleinen „Jauchegruben“, die Lymphknoten. Die Lymphknoten sind kleine bohnenförmige „Sammelbecken“ oder Filterstationen, die Ihr Lymphsystem dazu nutzt, Pathogene (Gifte), Antigene usw. zu filtern, zu neutralisieren, zu binden und zu zerstören. Die Knoten bestehen aus einem Netzwerk von Bindegewebsfasern, das den Lymphzellen als Filter dient.

Lymphknoten können unterschiedlich groß sein – in der Regel sind es 5 - 10 mm, manche werden bis zu 20 mm groß – und setzen sich wie folgt zusammen:

- Lymphozyten (einschließlich T- und B-Zellen)
- Neutrophile

- Plasmazellen
- Makrophagen (viele)
- Antigene
- Antikörpermoleküle

Die wichtigsten Lymphknotennetzwerke oder Häufungen von Lymphknoten befinden sich

- in Nacken, oberer Brustkorb und Schulterbereich. Sie dienen als Filterstationen für Kopf und Nacken (Halslymphknoten).
- in der Axilla (Achselhöhlen), die den Thorax (Brustbereich) und die oberen Gliedmaßen filtern (Achsellymphknoten).
- in der Leistengegend, um Beckenbereich und Beine zu drainieren (Leistenlymphknoten)
- im Gekröse (Mesenterium) oder Abdomen (filtert den Verdauungstrakt).

Wenn das Lymphsystem von Toxinen, Parasiten, geschwächten Zellen (durch Übersäuerung), Schleim und Stoffwechselprodukten usw. überlastet ist, vergrößern sich die Lymphknoten und schwellen an. Ihre Mandeln sind ein sehr gutes Beispiel dafür. Milchprodukte und raffinierte Zucker sind Schleimbildner, d. h. sie regen die Schleimproduktion in der Mukosa an, was zu Kongestionen im Körper führt (z. B. in Nebenhöhlen, Hals, Bronchien und Lunge). Wenn die Mandeln unter der enormen Last anschwellen, sind Halsschmerzen, Entzündung und schleimiger Auswurf die Folge. Auch Erkältungen und Grippe sind ein Zeichen dafür, dass sich etwas angestaut hat und raus muss.

Wenn Ärzte die Mandeln voreilig entfernen, weil sie den Zusammenhang zwischen Kongestion (Verstopfung, Stauung) und Lymphsystem nicht verstanden haben, tritt eine Kettenreaktion in Gang. Die Entfernung der Mandeln belastet das Lymphsystem (und das umliegende Gewebe) nur zusätzlich und kann zu Nackensteife, Rückenmarksdegeneration und erhöhtem Druck in Gehirn, Ohren und Augen (Glaukom) führen. Viele Ärzte wissen nicht, was man gegen diese Kongestion im Körper tun kann.

Die einzig wahre Antwort lautet Entgiftung. Das Entfernen von Gewebe und die Behandlung der Symptome mit Sulfonamiden (Antibiotika) macht das Problem nur noch schlimmer.

Milz

Ihre Milz ist ein oval förmiges, leicht dunkelrotes Organ. Sie befindet sich im oberen linken Quadraten Ihres Abdomens, direkt links hinter (posterior) dem Magen. Im Embryo werden in der Milz rote und weiße Blutkörperchen hergestellt. Kurz nach der Geburt beginnt die Milz jedoch damit, ausschließlich Lymphozyten und Monozyten (LEUKOs) zu produzieren. Die Milz ist vollgepackt mit den sogenannten Makrophagen, Lymphozyten, die Pathogene und Gifte jeglicher Art aus dem Blut und der Lymphe entfernen.

Die Milz fungiert dabei als Reservoir oder Speichertank, in dem Blut für Notfälle eingelagert wird. Außerdem werden in der Milz geschwächte, toxische und alte Blutzellen zerstört. Aus dem Hämoglobinanteil dieser Zellen wird anschließend Bilirubin gewonnen, der Stoff, der unsere Gallenflüssigkeit gelb färbt.

Wenn Sie Ihre Milz gesund halten, heißt das automatisch, dass Sie damit auch Ihr Immunsystem, Ihre Lymphe und Ihre Blutgefäße unterstützen. Im spirituellen Sinn steht die Milz für den niederen Verstand (auch „kausaler Verstand“ genannt), wo Dualität und Schöpfung wirklich beginnen. Ihre Milz ist das Vehikel der universalen mathematischen Gesetze, die auf Ihren physischen Körper einwirken. Die spirituelle Farbe der Milz ist die Farbe Orange.

Thymus

Der Thymus (auch Thymusdrüse genannt) wird im Abschnitt über das endokrine System näher beschrieben. An dieser Stelle möchte ich lediglich erwähnen, dass im Thymus die B-Lymphozyten heranreifen und geprägt werden, um sich anschließend als T-Zellen und T-Helferzellen an der zellulären Immunantwort zu beteiligen. Sie alle sind Teil der Immunantwort der NK-Zellen (natürlichen Killerzellen).

Zusammenfassung: Lymphsystem

Der physische Körper funktioniert wie eine autonome Stadt. Immun- und Lymphsysteme sind dabei so etwas wie Polizei und Müllabfuhr in einem. Das Lymphsystem holt den Müll von jedem Haus der Stadt (jeder Zelle) ab; dieser Müll kann ganz unterschiedlich sein, je nachdem, wie die Bewohner des jeweiligen Hauses/Zelle leben. Das lymphatische System hat, zusammen mit den Immunzellen, die Aufgabe Ihren Körper zu reinigen und zu schützen.

Viele Nahrungsmittel, die von den meisten Menschen tagtäglich gegessen werden, verstopfen und überlasten das Lymphsystem. Erkältungen, Grippe, verstopfte Nebenhöhlen, Bronchitis, Lungenbeschwerden – darunter Lungenentzündung und Asthma (mit Nebennierenschwäche) – und Mumps deuten auf ein überlastetes und verstopftes Lymphsystem hin. Auch Tumoren, Eiterpickel, Lymphome, Hautausschläge, Schuppen usw. sind darauf zurückzuführen.

Alle Milchprodukte (egal ob pasteurisiert oder roh), raffinierte Kohlenhydrate (komplexe Zucker), Reizstoffe (Chilis, Cola usw.), giftige Chemikalien und fremdes Eiweiß (Fleisch usw.) triggern in der Mukosa eine lymphatische Reaktion, die sich als überschüssiger Schleim bemerkbar macht. Zusätzlich können diese Substanzen unseren Zellen schädigen und verschiedenen Parasiten Tür und Tor öffnen. Ihr Lymphsystem hat die Aufgabe, diesen „Terroranschlag“ im körpereigenen Gewebe zu unterbinden. Sobald der Körper aber buchstäblich vom lymphatischen System mit Schleim bombardiert wird, wird dieser selbst zum Problem. Er kann die gesunde Zellfunktion so sehr stören, dass die natürliche Aktivität des betroffenen Organs oder Drüse empfindlich beeinträchtigt wird. Auch hier bietet die Reaktion unseres Körpers auf Milchprodukte ein sehr gutes Beispiel. Das in Milchprodukten enthaltene Eiweiß ist so hochkonzentriert, grob strukturiert und dadurch schädlich, dass es unseren Körper zu einer starken Schleimproduktion anregt. Das wiederum löst eine Kettenreaktion aus und auch in den Nebenhöhlen, im Hals und in der Lunge bildet sich Schleim. Die Folge sind Geschmacksverlust, Geruchsverlust, Schwerhörigkeit und Atembeschwerden. Gleichzeitig kommt es zur Kongestion in der Schilddrüse und beeinträchtigt so eine Vielzahl von Körpersystemen. Es ist schon ironisch, dass wir Milch trinken, um genügend Calcium zu bekommen, wenn ausgerecht unser Milchverzehr dazu führt, dass wir kein Calcium verwerten können.

Spirituell gesprochen sind Blut und Lymphe Spiegelbilder des großen Geistes. Sie nähren und kräftigen nicht nur, sondern haben eine reinigende und lehrende Funktion. Wenn diese beiden Systeme „verstopfen" oder stagnieren, werden auch Sie stagnieren und träge werden. Das führt zu Krankheit und schließlich Tod.

Halten Sie alle Wege und Pfade in Ihrem Körper offen, damit der Geist (Blut und Lymphe) frei fließen kann. Es wird Ihnen ein unglaubliches Wohlgefühl bringen.

Immunsystem

Das Immunsystem nimmt in Ihrem Körper die Rolle der Polizei ein. Es bietet Schutz vor Eindringlingen (Parasiten) und Giftstoffen. Ohne Ihr Immunsystem könnten Sie auf diesem Planeten nicht überleben. (Erinnern Sie sich an den „Bubble Boy", der ohne Immunsystem geboren wurde?)

Zwei Arten von Immunsystem

In Ihrem Körper sind zwei verschiedene Immunsysteme aktiv, einmal das **intrazelluläre Immunsystem** und das **extrazelluläre Immunsystem**.

Extrazelluläres Immunsystem – Die extrazelluläre Immunantwort schützt die inneren Organe, Drüsen und Gewebe. Es geht gegen alles vor, was außerhalb der Zelle geschieht. Für diese Art von Immunantwort gibt es viele Begriffe, wie z. B. „adaptive", „angeborene", „humorale" oder „Antikörper-vermittelte" Immunität. All diese Begriffe beschreiben im Grunde genommen denselben Mechanismus.

Vereinfacht kann man sagen, dass die extrazelluläre Immunität bereits bei der Zeugung beginnt, indem die genetische Information (Gedächtnis) der Eltern an die Zellen des Embryos weitergegeben werden, die das zukünftige Muster der Immunantwort des Kindes festlegen.

Diese Form der Immunität kann man tatsächlich als adaptiv bezeichnen, weil Ihr Immunsystem – ähnlich wie Sie auch – einen Verstand besitzt. Es kann Dinge verstehen, sich erinnern und Sie jeden Tag aufs Neue vor Eindringlingen und Giftstoffen schützen. So entwickeln Sie Immunität. Es „trainiert" sich selbst, damit es jederzeit für die nächste Invasion geschützt ist. Ich bezeichne das als die Schönheit Gottes in Aktion.

Intrazelluläres Immunsystem – intrazelluläre Immunität findet in der Zelle statt. Man spricht deshalb auch von „zellvermittelter Immunität". Zu dieser Form der Immunantwort gehört die Antwort der T-Zellen auf Stoffe, die von der Zelle selbst freigesetzt werden.

Immunantwort

Jeder dieser beiden Schutzmechanismen (extrazellulär und intrazellulär) bietet eine spezifische Form der Immunantwort.

Extrazelluläre Immunantwort – Die Antikörper-Immunantwort (humoral) wird von B-Lymphozyten im Plasma übernommen, die in Reaktion auf destruktive Antigene produziert werden und die Bildung von Antikörpern anregen. Diese Art von Immunantwort macht in der Regel gegen einen bestimmten Antigen-Typ immun und gilt als extrazelluläre Reaktion.

Intrazelluläre Immunantwort – Unter zellvermittelter Immunantwort (zelluläre Reaktion) versteht man die Produktion von T-Zellen durch den Thymus in Reaktion auf fremde Antigene, die beseitigt werden müssen. Diese Reaktion findet intrazellulär statt.

Es gibt zwei Möglichkeiten, wie Ihr Immunsystem – abhängig von den oben genannten Gegebenheiten – reagieren kann. Die erste oder **primäre Antwort** (Reaktion) findet als erste Verteidigungslinie in Reaktion auf einen Eindringling statt. Es handelt sich um eine langsame, aber gründliche, Immunantwort, in der T- und B-Lymphozyten-Antikörper gebildet werden, die sich an die eindringenden oder sich ausbreitenden Pathogene (Mikroorganismen) anhaften. Als sekundäre Antwort (Reaktion) bezeichnet man die sofortige Reaktion der T- und B-Gedächtniszellen, die sich mit diesem Antigen oder Pathogen schon früher auseinandergesetzt haben. Diese Zellen können ihnen bekannte Eindringlinge aufspüren und zerstören, eben weil sie diese kennen und wissen, wie man sie vernichtet.

Beide Reaktionsmechanismen haben die Aufgabe, destruktive Zellen oder Pathogene (Toxine und Parasiten) zu neutralisieren oder zu eliminieren. Wie und wann sie zum Einsatz kommen wird von dem Bedarf für eine entweder **nicht-spezifische Immunantwort oder eine spezifische Immunantwort bestimmt.**

- ***Nicht-spezifische Immunantwort*** – (Entzündung) Hiermit ist die Reaktion des Gewebes und der Zellen auf Verletzungen jeglicher Art gemeint. Unter Verletzungen versteht man z. B. die Einwirkung von Chemikalien, Trauma, invasive Organismen usw.
- ***Spezifische Immunantwort*** – Eine viel stärkere Reaktion, die immer dann stattfindet, wenn die Entzündung nicht stark genug ist oder allein nicht ausreicht, um mit der Verletzung oder Invasion umzugehen. Diese Immunantwort wird direkt von den T- und B-Zellen gesteuert.

Unterm Strich bedeutet das, es gibt zwei Möglichkeiten, unerwünschte Eindringlinge loszuwerden – **Phagozytose** und **Entzündung**. Eine Entzündung kann dabei lokal (zellulär) oder systemisch (an vielen Stellen im Körper gleichzeitig) verlaufen.

Phagozytose – Damit ist die Aufnahme, Neutralisation und Zerstörung fremder Substanzen, darunter Mikroorganismen und ihre Einzelteile, Toxine, abgestorbene oder geschwächte Zellen und von Parasiten befallene Zellen, gemeint. Zellen, die dies tun können, werden **Phagozyten** genannt. **Neutrophile** und **Makrophagen** machen einen Großteil dieses Zelltypus aus.

Entzündung –

- **Eine lokale Entzündung** beschränkt sich auf eine bestimmte Körperregion. Dort dehnen sich die Blutgefäße aus und das betroffene Körperteil schwillt an und wird heiß und rot. Durch die lokale Schwellung und chemischen Reaktionen kann es auch zu Schmerzen kommen.
- **Die systemische Entzündung** bleibt häufig so lange unbemerkt, bis es zur Zerstörung kommt. Hormonstörungen, eine säurebildende Ernährung und die Aufnahme von Chemikalien über Nahrung, Luft oder Kosmetika begünstigen diese Form der Entzündung. In der Regel merken Sie nicht, dass Sie eine Entzündung haben, bis Ihre Organe, Drüsen und Gewebe nicht mehr so gut funktionieren. Sobald Ihre Drüsen hypoaktiv werden, kommt es zu einem Dominoeffekt und die Krankheitssymptome häufen sich.

Wie bereits gesagt, arbeiten Lymph- und Immunsystem so eng zusammen als würde es sich hier um ein einzelnes Körpersystem handeln. Das Lymphgewebe, die Organe und alle physiologischen Vorgänge sind daran beteiligt, **Antigene** oder **Pathogene** zu identifizieren, zu transportieren und zu eliminieren. Dieses System ist auch verantwortlich für die Immunantwort.

Im Grunde genommen gibt es **zwei verschiedene Verteidigungslinien**, mithilfe derer sich der Körper vor fremden Substanzen schützen kann, darunter auch unerwünschte Mikroorganismen. Diese zwei Verteidigungslinien sind die **mechanische Abwehr (strukturell**) und die **biochemische (vermittelt) Abwehr.**

Mechanische Abwehr (strukturell) – Haut, Schleimhäute, Tränen, Speichel, Magensäfte, Urin. Spezifischer Schutz vor Ort wird gewährleistet durch die „Schleimhautimmunologie" der Schleimhäute in den Atemwegen, den Harnwegen und dem Verdauungstrakt, in denen sich Anhäufungen von lymphatischen Zellen befinden, darunter Lymphozyten und Makrophagen.

Chemische Abwehr (vermittelt) – Es gibt Substanzen in Ihrem Körper, die als biochemische Katalysatoren fungieren und so die angeborene Immunantwort aktivieren. Dazu gehören biochemische Stoffe, die in der Zellmembran Barrieren errichten, um diese vor eindringenden Parasiten zu schützen. Außerdem produzieren die Zellen besondere Enzyme – sogenannte Lysozyme – die diese Eindringline auffressen oder abtöten können.

- ***Lysozyme*** – (Enzyme) in der Tränenflüssigkeit, im Schweiß und im Speichel, töten unterschiedliche Mikroorganismen ab.
- ***Schleim*** – wird von den Schleimhäuten gebildet, dient als schützender Film und versorgt den Körper mit LEUKOs, die Antigene und Pathogene phagozytieren, neutralisieren oder zerstören.
- ***Histamin*** – Biochemikalien (werden von Mikroorganismen oder beschädigten Zellen freigesetzt), die Leukozyten zur Notfallversorgung anziehen (weiße Blutkörperchen).
- ***Prostaglandine*** – Ausgangsstoff sind biologisch aktive ungesättigte C_{20}-Fettsäuren, darunter Arachidonsäure. Prostaglandine erfüllen viele Funktionen, darunter die Gefäßerweiterung und der Zuckerstoffwechsel. Als Mediatoren sind sie an zahlreichen biochemischen Vorgängen beteiligt.
- ***Leukotriene*** – regen den Entzündungsprozess an, indem sie die Gefäßerweiterung stimulieren (Kapillaren usw.). Außerdem erhöhen sie die Durchlässigkeit der Gefäße (d. h. mehr Blut, Nährstoffe und Immunzellen können durch die Wände der Kapillaren usw. geschleust werden). Durch die erhöhte Durchlässigkeit der Blutgefäße gelangen Fibrinogen und Proteine in die Lymphflüssigkeit, die jede Körperzelle umgibt. Das Fibrinogen wird anschließend zu Fibrin umgewandelt, was wiederum die betroffene Körperstelle „abriegelt". Zusätzlich regen Leukotriene die Phagozytose mittels Makrophagen an und ziehen LEUKOs für die Notfallversorgung des Gewebes an.

- ***Interferone*** – Proteine, die Zellen vor viralen Eindringlingen schützen. Sie docken an der Zellwand an und bringen die Zelle dazu, antivirale Proteine zu produzieren.
- ***Kinine*** – ziehen LEUKOs an.
- ***Komplementsystem*** – eine Gruppe von Proteinen (Komplementproteine), von denen man weiß, dass sie LEUKOs anziehen.

Wir wollen uns nun das interne Immunsystem etwas näher anschauen, damit Sie besser verstehen können, wie Autoimmunerkrankungen entstehen. Sie wissen bereits, dass Ihr internes Immunsystem dafür gedacht ist, schwache und von Eindringlingen beschädigte Zellen zu entsorgen. Zellen haben sogenannte „Marker" (Antigene) auf ihren Oberflächen, anhand derer man die Zelle identifizieren kann. Mithilfe dieser Marker lässt sich feststellen, ob es sich um eine Zelle handelt, die „zu mir" gehört oder um eine Zelle, die „nicht zu mir" gehört.

Antigene

Antigene sind Substanzen, die eine Immunreaktion provozieren. Es handelt sich dabei um Proteine oder Oligosaccharide (Verbindungen, die aus Monosacchariden aufgebaut sind). Es gibt zwei Antigen-Typen: **Autoantigene** und **fremde Antigene**.

Autoantigene – Stoffe (Proteine usw.), die von Ihren Körperzellen gebildet werden, um eine Immunreaktion zu stimulieren. Diese Art von Antigen sitzt in der Regel in der Zellmembran und fungiert als „Marker" oder Signal für die zellvermittelte Immunantwort. Man nennt diese Antigene deswegen auch **Autoantigene**.

Fremde Antigene – Stoffe oder Parasiten, die von außen in den Körper eingeführt werden. Dazu gehören:

- Mikroorganismen
- Partikel (Fragmente) von Mikroorganismen
- Säuren
- Alle möglichen Chemikalien
- Proteine, die für den Körper fremd oder nicht verwertbar sind
- Splitter, aus Holz, Glas usw.

Jede einzelne Kreatur in unserer Schöpfung ist einzigartig, aber gleichsam gibt es viele Gemeinsamkeiten. Unser Planet beheimatet viele unterschiedliche Rassen und Arten von Pflanzen und Tieren. Jede dieser Spezies kann man anhand ihrer spezifischen Form, Farbgebung und anderen Merkmalen identifizieren. Das

Gleiche kann man über Ihre Körperzellen und deren Zellmembran (die äußere Hülle) sagen. Jede Zelle ist absolut einzigartig.

Die Zellwände bestehen aus Proteinen (aneinander gekettete Aminosäuren), Cholesterin (schützt vor Entzündungen) und Phospholipide. Sobald eine Zelle geschwächt ist, verändern sich diese Proteine und Antigene und senden ein Signal, damit die Zelle zerstört werden kann. Die äußere Hülle oder Zellwand verändert sich, genauso, wie sich Ihre Haut verändert, wenn die Zellen, aus denen Ihre Haut besteht, ihren Funktionen nicht mehr gerecht werden können.

Die zelluläre Immunantwort auf Antigene (B-Zellen-Antwort)

LYMPHOZYTEN – Um eine spezifische Immunantwort auslösen zu können, müssen die Lymphozyten aktiviert werden. Diese Aktivierung wird durch ein Antigen (ein Signal) getriggert, denn Lymphozyten tragen Antigen-bindende Rezeptoren auf ihren Oberflächen. Diese Rezeptoren sind sehr spezifisch und sind dafür gedacht, nur bestimmte Antigene zu binden.

INTERLEUKINE – Interleukine werden von den Makrophagen und den Helfer-T-Zellen produziert und freigesetzt. Sie bringen die Lymphozyten dazu, sich zu teilen, nachdem die Antigene gefangen und an den Lymphozyten (Immunzellen) gebunden wurden. Dann passiert Folgendes:

- Das Antigen wird von den Makrophagen und B-Zellen verarbeitet (neutralisiert und abgebaut).
- Die Makrophagen präsentieren das verarbeitete Antigen den T-Helfer-Zellen. Interleukin wird freigesetzt, die T-Helfer-Zellen teilen und vermehren sich.
- Die T-Helfer-Zellen verbinden sich mit den B-Zellen (die ursprünglich das Antigen verarbeitet haben), was dazu führt, dass Antikörper-produzierende Zellen gegen das Antigen gebildet werden.

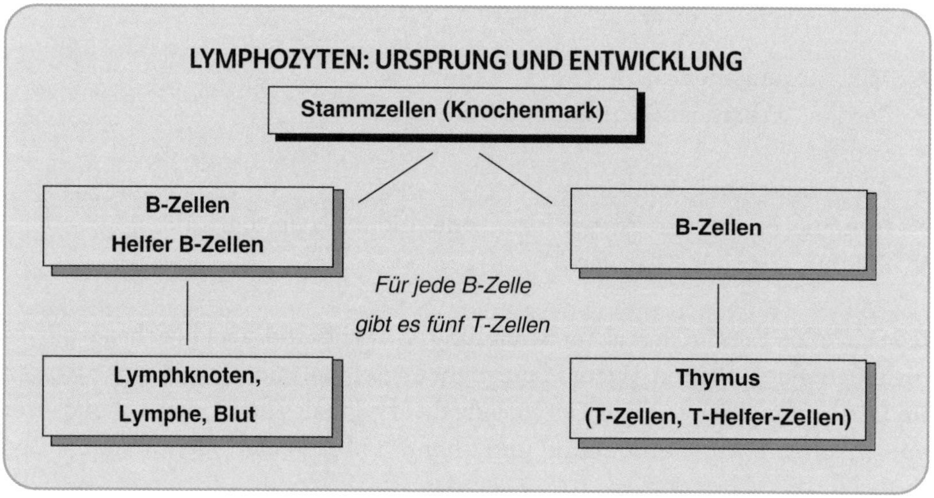

Schwache oder beschädigte Körperzellen können aussehen wie fremde Antigene und eine Immunantwort durch Makrophagen, Neutrophile und Monozyten usw. hervorrufen. Das regt die Bildung von Antikörpern durch die B-Lymphozyten an, um die Zelle bei Bedarf zu neutralisieren oder zu zerstören. Wie bereits angemerkt, wird dabei auch die zytotoxische Reaktion der Granulozyten, Monozyten und Lymphozyten stimuliert.

An dieser Stelle wird die anscheinende „Autoimmunität" erschaffen. Wenn eine Zelle ihr Aussehen verändert – entweder durch Übersäuerung, toxische chemische Einflüsse usw. – verändert sich auch das Signal dieser Zelle an die Immunzellen (die Polizei). Diese gehen nun davon aus, dass es sich um fremde Antigene oder Zellen handelt, die für andere Zellen gefährlich werden können und ausgelöscht werden müssen.

Antikörpervermittelte Immunantwort

ANTIKÖRPER – Wenn der Körper einem Antigen ausgesetzt ist (Parasiten, Toxine usw.), werden die B-Lymphozyten aktiviert, die anschließend Antikörper bilden. Diese Antikörper binden sich an die Antigene und zerstören dabei alle Toxine. Die Antikörper befinden sich in Ihren Körperflüssigkeiten. Aus diesem Grund nennt man diese Form der Immunantwort auch extrazellulär (außerhalb der Zelle). Antikörper können sich an Makrophagen, Basophile und Mastzellen binden.

Bei diesen Antikörpern handelt es sich um y-förmige **Glykoproteine**, die von den B-Lymphozyten (B-Zellen) in Reaktion auf Antigene gebildet werden. Jeder Antikörper setzt sich aus vier Polypeptidketten (zwei oder mehr Aminosäuren) zusammen, die hier den Rezeptor bilden, auf dem die Antigene gebunden werden. Sie gelten als Immunoglobuline (die aus vielen verschiedenen Antikörpern bestehen). Fast alle Ihrer Antikörper – außer denen, die Sie geerbt haben (das bestimmt die Blutgruppe) – werden von den B-Zellen gebildet, die dann ein fremdes Antigen binden.

Antikörper werden auch Gammaglobuline genannt. Große Mengen davon gibt es im Blutplasma, wo auch andere Proteine, wie z. B. das Albumin, zirkulieren. Antikörper werden auch deshalb Immunoglobuline (Ig) genannt, weil es sich um Globulin-Proteine handelt, die an der Immunantwort beteiligt sind.

DIE ANTIKÖRPERKLASSEN ODER IMMUNOGLOBULINE

ANTIKÖRPER	%	FUNKTION
IgG	80 % +	Inaktiviert/deaktiviert oder bindet Antigene; erhöht die Anzahl der Phagozyten; ist für den Immunschutz des Fötus zuständig; spürt Komplemente auf
IgM	10 %	Bindet Antigene; fungiert als Rezeptor auf den B-Zellen, der Antigene bindet; aktiviert Komplemente; stellt häufig die erste Immunantwort auf ein Antigen
IgA	15 %	Inaktiviert Antigene; ist in Speichel, Tränen und Schleimhäuten zu finden; bietet Schutz auf der Haut; kommt auch im Kolostrum und in der Muttermilch vor
IgE	< 1 %	Ist an Basophile und Mastzellen gebunden, um die Entzündung anzuregen
IgD	< 1 %	fungiert als antigen-bindender Rezeptor auf den B-Zellen

PRIMÄRE REAKTION – (dauert 3 - 14 Tage)

- Die B-Zellen werden von einem oder mehreren Antigenen aktiviert.
- Die B-Zellen vermehren sich und bilden B-Gedächtniszellen. Diese wiederum bilden Antikörper (y-förmige Proteine).

SEKUNDÄRE REAKTION – (einige Stunden bis 3 Tage)

- Findet statt, sobald der Körper Antigenen begegnet, die er schon kennt. Dabei handelt es sich um Antigene, die der Körper zuvor schon bekämpft hat und aus diesem Grund eine unmittelbare Reaktion der B-Gedächtniszellen hervorrufen.
- Im Laufe dieser sehr schnell stattfindenden Reaktion werden noch mehr B-Gedächtniszellen gebildet, die die Immunität stärken. Die Gedächtniszellen bilden die Grundlage für die adaptive Immunität.

Antikörper zerstören oder neutralisieren Antigene, indem sie

- die Lyse (Auflösung von Zellen) in Gang bringen,
- die durch Bakterien entstandenen Toxine neutralisieren,
- diese auffressen, neutralisieren und zerstören (Phagozytose),
- dafür sorgen, dass die Antigene verklumpen (Agglutination),
- verhindern, dass sich das Antigen an einer Wirtszelle festsetzt.

Antikörper sind direkt oder indirekt an folgenden Prozessen beteiligt: Sie ...

- spüren Antigene auf und binden diese,
- regen die Phagozytose an,
- fördern Entzündungen,
- aktivieren die Komplementproteine.

Zellvermittelte Immunantwort

Als zellvermittelte Immunität bezeichnet man die Art und Weise, wie die sogenannten T-Zellen alle Zellen im Körper schützen. Die T-Zellen schützen das Zellinnere und die Zellzwischenräume vor Mikroorganismen wie z. B. Viren und manchen Bakterien. T-Zellen – wie die B-Zellen auch – tragen Antikörper-bindende Rezeptoren auf ihrer Oberfläche und können zelluläre Antigene sehr effektiv erkennen.

DIE ARBEIT DER MAKROPHAGEN

PHASE EINS

- Mittels Endozytose fressen die Makrophagen Antigene auf und zerlegen diese in mehrere kleinere Teile.
- Jedes dieser Teilchen wird mit einem Protein (Haupthistokompatibilitätskomplex [MHC]) „markiert".
- Nun können die Antigen-Teile von den T-Helferzellen gebunden werden.
- Die B-Zellen Phagozytose funktioniert ähnlich wie die Makrophagen-Phagozytose.

PHASE ZWEI

- Makrophage und B-Zellen verarbeiten Antigene.
- Die Makrophagen sondern Interleukin-1 ab.
- Das Interleukin stimuliert die T-Helferzellen, damit diese Interleukin-2 bilden.
- Interleukin regt die Teilung der T-Helferzellen an.
- Die T-Helferzellen wiederum stimulieren die B-Zellen.

PRIMÄRE REAKTION – Die T-Zellen werden von Antigenen aktiviert, beginnen sich zu teilen und bilden zytotoxische (zytolytische) T-Zellen. Die zytotoxischen T-Zellen wiederum produzieren Zytokine oder Lymphokine. Dabei handelt es sich um Proteine (Peptide), die eine zusätzliche Immunreaktion anregen, indem sie die Bildung von T-Zellen, die Makrophagen usw. anregen.

Ohne die Hilfe der Makrophagen können T-Zellen keine fremden Antigene erkennen. Die Makrophagen sorgen dafür, dass eine T-Zelle die unterschiedlichen Antigen-Typen differenzieren kann. T-Helferzellen (auch T4s genannt) geben Interleukin ab, das die B-Zellen und andere T-Lymphozyten stimuliert.

SEKUNDÄRE REAKTION – Die sekundäre T-Zellenreaktion ergibt sich aus den T-Gedächtniszellen. Ihre T-Gedächtniszellen funktionieren ähnlich wie Ihre B-Gedächtniszellen, indem sie sich an die vergangenen Begegnungen mit Antigenen „erinnern", bei denen sie bereits „Antikörper" gegen diese gebildet haben.

Bildung der Immunzellen

WEISSE BLUTKÖRPERCHEN (LEUKOs) – Ihre Immunzellen werden auch weiße Blutkörperchen genannt und es gibt sie in vielen verschiedenen Formen. LEUKOs werden im Knochenmark gebildet und dienen dem Körper als erste (primäre) Verteidigungslinie. Anschließend zirkulieren die Zellen im Lymphsystem, wo sie heranreifen oder in größere und spezifischere Zellen umgewandelt werden. Für das Wachstum, das Heranreifen und die Aktivierung der weißen Blutkörperchen ist das lymphatische Gewebe mit den dazugehörenden Organen Milz, Thymusdrüse und Lymphknoten zuständig. Reguliert werden Wachstum und Funktion der Immunzellen durch die Zytokine, einer Gruppe von Proteinen, die Einfluss auf das Wachstum der Zellen nehmen. In Ihren weißen Blutkörperchen werden über 100 verschiedene Arten von Zytokinen gebildet, darunter Interleukine, Interferone, Tumor-Nekrose-Faktor usw.

An dieser Stelle wollen wir uns die wichtigsten Immunzellen näher anschauen, die vom Körper zur Verteidigung eingesetzt werden.

Makrophagen sind **Monozyten**, die den Blutkreislauf verlassen haben und sich im Gewebe niederlassen, wo sie auch heranreifen. Makrophagen sind in besonders großer Zahl in den Mandeln, der Milz und den Lymphknoten zu finden. Über die Hälfte der Makrophagen im Körper befinden sich in der Leber und sind dort als Kupffer-Zellen bekannt. Ihr Vorkommen ist jedoch nicht auf diese Körpersysteme beschränkt, denn Makrophagen sind überall, auch im Gehirn und im Blut. Sie sind wahre Müllsammler und fressen alle Abfälle, die ihren Weg queren. Die Makrophagen und Neutrophile sind die Meister-Phagozyten (die einverleiben und zerstören) Ihres Immunsystems.

Bei den **natürlichen Killer(NK)-Zellen** handelt es sich um Lymphozyten, die im Knochenmark verarbeitet werden. Sie machen etwa 1 – 5 % aller Lymphozyten aus und gelten als die Eliteeinheit des Immunsystems. Ihre Aufgabe besteht darin, Tumor- und mit Viren infizierte Zellen abzutöten. Sie sind Teil Ihrer angeborenen Immunität, weil sie nicht über das Gedächtnis funktionieren und keine spezifische Reaktion zeigen. Sie können nur eine bestimmte Zellklasse identifizieren, nicht jedoch einen bestimmten Zelltyp.

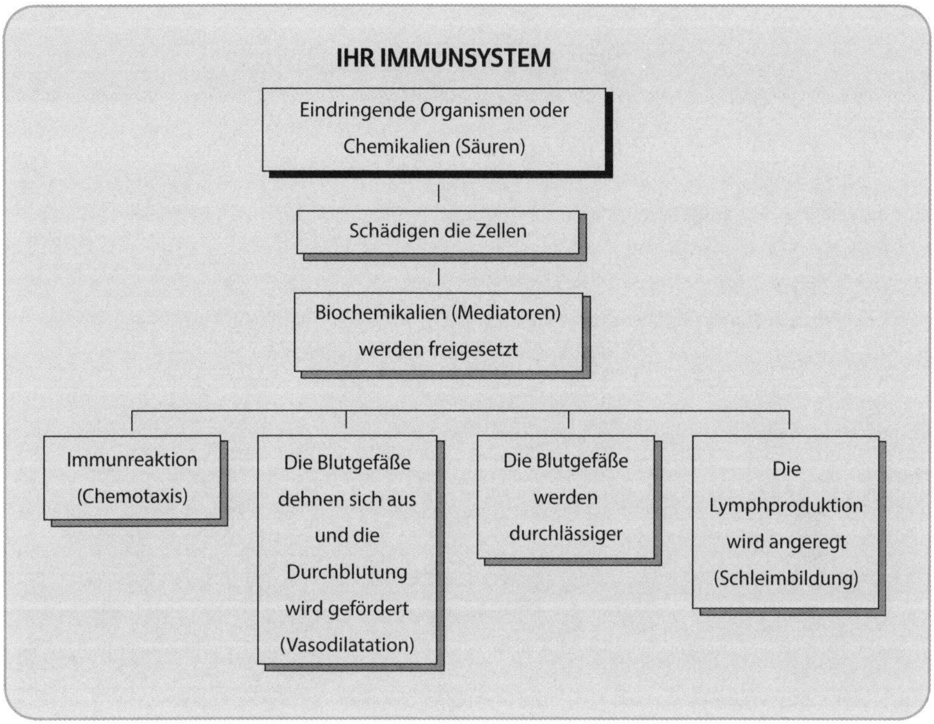

Zusammenfassung: Immunsystem

Ihr Körper ist von Natur aus in der Lage, sich gegen Eindringlinge, darunter Parasiten und schädliche Substanzen usw. zu schützen. Selbst Nahrungsmittel, die dem Körper nach dem Verzehr schaden, rufen eine Immun- und Lymphreaktion hervor. Ihr Körper als Ganzes und jede einzelne Zelle darin besitzt ein Bewusstsein. Folglich bringt sich Ihr Immunsystem selbst bei, frühere Eindringlinge wiederzuerkennen und diese Information in den Gedächtniszellen zu speichern. Das passiert vom Zeitpunkt der Zeugung an (das Gedächtnis der Eltern wird weitergegeben) und setzt sich kontinuierlich durch die Auseinandersetzung mit der Außenwelt fort. Man könnte sagen, dass Ihr Körper und seine Organe von einer Art „Haut" oder Membran umhüllt sind, deren Aufgabe es in erster Linie ist, diesen Körper (mechanisch) zu schützen. Von dieser Stelle ausgehend werden immunologische (Immun-)Zellen und ihre entsprechenden Substanzen „losgeschickt", um die Eindringlinge „aufzufressen" und zu zerstören.

Es gibt viele unterschiedliche Immunzellen und jede hat ihren eigenen Zuständigkeitsbereich. Unsere Immunität gewinnen wir über folgende Mechanismen:

- ***Aktiv natürlich*** **–** Unsere eigene (natürliche) angeborene, adaptive Immunantwort.

WEISSE BLUTKÖRPERCHEN

NEUTROPHILE

Definition: vernichten Mikroorganismen und andere Substanzen mittels Phagozytose
Anteil an den LEUKOs in %: 60 – 80 %
Reaktion: Entzündung
Werden gebildet: im roten Knochenmark
Die reifen Zellen befinden sich: im Blut, im Binde- und im Lymphgewebe
Sezernieren (sondern ab): Histamin, Komplementproteine, Leukotriene, Kinine und Interferon
Art der Immunität: angeboren (von Geburt an)

LYMPHOZYTEN (B-ZELLEN)

Definition: bilden Antikörper und andere Biochemikalien, die Mikroorganismen zerstören
Anteil an den LEUKOs in %: 20 – 40 %
Reaktion: extrazellulär (außerhalb der Zelle); Schutz vor Antigenen (Viren, Bakterien, Chemikalien)
Werden gebildet: im roten Knochenmark, der Milz, den Lymphknoten
Die reifen Zellen befinden sich: im Blut, im lymphatischen Gewebe und in den Lymphknoten
Sezernieren (sondern ab): Antikörper
Art der Immunität: Antikörper-vermittelt

LYMPHOZYTEN (T-ZELLEN)

Definition: bilden Antikörper und andere Biochemikalien mit der Aufgabe Mikroorganismen zu zerstören
Anteil an den LEUKOs in %: 0 – 40 %
Reaktion: intrazellulärer (in der Zelle) Schutz vor Antigenen (Parasiten, Tumoren); auch bekannt als Tumor-vernichtende Zellen
Werden gebildet: im roten Knochenmark, Milz, Lymphknoten
Die reifen Zellen befinden sich: im Thymus
Sezernieren (sondern ab): Gewebe
Art der Immunität: Zellvermittelt

EOSINOPHILE

Definition: setzen Biochemikalien frei, die entzündungshemmend wirken; greifen spezifische parasitäre Würmer an
Anteil an den LEUKOs in %: 1 – 4 %
Reaktion: Entzündung
Werden gebildet: im roten Knochenmark
Die reifen Zellen befinden sich: im Blut, im Bindegewebe und im Lymphgewebe

Sezernieren (sondern ab): Histamin, Komplementproteine, Leukotriene, Kinine und Interferon
Art der Immunität: angeboren

BASOPHILE
Definition: setzen Histamin frei und wirken so entzündungsfördernd; sezernieren außerdem Heparin, das die Blutgerinnung hemmt
Anteil an den LEUKOs in %: 0,5 – 1%
Reaktion: Entzündung
Werden gebildet: im roten Knochenmark
Die reifen Zellen befinden sich: im Blut, im Bindegewebe und im Lymphgewebe
Sezernieren (sondern ab): Histamin, Komplementproteine, Leukotriene, Kinine und Interferon
Art der Immunität: angeboren

MONOZYTEN (MAKROPHAGEN)
Definition: Phagozytierende Zellen im Blut, die im Gewebe zu Makrophagen umgewandelt werden und anschließend Bakterien, Zellfragmente, abgestorbene Zellen, geschwächte Zellen und andere Toxine im Gewebe vernichten
Anteil an den LEUKOs in %: 3 – 8%
Reaktion: Phagozytose
Werden gebildet: in verschiedenen Körpergeweben
Die reifen Zellen befinden sich: im Blut, im Bindegewebe und im Lymphgewebe
Sezernieren (sondern ab): Enzyme, Lysosomen, Chemokine, Zytokine, O_2-Radikale
Art der Immunität: angeboren

MASTZELLEN
Definition: ein essenzieller Bestandteil der Entzündungsreaktion im Bindegewebe, unter der Haut und in der Mukosa des Magen-Darm-Trakts und der Lunge; wirken entzündungsfördernd, indem sie verschiedene Chemikalien sezernieren; sind IgE-vermittelt
Anteil an den LEUKOs in %: 0%
Reaktion: Entzündung
Werden gebildet: verschiedene Gewebe im Körper
Die reifen Zellen befinden sich: im Bindegewebe, unter der Haut, in der Mukosa des Magen-Darm-Trakts, in der Lunge
Sezernieren (sondern ab): Histamin, Proteasen, Prostaglandine, Leukotriene, Kinine, Interferon und Komplementproteine
Art der Immunität: angeboren

- ***Aktiv künstlich erworben*** **–** (Impfung) Immunität, die durch künstlich eingebrachte Pathogene oder Antigene erzeugt wird; der Körper kann mithilfe dieser Substanzen Immunität aufbauen.
- ***Passiv natürlich*** **–** Wird von der Mutter über die Plazenta an den Fötus weitergegeben; Übertragung auf ein nicht-immunes Individuum.
- ***Passiv künstlich erworben*** **–** Übertragung von injizierten (geimpften) Tieren auf den Menschen.

In der Natur vermehren sich nur die starken Lebewesen, nicht die schwachen. Wenn das anders wäre, würde die Natur sich selbst nicht überleben können. Diese Aussage trifft auch auf Ihren Körper und alle seine Zellen zu. Autoimmun-Syndrome sind nichts anderes als die Auslöschung des Schwachen durch das Starke. Unter Berücksichtigung dieser Tatsache besteht die beste Strategie bei „Krankheiten" oder Beschwerdebildern, die durch Unterfunktion oder Schwäche entstehen, darin, den Körper stark zu machen. Das Motto lautet stärken, stärken, stärken. Stärken Sie sich, Ihren Körper und jede einzelne Zelle. Befreien Sie Ihren Körper von allen schädlichen Chemikalien, Giftstoffen, Eiter, Schlacke, überschüssigem Schleim und (schädlichen) Parasiten. Werden Sie gesund!

Verdauungstrakt (Kolon)

Der Dickdarm, auch Kolon genannt, wird in **sechs Abschnitte** unterteilt: beginnend mit dem **Blinddarm**, dann das **aufsteigende, transverse, absteigende** und **sigmoide Kolon** und zum Schluss das **Rektum**. Der Dickdarm ist im Durchschnitt zwischen 1,5 und 1,8 m lang. Das Kolon ist wie ein umgekehrtes U an die Wände des Bauchraums angepasst und besteht aus Längsmuskeln mit typischen Einziehungen und Aussackungen. Die Hauptaufgabe des Kolons besteht darin, Wasser, Spuren- und Mikrospurenelemente und Vitamine zu absorbieren. Der Dickdarm bildet keine Verdauungsenzyme, durch die bakterielle Besiedelung kommt es aber trotzdem zu einer eingeschränkten Verdauungsaktivität. Nahrungspartikel und Nebenprodukte der Verdauung in Magen und Dünndarm werden im Dickdarm vermischt, dem Brei wird Wasser entzogen und die verbleibende feste Masse ausgeschieden. Zusätzlich wird auch der überschüssige Schleim aus dem Lymphsystem in den Dickdarm entleert und entsorgt. In der Submukosa des Kolons befinden sich schleimproduzierende Drüsen, die den Ausscheidungsvorgang unterstützen.

Über elektrische Impulse ist das Kolon mit allen wichtigen Organen und Geweben des Körpers verbunden. Der zeitgenössischen, wissenschaftlichen Gemeinschaft ist diese physiologische Funktion des Kolons (tatsächlich trifft dies auch auf alle Gedärme und deren Beziehung zu allen Geweben im Körper zu) noch nicht bekannt.

Harnwege

Nieren

In der Regel hat jeder Mensch zwei Nieren. Allerdings kenne ich viele Menschen, die mit drei Nieren geboren werden. Ihre Nieren sind ohrenförmige Organe und violett-braun gefärbt. Sie liegen im hinteren Bereich des Bauchraums, rechts und links (lateral betrachtet) neben der Wirbelsäule. Der oberste Rand der Nieren sitzt gegenüber dem 12. Brustwirbel. Jede Niere wiegt etwa 140 g, ist 11,4 cm lang, 7,6 cm breit und 2,5 cm dick. Mikroskopisch kleine Nephrone geben den Nieren Struktur und erfüllen alle Funktionen.

Wie bei den meisten Organen – und den Drüsen insbesondere – gibt es auch hier einen äußeren Teil, die Nierenrinde (Cortex) und einen inneren, das Nierenmark oder Medulla. Der Urin wird in den Nephronen gebildet, die wiederum aus einem Nierenkörperchen und einem Nierenkanälchen bestehen, die an in die Länge gezogene Pyramiden erinnern. Die Nierenrinde (außen) beherbergt den Großteil der kleinen Kapillarbetten, die als Filtergewebe zwischen Blut und Nephronen dienen. In diesem Bereich wird nicht nur gefiltert, sondern auch resorbiert.

Der Urin besteht aus vielen Abfallprodukten des Stoffwechsels, darunter Harnstoff, Ammoniak, Wasserstoffionen, Kreatinin, chemische Giftstoffe, Medikamentenrückstände, künstliche Vitamine und Minerale usw.

Diese Abfallprodukte (Urin) bewegen sich in der Pyramide (Nierenkanälchen) nach unten in den inneren Teil der Niere (Medulla), wo sie in gemeinsame Gänge münden, den sogenannten Nierenpapillen und sich anschließend in den Nierenkelch (Calix) entleeren. Von hier aus fließt der Urin durch den Harnleiter in die Blase. Man kann an dieser Stelle sehr schön erkennen, dass die Nieren zu den ausscheidenden Organen des Körpers gehören. Hier wird aus dem Blutplasma Urin gewonnen. Die Nieren spielen eine wichtige Rolle in der Regulation des Blutes und allen anderen Körperflüssigkeiten. Sie unterstützen die Entsorgung aller toxischen Abfallprodukte und Endprodukte des Stoffwechsels.

Die Nieren reagieren hochempfindlich auf Übersäuerung durch Fleischkonsum, Tee, Kaffee, Schokolade und kohlensäurehaltige, süße Getränke. Viele Menschen konsumieren diese „Nahrungsmittel" (Gifte), die mit der Zeit zu Völlegefühl und Schmerzen im mittleren und unteren Rücken führen.

Harnleiter

Als Harnleiter bezeichnet man die Röhren, die von den Nieren in die Blase führen.

Blase

Die Blase fungiert zum größten Teil als Auffangbecken oder Sack, in dem der Urin auf seinem Weg von den Nieren nach draußen zwischengelagert wird. Die Ausscheidung des Urins über die Blase wird „Urinieren", „Miktion" oder „Wasser lassen" genannt.

Harnröhre

Die Röhre, die von der Blase zum Körperausgang führt, wird „Harnröhre" genannt.

Integument (Haut)

Ihre Haut ist nicht nur das größte Organ Ihres Körpers, sondern auch dessen größtes Ausscheidungsorgan. Jeden Tag werden über die Haut so viele Abfallprodukte entsorgt, wie über Nieren, Darm und Lungen zusammen. Ganz offensichtlich ist die Haut auch die äußere Hülle Ihres Körpers. Sie bietet Schutz vor äußeren Einflüssen und parasitärem Befall.

Ihre Haut besteht aus zwei großen, voneinander getrennten Schichten. Zuerst kommt die sogenannte Lederhaut oder Dermis, die den inneren Teil der Haut bildet. Direkt unter der Lederhaut liegt das subkutane Gewebe, in dem sich ein Großteil der Hauptadern, die Venen, Nerven und Drüsen befinden, die die Haut mit Nährstoffen versorgen.

Die zweite Hautschicht wird Epidermis oder Oberhaut genannt und bildet den äußeren Teil Ihrer Haut. Sie ist aus vier bis fünf unterschiedlichen Schichten aufgebaut, je nachdem, an welcher Körperstelle sie sich befindet. An den Händen und Füßen ist diese Schicht besonders dick, weil die Haut dort sehr stark belastet wird. Sie kennen sicherlich den Spruch „Er hat ein dickes Fell" oder „Sie hat ein dickes Fell". Jetzt wissen Sie, woher dieser Satz stammt. Im Folgenden will ich Ihnen den Aufbau der Epidermis – von außen nach innen – vorstellen:

- Stratum corneum (Hornhaut, kann aus einigen wenigen Zellen bestehen oder bis zu 50 Zellen dick sein)
- Stratum lucidum (Glanzschicht)
- Stratum granulosum (Körnerschicht)
- Stratum spinosum (Stachelzellschicht)
- Stratum germinosum (Basalzellschicht)

Die einzelnen Zellen Ihrer Haut werden Keratinozyten genannt, weil sie das sogenannte Keratin bilden, eine feste Substanz, die vor allem in den Fingernägeln, im Haar und anderen verhornten Stellen vorkommt. Keratinozyten beginnen ihren Lebenszyklus in der Stratum germinosum der Epidermis, reifen heran und werden im Laufe ihres Lebens in Richtung Hautoberfläche geschoben. Dort verbringen sie ihre restlichen Tage in der Stratum corneum.

Ihre Haut hat viele Funktionen, eine davon ist die Regulation der Körpertemperatur. Das passiert mithilfe der Arteriolen (Blutgefäße) und Schweißdrüsen. Außerdem ist die Haut das größte Sinnesorgan des Körpers und dient auch der inneren und äußeren Wahrnehmung.

Spirituell betrachtet ist die Haut mit dem Ego oder dem ursprünglichen Körper verbunden. Sie gibt Ihnen Individualität. Außerdem hat sie einen engen Bezug zur Leber, die den Verstand repräsentiert. Beide arbeiten Hand in Hand und nehmen Einfluss auf Ihre Gedankengänge.

Bei einer Entgiftung sollte man immer auch die Leber reinigen, damit die Haut rein und gesund werden kann. Achten Sie darauf, Ihre Haut besonders gut zu pflegen und rein zu halten, damit sie ihre Aufgabe als ausscheidendes Organ so gut wie möglich erfüllen kann. Im Übrigen fühlt man sich mit gesunder, reiner Haut auch selbst viel besser.

Krankheit heißt nicht, dass etwas Bösartiges da ist, sondern, dass etwas Essentielles fehlt

— Dr. Bernard Jensen

Modul 2.8

Das endokrine System und seine Drüsen

Dem endokrinen System wird meist wenig Beachtung geschenkt – in der Tat wird es häufig einfach übersehen – obwohl es sich hier um den „Supercomputer" des Körpers handelt. Es weist die Zellen an, was sie zu tun haben und wie sie funktionieren müssen. Das geschieht durch die Ausschüttung von Hormonen, darunter Steroide, Neurotransmitter, Serotonin, Enzyme und so weiter.

Im Grunde genommen unterscheidet man zwischen zwei unterschiedlichen Drüsentypen: (1) **endokrine Drüsen**, die keinen Drüsengang besitzen und intern sezernieren (Hormone usw. absondern), d. h. sie geben diese direkt in das Blut oder Lymphsystem ab, damit sie im Körper zirkulieren können; und (2) die **exokrinen Drüsen**, wie z. B. die Speicheldrüsen. Diese sind für die externen Absonderungen zuständig, die direkt auf die Epithelzellen gelangen oder über einen Drüsengang dorthin transportiert werden. Es ist schwierig zu sagen, welche Drüse im Körper nun die wichtigste ist, weil alles miteinander verbunden ist. Man kann jedoch sagen, dass ungefähr 75 % aller „Krankheitssymptome" auf Fehlfunktionen der endokrinen Drüsen zurückzuführen sind. Dabei kann es sich um einen falschen Calciumstoffwechsel handeln, was zu Skoliose, Depressionen, Bindegewebsschwäche, Krampfadern, Hämorrhoiden, Leistenbrüche und Aneurysmen führen kann. Außerdem nimmt die Produktion von Steroiden ab und begünstigt fibrozystisches Gewebe, Fibromyalgie, Myome, Zysten, Cholesterinablagerungen und andere Beschwerden.

Ihre wichtigsten endokrinen Drüsen sind die Nebennieren, die Bauchspeicheldrüse, der Thymus, die Schilddrüse/Nebenschilddrüse, die Hoden und Eierstöcke und die Meisterdrüse schlechthin, die Hirnanhangsdrüse (Hypophyse). Noch vor einem Vierteljahrhundert waren überwiegend ältere Menschen von chronischen und/oder degenerativen Erkrankungen betroffen, die auf eine Schwäche in diesen Organen zurückzuführen waren. Heutzutage sind diese Drüsen aufgrund unserer Ernährung, unserer Lebensführung und insbesondere aufgrund genetischer Einflüsse so sehr geschwächt, dass selbst kleine Kinder von degenerativen Erkrankungen betroffen sind. Lassen Sie uns die einzelnen endokrinen Drüsen mitsamt ihren Funktionen einmal näher betrachten.

Hirnanhangsdrüse (Hypophyse)

Die Hirnanhangsdrüse ist die „Meisterdrüse" im Supercomputer des Körpers. Sie schüttet Hormon-ähnliche Substanzen aus, die andere endokrine Drüsen und Gewebe dazu anregt, spezifische Hormone, Steroide, Neurotransmitter usw. zu produzieren oder auszuschütten. Die Hypophyse ist in zwei Bereiche unterteilt: dem Hypophysenhinterlappen, bei dem es sich um einen Auswuchs eines Teils des Gehirns handelt und dem Hypophysenvorderlappen, einem Auswuchs des Rachendaches. Die Hypophyse befindet sich unter dem Hypothalamus (hinter den Augen in der Mitte des Kopfes).

Als „Meisterdrüse" steuert die Hypophyse die Funktionen der meisten anderen Drüsen zu einem großen Teil. Wird die Hypophyse geschwächt, kann sich das auf den ganzen Körper auswirken, eine Kettenreaktion auslösen und viele unterschiedliche Symptome verursachen. Z. B. kann sie die Funktion der Schilddrüse und Nebennieren positiv oder negativ beeinflussen. Es ist wichtig, diese Zusammenhänge zu verstehen, damit Sie Ihre eigenen Schwächen erkennen, effektiv behandeln und gute Resultate erzielen können.

Zu den weitreichenden Auswirkungen einer geschwächten Hypophyse gehören neurologische Beeinträchtigungen wie Morbus Parkinson und Zerebralparese (Folge einer Schwäche in der Nebennierenrinde). Auch Schilddrüsenunterfunktion, Unterfunktion der Eierstöcke, über- oder unteraktives Gewebe- und Zellwachstum, schnelles Altern, Diabetes und Stillprobleme können die Folge sein.

Auch die Mitte des Kolon tranversum (Dickdarm) hat einen Bezug zur Hirnanhangsdrüse. In diesem Bereich des Darms kommt es besonders häufig zu Verstopfungen, toxischen Ablagerungen und Schwäche, wobei die entstehenden Toxine direkt an die Hypophyse weitergegeben werden. Die Hypophyse gehört zu den ersten Geweben, die im Embryo gebildet werden und der Verdauungskanal ist mit allen anderen Geweben im Körper auf eine Art und Weise verbunden, die wir noch nicht verstanden haben. Wir wissen aber, dass im Embryonalstadium sich das Rückenmark und das Gewebe des Verdauungstrakts aus dem Kopfbereich herausbilden. Je weiter sich die Embryonalzellen teilen, entstehen aus dem Verdauungsgewebe heraus die meisten unserer Drüsen und Organe. Dieses ursprüngliche Gewebe im Fötus wird später zum Verdauungstrakt und sorgt für eine dynamische Beziehung zwischen Verdauungssystem und dem restlichen Körper. Eben wegen dieser Verbindung ist es umso wichtiger, den Verdauungstrakt im Rahmen einer Entgiftungskur zu reinigen und zu stärken. Das ist die Voraussetzung, wenn Sie Ihre Drüsen und Ihren Körper wirklich erfolgreich regenerieren wollen.

Zirbeldrüse

Bei der Zirbeldrüse handelt es sich um eine kleine, flache, zapfenförmige Drüse, die mitten im Gehirn an der Hinterwand des III. Ventrikels liegt (auf der Höhe hinter und direkt über den Augenbrauen). Die Wissenschaft weiß noch nicht viel über diese endokrine Drüse, außer, dass sie Melatonin herstellt. Melatonin ist ein Hormon, das uns entspannt und müde macht. Außerdem ist Melatonin an der Pigmentierung von Haut und Haaren beteiligt. Einfallendes Licht auf die Retina des Auges hemmt die Melatonin-Produktion. Die Zirbeldrüse wird durch Licht reguliert (innerlich und äußerlich).

In spirituellen Kreisen wird die Zirbeldrüse auch „Drittes Auge", „Tisra Til" oder das „Zehnte Tor" genannt. Sie gilt als Eintrittspforte zu den Himmelsgewölben – dem Auge des Himmels – der Punkt, auf den man sich konzentriert, während man meditiert.

Schilddrüse und Nebenschilddrüsen

Die Schilddrüse besteht aus zwei Lappen und sitzt auf der Vorderseite (anterior) des Halses. Vier oder mehrere kleine Drüsen an der Hinterseite der Schilddrüsen bilden die Nebenschilddrüse.

Da viele Menschen „gekochte" Milchprodukte und raffinierten Zucker verzehren (stark schleimbildend), leiden sie häufig unter Kongestionen in den Nebenhöhlen und in Kopf, Hals, Bronchien und Lungen. Durch ihren prominenten Platz an der Vorderseite des Halses ist auch die Schilddrüse/Nebenschilddrüse davon betroffen und wird in der Folge entweder unteraktiv (Hypothyreose) oder überaktiv (Hyperthyreose). Durch klinische Beobachtung und Blutuntersuchungen der T4-, T3- und TSH-Werte lässt sich die Schilddrüsenfunktion äußerst genau bestimmen. In Anhang A beschreibe ich zusätzlich die Methode der **Basaltemperaturmessung**, weil sich diese Methode als besonders guter Indikator für die Schilddrüsenfunktion erwiesen hat.

Schilddrüse und Nebenschilddrüsen haben die Aufgabe, folgende Vorgänge zu regulieren (entweder zu steigern oder zu drosseln): den Stoffwechsel; die Fähigkeit der Zellen, Glukose aufzunehmen und zu verwerten; den Proteinstoffwechsel für das Wachstum; die Verwertung von Fetten; Frequenz und Stärke des Herzschlags; Frequenz und Tiefe der Atmung; und die Geschwindigkeit, mit der Calcium aus dem Blut, dem Verdauungstrakt, den Knochen und den Nieren absorbiert wird. Außerdem besteht eine Wechselwirkung zwischen der Schilddrüse/Nebenschilddrüsen und anderen Drüsen, die wir noch nicht ganz verstanden haben.

Zu den Symptomen einer Hypothyreose (Schilddrüsenunterfunktion) gehören: Knochenschwund, fehlerhafte Knochenbildung, brüchige und gerillte Fingernägel, Haarausfall, kalte Hände und Füße, Abneigung gegen kaltes Wetter, Herzrhythmusstörungen, Depression, Bindegewebsschwäche, Skoliose, Arthritis,

Müdigkeit, langsamer Stoffwechsel, Übergewicht, Hitzewallungen, Krämpfe, Myxödem und Wachstumsstörungen. Zu den Symptomen einer Hyperthyreose (Schilddrüsenüberfunktion) gehören: Kropf, hervorstehende Augen, Hyperaktivität, Thyreotoxikose und zu schnelles Wachstum.

Schilddrüse und Nebenschilddrüsen sind eng mit dem Calciumstoffwechsel des Körpers verknüpft und beeinflussen, wie gut dieser das aufgenommene Calcium verwerten kann. Wir haben festgestellt, dass sich Beschwerden der Knochen, depressive Verstimmungen und Bindegewebsschwäche sehr gut behandeln lassen, indem man die Schilddrüse und die Nebenschilddrüsen stärkt.

Mit einer Entgiftungskur kann man eine Hyperthyreose sehr gut überwinden. Lassen Sie Ihre Schilddrüse niemals von einem Arzt entfernen oder zerstören, nur weil diese überaktiv ist. Die Schilddrüse/Nebenschilddrüse ist auf viele unterschiedliche Wege essenziell für Ihr persönliches Wohlbefinden und kann Ihre Lebensqualität enorm beeinflussen.

Thymus

Die Thymusdrüse setzt sich aus zwei rosa-grau gefärbten, flach aussehenden und symmetrisch angeordneten Lappen zusammen, die in der Mitte des Brustbeins (Mediastinum) vor (anterior) und über dem Herz liegen. Jeder Lappen wiederum besteht aus mehreren Läppchen. Auch beim Thymus gibt es – wie bei vielen anderen Organen auch – einen Cortex (äußerer Teil oder Rinde) und eine Medulla (innerer Teil oder Mark). Im Cortex befindet sich lymphatisches Gewebe mit zahlreichen Zellen, die Thymozyten genannt werden. Auch in der Medulla befinden sich einige wenige Thymozyten, wobei die großen Hassall-Körperchen dort dominieren.

Der Thymus gilt als die Meisterdrüse des Immunsystems. Bei Kindern ist diese Drüse besonders groß, wird im Laufe des Lebens aber immer kleiner. Im hohen Alter kann diese Drüse abhängig von Ernährung und Lebensführung fast vollständig verschwunden sein.

Für die Heranreifung der T-Lymphozyten (T-Zellen) spielt der Thymus eine zentrale Rolle. T-Zellen sind kleine bis mittelgroße Lymphozyten (weiße Blutkörperchen), die als natürliche Killerzellen (NK-Zellen) klassifiziert werden. Zusammen mit den B-Zellen (Knochenmarkszellen) bilden sie die Eliteeinheit der körpereigenen Polizei. Sie sind unerlässlich, weil sie für die zellvermittelte Immunität verantwortlich sind, d. h. sie sind nicht an Antikörper gebunden. Die zellvermittelte Immunität ist für den Körper überlebenswichtig, weil sie gegen Eindringlinge wie Schimmel- und Hefepilze, Fungi, Bakterien, Viren und andere kämpft. Achten Sie bitte immer darauf, Ihre Thymusdrüse zusammen mit dem Rest Ihres Körpers gesund zu halten. Vergessen Sie nicht, dass nur die Starken überleben können, die Schwachen werden untergehen.

Nebennieren

Auf jeder Niere sitzt eine Nebenniere, die neben der Hypophyse möglicherweise zu den wichtigsten Drüsen im Körper gehören. Dafür gibt es zwei Gründe. Zum einen werden hier Neurotransmitter gebildet, die eine wichtige Rolle für die Funktion der Nerven und des Gehirns spielen. Zu diesen Neurotransmittern gehören Epinephrin (Adrenalin), Norepinephrin und Dopamin, die die Reaktion der Nerven entweder ein- oder ausschalten und so das sympathische und parasympathische Nervensystem beeinflussen. Die Auswirkungen sind in fast allen Körpergeweben zu spüren, darunter das Herz-Kreislaufsystem, Verdauungsorgane, Haut und Nieren. Das sympathische Nervensystem bildet zusammen mit dem parasympathischen Nervensystem die beiden Zweige des autonomen Nervensystems (ANS). Dieses System steuert Ihre unbewussten (unwillkürlichen) Vorgänge im Körper, wie z. B. die Vergrößerung bzw. Verengung der Pupille, den Herzschlag und die Atmung.

Ein niedriger Blutdruck (Systolischer Blutdruck unter 118) ist immer ein Indikator dafür, dass eine Nebennierenschwäche vorliegt. Auch bei 50 % aller Bluthochdruckfälle besteht eine Schwäche der Nebennieren (in der Medulla). **Ein gesunder Blutdruck bewegt sich zwischen 120 – 130 im systolischen Bereich (der obere Wert) und zwischen 60 – 70 im diastolischen (der untere Wert).** Zu den langfristigen Auswirkungen einer Nebennierenschwäche gehören u. a.: Asthma, Multiple Sklerose, Morbus Parkinson, Zerebralparese, Panikattacken, Schüchternheit und Ungeduld.

Zum anderen werden im Cortex (Rinde) der Nebennieren Steroide (Hormone) gebildet, die im Körper wichtige Aufgaben erfüllen. Zu diesen Hormonen gehören Glukokortikoide (Cortisol und Cortison zur Verwertung von Kohlenhydraten); Aldosteron (reguliert den Elektrolyten-Haushalt, Natrium und Kalium); Estradiol (ein Östrogen) und Gestagene (Progesteron). Viele dieser Hormone wirken als entzündungshemmende Verbindungen, die unerlässlich sind im Kampf gegen entzündliche Prozesse im Körper. Steroide wirken auf die Muskeln, den Verdauungstrakt, das Herz-Kreislaufsystem und das Nervengewebe.

Das Cortisol, z. B., ist ein kataboles Hormon (Steroid), das Veränderungen anstößt und Abbauprozesse aktiviert. Zudem unterstützt Cortisol die Umwandlung von Fett und Protein in Glukose. Cortisol gehört zu den Glukokortikoiden (Steroiden) der Nebennieren, die Entzündungen hemmen. Katabole (abbauende) Prozesse im Körper verursachen in der Regel Übersäuerung und damit Entzündung. Diese Prozesse können sehr heftige Entzündungen hervorrufen und großen Schaden im Gewebe anrichten. Durch diesen Schaden werden die Nebennieren angeregt, die Ausschüttung von Cortisol zu erhöhen, was die entzündlichen Vorgänge weiter anfachen kann.

Außerdem wirkt das von den Nebennieren produzierte, überschüssige Cortisol auf den Blutdruck, indem es die Ausleitung von Natrium über den Urin entweder erhöht oder senkt, denn Cortisol kurbelt den Abbau von Protein an, hemmt aber die Proteinsynthese. Das führt dazu, dass alle anderen Körperstrukturen ebenfalls betroffen sind. Besonders hart trifft es in diesem Fall Ihre Muskeln. Das Grundübel all dieser Veränderungen ist die Übersäuerung, die den Weg bereitet für Krankheit und Zerfall. Die Haut altert schneller, der TSH-Wert sinkt, es werden weniger Schilddrüsenhormone gebildet und Osteoporose und Hypothyreose sind die Folge. Denken Sie daran: Die Schilddrüse nimmt maßgeblich Einfluss auf den Calciumstoffwechsel des Körpers. Koffein, süße Getränke und Tee regen die Ausschüttung von zu viel Cortisol an.

All diese Glukokortikoide werden aus Cholesterin synthetisiert, das ebenfalls entzündungshemmende Eigenschaften besitzt und vom Körper als Entzündungsblocker oder -lipid eingesetzt wird. All das passiert aus gutem Grund. Was sagt es Ihnen, wenn sich an den Wänden Ihrer Blutgefäße oder in Ihren Zellen Cholesterol ablagert? Sie wissen ja bereits, dass Cholesterin eine entzündungshemmende Substanz oder Lipid ist. Wenn sich dieses im Körper ansammelt oder Ihre Leber zu viel davon herstellt, können Sie davon ausgehen, dass es in Ihrem Körper zu viel Entzündung gibt.

Die meisten Menschen haben sich für eine überwiegend übersäuernde Ernährung entschieden, die im Körper eine Azidose (Übersäuerung) begünstigt (systemisch und auf Zellebene). Übersäuerung und Entzündung sind austauschbare Begriffe, es handelt sich um ein und dasselbe. Zu der Säure-lastigen Ernährung gesellen sich dann Hormone, die saure Vorgänge im Körper weiter begünstigen. Frauen bilden Testosteron und viel Östrogen, beide Stoffe bewegen sich im sauren Bereich. Monat für Monat werden in den Eierstöcken große Mengen Östrogen gebildet, die dafür sorgen, dass im Rahmen des weiblichen Menstruationszyklus die innere Schleimhaut der Gebärmutter abgestoßen wird.

Bei Männern werden außerdem die „sauren" Hormone Testosteron und Androsteron gebildet, bei denen es sich um recht aggressive Hormone handelt. Sie haben eine vielschichtige Wirkung auf das Gewebe und können Zellen und Gewebe entweder abbauen oder wuchern lassen … Dabei können sie auf Gewebe jeglicher Art einwirken, von Haaren (Schamhaar, Gesichtsbehaarung usw.) bis hin zum Muskelgewebe. Diese Hormone beeinflussen auch das Sexualverhalten, fördern die Durchblutung und verursachen Erektionen. Im männlichen und weiblichen Körper werden die „sauren" Hormone auf natürlichem Wege ausgeglichen, indem der Körper mehr Progesteron und andere Steroide bildet, die entzündungshemmend wirken und von den Nebennieren ausgeschüttet werden. Wenn zu viele von diesen „sauren" Hormonen produziert werden oder nicht durch Steroide ausgeglichen werden können, kommt es zu Entzündungen im Gewebe.

NEBENNIERENSCHWÄCHE

- Eine Unterfunktion der Nebennieren (Medulla) kann niedrigen Blutdruck verursachen, weil nicht genügend Neurotransmitter gebildet werden können. Die Folge können Störungen in der Nervenfunktion, Atembeschwerden und Herzrhythmusstörungen sein.
- Eine Unterfunktion des Nebennierencortex kann die Bildung von Steroiden hemmen und Entzündungen und Azidose (Übersäuerung) hervorrufen.

Das führt zu

BEI FRAUEN:
- Eierstockkrebs, Brustkrebs, Gebärmutter- und Gebärmutterhalskrebs
- Eierstockzysten
- Fruchtbarkeitsstörungen
- Fehlgeburten
- Menstruationsbeschwerden
- Myomen
- Endometriose
- Fibromyalgie
- Zysten in der Brust
- Osteoporose
- Unkontrollierten Entzündungen

BEI MÄNNERN:
- Prostatakrebs
- Erektionsstörungen
- Testosterondominanz
- Prostatitis

BEI MÄNNERN UND FRAUEN:
- Sklerodermie
- Bursitis und Arthritis
- Entzündungen der Beckenorgane und des Rückenmarks
- Ischiasbeschwerden
- Diabetes
- Nieren- und Blasenschwäche

Sie sehen, wie entzündliche Vorgänge im Körper durch Ernährung und einem aus dem Gleichgewicht geratenen Hormonhaushalt (aufgrund schwacher Drüsen) begünstigt werden. Diese Entzündungen führen dazu, dass das Gewebe zu Grunde geht und abstirbt. Deswegen ist es absolut wichtig, dass Ihre endokrinen Drüsen gut funktionieren und im Gleichgewicht bleiben. Eine Unter- oder Überfunktion (Hypo- oder Hyperfunktion) im endokrinen System kann viele Krankheitssymptome nach sich ziehen.

Sie haben sicher erkannt, dass eine unkontrollierte Entzündung ohne den regulierenden Eingriff der Steroide zu Verhärtungen im Gewebe führt und dieses schließlich zerstört. Langfristig führt dieser Zustand unweigerlich zur Zerstörung des Gewebes und damit zum (Zell-)Tod.

Ich habe bereits geschrieben, dass auch entzündliche Vorgänge in den Blutgefäßen (Vasculitis, Phlebitis usw.) durch eine übersäuerte Ernährung begünstigt werden. Wenn die Nebennieren nicht mehr ausreichend Steroide ausschütten, um die Entzündung erfolgreich zu bekämpfen, versucht der Körper, dies mit Cholesterin zu kompensieren. Cholesterinplaques setzen sich an den Gefäßwänden ab und verstopfen (blockieren) die Blutgefäße.

Bauchspeicheldrüse (Pankreas)

(Siehe auch Das Verdauungssystem, Modul 2.6)
Ihre Bauchspeicheldrüse ist endokrines und exokrines Organ zugleich. D. h. sie bildet Hormone (Insulin), die direkt in das Blut abgegeben werden (endokrin) und andere Stoffe (Enzyme usw.), die über Drüsengänge (exokrin) abgesondert werden.

Der endokrine Teil setzt sich aus den sogenannten **Langerhans-Inseln** zusammen, die verschiedene Hormon-ähnliche Stoffe absondern, die den (Energie-)Stoffwechsel des Körpers unterstützen. Die Langerhans-Inseln bestehen aus folgenden Zellen:

- **Alpha-Zellen** sondern Glukagon ab, das den Blutzuckerspiegel erhöht, indem es die Leber dazu anregt, gespeichertes Glykogen in Glukose umzuwandeln. Glukagon wiederum regt die Verwertung von Fett und überschüssigen Aminosäuren als Energiequelle an.
- **Beta-Zellen** schütten Insulin aus, um den Blutzuckerspiegel zu senken. Insulin ist die treibende Kraft, die Glukose durch die Zellmembran schleust. Es unterstützt die Umwandlung von Glukose zu Glykogen. Außerdem geht man davon aus, dass es an der Synthese von Aminosäuren beteiligt ist.
- **Delta-Zellen sezernieren Somatostatin. Somatostatin hemmt:**
  - die Ausschüttung von Glukagon,
  - die Ausschüttung von Insulin,
  - ein Wachstumshormon aus dem Hypophysenvorderlappen,
  - die Ausschüttung von Gastrin durch den Magen.

Eierstöcke

Die Eierstöcke sind zwei mandelförmige Drüsen, die man nur bei den weiblichen Vertreterinnen einer Spezies findet. Sie erfüllen zwei Funktionen: Zum einen gibt es das Ei (Ovum) selbst, das der direkten Fortpflanzung dient und zum anderen werden in den Eierstöcken Hormone gebildet. Beim Menschen befindet sich auf jeder Seite des Beckenraums direkt neben der Gebärmutter jeweils ein Eierstock, der mit der Gebärmutter verbunden ist. Jeder Eierstock besteht aus zwei Teilen: dem Cortex (außen) und der Medulla (innen).

Der Cortex (äußerer Teil) setzt sich aus verschiedenen Arten von Follikel (kleinen Bläschen) zusammen, in denen sich jeweils ein Ei (Ovum) und eine kleine, gelbe, endokrine Drüse (der Corpus luteum) befinden. Diese Drüse (Corpus luteum) schüttet Östrogen und Progesteron aus. An dieser Stelle möchte ich anmerken, dass für die Produktion von Progesteron im Corpus luteum bestimmte Vorhormone nötig sind, die wiederum von den Nebennieren produziert werden. Das FSH (Follikel Stimulierendes Hormon) aus dem Hypothalamus regt den Eisprung an. Das Östrogen-freisetzende Hormon – das LH (Luteinisierendes Hormon) – stammt dabei aus dem Hypophysenvorderlappen. Beide Drüsen sind für den Eisprung von großer Bedeutung.

Östrogen ist ein „saures" Hormon mit einer vielseitigen Wirkung auf das Gewebe. Besonders bemerkenswert ist hier die Stimulierung der Gebärmutterschleimhaut, die jeden Monat über das Menstruationsblut abgestoßen wird. Außerdem spielt Östrogen eine wichtige Rolle für die Entwicklung und Erhaltung der sekundären Geschlechtsmerkmale wie Brustgröße und -form. Östrogen definiert den Körperbau der Frau. Zusätzlich wird bei Frauen Östrogen in der Leber, in den Fettzellen und in den Nebennieren produziert.

Östrogen muss immer durch das Steroid Progesteron im Gleichgewicht gehalten werden, das in den Eierstöcken und den Nebennieren gebildet wird. Um Progesteron herstellen zu können, benötigt der Körper das Vorhormon DHEA – das ebenfalls in den Nebennieren gebildet wird. Wenn die Nebennieren also hypoaktiv sind, kann sich das auf die Produktion und Ausschüttung von Progesteron auswirken, was bei der Frau zu einer Östrogen-Dominanz führt. Dadurch entsteht ein Dominoeffekt, die Zellen übersäuern im großen Stil, Eierstockzysten, Myome in der Gebärmutter, fibrozystische Veränderungen, typische Krebserkrankungen bei der Frau und andere Beschwerden können die Folge sein.

Ihre Drüsen steuern fast alle Funktionen im Körper. Achten Sie bitte darauf, dass sie gesund bleiben.

Hoden (Gonaden)

Bei jedem Mann sitzen zwei ovale Hoden in zwei Hodensäcken. Sie bilden die Fortpflanzungsdrüsen des Mannes und gehören zum endokrinen Drüsensystem. In den Hoden werden neben den männlichen Fortpflanzungszellen, den Spermien, auch Testosteron und Inhibin gebildet.

Testosteron wird von den sogenannten Leydig-Zwischenzellen in den Zellzwischenräumen der Hoden ausgeschüttet, das Inhibin dagegen von den Zellen des Stützgewebes. An dieser Stelle muss angemerkt werden, dass Testosteron (ein Steroid) dem Östrogen an Aggressivität in nichts nachsteht, was Zellveränderungen betrifft. Progesteron ist ein Steroid, das in den Nebennieren gebildet wird und als Ausgleich zu Östrogen und Testosteron dient, vor allem, wenn die beiden Entzündungen verursachen. Zusätzlich produziert die Nebennierenrinde bei Männern und Frauen ebenfalls Testosteron.

Testosteron regt das Wachstum und die Zellfunktion an und wirkt zudem durchblutungsfördernd. In seiner Wirkung auf die sekundären Geschlechtsmerkmale besitzt es ähnliche Eigenschaften wie Östrogen. Außerdem wirkt es anregend auf

- die Erektion
- das gesunde Wachstum und die Entwicklung der männlichen Sexualorgane
- die Tonlage der Stimme (macht sie tiefer)
- die Entwicklung der Muskeln
- den Haarwuchs (Schamhaare, Gesichts- und Kopfbehaarung, Körperbehaarung)
- die Verteilung des Körperfetts
- viele Stoffwechselprozesse

Zusammenfassung: endokrines System

Alle endokrinen Drüsen spielen für die körperliche Gesundheit und das Wohlbefinden eine zentrale Rolle. Man kann durchaus sagen, dass alle Gewebe in Ihrem Körper auf irgendeine Art und Weise miteinander verbunden sind. Deshalb müssen wir den Körper als Ganzes, als eine Einheit, betrachten, der zu seinem eigenen Wohle arbeitet. All das geschieht, weil der Körper überleben will.

Lernen Sie so viel Sie können über die Funktionen Ihrer endokrinen Drüsen. Es wird Ihnen wirklich weiterhelfen. Wir sollten wissen, welche Geheimnisse sich hinter dieser unglaublichen Maschine verbergen, die ein eigenes Bewusstsein besitzt, aber wie ein neues Auto reibungslos funktioniert, solange wir sie richtig warten und mit dem passenden Treibstoff versorgen. Die Antwort finden Sie nicht in der Wissenschaft, sondern in der Natur selbst. Wissenschaftliche

Erkenntnisse können Sie nutzen, um Wissenslücken zu füllen und besser zu verstehen, wie die Dinge funktionieren.

Sie sollten aber immer auch etwas Abstand gewinnen und versuchen, Ihren Körper als Ganzes zu sehen und begreifen, wie dieser in seiner natürlichen Umgebung funktioniert. Es gibt ein altes Sprichwort, das die Situation gut beschreibt: „Manchmal sieht man den Wald vor lauter Bäumen nicht." Wenn Sie sich immer nur die Bäume anschauen, werden Sie den Wald nicht sehen können. Das Ganze ist viel größer als seine Einzelteile (aber trotzdem fügen sich die Einzelteile zum großen Ganzen zusammen). Was ich damit sagen möchte: Vergessen Sie alles, was Sie über Gesundheit zu wissen glauben und beobachten Sie die Natur. Schauen Sie genau hin. Sie werden sehr viel mehr über die Wahrheit hinter allem lernen und Sie werden das Geheimnis wahrer Gesundheit herausfinden.

HORMONE

Eines der größten Probleme, dem Sie oder Ihr Therapeut begegnen werden, ist die Frage, wie man das Gewebe (einschließlich Organe und Drüsen) wieder aktivieren kann, wenn bereits eine Unterfunktion eingetreten ist und sich vielleicht sogar schon eine chronische Krankheit oder ein degenerativer Zustand entwickelt hat. Diese Frage sollte sich alle Therapeuten stellen.

Eines sollten Sie garantiert nicht tun: die Symptome – also die Auswirkungen – der Unterfunktion behandeln, vor allem nicht durch die Supplementation des fehlenden Stoffes (Hormone, Enzyme, Steroide, Neurotransmitter usw.), der von dem betroffenen Gewebe (Drüse) gebildet und im Körper verarbeitet wird.

Gute Beispiele hierfür sind Hormone wie Östrogen (Eierstock) und Thyroxin (Schilddrüse). Wenn Sie etwas ersetzen, das vom Körper eigentlich von Natur aus selbst hergestellt wird, hemmen Sie den natürlichen Vorgang. Ich habe gelernt, dass man durch die Einnahme von synthetischem Thyroxin die Schilddrüse nur zusätzlich schwächt. Das trifft auf alle Hormone zu, darunter DHEA und Melatonin usw. Sie sollten kein Hormon (oder andere Stoffe) supplementieren, die Ihr Körper selbst produzieren kann. Sie würden Ihren Körper nur noch mehr schwächen und die Herstellung des betreffenden Stoffes weiter herunterfahren. In diesem Fall sieht der Körper keinen Sinn darin, mehr von diesen Katalysatoren zu produzieren, wenn ein Ersatz ja bereits vorhanden ist. Langfristig betrachtet wird das die Drüsen nur weiter schwächen.

Wie bereits gesagt, ist das endokrine System an 75 % aller Krankheiten beteiligt. Über Generationen hinweg haben wir giftige und übersäuernde Nahrungsmittel verzehrt und unsere Drüsen so sehr geschwächt, dass sie in vielen Fällen schon verkümmert sind.

Die meisten Menschen denken nicht darüber nach, wie sie ihre Zellen stärken können und geben ihre eigenen Schwächen an die nächste und übernächste

Generation weiter. Das Problem liegt darin, dass jede Generation schwächer ist als die davor. Schauen Sie sich nur um und beobachten Sie den Zustand unserer Kinder heute. Sie kommen schon mit chronisch und degenerativ gestörten Drüsen auf die Welt. Keine Medizin der Welt kann diesen Prozess aufhalten. Gesund sein lautet die einzig mögliche Antwort!

Ich habe bereits geschrieben, dass Ihre Drüsen im Körper den Ton angeben (sie sind die Regulierungsinstanz oder Kontrollbehörde). Sie steuern alle Zellen, Gewebe und Organe im Körper. Wenn sie unterfunktionieren (hypo-) oder überfunktionieren (hyper-), werden zahlreiche Veränderungen in den Zellen angestoßen. Das Gewebe kann übersäuern und bestimmte Immun- und Lymphreaktionen hervorrufen. Das trifft besonders auf Östrogen, Testosteron und Aldosteron zu. Eine langfristige Exposition ohne die puffernde Wirkung von Cortison und Progesteron kann zu fibrozystischen Veränderungen im Gewebe führen, dieses verkümmern lassen und Krebserkrankungen begünstigen.

HORMONE UND IHRE FUNKTIONEN

Im Folgenden möchte ich Ihnen einen Überblick über die endokrinen Drüsen Ihres Körpers geben und den Hormonen, Steroiden und Neurotransmittern, die dort produziert werden. Hormone, Steroide und Neurotransmitter sind Oberbefehlshaber, die bestimmen, wie, was, wo und warum bestimmte Vorgänge in den und um die Zellen herum passieren. Außerdem sind sie Katalysatoren, die Entzündungen hemmen und Zellgewebe wuchern lassen können. Manche dieser Stoffe sind katabol und tragen zum Abbau von Gewebe und Nährstoffen bei. Wiederum andere sind anabol, bauen Gewebe auf und regen eine effektive Verwertung an. Lernen Sie Ihren Körper und seine Funktionen kennen. Machen Sie es nicht allzu kompliziert. Denken Sie mit und fragen Sie sich immer, was passiert, wenn Drüsen ihre Aufgaben nicht mehr erfüllen können und warum? Wie wird sich das auf mich auswirken?

Drüse	Hormon	Aufgabe
Hypophysenvorderlappen	Somatropin (STH) – Wachstumshormon	Regt die Proteinsynthese an; erhöht den Blutzuckerspiegel und setzt Fettsäuren aus den Zellen frei. Reguliert die Zellteilung.
Hypophysenvorderlappen	TSH (TTH) – Thyreoidea stimulierendes Hormon (thyreotropes Hormon)	Regt die Ausschüttung von Schilddrüsenhormonen an (Thyroxin und Trijodothyronin).

Drüse	Hormon	Aufgabe
Hypophysen-vorderlappen	ACTH – Adenocorticotropes Hormon	Regt die Ausschüttung von Glukokortikoiden (Steroidhormone) durch die Nebennierenrinde an. Beeinflusst die Pigmentierung der Haut usw.
Hypophysen-vorderlappen	MSH – Melanozyten stimulierendes Hormon	Regt die Melaninproduktion durch die Melanozyten an (gibt die Pigmentierung der Haut vor).
Hypophysen-vorderlappen	LH – Luteinisierendes Hormon	Stimuliert den Eisprung und regt die Bildung von Progesteron und Östrogen durch den Gelbkörper in den Eierstöcken an.
Hypophysen-vorderlappen	FSH – Follikel stimulierendes Hormon	Regt die Ausschüttung von Östrogen in den Eierstöcken an. Regt die Spermienbildung in den Hoden an.
Hypophysen-vorderlappen	Prolaktin – (laktogen)	Fördert die Milchbildung.
Hypophysen-hinterlappen	ADH – Antidiuretisches Hormon	Steigert die Aufnahme von Wasser in den Nieren.
Hypophysen-hinterlappen	Oxytocin	Stimuliert Kontraktionen in der Gebärmutter. Regt die Milchbildung und den Milchfluss in den weiblichen Brustdrüsen an.
Schilddrüse	Thyroxin (T4) und Trijodothyronin (T3)	Steigern die Stoffwechselrate (Verdauung, Oxidation usw.). Regeln das gesunde Wachstum und Entwicklung.
Schilddrüse	Calcitonin	Beeinflusst die Verwertung von Calcium und beugt Osteoporose vor.
Nebenschild-drüsen	PTH – Parathormon	Essenziell für normale Calciumwerte im Blut (baut Calcium in den Knochen ab, um den Calciumspiegel im Blut, den Phosphor-Stoffwechsel und die Vitamin-D-Synthese stabil zu halten).

Drüse	Hormon	Aufgabe
Nebennieren Medulla	Neurotransmitter – Epinephrin, Norepinephrin, Dopamin, Acetylcholin	Produzieren und sondern Neurotransmitter ab, die das Herzzeitvolumen, die Durchblutung im Gewebe und die Reaktion der Neuronen (betrifft Muskel-, Skelett- und Nervenzellen) beeinflussen (steigern oder drosseln). Sie stellen Glukose und Fettsäuren im Blut bereit, damit die Zellen und der gesamte Organismus genügend Energie haben.
Nebennieren Cortex	Mineralkortikoide (Aldosteron)	Regulieren den Elektrolyten-Haushalt, erhöht den Transport von Natrium und die Ausscheidung von Kalium. Können sich auf Ödeme (Ansammlung von Wasser), die Schweißdrüsen, den Verdauungstrakt und die Speicheldrüsen auswirken.
Nebennieren Cortex	Glukokortikoide – Cortisol, Hydrocortison, Corticosteron	Wichtig für den Wasserhaushalt und den Stoffwechsel in Muskeln, ZNS, Knochen, Verdauungstrakt, Herz-Kreislaufsystem und Blut. Wirkt hauptsächlich auf den Kohlenhydratstoffwechsel, steuert den Stoffwechsel von Aminosäuren und Fetten. Entzündungshemmend, hemmt die Immunreaktion.
Nebennieren Cortex	Androgene – Testosteron, Adrenosteron (Maskulinisierung)	Männliche Steroide, steuern Fruchtbarkeit, bilden die sekundären Geschlechtsmerkmale aus (Schamhaare, Größe usw.) und steigern das sexuelle Verlangen. Von Natur aus katabol.
Nebennieren Cortex	Östrogene – Estradiol, Estron (weibliche Geschlechtsmerkmale)	Stimulieren den Sexualzyklus und sind für die weiblichen sekundären Geschlechtsmerkmale zuständig. Katabole Steroide, die Veränderungen im Gewebe veranlassen.

Drüse	**Hormon**	**Aufgabe**
Nebennieren Cortex	Gestagene - Progesteron	Anabole Steroide, die Reparaturvorgänge im Gewebe unterstützen. Von Natur aus entzündungshemmend und krampflösend. In besonders großen Mengen in der Plazenta vorhanden.
Bauchspeicheldrüse	Insulin	Regt den Transport und die Verwertung von Glukose in den Zellen an. Wirkt sich auf den Stoffwechsel von Zucker, Aminosäuren und Fett aus. Begünstigt die Umwandlung von überschüssiger Glukose zu Glykogen.
Zirbeldrüse	Melatonin	Regelt den Schlaf-Wach-Rhythmus und wirkt auf die Lebenskraft des Körpers. Möglicherweise an Fortpflanzung und Pigmentierung beteiligt (Melanozyten).
Eierstöcke	Östrogen - Estradiol	Unterstützt die Entwicklung der Gebärmutter, deren Reinigung (Menstruation) und Funktion. Wirkt sich auf die Geschlechtsmerkmale und das sexuelle Verhalten aus.
Eierstöcke	Progesteron	Wirkt entzündungshemmend nach der Menstruation und in der Plazenta. An der Gewebereparatur beteiligt.
Hoden	Androgene - Testosteron und Inhibin	Geschlechtsmerkmale und sexuelles Verhalten; unterstützt die Spermienproduktion. Wirkt sich auf Stoffwechsel und Energieniveau aus.
Thymusdrüse	Thymosin	Unterstützt die Produktion und Reifung von T-Zellen.

Modul 2.9

Das Muskelsystem

Bindegewebe

Das Bindegewebe ist eine feste Struktur, die sich aus Kollagen-(Protein)fasern zusammensetzt und Organen, Drüsen und anderem Gewebe (Muskeln usw.) ihre Form verleiht. Das Bindegewebe unterstützt, stärk und formt die Zellen und ihr dazugehöriges Gewebe. Neben Protein ist Calcium eines der Hauptbestandteile des Bindegewebes und ist für dessen Stärke verantwortlich. Eine geschwächte Schilddrüse führt auch dazu, dass Sie Calcium nicht mehr richtig verwerten können. Das kann zu einer Vielzahl von Beschwerden führen, darunter Hämorrhoiden, Krampfadern/Besenreiser, Prolaps verschiedener Organe (Blase, Gebärmutter, Haut usw.), brüchige und gerillte Fingernägel, Schwäche und Haarausfall.

Sehnen

Sehnen bestehen aus fibrösem Bindegewebe und dienen als Aufhänger oder Befestigung für die Muskeln an den Knochen oder anderen Strukturen.

Muskeln

Muskelgewebe besteht hauptsächlich aus Zellen, die sich zusammenziehen können und beweglich sind. Außerdem dienen Muskeln als Unterstützung für verschiedene Strukturen. Ein Beispiel hierfür ist die Wirbelsäule, die von den Muskeln auf beiden Seiten der Wirbelkörper gehalten wird. Sobald eine der beiden Seiten durch toxische Prozesse und Entzündung schwächer wird, zieht die starke Seite an der Wirbelsäule und sie wird krumm.

In Ihrem Körper gibt es drei verschiedene Arten von Muskeln: die **unwillkürlichen** (oder **glatte Muskulatur**), die **willkürlichen** (oder **quergestreifte Muskulatur**) und die **Herzmuskeln.**

UNWILLKÜRLICHE (ODER GLATTE) MUSKULATUR – Diese Muskeln gehören zum vegetativen Nervensystem (unterliegt nicht der bewussten Kontrolle). Glatte Muskeln bestehen aus spindelförmigen Zellen und haben keine Querstreifen oder -fasern. Glatte Muskeln sind hauptsächlich in den inneren Organen zu finden, einschließlich Verdauungstrakt, Harnwege und Atemwege.

WILLKÜRLICHE (ODER QUERGESTREIFTE) MUSKULATUR – hauptsächlich als Skelettmuskulatur vorhanden, ist aber auch im Hals zu finden (z. B. in der Speiseröhre usw.). Die willkürlichen Muskeln gehören zum zentralen Nervensystem (ZNS) und unterliegen der bewussten Kontrolle. Sie bestehen aus Faserbündeln, die von zylinderförmigem Bindegewebe umgeben und stärker sind als die glatten Muskeln. Sie sind für schwerere Aufgaben wie Ziehen und Strecken gedacht.

HERZMUSKELN – Diese haben ähnlich wie die quergestreifte Muskulatur eine zylinderähnliche Form. Die Herzmuskeln bilden ein kontinuierliches Netzwerk an Zylinderfasern, die einzelnen Fasern werden von Glanzstreifen miteinander verbunden. Außerdem sind hier die sogenannten Purkinje-Fasern zu finden, die der Reizleitung in der Herzmuskulatur dienen.

Muskeln kommen in vielen verschiedenen Größen und Formen, darunter

- infrahyoidale und flache Muskeln
- gestreifte Muskeln mit Querstreifen in den Fasern für zusätzliche Belastbarkeit
- glatte Muskeln ohne Querstreifen
- spindelförmige Muskeln (dreieckig), mit einem „fleischigen" Körper, der nach oben hin spitz zuläuft
- Papillarmuskeln, die wie Säulen die Herzklappen stützen
- Sphinkter Muskeln, ringförmige Muskeln, die Ein- und Ausgänge schließen (z. B. im Magen); sind auch an verschiedenen Gängen und Öffnungen zu finden (Rektum)

DIE MUSKELN DES KÖRPERS

MUSKELN, DIE DER SCHWERKRAFT ENTGEGEN WIRKEN
Muskeln, die den Körper aufrecht halten

AGONISTEN
Muskeln, die stark in eine bestimmte Bewegungsrichtung wirken

ANTAGONISTEN
Muskeln, die eine gegensätzliche Bewegung bewirken

ZWEIFACH GEFIEDERTE MUSKELN
Muskeln, die Sehnen besitzen

HERZMUSKELN
Muskulatur des Herzens

EXTENSOREN
Muskeln, die eine Streckung bewirken

EXTRINSISCHE MUSKELN
Muskeln, die an der Außenseite eines Organs liegen, um dieses in seiner Position zu halten

FIXIERENDE MUSKELN
Muskeln, die ein Körperteil halten (unterstützen), damit in einer damit verwandten Struktur eine präzisere Bewegung stattfinden kann

FLEXOREN
Muskeln, die eine Beugung oder ein Anziehen bewirken

HÜFT- UND KNIEBEUGER
Muskeln (3), die an der Rückseite des Oberschenkels sitzen

INTRINSISCHE MUSKELN
Muskeln, die mit beiden Enden innerhalb einer Struktur liegen

UNWILLKÜRLICHE MUSKELN
Glatte Muskeln, die durch das vegetative Nervensystem gesteuert werden

SKELETTMUSKELN
Muskeln, die an Knochen befestigt sind und zu den willkürlichen Muskeln gehören

GLATTE MUSKELN
Unwillkürliche Muskeln, die keine Querstreifen haben, z.B. im Verdauungstrakt usw.

INFRAHYALE MUSKELN
Flache Muskeln, wie sie z.B. im Knorpelgewebe der Schilddrüse zu finden sind

GESTREIFTE MUSKELN
Muskeln mit Querstreifen im Fasergewebe, die den Muskel stärker machen

WILLKÜRLICHE MUSKELN
Muskeln, die vom zentralen Nervensystem (ZNS) gesteuert werden

Modul 2.10

Das Nervensystem

Zentrales Nervensystem (ZNS)

Das zentrale Nervensystem (ZNS) setzt sich aus Gehirn und Rückenmark zusammen, deren Gewebe aus grauer und weißer Substanz besteht. Über die weiße Substanz werden Impulse im ganzen Nervensystem übertragen.

Das Gehirn besteht aus Nervengewebe und liegt in der Schädelhöhle des Kraniums (Schädel). Es wird in drei Bereiche unterteilt: **Großhirn**, **Kleinhirn** und **Hirnstamm** (Nachhirn (Medulla oblongata), Brücke und Mittelhirn). Diese drei Bereiche setzen sich wiederum aus fünf Lappen zusammen und werden **Frontallappen**, **Scheitellappen**, **Hinterhauptslappen**, **Schläfenlappen** und **Insellappen** genannt.

Gehirn und Rückenmark bilden das Kommunikationszentrum des Körpers, in dem Regulation, Koordination und Sinneswahrnehmung geregelt werden.

Die Medulla oblongata befindet sich an der Schädelbasis und sitzt direkt über der Rückenmarkachse. Die Aufgaben dieses Gehirnbereichs sind vielfältig, u. a. reguliert er den Blutdruck, den Herzschlag, die Stoffwechselrate und die Absonderungen aus den Drüsen. Außerdem beeinflusst er den Mineralstoffwechsel (den pH-Wert) und steuert die Sauerstoffversorgung und den Wasserhaushalt. Auch an der Steuerung des Gleichgewichtssinns ist die Medulla beteiligt. Dieses Gehirnareal leidet besonders stark unter einer Kongestion durch Milchprodukte und raffiniertem Zucker. Sehr gut kann man das sehen, wenn die Mandeln (Mandeln/Lymphknoten) entfernt wurden. Dann kann das Lymphsystem diesen Gehirnbereich nicht mehr effektiv von Abfallprodukten reinigen. Durchblutungsmangel und Kongestion sind die Folge. Das kann zahlreiche Folgeerscheinungen haben, darunter Schwindel, Gleichgewichtsprobleme und Beschwerden mit dem Blutdruck.

Vegetatives Nervensystem (VNS)

Das vegetative Nervensystem steuert sich selbst (Prozesse laufen automatisch ab) oder liegt zumindest außerhalb unserer bewussten Kontrolle. Es reguliert alle unwillkürlich ablaufenden Vorgänge im Körper.

DIE SYMPATHISCHEN IMPULSE (Flucht-oder-Kampf-Reaktion)

- erweitern die Blutgefäße in der Skelettmuskulatur
- verengen die Blutgefäße der Haut
- steigern die Herzfrequenz und die Kraft des Herzschlags
- erweitern die Bronchiolen
- regen die Umwandlung von Glykogen zu Glukose in der Leber an
- aktivieren die Schweißdrüsen
- drosseln die Peristaltik und Verdauungssäfte
- erweitern die Pupillen
- machen den von den Speicheldrüsen abgesonderten Speichel dickflüssiger
- machen Gänsehaut (die Haare richten sich auf)
- verlangsamen den Verdauungsprozess
- setzen Norepinephrin frei

DIE PARASYMPATHISCHEN IMPULSE

- verlangsamen eine schnelle Herzfrequenz (Tachykardie)
- normalisieren die Bronchiolen
- regen die Peristaltik (Darmbewegungen) an und regulieren die Verdauungssäfte
- ziehen die Pupillen zusammen
- normalisieren die Funktion der Harnwege
- setzen den Neurotransmitter Acetylcholin frei

DIE ZWEI ZWEIGE

DAS SYMPATHISCHE NERVENSYSTEM

- Das sympathische Nervensystem wird auch als *thorakolumbaler Bereich* bezeichnet, weil es sich auf den Brustkorb und die Lendenregion des Körpers bezieht.
- Das sympathische Nervensystem ist in stressigen Situationen die dominierende Kraft. Es löst die Flucht-oder-Kampf-Wahrnehmung aus, wenn wir uns in einer beängstigenden oder gefährlichen Situation befinden.

DAS PARASYMPATHISCHE NERVENSYSTEM

- Das parasympathische Nervensystem wird auch *cranio-sakraler Bereich* genannt, weil die Zentren im Hirnstamm und im sakralen Rückenmark liegen.
- Das parasympathische Nervensystem ist in Ruhe- und Entspannungsphasen die dominante Kraft.

Modul 2.11
Das Fortpflanzungssystem

Prostata (Vorsteherdrüse)

Die Prostata gehört zum Fortpflanzungssystem des Mannes. Das walnussförmige Organ setzt sich aus drei Lappen zusammen, die sich um den Blasenhals und die Harnröhre legen. Die Vorsteherdrüse besteht teils aus Muskel- und teils aus Drüsengewebe. Bei dem Drüsenanteil handelt es sich um eine exokrine Drüse, deren Ausführungsgänge sich in die Harnröhre entleeren (Röhre oder Kanal, durch den der Urin auf seinem Weg von der Blase zur Außenseite des Körpers fließt). Bei Männern werden auch die Spermien über die Harnröhre abgesondert.

Die Prostatadrüse schüttet eine dünnflüssige, leicht trübe und basische Flüssigkeit aus, die etwa 30 % der Samenflüssigkeit ausmacht und hauptsächlich als Schmierstoff dient. Zusätzlich unterstützt sie die Beweglichkeit der Spermien. Eine Prostatitis (Entzündung der Prostata) ist die Folge einer Übersäuerung. Der wichtigste Faktor bei diesem Geschehen ist jedoch die Nebennierenschwäche, d. h. die Nebennieren produzieren nicht genügend Steroide, um die aggressiven männlichen Sexualhormone auszugleichen. Das führt zu einer Überstimulation und zur Entzündung der Prostata.

Hoden

Siehe unter Modul 2.8 ‚Das endokrine System und seine Drüsen‘

Eierstöcke

Siehe unter Modul 2.8 ‚Das endokrine System und seine Düsen‘

Gebärmutter (Uterus)

Die Gebärmutter ist ein muskulöser, ohrenförmiger Sack (oder Höhle), in den sich das befruchtete Ei einnistet. Er wird zum ersten „Zuhause“ für den Embryo, der sich anschließend auf seiner Reise zum neugeborenen Menschenkind zum Fötus entwickelt.

Das Innere der Gebärmutter wird von dem sogenannten Endometrium (Schleimhaut) ausgekleidet. Der Uterus besteht aus drei Teilen: der obere Teil und eigentliche Körper mitsamt **Fundus**; der mittlere (sich zusammenziehende) Teil, **Isthmus** genannt, und der untere Teil, die **Zervix**, die den Übergang zur Scheide (Vagina) bildet.

Das Organ liegt mitten im Becken, zwischen dem Sakrum und der Symphysis pubis. In den unteren Teil des Fundus mündet auf jeder Seite eine Röhre – die Eileiter – die den Uterus mit den Eierstöcken verbinden. Jedes Ei (Ovum) wird im Eileiter vom Eierstock bis in die Gebärmutter transportiert.

Die **Menstruation** ist Teil des monatlichen Ovulationszyklus, in dem Östrogen (ein „saures" Hormon) die Abstoßung von Zellgewebe im Uterus und somit die monatliche Regelblutung auslöst. Das ist Gottes Art und Weise einmal im Monat ein „Großreinemachen" durchzuführen, damit – sollte es zur Befruchtung einer Eizelle (Ovum) kommen – das Nest sauber und gut vorbereitet ist. An dieser Stelle ist es wichtig anzumerken, dass das Progesteron hier eine wichtige Rolle spielt. Progesteron ist ein Steroidhormon, das in den Eierstöcken und in den Nebennieren produziert wird. Das Progesteron aus den Nebennieren (oder DHEA-induziertes ovariales Progesteron) ist wichtig, um die Wirkung von Östrogen auf das Gebärmuttergewebe zu hemmen. Wenn die Nebennieren unterfunktionieren und nicht genügend Progesteron (ein entzündungshemmendes Steroid) gebildet werden kann, entstehen Eierstockzysten, Gebärmuttermyome, Menstruationsbeschwerden, abnormale Zellen, Endometriose und Krebs.

Modul 2.12
Die Atemwege

Lunge

Wir alle werden mit einer paarigen Lunge geboren, die in der Pleurahöhle liegt – mit einem Lungenflügel auf jeder Seite des Brustbeins, der sich aus dem oberen Brustraum (über der ersten Rippe) bis zum Zwerchfell erstreckt. Bei der Lunge handelt es sich um ein zapfenförmiges, „schwammiges" Organ, durch das Außenluft (Nahrung) in den Körper gebracht wird und toxische Gase und Abfallprodukte ausgeatmet bzw. ausgeschieden werden.

Der obere Teil der Lunge ist über den Kehlkopf (Larynx und Sitz der Stimme) und die Luftröhre mit dem Rachenraum (Pharynx und Nasenhöhle) verbunden. Die Lungen selbst setzen sich aus Lungenlappen, Lungenläppchen, Bronchien, Bronchiolen, Lungenbläschen und dem Brustfell (Pleura) zusammen.

Bei Ihrer Lunge handelt es sich sowohl um ein Organ der Verdauung als auch ein Organ der Ausscheidung. Die Lunge zählt zu den Verdauungsorganen, weil wir über die Atmung lebenswichtige Stoffe wie Sauerstoff, Wasserstoff, Stickstoff und Kohlenstoff „essen", die im Körper als Katalysatoren, Treibstoff usw. benötigt werden.

Ihre Lunge gehört zu den vier großen ausscheidenden Organen (Dickdarm, Nieren, Haut und Lunge). Wenn Sie Sauerstoff und andere Stoffe einatmen, findet in den Lungenbläschen ein Gasaustausch statt. Danach werden diese Elemente in veränderter Form in die Lungenkapillaren geschleust, zum Herzen transportiert und anschließend im ganzen Körper „verteilt". Als Nebenprodukte entstehen dabei Kohlendioxid und andere Gase, die all die „anderen" Gift- und Abfallstoffe filtern, die wir über die Atemluft aufnehmen (Staub, Chemikalien, Gase usw.). Diese werden von den Kapillaren des Lymphsystems und des Herz-Kreislaufsystems abtransportiert bzw. durch Abhusten oder Ausspucken von „kontaminiertem" Schleim ausgeschieden.

Anatomie der Lunge

LAPPEN (KAMMERN)

- Der rechte Lungenflügel besteht aus drei Lappen, der linke aus zwei (so bleibt genügend Platz für das Herz).
- Jeder Lappen setzt sich aus den Bronchiolen, den Lungenbläschengängen und den Lungenbläschen zusammen.

LUNGENLÄPPCHEN

- Kleinere Unterteilungen der fünf großen Lungenlappen.

BRONCHIEN

- Zwei Röhren, die von der Luftröhre (Trachea) abzweigen (auf jeder Seite eine) und in die Lunge münden. Diese zwei Hauptbronchien wiederum verzweigen in viele kleine Bronchialäste.

BRONCHIOLEN

- In jedem Lungenlappen gibt es zwischen 50 und 85 Bronchiolen.
- Jede davon teilt sich in 2 bis 11 Lungenbläschengänge auf.
- Kleine Abzweigungen (Extensionen) der Hauptäste, die Luft in die Lunge transportieren. So kann möglichst viel Luft aufgenommen und verteilt werden. Die Bronchiolen verzweigen sich zu Lungenbläschengängen, die zu den Lungenbläschen führen.

LUNGENBLÄSCHEN (ALVEOLI)

- Nur eine einzige – eine Zelle dick – Membran trennt die eingeatmete Luft vom Blut.
- Es gibt mehr als 300.000.000 Lungenbläschen (Alveoli) in Ihrer Lunge, die jeden Tag ca. 10.000 Liter Luft umwandeln und in den Blutkreislauf einspeisen.
- Am Gasaustausch in der Lunge sind ca. 100 m² kapillare Oberfläche beteiligt.

RACHENRAUM (PHARYNX)

Der Rachen ist ein muskulöser Schlauch, der die Nasenhöhle mit dem Kehlkopf und den Mund mit der Speiseröhre verbindet. Er beginnt an der Schädelbasis und erstreckt sich bis zum sechsten Halswirbel, wo er sich nach vorne und hinten verzweigt und zum Kehlkopf bzw. zur Speiseröhre wird.

KEHLKOPF (LARYNX)

Der Kehlkopf besteht aus neun Knorpeln, die durch eine elastische Membran miteinander verbunden sind und von Muskeln gesteuert werden. Außerdem ist er an einem Ende mit dem Kehldeckel, dem Zungenbein, dem Schildknorpel, den Stimmbändern und dem Ringknorpel verbunden, am anderen Ende mit der Luftröhre.

LUFTRÖHRE (TRACHEA)

Ihre Luftröhre ist ein etwa 11,5 cm langer, knorpeliger Schlauch, der den Kehlkopf mit dem Hauptbronchus verbindet. Sie erstreckt sich vom sechsten Halswirbel bis zum fünften Brustwirbel. An dieser Stelle teilt sich die Luftröhre in die zwei Hauptbronchien, von der jede in einen Lungenflügel führt. An der Schleimhaut sorgt das Flimmerepithel dafür, dass Schleim, festsitzender Staub und Pathogene nach oben transportiert werden.

Modul 2.13

Das Skelett

Zu Ihrem Skelett gehören alle Knochen, Knorpel, Sehnen und Bänder, die das Grundgerüst Ihres Körpers bilden. Der Begriff „Skelett“ stammt aus dem Griechischen und bedeutet so viel wie „ausgetrockneter“ Körper.

Knochen, Knorpel, Sehnen und Bänder sind unterschiedliche Varianten des Bindegewebes. Knochen bestehen aus **Osteozyten** oder **Knochenzellen**, die in verknöcherte extrazelluläre Verbindungen und Substanzen eingebettet sind, die auch als Matrix bezeichnet werden. Diese Matrix enthält neben den mineralischen Verbindungen Calciumphosphat und Calciumcarbonat auch Kollagenfasern (ein festes, seilartiges Protein).

Wie bereits erwähnt, werden die Knochen aus fibrösem Bindegewebe gebildet. Das kann man in den Anfangsstadien des Lebens (im Embryo) besonders gut sehen. Im Zuge der fötalen Entwicklung verdichtet sich dieses Bindegewebe immer mehr und wird hart – das Skelett bildet sich aus. Die Knochen dienen dem Schutz lebenswichtiger Organe, geben strukturelle Unterstützung und nehmen tragende und stützende Funktionen wahr.

Ihr physischer Körper setzt sich aus ungefähr 206 Knochen zusammen:

- 29 davon im Kopf
- 64 in den oberen Gliedmaßen
- 51 im Rumpf
- 62 in den unteren Gliedmaßen.

Knochentypen

Knochen werden anhand ihrer Form und Größe klassifiziert, z. B. in Röhrenknochen, kurze Knochen, platte Knochen oder unregelmäßige Knochen.

RÖHRENKNOCHEN – sind deutlich länger als breit, z. B. die langen Knochen der Gliedmaßen (Arme und Beine)
KURZE KNOCHEN – sind ungefähr so lang wie breit, z. B. Knöchel und Handgelenk
PLATTE KNOCHEN – dünne Knochen, z. B. Schädel, Brustbein und Rippen
UNREGELMÄSSIGE KNOCHEN – gibt es in vielen Formen und Größen, z. B. im Gesicht und in der Wirbelsäule

Die äußere Oberfläche (oder Außenseite) der Knochen ist mehr verdichtet und kompakter als das Knocheninnere. Die innere Struktur (oder Innenseite) eines Knochens ist eher schwammig oder porös.

Die Röhrenknochen sind hohl, mit dichtem oder kompaktem Knochengewebe, das die innere Röhre mitsamt Knochenmark umschließt. Als Knochenmark bezeichnet man das weiche Gewebe in den Markhöhlen vieler Knochen, vor allem der größeren. Es gibt zwei Arten von Knochenmark.

ROTES KNOCHENMARK – hier werden die roten Blutkörperchen, die B-Lymphozyten und andere Immunzellen gebildet.

WEISSES KNOCHENMARK – besteht überwiegend aus Fett, das als Energiespeicher dient.

Knochenstruktur

KOMPAKTER KNOCHEN – besteht hauptsächlich aus fester Matrix (mineralischem Gewebe) und Zellen. Der **dichte** oder **kompakte** Teil der Knochen besteht aus Osteozyten, Blutgefäßen, Lymphe und Lymphgefäßen. Durch Kanäle in diesem Teil des Knochens werden Nährstoffe und Abfallprodukte von und zu den Knochenzellen (ab)transportiert. **Kompakte Knochenmaterie** finden wir hauptsächlich in den Röhrenknochen und der dünneren Oberfläche aller anderen Knochen.

PORÖSER KNOCHEN – ist eher schwammig gebaut und erinnert an eine Bienenwabe, weil er kleine, mit Mark gefüllte Zwischenräume enthält. Poröses Knochengewebe finden wir überwiegend in den Enden der Röhrenknochen (den Epiphysen). In allen anderen Knochen bildet diese Knochenstruktur das zentrale Gewebe. Der schwammige oder wabenähnliche Aufbau entsteht durch miteinander verbundene Knochenstäbe oder -platten, den sogenannten **Knochenbälkchen**.

Knochenwachstum und -heilung

Das Knochenwachstum wird über die Ausschüttung von Hormonen durch die Schilddrüse/Nebenschilddrüsen gesteuert. Diese regulieren auch die Knochenreparatur. Wenn die Schilddrüse nicht mehr richtig funktioniert, kommt es auch zu einer Schwäche im Knochen- und Bindegewebe, die sich auf alle Organe, Drüsen, Knochen und Gefäße auswirkt.

Als Ossifikation bezeichnet man die Bildung von Knochengewebe durch die Osteoblasten (Zellen, die zu Osteozyten oder Knochenzellen werden). Es gibt zwei Formen der Ossifikation, an beiden sind kompaktes und poröses Knochengewebe beteiligt.

KNOCHEN - DIE FACHBEGRIFFE

KNOCHENSCHAFT
Der Hauptanteil eines Knochens

KNOCHENKANAL
Röhrenförmige Ausformung, die durch einen Knochen hindurchführt; wird auch Meatus genannt

FORAMEN
Ein Loch in einem Knochen, durch das in der Regel Blutgefäße und Nerven passieren können

PROZESSUS
Ein Knochenvorsprung oder Fortsatz

TUBERKEL
Ein Höcker oder Auswuchs in einem Knochen

KOPF
Das - vergrößerte und meist abgerundete - Ende eines Knochens

HALS
Der sich verjüngende Teil eines Knochens zwischen Kopf und Schaft

LEISTE
Der hervorstehende Kamm eines Knochens

INTRAMEMBRANÖSE OSSIFIKATION – der Knochen wird innerhalb des Bindegewebes gebildet.
ENDOCHONDRALE OSSIFIKATION – die Knochenbildung findet innerhalb des Knorpels statt.

Wenn die Knochenzellen durch Verletzung (oder Lebensstil) geschwächt werden, werden diese von den **Osteoklasten** (Knochen-fressende Zellen) beseitigt, damit das Gewebe von den **Osteoblasten** erneuert werden kann.

Man kann nicht genug betonen, wie wichtig eine basische Ernährung ist, die eine gesunde Funktion der Drüsen (Schilddrüse/Nebenschilddrüsen, Hypophyse, Nebennieren und Bauchspeicheldrüse) gewährleisten. Übersäuerung wirkt stimulierend auf die Osteoklasten und begünstigt die Entstehung von Calciumablagerungen. Das Calcium wird von Säuren (anionisch) ionisiert (gehärtet). Damit die Knochen gesund wachsen und repariert werden können, muss eine normale Regulierung der Calciumionisierung in den Körperflüssigkeiten stattfinden können. Ich habe bereits geschrieben, dass diese Vorgänge maßgeblich durch Ernährung, Lebensstil, Hormonhaushalt und Steroidhormone beeinflusst werden.

Knochen setzen sich – wie alle Gewebe, Organe und Drüsen im Körper – aus Zellen zusammen. Alle Zellen in Ihrem Körper müssen ernährt (über eine Energiequelle) und gereinigt werden (über Lymphsystem, Nieren, Haut, Lunge und Darm).

Sorgen Sie dafür, dass alle Zellen in Ihrem Körper gesund sind. Das Motto lautet: **entgiften** (reinigen), **basisch ernähren** und **regenerieren**. Jede einzelne Zelle in Ihrem Körper wird es Ihnen danken.

Wir Menschen haben es in der Hand, die Natur zu kopieren, aber vorher müssen wir sie kapieren.

— V. Schauberger

3

Die Lebensmittel, die wir essen

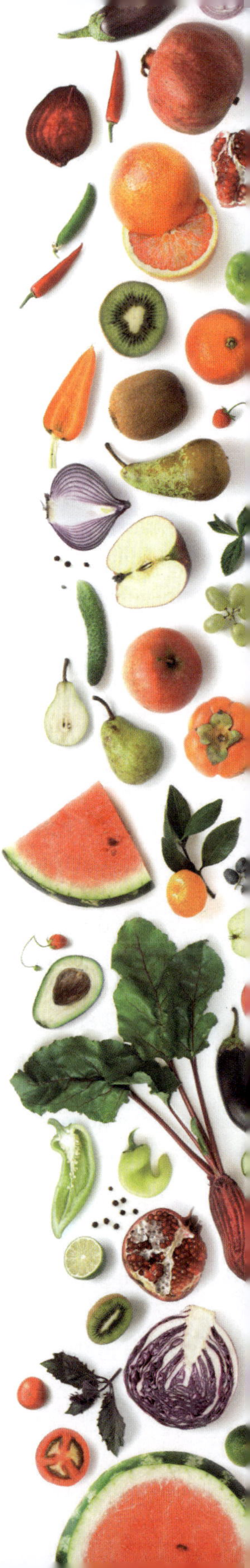

Nun, da wir wissen, zu welcher Spezies wir eigentlich gehören, wie unser Körper und die dazugehörigen Organsysteme (einschließlich Drüsen) funktionieren, wollen wir uns den Nahrungsmitteln zuwenden, die Gott für uns Menschen gedacht hat.

Warum ist es so wichtig, die richtigen Nahrungsmittel zu essen?

Ich habe schon viele Ärzte sagen hören, dass es keine Rolle spielt, *was* wir essen. Andererseits gibt die American Dietetics Association (Amerikanische Gesellschaft für Diätetik und Ernährung, Anm. d. Übers.) – für viele die Autorität schlechthin, was Ernährungsthemen betrifft – seit vielen Jahren spezifische Empfehlungen zur richtigen Ernährung heraus. Trotzdem erkrankt jeder zweite (oder dritte) Mensch an Krebs. Auch Diabetes, Multiple Sklerose, Morbus Parkinson und alle anderen Krankheiten unter der Sonne (auch die, für die es noch keinen Namen gibt) explodieren förmlich. Warum ist das so?

Es hat alles mit Energie zu tun

Energie ist der wichtigste Faktor (oder Baustein), damit Leben überhaupt zustande kommt und die Grundlage für die Schöpfung selbst. Energie wird durch die Bewegung und das Zusammenspiel der Atome definiert, aus denen alles Lebendige besteht. Selbst Kohlenstoff, der Grundstoff allen Lebens auf dieser Erde, könnte ohne diese beiden Komponenten nicht existieren. Atome (Energie) können weder erschaffen noch zerstört werden, aber man kann sie verändern. Energie kann erhöht oder gedrosselt werden.

Es gibt niedrige (Langwellen) und hohe (Kurzwellen) Energiestufen (Frequenzen), wobei die entsprechenden Energieniveaus durch die molekulare Zusammensetzung der einwirkenden Kraft bestimmt werden. Energie wird auch in kinetische und potenzielle Energie unterteilt. **Kinetische Energie** ist Energie in Bewegung. **Potenzielle Energie** dagegen wird auch Lageenergie genannt – und besitzt ein gewisses Potential, das zu nutzen ist. Die chemische Energie in der Nahrung kann man bis zu einem gewissen Grad als potenziell beschreiben, die mittels Enzyme und anderer chemischer Aktivatoren freigesetzt werden muss. Dann wird aus der potenziellen Energie kinetische Energie. Man kann sagen, aus dem Potential entsteht aktive Bewegung, die elektrisiert und weitere Aktivität anstößt.

Ein wunderbares Beispiel für den Unterschied zwischen potenzieller und kinetischer Energie bilden **rohe** und **gekochte** Nahrungsmittel. Die elektromagnetische Energie (in Kombination mit molekularer Energie) gekochter Nahrungsmittel ist drastisch niedriger als die von naturbelassenen, rohen Nahrungsmitteln. Der Grund dafür ist einfach: Wenn eine Verbindung erhitzt wird, verändern sich die Elektronen und somit auch die molekulare Struktur dieser Verbindung. Denken Sie nur daran, was passiert, wenn man Wasser kocht – es verändert seinen Aggregatzustand von flüssig zu gasförmig. Durch Hitzeeinwirkung werden ungesättigte Fettsäuren zu gesättigten Fettsäuren (die wasserlöslichen Bestandteile werden zerstört, nur einige wenige ursprüngliche Elemente bleiben zurück) und durch den Vorgang des Kochens entstehen zahlreiche gefährliche und krebserregende Verbindungen. Außerdem zerstört Hitze die in der Nahrung enthaltenen Enzyme, die aber als Katalysatoren eine absolut notwendige Rolle spielen. Unterm Strich lässt sich auch sagen, dass je mehr Energie Ihre Zellen haben, desto gesünder ist auch Ihr Körper. Je weniger Energie eine Zelle hat, desto wahrscheinlicher ist es, dass sie zerstört wird (durch das Immunsystem oder durch eine parasitäre Antwort).

Kohlenstoff, Sauerstoff und Stickstoff sind die Grundstoffe aller organischen Materie auf der Erde. Alle Nahrungsmittel und deren Bestandteile (wie Proteine, Kohlenhydrate und Fette) werden zum großen Teil aus diesen grundlegenden Elementen gebildet. Sie sind die Bausteine, die bestimmen, zu welcher Kategorie Moleküle und ihre Verbindungen usw. gehören. Es sind diese unterschiedlichen molekularen Strukturen (z. B. Zucker, Stärke, Protein, Fett), aus denen die Nahrung besteht, die unseren Planeten am Leben erhalten.

In diesem Kapitel werden wir unsere Nahrung und den Vorgang des Essens aus physikalischer und chemischer Sicht betrachten und diese in den Kontext von Gottes Schöpfung und der Natur setzen. Zuerst möchte ich auf die wichtigsten Komponenten eingehen, die unser Körper benötigt, um sich selbst zu erhalten, zu reinigen und zu reparieren.

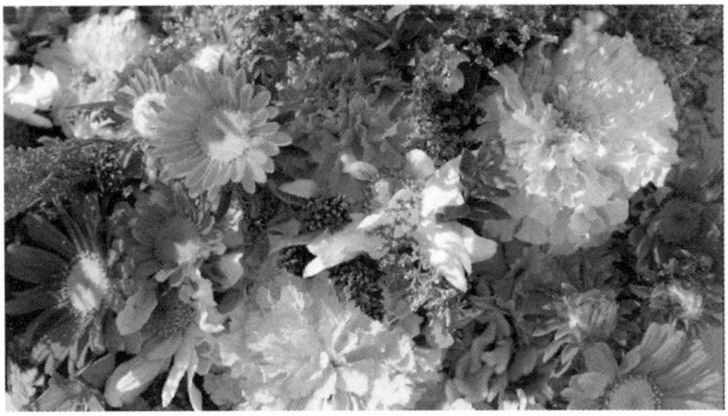

Bei den Indern gibt es Gerüchte, dass unter den Brahmanen einige philosophieren, ein autarkes Leben führen und darauf verzichten, lebendige Kreaturen und gekochte Nahrung zu verzehren.

— Hippolyt von Rom, 225 A.D.

Modul 3.1

Kohlenhydrate, Zucker und deren Stoffwechsel

In Kapitel 2 haben wir gelernt, dass eine Zelle sich verhält wie eine autarke Stadt, aber im Grunde genommen von zwei äußerlichen Faktoren abhängig ist. Erstens benötigt die Zelle Energie. So, wie ein Auto Sprit zum Fahren braucht, werden unsere Zellen von Energie angetrieben. Zweitens müssen die Abfallprodukte der verbrauchten Energie entsorgt werden. Diese Abfallprodukte müssen aus den Zellen abtransportiert werden, ein Vorgang, den man mit den Sanitäranlagen und der Abwasserentsorgung in Ihrem Haus vergleichen kann.

Als Kohlenhydrate bezeichnet man eine Gruppe von chemischen Stoffen, die sich aus Kohlenstoff, Sauerstoff und Wasserstoff (Kohlenstoff und Wasser) zusammensetzen. Dazu gehören Stärke, Zucker, Glykogen, Dextrin und Cellulose. Kohlenstoffe werden nach der Anzahl der Kohlenstoffatome in ihrer Struktur und der Zusammensetzung des Zuckeranteils klassifiziert oder zusammengefasst. Die organischen Kohlenstoffverbindungen bilden die Hauptenergiequelle der Zellen und der Körper nutzt diese Kohlenhydrate demnach als seine primäre Energiequelle.

Alle grünen Pflanzen nutzen die Energie der Sonne (Photosynthese), um aus Kohlendioxid und Wasser Kohlenhydrate herzustellen. Cellulose, Hauptbestandteil der pflanzlichen Zellwand, gehört zu den Kohlenhydraten. Wenn wir Menschen Cellulose verzehren, fegt diese wie ein Besen durch unseren Verdauungstrakt und energetisiert die Zellen der Mukosa.

Zucker

Zucker sind Kohlenhydrate, die zu den sogenannten Sacchariden gehören. **Einfache Zucker** (oder Monosaccharide) bilden die Hauptenergiequelle des Körpers. Zucker ist für Ihren Körper genauso wichtig wie Sprit für Ihr Kraftfahrzeug. Er hält die Maschine (Ihren Körper) am Laufen. In Bezug auf den Zucker gibt es jedoch wichtige Unterschiede, die man verstehen sollte.

Die Glukose (Einfachzucker) und ihre primären Verbindungen, wie z. B. Stärke und Cellulose, gehören zu den organischen Verbindungen, die es auf unserer Erde in Hülle und Fülle gibt. Da Ihr Körper nur sehr einfache Stoffe verwerten kann, müssen alle komplexen Zucker (Di- und Polysaccharide) zuerst zu einfachem Zucker (Monosaccharide) abgebaut werden. Das ist eine der Aufgaben unseres Verdauungssystems. Nachdem die komplexen Zuckerverbindungen zu Glukose verdaut wurden, wird die Glukose aus dem Verdauungstrakt in den Blutkreislauf absorbiert. Anschließend wird sie zu den Zellen transportiert, zu Kohlenstoff abgebaut und zur Energie- und Wärmegewinnung oxidiert. Ein Teil des Kohlenstoffes wird für die zukünftige Energieversorgung gespeichert (vergleichbar mit einer Batterie, die mit Energie aufgeladen ist). Ein Teil des überschüssigen, nicht genutzten, Kohlenstoffes wird als ATP (Adenosintriphosphat) zwischengelagert oder in Fett umgewandelt und/oder in der Form von Glykogen eingelagert. Glykogen wird hauptsächlich in der Leber und den Muskeln gespeichert, kann aber auch an vielen anderen Stellen im Körper zu finden sein. Wenn dem Körper Glukose oder Fruktose fehlen, beginnt er, das eingelagerte Glykogen zu verwenden und wandelt dieses wieder zu Glukose um. Denken Sie daran, dass der Körper zwingend mit Energie versorgt werden *muss* und ähnlich wie Ihr Auto ohne Treibstoff nicht fahren kann.

Beim Verzehr von raffiniertem oder komplexem Zucker (mehrere Glukose- und Fruktose-Moleküle, die miteinander verbunden sind) kommt es zu einer Glukoseüberlastung und es werden zu viele Kohlenstoffmoleküle gebildet. Der überschüssige Kohlenstoff wird zu **Kohlendioxid** und **Kohlensäure** umgewandelt. Das **Kohlendioxid** wird über Lunge, Nieren und Haut ausgeschieden. Die Kohlensäure muss mithilfe von Sauerstoff oder Mineralsalzen oxidiert oder transmutiert werden. Bei beiden Vorgängen entstehen Säuren, die vom Körper neutralisiert und entsorgt werden müssen, weil sie eine Übersäuerung des Organismus begünstigen.

In unserer Gesellschaft ist die Überlastung durch Zucker (Glukose) weit verbreitet. Wir verzehren unglaubliche Mengen an raffinierten und komplexen Kohlenhydraten und Zucker. Nicht nur für unsere Bauchspeicheldrüse stellt das eine große Belastung dar, weil sie sehr viel Insulin herstellen muss, sondern auch für die Leber und Nieren, weil sie die überschüssigen Stoffe verarbeiten oder ausscheiden müssen. Zu dieser Überlastung kommen noch die Probleme, die eine protein- und fettreiche Ernährung mit sich bringt. Sie können sicher sehen, warum es heutzutage so viele Menschen mit gesundheitlichen Problemen gibt.

Rohes Obst und Gemüse enthält einfachen Zucker, Aminosäuren und Fettsäuren in ausgewogener Form und Komposition. Auch deshalb nenne ich diese Nahrungsmittel „göttliche Speisen", die für uns Menschen bestimmt sind.

Die meisten künstlichen Süßstoffe sind mit Krebserkrankungen in Verbindung gebracht worden. Aspartam ist ein solches Beispiel. Aspartam ist ein Nervengift, das zu Formaldehyd abgebaut wird – in Amerika wurden in diesem Jahr mehr als 7.000 Tonnen davon konsumiert.

Es ist ein Mythos, dass natürliche Einfachzucker Krebszellen „füttern" (d. h. die Entwicklung von Krebszellen begünstigen). Genau das Gegenteil ist der Fall. Einfache Zucker stärken die Zellen und geben ihnen Energie und sind bei der Behandlung von Krebserkrankungen absolut *unverzichtbar*. Krebszellen sind normale Zellen, die ihre Vitalität und Gesundheit durch Übersäuerung verloren haben. **Sie erinnern sich – der Einfachzucker (und Glukose insbesondere) ist der echte Treibstoff für unsere Zellen.** Proteine und Fette sollten niemals zur Energiegewinnung eingesetzt werden, außer es ist absolut notwendig. Tut man es trotzdem, können die Zellen Schaden nehmen.

DIE GEFAHREN EINER PROTEINREICHEN ERNÄHRUNG

Es gibt bestimmte Stoffe, die wir nicht als Energiequelle verwenden können, die uns aber als Baumaterial dienen. Proteine, z.B., werden vom Körper nicht als Treibstoff eingesetzt, sondern als Bausteine für die Immunabwehr, als Katalysatoren oder Trägerstoffe usw. So wie der Körper ein Kohlenhydrat in ein einfaches Zuckermolekül umwandeln muss, damit es vom Organismus verwertet werden kann, müssen Proteine zu Aminosäuren abgebaut werden, damit der Körper diese als Bau- und Reparaturmaterial einsetzen kann. Man kann diese Vorgänge mit einem Tischler vergleichen, der unterschiedliche Kanthölzer einsetzt, wenn er etwas baut oder repariert. Nur im Notfall wird der Körper Aminosäuren zu Glukose umwandeln.

Viele Menschen machen bei der Gewichtsreduktion den schweren Fehler aus Protein Energie gewinnen zu wollen. Wird dem Körper keine Glukose zur Verfügung gestellt, wird er die eingelagerten Fettreserven anzapfen und damit beginnen, die eigene Substanz zur Energiegewinnung einzusetzen. Schäden an Muskeln, Leber, Bauchspeicheldrüse und Nieren sind die Folge.

In Kapitel 4 werde ich auf den „Protein-Mythos“ näher eingehen.

Fruktose ist energetisch gesprochen die höchste Form eines Monosaccharids oder einfachen Zuckers. Besonders die Neuronen (Nervenzellen) ziehen Fruktose-Moleküle an. Fruktose wird nicht aktiv in eine Zelle transportiert – wie das bei seinem Pendant Glukose der Fall ist -, sondern passiert die Zellwand mittels Diffusion. Diffusion spart den Zellen und dem Körper sehr viel Energie.

Jede Aktivität benötigt Energie und der Transport von Nährstoffen durch die Zellwand bildet keine Ausnahme. Die meisten Nährstoffe müssen von einer Trägersubstanz – also einem Helfer – durch die Zellmembran in das Zellinnere transportiert werden. Da ATP (Adenosintriphosphat) in der Zelle als Energiespeicher eingesetzt wird, ist es auch am aktiven Transport (dem Träger-gestützten Transport von Nährstoffen durch die Zellwand) beteiligt. Glukose ist für diesen Transport bis zu einem gewissen Grad von Insulin als „Hilfshormon“ abhängig. Fruktose dagegen benötigt weder ATP noch Insulin und bewegt sich durch Diffusion in die Zelle. Für Diabetiker ist die Fruktose das perfekte Nahrungsmittel, vor allem dann, wenn sie alle komplexe Zuckerverbindungen aus ihrem Ernäh-

DER KOHLENHYDRATSTOFFWECHSEL

KOHLENHYDRATE IN DER NAHRUNG
Getreide, Gemüse, Stärke, Zucker.

IM MUND
Das Amylasen-Speichelenzym Ptyalin
baut gekochte Stärke zu Maltose und Dextrin ab.

IN DER BAUCHSPEICHELDRÜSE
Das Amylasen-Pankreasenzym Amylopsin wandelt
Stärke zu Maltose und Dextrin um.

IM DARM
Das Verdauungsenzym Sucrase wandelt Sucrose zu Glukose und Fruktose um
Das Verdauungsenzym Maltase wandelt Maltose zu Glukose um
Das Verdauungsenzym Laktase wandelt zu Glukose und Galaktose um.

rungsplan streichen. Komplexe Zucker erhöhen den Blutzuckerspiegel und damit den Bedarf an Insulin.

Rohes Obst und Gemüse sind und bleiben die beste Quelle für Einfachzucker. Das ist einer der Gründe, warum Ihr Körper mit dem Verzehr dieser Nahrungsmittel zunehmend an Vitalität und Kraft gewinnt. Nahrungsmittel, die viel Protein aber wenig Zucker enthalten, oder Nahrungsmittel mit komplexen Zuckerverbindungen entziehen dem Körper lebenswichtige Energie, führen zu Übersäuerung und treiben den Blutzuckerspiegel in die Höhe.

Einfache Zucker unterstützen im Körper ein basisches Milieu, eine Grundvoraussetzung für die Vitalität und Regenerationsfähigkeit des Gewebes. Wie bereits erwähnt ist Fruktose der einfache Zucker, der die höchste elektrische Spannung besitzt und sich hervorragend zur Regeneration von Gehirn- und Nervengewebe eignet.

Komplexe Zucker

Es gibt zwei Arten von komplexem Zucker – Polysaccharide und Disaccharide.

POLYSACCHARIDE – Eine Kette oder Reihe miteinander verbundener Mono- oder Disaccharide. Sie können aus wenigen oder vielen Saccharid-Verbindungen bestehen. Wenn Polysaccharide hydrolysiert werden, entstehen dabei mehr als 20 Monosaccharide. Zu den Polysacchariden gehören auch die zwei Gruppen **Stärke** und **Cellulose**.

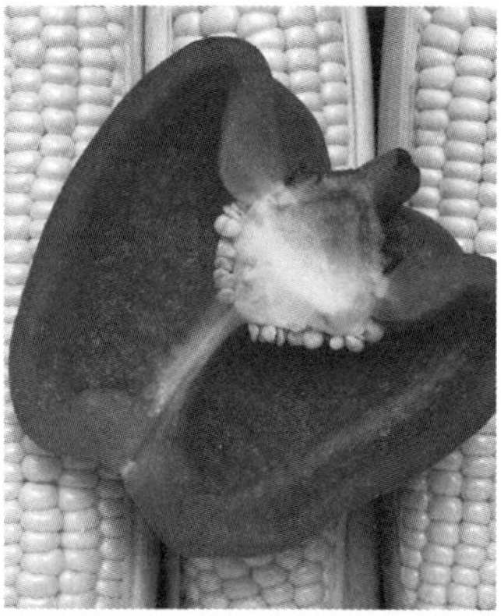

- ***Stärke:*** Stärke, Glykogen, Dextrin, Insulin
- ***Cellulose:*** Cellulose, Hemicellulosen (Pentosane)

DISACCHARIDE – Komplexe Zucker, bei denen zwei Monosaccharide miteinander verbunden sind. Zu den Disacchariden gehören Maltose, Laktose und Sucrose.

- ***Maltose*** **–** oder Malzzucker aus Getreide (gekeimtes Getreide und Saaten); zwei Glukosemoleküle
- ***Laktose*** **–** in Milch und Milchprodukten enthalten; ein Molekül Glukose und ein Molekül Galaktose
- **Sucrose –** aus raffinierten Zuckerrüben, Rohrzucker, Invertzucker oder raffiniertem Haushaltszucker; ein Glukosemolekül und ein Fruktosemolekül

Disaccharide werden zu Monosacchariden ($C_6H_{12}O_6$) oder Einfachzucker abgebaut.

Einfache Zucker

Es gibt fünf verschiedene Formen von Monosacchariden oder Einfachzucker.

- ***Glukose*** – in Gemüse enthalten; besteht aus sechs Kohlenstoffverbindungen, auch Hexosen genannt.
- ***Fruktose*** – in Obst enthalten; besteht aus sechs Kohlenstoffverbindungen, auch Hexosen genannt.
- ***Galaktose*** – in Milch enthalten (nur Kleinkinder); besteht aus sechs Kohlenstoffverbindungen, auch Hexosen genannt.
- ***Ribose (RNA)*** – in Obst und Gemüse enthalten; besteht aus fünf Kohlenstoffverbindungen, auch Pentosen genannt.
- ***Desoxyribose (DNA)*** – in Obst und Gemüse enthalten; besteht aus fünf Kohlenstoffverbindungen, auch Pentosen genannt.

ABBAU- UND NEBENPRODUKTE DES KOHLENHYDRATSTOFFWECHSELS

NÄHRSTOFFE

Glukose = Energie
Fruktose = Energie
Galaktose = Energie (Kleinkinder)
Glykogen = eingelagertes Fett zur zukünftigen Energiegewinnung
Wasser
Fettsäuren = sekundäre Reaktion
Aminosäuren = sekundäre Reaktion

TOXISCHE NEBENPRODUKTE

Brenztraubensäure
Milchsäure
Kohlendioxid

AUSSCHEIDUNG DER DURCH KOHLENSTOFF VERURSACHTEN ÜBERSÄUERUNGSPRODUKTE

- Oxidation durch Sauerstoff
- Binden sich an mineralische Salze und bilden nicht-saure Verbindungen
- Kohlendioxid wird zu Bicarbonat umgebaut

Modul 3.2

Proteine und deren Stoffwechsel

Als „Protein" oder Eiweiß bezeichnet man eine Struktur, die sich aus aneinander geketteten Aminosäuren zusammensetzt. Wir neigen dazu, den Begriff ganz allgemein zu verwenden, wenn wir über die Bedürfnisse des Körpers sprechen, aber wir sollten verstehen, dass unser Körper nicht dazu gemacht ist, ganze „Strukturen" zu verwenden oder zu verstoffwechseln. Unser Körper kann nur sehr einfache Verbindungen und bioverfügbare Stoffe verwerten und muss diese „Strukturen" erst in ihre einzelnen Bestandteile zerlegen (verdauen). Erst dann kann der Körper sie für seine Zwecke einsetzen.

Proteine bestehen aus Aminosäuren, die wiederum aus Kohlenstoff, Wasserstoff, Sauerstoff, viel Stickstoff, Phosphor, Schwefel und Eisen bestehen. Wie bereits gesagt, kann Ihr Körper keine „Protein"-Strukturen verwerten. Aus diesem Grund werden sie verdaut und durch diesen Vorgang in ihre kleinsten Einheiten zerlegt – in Aminosäuren, den Grundbausteinen des Körpers, aus denen er seine eigenen Proteinstrukturen herstellt. Ihr Körper setzt Aminosäuren ein, um Gewebe zu reparieren, neue Strukturen zu bauen, die Immunantwort zu verbessern, Stoffe zu transportieren und viele andere Zwecke zu erfüllen.

Proteinverdauung

ÜBER DIE VERDAUUNGSSÄFTE IM MAGEN – Salzsäure (HCL) veranlasst die Umwandlung von Pepsinogen zu Pepsin, das wiederum komplexe Proteinstrukturen zu Proteasen und Peptone abbaut.

IN DER BAUCHSPEICHELDRÜSE – Die Bauchspeicheldrüsenenzyme Trypsin und Chymotrypsin bauen Peptone zu Polypeptiden um.

IM DARM – Das Verdauungsenzym Peptidase wandelt Peptone, Polypeptide und Dipeptide zu Aminosäuren um.

ABBAU- UND NEBENPRODUKTE DES PROTEINSTOFFWECHSELS

NÄHRSTOFFE	TOXISCHE NEBENPRODUKTE
Aminosäuren = zur Reparatur, als Baumaterial, für die Immunantwort, zur Hormonproduktion, als Transportmaterial usw.	Stickstoffverbindungen (Nitrate usw.)
Wasser	Ammoniak
Kohlenhydrate = sekundäre Reaktion	Purine, Pyrimidin usw.
Fettsäuren = sekundäre Reaktion	Harnsäure, Kreatinin usw.
	Phosphorsäure
	Schwefelsäure
	Glukogene Säuren
	Ketogene Säuren
	Kohlendioxid

Modul 3.3

Fette (Lipide) und deren Stoffwechsel

Fette gehören zu den drei großen Nahrungskomplexen, denn sie sind in mehr oder weniger großen Mengen in jedem Nahrungsmittel enthalten. **Proteine** (Aminosäuren), **Kohlenhydrate** (Zucker) und **Fette** (essenzielle Fettsäuren) sind die Grundbausteine, Treib- und Transportstoffe des Körpers, die dafür sorgen, dass wir gesund bleiben. Fette sind für den Körper auf unterschiedliche Art und Weise überlebenswichtig:

- Fette dienen als Speichereinheiten für die Energiereserve (Triglyceride).
- Fette „polstern" und schützen die inneren Organe.
- Fette unterstützen die Verwertung fettlöslicher Vitamine (darunter A, D und E).
- Fette werden vom Körper als natürliche „Dämmung" eingesetzt, die alle lebenswichtigen Organe und innen liegenden Strukturen vor Umwelteinflüssen schützen soll (z. B. vor Kälte).
- Fette verhindern, dass die Körperwärme verloren geht.
- Fette verbinden sich mit bestimmten Proteinen und bilden Diglyceride (Phospholipide), die in jeder Zellmembran zu finden sind.
- Fette regulieren die Entzündungsreaktion.

Wie wir bereits festgestellt haben, besteht alle lebende Materie – darunter unsere Nahrung – aus den vier grundlegenden Elementen Sauerstoff, Wasserstoff, Kohlenstoff und Stickstoff. Alle Bausteine enthalten einige oder alle vier dieser Elemente zu unterschiedlichen Anteilen. Wasser – H_2O – besteht z. B. aus zwei

ZUSAMMENSETZUNG DER FETTE

Fettmoleküle setzen sich aus drei Molekülen Fettsäuren und einem Molekül Glycerin zusammen. Das Körperfett besteht zum großen Teil aus den folgenden drei Fettsäuren:

Fettsäure	+	Glycerin	=	Fett
1-Stearinsäure	+	Glycerin	=	Tristearin
Palmitinsäure	+	Glycerin	=	Tripalmitin
Oleinsäure	+	Glycerin	=	Triolein

Wasserstoffatomen (H_2) und einem Sauerstoffatom (O). Fette setzen sich hauptsächlich aus Kohlenstoff (O) und Wasserstoff (H) zusammen und sind nicht wasserlöslich. Dafür können sie in Äther und anderen Lösungsmitteln aufgelöst werden. Fette werden in zwei Gruppen unterteilt – **gesättigt** und **ungesättigt** – und bestehen aus **Fettsäuren** und **Glycerin** (ein Alkohol).

Fettsäuren bilden die Grundbausteine der Fette, ganz so wie man die Aminosäuren als Bausteine der Proteine bezeichnen kann. Fettsäuren bilden sogenannte „Ketten", indem sich ihre Kohlenstoffatome miteinander verbinden. Diese Kohlenstoffketten ziehen Wasserstoff an. Sobald jede Verbindung in einer solchen Kohlenstoffkette mit einem Wasserstoffatom besetzt wurde, bezeichnet man die so entstandene Kette – oder Fett – als **gesättigt**. Meist handelt es sich hier um langkettige Fettsäuren. Weil diese vollständig „besetzt" oder gesättigt sind, werden sie hart und haben einen höheren Schmelzpunkt. Anders ausgedrückt: Je gesättigter ein Fett ist, desto härter ist es bei Raumtemperatur. Im Vergleich haben **ungesättigte Fette** weniger Wasserstoffverbindungen. Wenn zwei oder mehr nebeneinander liegende Kohlenstoffatome nicht an ein Wasserstoffatom gebunden sind, spricht man von **einfach ungesättigten Fettsäuren**. Wenn zwei oder mehr Kohlenstoffpaare innerhalb der Kette nicht an Wasserstoff gebunden sind, nennen wir diese Konstellation **mehrfach ungesättigte Fettsäure**.

Zu den häufigsten Fettsäuren im menschlichen Gewebe gehören Oleinsäure ($C_{18}H_{34}O_2$), Stearinsäure ($C_{18}H_{36}O_2$) und Palmitinsäure ($C_{16}H_{32}O_2$). In Kombination mit Glycerin bilden diese drei Fettsäuren die grundlegenden Fette in unserer Nahrung. In dieser Form heißen sie **Triolein**, **Tristearin** und **Tripalmitin**.

Essenzielle Fettsäuren

Dabei handelt es sich um Fettsäuren, die für den Körper lebenswichtig sind, von ihm aber nicht selbst hergestellt werden können und über die Nahrung aufgenommen werden müssen. Zu den elementaren essenziellen Fettsäuren gehören **Linolsäure**, **Linolensäure** und **Arachidonsäure**. Von diesen Dreien ist die Linolsäure die wichtigste, weil sie zu Linolensäure und Arachidonsäure umgewandelt werden kann. Meiner Meinung nach steckt die Menschheit (mit der Wissenschaft als Medium) noch in den Kinderschuhen, was das Verständnis der wahren körperlichen Bedürfnisse unserer menschlichen Spezies anbelangt. Zu den essenziellen Fettsäuren gehören:

LINOLSÄURE – ist die wichtigste Fettsäure und sorgt für gesunde Haut und gesundes Haar.
LINOLENSÄURE – wichtig für die gesunde Funktion von Nerven und Gehirn.
ARACHIDONSÄURE – unterstützt die Bildung von Prostaglandinen, Thromboxan, Prostacyclin und Leukotrienen.

FETTE WERDEN …

OXIDIERT
zu Kohlendioxid und Wasser, um Energie zu gewinnen.

GESPEICHERT
für die zukünftige Energiegewinnung.

UMGEBAUT
zu Phospholipiden, einem Bestandteil der Zellmembran; zu Acetylgruppen zur Herstellung von Cholesterin und Absonderungen wie Schleim, Talg usw.

Die Rolle der essenziellen Fettsäuren

- Werden zur Bildung von Cholesterin eingesetzt, einem entzündungshemmenden Lipid, das für die Produktion von Steroiden und Phospholipiden benötigt wird. Cholesterin ist auch an der Vitamin-D-Synthese beteiligt.
- Werden bei der Produktion von Phospholipiden eingesetzt, die Teile der Zellmembranen bilden.
- Spielen eine Rolle bei der Bildung von Prostaglandinen, die entzündungshemmend wirken und für die Blutgerinnung wichtig sind. Sie fördern die Immunantwort und -funktion, vor allem die der T-Lymphozyten.
- Hemmen Thromboxan, das an der Thrombozytenaggregation beteiligt ist.
- Unterstützen den Heilungsprozess.
- Stärken Nervengewebe und Nervenreaktion.
- Sind an der Bildung von Hämoglobin beteiligt und so indirekt am Sauerstofftransport und der Sauerstoffversorgung der Gewebe.
- Unterstützen die Durchlässigkeit der Zellwände.
- Nähren und schützen die Haut, fördern den Fettsäurestoffwechsel und die Verwertung von Vitamin A und E für gesunde Haut und gesundes Haar.
- Sorgen dafür, dass der Körper besser Fett verwerten kann.
- Sind an der Regulation der Nervenfunktion im Herz beteiligt und beeinflussen so den Herzschlag.
- Sind an der Regulation der Körpertemperatur beteiligt.
- Wirken in Kombination mit Gallesalzen als Fettemulgatoren und bereiten diese auf die Hydrolysierung vor.
- Spielen eine wichtige Rolle für die Entwicklung und Funktion des Gehirns.

Quellen für essenzielle Fettsäuren

Es gibt zwei unterschiedliche Wege, über die der menschliche Körper Fettsäuren aufnehmen kann: über die Nahrung – Nahrungs- oder Speisefette –, die über die Darmschleimhaut aufgenommen werden und durch die Umwandlung überschüssiger Aminosäuren (Proteine) und Kohlenhydrate (Zucker) zu eingelagertem Fett (Glykogen und Triglyceride) werden. Im Folgenden möchte ich besonders auf zwei natürliche essenzielle Fettsäuren (Öl in flüssiger Form) eingehen:

OMEGA-3 – hier handelt es sich um „langkettige" Nebenprodukte des Linolensäure-Stoffwechsels. Omega-3-Fettsäuren sind hauptsächlich in Fleisch und Fisch enthalten, Fischöl ist dabei besonders reich an Omega-3. In der Regel sind diese Öle auch bei Raumtemperatur flüssig und setzen sich aus Eicosapentaensäure (EPA), Docosahexaensäure (DHA) und Alpha-Linolensäure (ALA) zusammen.
OMEGA-6 – essenzielle Fettsäuren pflanzlichen Ursprungs, von denen die Gamma-Linolensäure (GLA) am bekanntesten ist und am besten untersucht wurde. In der Natur sind Omega-6-Fettsäuren in Gemüse, Obst, Nüssen und Saaten zu finden.

Die besten Quellen für Omega-6-Fettsäuren

Die folgenden Nahrungsmittel sind besonders reich an Linolensäure, die zu Omega-3-Fettsäuren verstoffwechselt werden kann.

LEINSAMENÖL – auch Leinöl genannt. Wird seit über 5.000 Jahren für viele Zwecke eingesetzt. Enthält sehr viel Linolensäure und Gamma-Linolensäure.
SAMENÖL AUS DER SCHWARZEN JOHANNISBEERE – ist bekannt für einen hohen Gehalt an Linolensäure und Gamma-Linolensäure.
NACHTKERZENÖL – diese Pflanze ist auch unter dem Namen Gewöhnliche oder Gemeine Nachtkerze bekannt. Ich habe die Nachtkerze mit großem Erfolg bei Multipler Sklerose (MS) eingesetzt. Eine sehr reichhaltige Quelle für Linol- und Linolensäure.
Ein Wort der Vorsicht zu natürlichen Ölen: Kaufen Sie niemals billige, raffinierte, kommerzielle oder verarbeitete Öle in transparenten Glas- oder Plastikflaschen. In der Regel sind diese Öle ranzig und sehr stark mit Lösungsmitteln, Pestiziden und chemischen Konservierungsstoffen wie BHA, BHT, Methyl-Silikon und anderen Stoffen belastet. Diese Öle sind sehr stark verarbeitet und haben so gut wie keinen Nährwert mehr. Sie sind so verändert worden, dass sie zu Übersäuerung führen und Leber- und Nierenschäden auslösen können.

Der Fettstoffwechsel anschaulich erklärt

Wie bereits erwähnt ist Ihr Körper nicht dafür geschaffen, „Strukturen“ zu absorbieren oder zu verwenden. Wie bei den Proteinen auch, handelt es sich bei den Fetten um ganze Strukturen, denn sie setzen sich aus aneinander gereihten oder verbundenen Fettsäuren zusammen. Da der Körper und seine Zellen für seine Funktionen und zur Energiegewinnung aber nur einfache Verbindungen verarbeiten kann, müssen alle Fette, die über die Nahrung aufgenommen werden, in ihre einzelnen Fettsäuren zerlegt werden – ähnlich wie Proteine zu Aminosäuren abgebaut werden. Dieser Vorgang findet mithilfe der von Leber/Gallenblase gebildeten Galle im ersten Teil des Dünndarms statt. Im Folgenden möchte ich den Vorgang der Fettverdauung und des Fettstoffwechsels veranschaulichen:

1. **Gallensalze** emulgieren die Fette und machen diese wasserlöslich, damit sie von dem Verdauungs- und Bauchspeichelenzym Lipase in Fettsäuren und Glycerin aufgespalten werden können.
2. **Magensäfte** – die Magenlipase – wandelt (emulgiert) Fette in Fettsäuren und Glycerin (einem Alkohol) um.
3. **Das Verdauungsenzym (Zwölffingerdarm)** Pankreaslipase – wird von der Bauchspeicheldrüse gebildet – wandelt Fette in Fettsäuren und Glycerin (ein Alkohol) um.
4. **Fettsäuren** und **Glycerin** verbinden sich und bilden neutrale Fette, um sich dann an verschiedene Proteine zu binden. Diese Verbindungen nennt man Chylomikronen. Die so geformten Fette werden absorbiert, wandern durch Lymphsystem und Blutgefäße und werden zu den unterschiedlichen Körpergeweben transportiert. Fettsäuren können nicht zu Glukose abgebaut werden, können aber über die Acetylgruppen in den Krebs(Energie)-Zyklus eingebracht werden.
5. **Fett(adipöses)-Gewebe** wird neben seiner Funktion als Energiespeicher auch für die Zell- und Immungesundheit gebildet.

ABBAU- UND NEBENPRODUKTE DES FETTSTOFFWECHSELS

NÄHRSTOFFE	TOXISCHE NEBENPRODUKTE
Essenzielle Fettsäuren	Acetat (Aceton) (Keton)
Fettsäuren	Acetoacetat (Acetessigsäure) (Keton)
Glycerin (ein Alkohol)	Kohlendioxid
Glyceride	Beta-Hydroxybuttersäure
Wasser	

Schlussfolgerung

Wenn Fette zu Wasser und Kohlendioxid oxidiert werden, bilden sich mehrere Nebenprodukte (Ketone). Zu diesen gehören Acetone, Acetessigsäure und Beta-Hydroxybuttersäure. Werden zu viele dieser Ketone gebildet – entweder als Folge einer unvollständigen Oxidation oder als überschüssige Nebenprodukte einer proteinreichen Ernährung, bei der Körperfett abgebaut wird-, entsteht eine **Ketose**, die wiederum zur **Azidose** (Übersäuerung) führt. Dadurch kommt es zu Gewebeschäden und Hypofunktion der Zellen (Organe und Drüsen). Eine Ketose kann auch im Rahmen einer Schilddrüsenüberfunktion, als Folge einer Unterernährung, bei Fieber und anderen toxischen Zuständen entstehen.

Machen Sie es nicht zu kompliziert. Alles, was Ihr Körper braucht – einschließlich Fette – finden Sie in Obst, Gemüse, Nüssen und Saaten. Alles, was nicht in diesen Nahrungsmitteln enthalten ist, benötigt Ihr Körper auch nicht! Die Wissenschaft hat den Bezug zur Einfachheit unserer Gesundheit verloren. Tiere ernähren sich intuitiv von dem, was für ihre jeweilige Spezies am besten ist. Sie sollten es auch tun. Es gibt jedoch chronische und degenerative Beschwerden, in denen eine Supplementation mit kleinen Mengen pflanzlicher Öle – wie z. B. Nachtkerzenöl – äußerst hilfreich sein kann. Das trifft besonders auf neurologische Erkrankungen wie M. Parkinson und die amyotrophe Lateralsklerose (ALS oder Lou-Gehrig-Syndrom) zu.

Modul 3.4

Enzyme: Die Biokatalysatoren

Das Gesundheitspuzzle wäre ohne ein Verständnis der Enzyme nicht vollständig. Die Welt der physischen Vorgänge ist auf allen Ebenen und kontinuierlich mit dem Prozess des Konsumierens beschäftigt. Eine lebendige Struktur wird von einer anderen verzehrt, damit diese Energie gewinnen kann. Sie dient als Energiequelle. Der Verzehr von Nahrung durch Tiere und Menschen ist nur ein kleines Beispiel dieser Vorgänge. Zwischen allen Aspekten des Lebens findet ein chemischer und biochemischer Austausch statt. Elemente und deren Verbindungen werden ständig zu anderen Elementen oder Verbindungen transmutiert (verändert). In der Regel wird das „Komplexe" zum „Einfachen" abgebaut. Ein Beispiel hierfür bilden die Proteine – komplexe Strukturen, die durch den Verdauungsvorgang (mittels Enzyme) in Aminosäuren zerlegt werden. Aminosäuren sind einfache Verbindungen oder Grundbausteine, die vom Körper für Wachstums- und Reparaturzwecke verwendet werden. Ein weiteres Beispiel ist die Aufspaltung komplexer Zucker wie Maltose und Sucrose in den Einfachzucker Glukose. Diese Vorgänge sind die Voraussetzung für normale Funktionen. Jede Lebensform ist aber einzigartig und verwendet diese Grundbausteine auf ganz unterschiedliche Art und Weise, wie es für sie am besten passt.

Enzyme fungieren dabei als Katalysatoren für die jeweiligen chemischen und biochemischen Prozesse. Ohne die Einwirkung von Enzymen können weder chemische noch biochemische Vorgänge stattfinden, ganz gleich, ob es sich dabei um einen katabolen (abbauenden) Vorgang handelt oder um einen anabolen (aufbauenden). Ein Beispiel für einen katabolen Vorgang ist die Verdauung (der Vorgang wird weiter oben im Detail beschrieben), wo ganze Strukturen in ihre Einzelteile und somit in Baumaterial zerlegt werden. In unserem Körper finden auch anabole – also aufbauende – Prozesse statt, wie z. B. die Zellbildung und Zellreparatur. Alle körperlichen Vorgänge, darunter Leber- und Nierenfunktion, Immun- und Lymphreaktion und die alles übergreifende Kommunikation des Nervensystems, werden von Enzymen gesteuert und müssen sich auf diese verlassen können. Enzyme werden deshalb auch „die Arbeiterschaft" des Lebens genannt. Sie sind die Arbeiter, die Maurer und Handwerker, die alles Leben erschaffen. Die Enzyme sind organische Katalysatoren, die von lebenden Zellen gebildet werden und die auf sogenannte „Substrate" reagieren. Sie binden sich vorübergehend an diese Substrate und werden in diesem Zustand „Enzym-Substrat-Komplexe" genannt. Enzyme sind wie Magnete, die entweder die Bildung oder die Zerstörung von Stoffen oder deren Substrate bewirken, um ein gewünschtes Produkt entstehen zu lassen. Wir brauchen und verwenden Tausende von Enzymen in unserem Körper. Allein am Stoffwechsel sind mehrere Tausend Enzyme beteiligt. Enzyme können sich wie Proteine verhalten und Nährstoffe transportieren, werden aber hauptsächlich als Katalysatoren verwendet, um jederzeit einsatzbereit zu sein, wenn eine chemische Aktion oder Reaktion stattfinden muss. In einem gesunden Körper können Enzyme beliebig oft wiederverwendet werden.

An dieser Stelle ist es wichtig anzumerken, dass der pH-Wert des Körpers – zusammen mit Wassersättigung (Dehydrierung), Bestrahlung, toxischer Belastung und Körpertemperatur – die Enzymfaktoren beeinträchtigen, zerstören oder stimulieren kann. Das kann im Gewebe zu einer Über- oder Unterfunktion führen, die Verdauung beeinträchtigen, die Nervenfunktion stören und die natürliche Atmung durcheinanderbringen, um nur einige wenige Auswirkungen zu nennen.

Alle Enzyme besitzen ein eigenes Bewusstsein, so wie jedes andere Lebewesen auch. Jedes Enzym hat eine bestimmte Aufgabe zu erledigen und ist sich dieser Aufgabe bewusst. Es gibt Enzyme, die Vorgänge beschleunigen und Enzyme, die Vorgänge verlangsamen. Dabei spielt es keine Rolle, um welchen Vorgang es sich handelt; es muss immer ein Enzym daran beteiligt sein.

Im Grunde genommen gibt es beim Menschen zwei verschiedene Arten von Enzymen. Zum Ersten sind hier die **systemischen Enzyme**, die die Maschine nicht ausgehen lassen (geändert wegen Wiederholung im Folgesatz) (z. B. die Funktionen von Immunsystem, Nieren, Verdauung, Nerven). Hunderte von Enzymen sind an unserem Stoffwechsel (der unseren Körper am Laufen hält), am Zellwachstum, an Reparaturvorgängen und der Reproduktion von DNA beteiligt. Ob Blutgerinnung, Sauerstoffaustausch oder Stickstofftransport – all diese Vorgänge könnten ohne Enzyme nicht stattfinden. Die Zellatmung (die Art und Weise, wie Zellen sich ernähren und ausscheiden) ist nicht nur für die einzelne Zelle lebenswichtig, sondern auch für den Körper als Ganzes; in beiden Fällen werden Enzyme gebraucht.

Zum Zweiten werden die Strukturen, die wir über die Nahrung aufnehmen, mithilfe von **Verdauungsenzymen** in einzelne Bausteine aufgespalten. Unsere Zellen können keine Strukturen verwerten, sondern nur einzelne Baumaterialien verarbeiten. Es ist wie beim Hausbau: Nicht selten werden vorhandene Strukturen abgerissen und zum Bau einer neuen Struktur wiederverwendet. In unserem Körper ist es genauso. Unser Körper muss die „Strukturen", die wir essen, in einfache Verbindungen oder Elemente zerlegen, um etwas Neues zu erschaffen, Dinge zu reparieren oder Treibstoff bilden zu können. Für all diese Vorgänge sind Enzyme nötig.

Verdauungsenzyme werden auch **hydrolytische Enzyme** genannt, weil sie Wassermoleküle an größere Nahrungspartikel binden (katalysieren), um diese anschließend in kleinere Verbindungen oder Elemente aufzuspalten. Unsere ersten Verdauungsenzyme – wie **Amylase** und **Ptyalin** – befinden sich im Mund, wo sie Zucker und Stärke aufspalten. Auch im Magen haben wir Verdauungsenzyme, die als **inaktive Enzyme** oder **Proenzyme** bekannt sind, weil sie aktiviert werden müssen, um ihre katalysierende Wirkung entfalten und Veränderungen bewirken zu können. Pepsinogen z. B. muss von der Salzsäure (HCL) erst zu Pepsin umgebaut werden. Pepsin ist von Natur aus sauer und in erster Linie für den Beginn der Proteinverdauung bestimmt.

Der Nahrungsbrei des Magens (Chymus) wird – angereichert mit Proenzymen, von denen manche wegen des sauren Milieus inaktiv sind – in den Zwölffingerdarm (der erste Teil des Dünndarms) befördert, was die Freisetzung von basischen Verdauungsenzymen (wie z. B. Amylase, Lipase, Protease und Cellulose) in der Bauchspeicheldrüse auslöst. **Amylase** spaltet Stärke auf, **Lipase** verdaut Fette, **Protease** ist für die Proteine zuständig und **Cellulase** kümmert sich um den Abbau von Cellulose. In der Bauchspeicheldrüse werden zusätzlich Trypsin, Chymotrypsin und Peptidase gebildet, die alle zu den Proteasen gehören. Es handelt sich um basische Enzyme, die die Proteinverdauung zu Ende bringen und Peptide und Polypeptide in einzelne Aminosäuren zerlegen.

Für die Bauchspeicheldrüse ist es außerordentlich wichtig, Natriumhydrogencarbonat (Bicarbonat-Ionen) zu produzieren, genauso wichtig wie Leber und Gallenblase Gallenflüssigkeit bilden. Beide Substanzen reinigen die im Magen vorverdauten Nahrungspartikel und machen diese basisch. Wenn das Gewebe in diesen Organen verstopft, schwach oder so beeinträchtigt ist, dass die basischen Komponenten nur teilweise oder überhaupt nicht in den Dünndarm gelangen können, wird das Milieu im Dünndarm sauer. Entzündung und Geschwürbildung im Dünndarm sind die Folge. Eine zu saure Umgebung zerstört oder neutralisiert außerdem die basischen Verdauungsenzyme der Bauchspeicheldrüse und bringt die Verdauung buchstäblich zum Stillstand. Der gesamte Verdauungsprozess wird nun von Fermentation und Eiterbildung dominiert, andere Enzyme und Parasiten werden aktiv und die Zellen verhungern.

Studien an der Universität Yale und anderen Forschungseinrichtungen haben gezeigt, dass Enzyme – darunter auch Verdauungsenzyme – außer in Mund, Magen und Bauchspeicheldrüse in vielen anderen Körperzellen gebildet werden. Man konnte z. B. nachweisen, dass die weißen Blutkörperchen sowohl Amylase als auch proteolytische Enzyme bilden können. Unser Körper ist eine Maschine von unglaublicher Intelligenz! Ich benutze den Begriff „Maschine" mit großem Respekt, weil ich weiß, dass jede einzelne Zelle ein individueller Teil Gottes ist und somit ein Bewusstsein und eine eigene Individualität besitzt.

Wir haben bislang über **endogene Enzyme** gesprochen, also Enzyme, die vom Körper selbst gebildet werden. Es gibt noch eine zweite Kategorie von Enzymen – die **exogenen Enzyme**, die wir über die Nahrung, also von außerhalb des Körpers, aufnehmen müssen. Diese Enzyme sind für uns ebenfalls lebenswichtig. Exogene Enzyme helfen dem Körper essentiell dabei, Nahrung in verwertbare Einzelteile abzubauen.

Die Enzyme aus der Nahrung sind für die körperliche Gesundheit von großer Bedeutung. Ohne sie werden wir krank. Der Mensch hat noch nicht verstanden, warum diese Enzyme so wichtig sein sollen, wenn wir doch unsere eigenen Verdauungsenzyme herstellen können. Der Körper aber ist auf die Hilfe dieser Nahrungsenzyme angewiesen, damit Verdauung und Verwertung richtig stattfinden können.

Temperaturen ab 43 – 54 °C und höher zerstören diese Enzyme. Auch niedrigere Temperaturen können die Enzyme abtöten, wenn das Essen für lange Zeit gekocht wird. Wenn wir unsere Nahrung kochen, zerstören wir alle lebensspendenden Eigenschaften, darunter auch die Enzyme. Bitte vergessen Sie nicht: Kein anderes Tier auf diesem Planeten kocht seine Nahrung bevor es sie aufisst. Wenn wir unsere Haustiere mit selbstgekochtem Essen füttern, werden sie krank und sterben daran. Der Tierarzt wird Ihnen sagen, dass Sie ihr Haustier niemals mit dem Essen füttern sollten, das bei Ihnen auf den Tisch kommt, weil die Tiere sonst an den gleichen Leiden erkranken wie wir.

Sollten wir mit Verdauungsenzymen supplementieren?

Der Verkauf von Verdauungsenzymen ist heutzutage das ganz große Geschäft und bringt viel Geld ein. Es gibt Firmen, die damit werben, lebende Blutzellen analysieren zu können und andere diagnostische Verfahren anbieten. Wir alle leiden bis zu einem gewissen Grad unter einer schwachen Verdauung. Das ist besonders dann der Fall, wenn die Funktion der Bauchspeicheldrüse gestört ist. Wenn Sie zu dünn sind und nicht zunehmen können, wenn Sie Diabetiker sind oder niedrigen Blutzucker haben oder wenn Sie unverdaute Nahrung im Stuhlgang finden (mit der Ausnahme von Mais), dann sollten Sie mit Ihrem Arzt oder Therapeuten über Ihre Bauchspeicheldrüse sprechen und darüber, wie Sie diese stärken können.

Sich einzig und allein auf die regelmäßige Supplementation mit Verdauungsenzymen zu verlassen, wird nicht funktionieren und kann Ihrer Bauchspeicheldrüse sogar schaden (in diesen Fällen funktioniert sie irgendwann überhaupt nicht mehr). Es gibt jedoch schwere oder chronische Beschwerden, in denen es angebracht sein kann, bei **jeder zweiten Mahlzeit oder jeder dritten bis vierten Mahlzeit** Verdauungsenzyme einzunehmen. Tun Sie das nur für kurze Zeit und nur solange bis die normale Pankreas- und Verdauungsfunktion wiederhergestellt ist. Wenn Sie sich von Rohkost ernähren, sollten Sie keine Verdauungsenzyme einnehmen. Setzen Sie die Enzyme langsam ab bis Sie sie nur noch bei schwer verdaulichen, gekochten Nahrungsmitteln benötigen. Ihr Ziel sollte sein, die Verdauungsenzyme ganz abzusetzen und überhaupt nichts mehr einzunehmen. Wenn Sie sich von gekochten Nahrungsmitteln ernähren, die ein saures Milieu fördern, müssen Sie vielleicht gelegentlich auf Verdauungsenzyme zurückgreifen, weil der Kochvorgang die Enzyme zerstört und die gesamte Verdauungslast auf den Körper überträgt. Der Verzehr von *Säften* und/oder *Rohkost* wird Sie und Ihre Bauchspeicheldrüse unglaublich vitalisieren.

Ich werde nicht näher auf die Rolle der Enzyme als Biokatalysatoren eingehen, weil das den Rahmen dieses Buches sprengen würde. Es soll ausreichen, wenn ich sage: Lebendiges bringt Leben hervor und Totes den Tod. Ohne Enzyme kommt der Tod.

Genießen Sie den Geschmack frischer, naturbelassener, reifer und roher Kost. Gott hat uns eine wunderbar bunte Mischung an Nahrungsmitteln geschenkt und uns mit den Möglichkeiten ausgestattet, diese zu nutzen. Ernähren Sie sich von frischen, biologisch angebauten und rohen Nahrungsmitteln, in denen alle Enzyme enthalten sind, denn diese Enzyme sind der Schlüssel zum Leben.

Ganz gleich, aus welchem Blickwinkel wir uns dem Thema Gesundheit oder Krankheit nähern, wir können uns der Schlussfolgerung nicht entziehen, dass die unheilbaren Krankheiten so alt sind wie die Methode des Kochens. Krankheit und Kochen haben sich zusammen entwickelt.

— Dr. Edward Howell, Enzyme Nutrition

Modul 3.5
Vitamine (Co-Enzyme)

Von Anfang an hat sich der Mensch überwiegend von naturbelassenen, „ganzen“ Nahrungsmitteln ernährt, die nicht verarbeitet wurden. **Der Nährstoffgehalt der Nahrung nimmt ab, sobald diese verarbeitet wird.** Massentierhaltung, Gentechnik und industrielle Verarbeitung haben die qualitative und quantitative Nährstoffausgewogenheit in der westlichen Ernährung verändert. Möglicherweise ist diese Veränderung einer der Gründe, warum in unserer modernen Kultur chronische und zehrende Krankheiten nahezu explodieren. Die moderne Forschung hat uns gezeigt, dass die Einnahme eines künstlichen Vitamin- und Mineralpräparats nichts an dieser Tatsache ändern kann. Forschungsprojekte weltweit haben nachgewiesen, dass Vitamine in ihrem natürlichen, ausgewogenen Zustand besser aufgenommen werden und im Körper mit anderen Stoffen zusammen optimal wirken können. Trotzdem kaufen die meisten Menschen synthetisch hergestellte Vitamine und Minerale, die der Körper nicht wirklich verwenden kann. Das Food and Nutrition Board der amerikanischen *National Academies of Sciences, Engineering and Medicine* empfiehlt, den Tagesbedarf an Vitaminen und Mineralen durch eine ausgewogene Ernährung zu decken und nicht durch die Einnahme künstlicher Nahrungsergänzungsmittel. Nahrungsergänzungsmittel für Vitamine und Minerale – selbst, wenn sie 100 % der empfohlenen Tagesmenge bereitstellen – können den Körper nicht mit all den anderen Nährstoffen versorgen, die er braucht und die nur eine ausgewogene Ernährung liefern kann.

Über Vitamine

- Ein Übermaß an Vitaminen aus Nahrungsergänzungsmitteln verursacht Azidose (Übersäuerung).
- Vitamin C ist von Natur aus sauer, raubt dem Körper Calcium und senkt das nützliche Cholesterin.
- Nehmen Sie keine hoch dosierten Nahrungsergänzungsmittel ein, das trifft vor allem auf die fettlöslichen Vitamine zu.
- Die Einnahme von Wirkstoffen in künstlich voneinander getrennter Form kann im biochemischen Haushalt des Körpers zu Störungen führen.
- Künstliche Vitamine reichern sich im Gewebe an und verursachen Obstruktionen und Toxizität.

Vitamin A

Auch bekannt als: Betacarotin, Retinol, gut für die Augen.
Wirkung: Stärkt das Immunsystem; macht widerstandsfähiger gegen Infekte; hält das Gewebe gesund; Vitamin A und B2 arbeiten Hand in Hand, um die Schleimhaut im Verdauungstrakt (Mukosa) gesund zu halten.
Optimale Quellen: Tomaten, Möhren, Grünkohl, die Blätter der Steckrübe, Spinat, Brokkoli, Speisekürbisse, Yamswurzel, Endiviensalat, Wassermelone, Spargel, Äpfel, Aprikosen, Pflaumen, Papaya, Avocados, Paprikaschoten und Zitronengras.

Vitamin B1

Auch bekannt als: Thiamin, Thiaminchlorid.

Wirkung: Auf das Nervensystem; hält die Verdauung in Schwung; unterstützt die Produktion von Salzsäure (wichtig für die gesunde Verdauung).

Optimale Quellen: Erbsen, Linsen, Saaten, Nüsse, Bohnen, Rüben, Kartoffeln, Orangen, grünes Blattgemüse, Melasse, Okra, Sonnenblumenkerne, Paranüsse, Reiskleie und Naturreis.

Vitamin B2

Auch bekannt als: Riboflavin, Vitamin G.
Wirkung: Stärkt das Immunsystem; wichtig für gesundes Wachstum, Augen, Haut, Nägel, Haar; unterstützt den Protein- und Kohlenhydratstoffwechsel.
Optimale Quellen: Grünes Gemüse, Reiskleie, Avocados, Getreide, Weizenkleie, Mandeln, Sonnenblumenkerne, Rosenkohl, Pflaumen, Blätter der Roten Beete und Steckrübe, Äpfel, Bananen, Möhren, Grapefruit, Kelp, Kokosnuss.

Vitamin B3

Auch bekannt als: Niacin, Nikotinsäure.
Wirkung: Für eine gute Durchblutung und ein gesundes Nervensystem; Verdauungstrakt.
Optimale Quellen: Weizenkleie, Nüsse, Naturreis, Sonnenblumenkerne, Kartoffeln, grünes Gemüse, Mandeln, Rhabarber, Gerstenkörner, Reiskleie.

Vitamin B5

Auch bekannt als: Pantothensäure, Calciumpantothenat.
Wirkung: Reguliert den Fett- und Kohlenhydratstoffwechsel; regt die Nebennieren und die Produktion von Cortison an; gut gegen Stress.
Optimale Quellen: Erbsen, Gelee Royal, grünes Gemüse, Avocados, Bananen, Brokkoli, Blattkohl, Orangen, Bohnen, Melasse.

Vitamin B6

Auch bekannt als: Pyridoxin, Pyridoxin-HCL, Niacinamid, Pyridoxalphosphat.

Wirkung: Unterstützt den Fett- und Kohlenhydratstoffwechsel; unterstützt die gesunde Funktion von DNA und RNA, das Nervensystem und das Gehirn; spielt eine wichtige Rolle beim Abbau von Fettsäuren zu Vitamin F; unterstützt die Blutgesundheit, regt die Bildung von roten Blutkörperchen an und reguliert den Hämoglobingehalt; essenziell an der Zellatmung beteiligt.
Optimale Quellen: Grünes Blattgemüse, Bananen, Avocados, Weizenkeim, Walnüsse, Melasse, Cantaloupe-Melone, Kohl, grüne Paprikaschoten, Möhren, Naturreis, Honig, Pflaumen, Haselnüsse, Kartoffeln, Sonnenblumenkerne.

Vitamin B9

Auch bekannt als: Folsäure, Pteroylglutaminsäure.
Wirkung: Formt die roten Blutkörperchen; Produktion von DNA und RNA; Aminosäure-Stoffwechsel.
Optimale Quellen: Grünes Blattgemüse, Brokkoli, Spargel, Limabohnen, irische Kartoffeln, Nüsse, Rüben, Sprossen, Avocados, Spinat, Kohl, Blattsalat, Bananen, Pilze, Rosenkohl, Datteln, Cantaloupe-Melone.

Vitamin B12

Auch bekannt als: Cobalamin, Cyanocobalamin.
Wirkung: Wichtig für das Wachstum und die Produktion und Regeneration von roten Blutkörperchen.
Optimale Quellen: Sonnenblumenkerne, Beinwellblätter, Kelp, Bananen, Weintrauben der Rebsorte ‚Concord'.

Vitamin B13

Auch bekannt als: Orotsäure.
Optimale Quellen: Calcium, Orotsäure.

Vitamin B15

Auch bekannt als: Pangamsäure, Calciumpangamat.
Wirkung: Steigert die Hypoxie-Toleranz (mangelnde Sauerstoffzufuhr zu den Zellen und Gewebe).
Optimale Quellen: Saaten, Nüsse, Naturreis.

Vitamin B17

Auch bekannt als: Nitril, Amygdalin, Laetrile.
Wirkung: Wirkt vorbeugend und therapeutisch bei Krebs.
Optimale Quellen: Himbeeren, Cranberrys, Aprikosen und insbesondere Aprikosenkerne, Brombeeren, Mungbohnen, Limabohnen, Kichererbsen, Leinsamen, Pfirsich- und Pflaumenkerne.

Vitamin C

Auch bekannt als: Ascorbinsäure, L-Dehydroascorbinsäure.
Wirkung: wirkt wachstumsfördernd, unterstützt die Reparatur von Gewebe; stärkt das Immunsystem; Antioxidans; wirkt auf alle Organe und Drüsen; unterstützt die Heilung bei allen Krankheitsprozessen; kann den nützlichen Cholesterin- und Triglycerid-Spiegel senken; unterstützt die Bildung von Kollagen für gesunde Haut und Schleimhäute.
Optimale Quellen: alles Obst und Gemüse, vor allem Erdbeeren, Brombeeren, Zitrusfrüchte, Tomaten, Gemüsepaprika, Äpfel, Dattelpflaumen, Guaven, Mango, Acerola-Kirsche, Kirschen, Kartoffeln, Kohl, Grünkohl, Papaya, Spinat, Brokkoli, Blätter der Steckrüben, grüne und rote Paprikaschoten, Avocados, Bananen, Blattkohl, schwarze Johannisbeeren, Hagebutte usw.

Vitamin D

Auch bekannt als: Ergosterol, Cholecalciferol.
Wirkung: Wichtig für die Aufnahme von Calcium; reguliert und stärkt die Widerstandskraft gegen Infektionen; wichtig für die Knochenbildung und gesunde Zähne.
Optimale Quellen: Sprossen, Alfalfa, Pilze, Sonnenblumenkerne, Sonnenlicht, Weizenkeim.

Vitamin E

Auch bekannt als: Tocopherole, Tocotrienole.
Wirkung: Regt die Sauerstoffversorgung des Gewebes an und verringert dabei den Sauerstoffbedarf; auf die Fortpflanzungsorgane und das Herz; schützt die Zellmembran.
Optimale Quellen: unraffinierte und nicht verarbeitete Pflanzenöle, rohe und gekeimte Saaten, Nüsse, grünes Blattgemüse, Naturreis, Weizenkeim, Erbsen, Blattsalat, Spinat, Brokkoli, Spargel, Avocados.

Vitamin F

Auch bekannt als: Essenzielle Fettsäuren.
Wirkung: Senkt den Cholesterinspiegel im Blut; reduziert das Risiko von Herzkrankheiten; unterstützt die Nebennieren.
Optimale Quellen: Unraffinierte und nicht verarbeitete pflanzliche Öle, Leinsamen, Raps- und Sonnenblumenöl, Nüsse, Olivenöl, Weizenkeim.

Vitamin H

Auch bekannt als: Biotin.
Wirkung: Auf alle Stoffwechselvorgänge, darunter Fette, Kohlenhydrate, Proteine und Aminosäuren; antiseptisch.
Optimale Quellen: Mandeln, Haferkleie, Walnüsse, Tomaten, grüne Erbsen, Bananen und manche Pilze.

Vitamin K

Auch bekannt als: Phytomenadion, Menadiol, Menadion.
Wirkung: Greift in die Blutgerinnung ein; unterstützt die Leber; verstoffwechselt Calcium (Knochen).
Optimale Quellen: Spinat, Kohl, Spargel, Brokkoli, Blumenkohl, Tomaten, Möhren, Kelp, Alfalfa, Melasse, Blätter der Steckrübe, Chlorophyll.

Vitamin P

Auch bekannt als: Flavonoide.
Wirkung: Stärkt die Wände der Blutgefäße, einschließlich Kapillaren; auf das Bindegewebe; wirkt als Gerinnungshemmer in den Kapillaren; schützt das Vitamin C.
Optimale Quellen: Aprikosen, Kirschen, Gemüsepaprika, Grapefruit, frisches Obst und Gemüse, vor allem Zitrusfrüchte, grüne Paprikaschoten, Weintrauben, Erdbeeren, schwarze Johannisbeeren, Pflaumen.

Vitamin T

Wirkung: Hält die Blutplättchen im Blut gesund.
Optimale Quellen: Sesamsamen, Tahin.

Vitamin U

Wirkung: Fördert die Wundheilung bei Magen- und Zwölffingerdarmgeschwüren.
Optimale Quelle: Rohsaft von Kohl, frischer Kohl.

Cholin

Auch bekannt als: Acetylcholin.
Wirkung: Wirkt verdauungsfördernd und regt die Absorption an; Bestandteil der Phospholoipide, ähnlich wie Lecithin.
Optimale Quellen: Weizen, grünes Blattgemüse, Kohl, Blumenkohl, Kichererbsen, Linsen, Erdnüsse, Hülsenfrüchte.

Inositol

Auch bekannt als: Cyclohexanhexol.
Wirkung: Haarwuchs, Herz; Teil des B-Komplexes.
Optimale Quellen: Die meisten Früchte und grünes Blattgemüse.

PABA

Auch bekannt als: P-Aminobenzoesäure, Vitamin Bx.
Wirkung: Wachstumsfördernd; gut für Haut und Haar.
Optimale Quellen: Melasse, Kleie, Naturreis, Sonnenblumensamen, Weizenkeim.

Modul 3.6
Essenzielle Elemente

Die wichtigsten Minerale, Spurenelemente und Gewebesalze

Wird der menschliche Körper auf seine einfachste Form reduziert, bleibt nichts als ein Häufchen Asche übrig. Außer den Mineralen hat sich alles andere in Luft oder Wasser aufgelöst: Kohlenstoff, Wasserstoff, Sauerstoff und Stickstoff aus den proteinreichen Gewebeanteilen und Kohlenhydrate (oder Fettspeicher). Die verbliebene Menge „mineralischer Asche" – die ungefähr 2,5 kg wiegt – ist zwar klein, steht aber symbolisch für die überaus wichtige Rolle, die sie in allen Körpergeweben spielt.

Minerale sind an zahlreichen Funktionen beteiligt. Sie werden für das Wachstum und die Regulation körperlicher Prozesse benötigt. Sie geben den Knochen ihre Struktur und werden für die Muskelkontraktion, Blutbildung, den Aufbau von Proteinen, die Energieproduktion und viele andere Vorgänge gebraucht. Minerale findet man im Boden, im Wasser und nimmt sie über flüssige und feste Nahrung auf.

Es gibt mindestens 22 Minerale, die für die menschliche Gesundheit essenziell sind (mehr als 26 hat man im menschlichen Körper nachweisen können). Man kann sie in die zwei Kategorien **Makromineralien** und **Spurenelemente** einteilen. Als Makromineralien bezeichnet man Mineralstoffe, die im Körper in größeren Mengen – Gesamtmenge mehr als ein Teelöffel – vorkommen. Spurenelemente sind dagegen in kleineren Mengen – weniger als ein Teelöffel – vorhanden. Die Begriffe „Makro" und „Spuren" sind hierbei irreführend, weil sie die Bedeutung eines einzelnen Minerals für die optimale Gesundheit nicht widerspiegeln. Ein Mangel an Spurenelementen kann ebenso zu erheblichen Schäden führen wie ein Mangel an Makromineralen. Dr. Henry Schroeder vom Dartmouth College formuliert es so: „Unser Mineralienbedarf ist sogar noch wichtiger als unser Vitaminbedarf, weil unser Körper Minerale nicht selbst herstellen kann."

Minerale arbeiten entweder Hand in Hand oder gegeneinander. Manche Minerale stehen in Konkurrenz zueinander, was die Absorption betrifft und die Einnahme großer Mengen eines bestimmten Minerals kann dazu führen, dass zu wenig von einem anderen Mineral aufgenommen werden kann. Das trifft besonders auf die Spurenelemente zu, wie z. B. Kupfer, Eisen und Zink. In anderen Fällen wiederum komplementieren sich Minerale gegenseitig. Ein Beispiel: Wenn man Calcium, Magnesium und Phosphor im richtigen Mengenverhältnis einnimmt, wird die Aufnahme von allen dreien verbessert. Die Absorption ist auch abhängig von den Bedürfnissen des Körpers. Ein Mensch mit einem Mineralmangel wird mehr von diesem Mineral absorbieren als jemand, der genügend davon über die Nahrung aufnimmt. In der westlichen Welt ist bei drei Mineralen besonders häufig ein ernährungsbedingter Mangel zu beobachten: Calcium (oft ist die Verwertung das eigentliche Problem), Eisen und Zink.

Definitiv wird der Nährstoffgehalt unserer Nahrungsmittel durch die industrielle Verarbeitung geschmälert. Für die menschliche Gesundheit kann das gefährlich sein. Das Raffinieren ganzer Getreidekörner (darunter Weizen, Reis und Mais) hat dazu geführt, dass die natürliche Nährstoffzusammensetzung dieser Nahrungsmittel drastisch reduziert wurde. Allein durch das Mahlen von Weizenkörnern zu Weißmehl wird der natürliche Vitamin- und Mineralgehalt um 40 – 60 % verringert. Man geht davon aus, dass die industrielle Verarbeitung von Nahrungsmitteln auch den Gehalt an Spurenelementen – darunter Mangan, Zink und Chrom – und an verschiedenen Makromineralien (Magnesium) reduziert. Die Behandlung von tiefgefrorenem und konserviertem Gemüse mit dem Konservierungsstoff EDTA etwa entzieht diesem einen Großteil des Zinkgehalts. Die weit verbreiteten Störungen im Calciumstoffwechsel deuten darauf hin, dass viele von uns eine Form von Calcium aufnehmen, die der Körper nicht verwerten – oder nicht richtig aufnehmen – kann und es so zu einem Calciummangel kommt.

Der Gehalt an bestimmten essenziellen Mineralen ist in Produkten aus biologischem Anbau höher als in Lebensmitteln aus konventioneller (nicht biologischer) Landwirtschaft und scheint auch weniger mit giftigen Schwermetallen belastet zu sein. Selbst, wenn die modernen Anbaumethoden den Nährstoffgehalt unserer Nahrung nicht beeinflussen würden (was sie definitiv tun), sind nicht alle Minerale, die der Mensch für eine optimale Gesundheit benötigt, in allen Böden vorhanden. Böden, denen bestimmte Minerale fehlen, versorgen uns auch mit Trinkwasser und pflanzlicher Nahrung, in dem diese Minerale nicht in ausreichenden Mengen vorhanden sind. Das kann dazu führen, dass wir nicht genügend von diesen Mineralen über die Nahrung aufnehmen und eventuell sogar an einem gravierenden Mangel leiden. Glücklicherweise haben wir aber Zugang zu einer großen Vielfalt an Obst, Gemüse, Nüssen und Kräutern aus allen Teilen der Welt.

Makrominerale

Calcium (Ca)

Sauer/basisch: basenbildend.

Formen: an Protein gebundenes Ca 46 %; membrangängiges Ca 6,5 %; ionisiertes Ca 47,5 %.

Nahrungsquellen: Kelp, Sesamsamen, dunkelgrünes Blattgemüse, Möhren, Orangen, Mandeln, Brokkoli, Papaya, Sonnenblumenkerne, Walnüsse, Cashewnüsse, Paranüsse, Tofu, Knochenmehl, Naturreis und die meisten Früchte und Gemüse.

Hinweis: Kaffee, kommerzielle Tees, Getränke mit Kohlensäure (Limonaden usw.) Marihuana, zu viel Salz, Zigaretten, raffinierter Zucker, Alkohol und künstliche Diuretika (harntreibende Medikamente) sind Calciumräuber und „ziehen" das Mineral aus Knochen und anderen Geweben.

Verwendung im Körper: Calcium ist das häufigste Mineral (Metall) im Körper. Es ist wichtig für starke Knochen, Knorpel, Sehnen und Bindegewebe. (Bildet Teil der Knochenmatrix.) Assistiert in der Aktivierung vieler Enzyme, darunter die Bauchspeicheldrüsenenzyme. Wird für die Freisetzung von ATP (Adenosintriphosphat – die Energiereserven der Zellen) gebraucht. 99 % des Calciums im Körper befindet sich in den Knochen und Zähnen. Spielt eine Rolle bei der Blutgerinnung und ist eins von vielen Transportmedien der Zellen.

DIE VERWERTUNG VON CALCIUM

- Eine schlechte Calciumverwertung kann auf direktem Wege Knochen, Nerven und Bindegewebe schwächen. Das führt zu: Hämorrhoiden, Krampfadern, Besenreisern, Falten, Hernien, Aneurysmen, Organvorfall (Prolaps), z.B. bei Blase, Gebärmutter oder Darm usw.
- Eine Unterfunktion der Schilddrüse/Nebenschilddrüsen (Hypothyreose) verringert oder blockiert die Verwertung von Calcium.
- Phosphor, Calcium und Magnesium müssen in ausgewogenen Verhältnissen zueinander vorhanden sein, damit normales Wachstum und gesunde Gewebefunktion und -reparatur stattfinden kann.
- Eine Supplementation mit großen Mengen an Calcium kann zu einem mehr oder weniger gravierenden Phosphormangel führen.
- Ohne die Hormone der Nebenschilddrüsen kann Calcium nicht verarbeitet werden. Wenn Sie nicht ausschließlich pflanzliches Calcium zu sich nehmen, kann es zu Steinbildung kommen, z.B. in Form von Knochenspornen. Das ist besonders dann der Fall, wenn die Nebenschilddrüsen geschwächt sind.

Mangel: Die mangelhafte Calciumverwertung ist epidemisch. Für die Verwertung werden Hormone aus der Schilddrüse/Nebenschilddrüse benötigt und ein basisches Milieu muss vorhanden sein.

Kurzfristige Mangelerscheinungen: Muskelkrämpfe, Herzklopfen, Schlafstörungen, Reizbarkeit, Zahnkaries, Parodontose, weiche Knochen, Nervosität, Bindegewebsschwäche, darunter Krampfadern und Besenreiser, Hämorrhoiden, Organvorfall und schlaffe Haut, Petechien, Hitzewallungen, Hitze im Wechsel

mit Frieren und Herzrhythmusstörungen; spielt eine Rolle in der Muskelkontraktion, die Verwendung wird über das Parathormon und Vitamin D gesteuert; festigt Knochen und Zähne; sorgt für eine normale Funktion von Herz, Nerven, Blutgerinnung und Stoffwechsel; Calcium neutralisiert überschüssige Histamine im Serum; die Einnahme von zu viel Calcium kann die Calcitonin-Produktion der Schilddrüse ankurbeln (C-Zellen); dies hemmt die Aufnahme von Calcium in die Knochen; die Knochen werden nicht härter, sondern weicher; Blei hemmt die Aufnahme von Calcium.
Langfristige Mangelerscheinungen: Osteoporose, Skoliose, Rachitis und andere Krankheiten, bei denen Calcium aus den Knochen gezogen wird oder die Knochen nicht genügend Calcium für ein gesundes Wachstum und normale Knochenstärke aufnehmen können. Wachstumsstörungen, Zwergwuchs; auch Arthritis und Depressionen.
Toxizität: Azidose, Knochensporn; Nierensteine, Stenosen und Calciumablagerungen im Gewebe; möglicherweise auch Bluthochdruck, geistige Verwirrung, Übelkeit und Erbrechen.

Chlor (Chlorid) (Cl)

Sauer/basisch: säurebildend.
Nahrungsquellen: die meisten Früchte und Gemüse: Kokosnuss, Avocados, Datteln, Steckrüben, Blattsalat, Grünkohl, Kelp/Lappentang, Sellerie, Tomaten, Kartoffeln, Aprikosen, Orangensaft, Ananas, Brunnenkresse, roher Weißkohl, Spinat, Spargel, Salatgurken, Pastinaken, Möhren, Zwiebeln; in getrockneten und gekochten Bohnen und Erbsen enthalten; Meersalz usw.
Toxische Quellen: gechlortes Trinkwasser.
Verwendung im Körper: gehört neben Natrium und Kalium zu den Elektrolyten; wirkt auf das Blut, die Nerven und das Epithel; unterstützt die Verdauung und Ausscheidung, normalisiert den osmotischen Druck in Blut und Gewebe; unterstützt die normale Herzfunktion; regelt den pH-Wert und den Wasserhaushalt; vergrößert die Kapazität des Blutes für den Transport von Stickstoff zu den Lungen, damit dieser ausgeschieden werden kann; unterstützt den Reinigungsprozess (Ausscheidung von Toxinen) im Verdauungstrakt und im Körper allgemein; sorgt im Magen für ein gesundes saures Milieu (was die Aufnahme von Eisen und Vitamin B12 fördert).
Mangel: Verdauungsstörungen, Ödeme (Wassersucht), Gewichtsabnahme.
Toxizität: selbst in leicht überdosierten Mengen hochgiftig; zu den Symptomen gehören Schwäche, Verwirrung und Koma.

Kalium (K)

Sauer/basisch: basenbildend.
Nahrungsquellen: alles Obst und Gemüse, vor allem dunkelgrünes Blattgemüse; Kelp, Lappentang, Saaten, Feigen, Sellerie, Pilze, getrocknete Früchte, Kartoffeln, Avocados, Brokkoli, Hülsenfrüchte, Papaya, Rosinen, Naturreis, Rosenkohl, Bananen und Wassermelone.
Toxische Quellen: verschreibungspflichtige Medikamente, insbesondere manche Diuretika (harntreibende Medikamente), können die Ausscheidung von Kalium aus dem Körper begünstigen; dito chronischer Durchfall und diabetische Azidose.
Hinweis: zu viel Vitamin D kann einen Kaliummangel begünstigen und die normale Schilddrüsenfunktion unterdrücken. Das Gleiche trifft auf die Supplementation mit PABA zu. Auch Magnesium-, Zink- und Eisenmangel wirken sich auf die Kaliumwerte (oder Verlust) aus.
Mangel: Herzrhythmusstörungen, Atemnot, Muskelschwäche, schlechte Verdauung und Verwertung der Nahrung; Wachstumsverzögerungen, Lähmungen, Unfruchtbarkeit, geistige Apathie und Verwirrung, Nierenschäden; trockene Haut, Akne, Frösteln, Schlaflosigkeit, verminderte Reflexe, Glukoseintoleranz; Kaliummangel kann bei chronischem Durchfall, Nierenerkrankungen oder der langfristigen Einnahme von Abführmitteln oder Diuretika auftreten.
Verwendung im Körper: gleicht den Flüssigkeitshaushalt des Körpers aus, reguliert die Reizbarkeit von Nerven und Muskeln; unterstützt die Umwandlung von Glukose zu Glykogen, Glykogen zu Fetten und von Peptonen und Proteasen zu Proteinen; kann Akne, Allergien, Alkoholismus, Herzerkrankungen und Verbrennungen heilen.
Toxizität: die Aufnahme von zu viel Kalium kann zu hohen Konzentrationen dieses Elements im Blut führen; das wiederum begünstigt Störungen in der Herz- und Nierenfunktion und verändert den Flüssigkeitshaushalt; sehr hohe Kaliumwerte im Blut können Herzinfarkte auslösen und tödlich sein.

Kohlenstoff (C)

Sauer/basisch: säurebildend.
Nahrungsquellen: Luft, Kohlenhydrate, Zucker, Obst und Gemüse, Nüsse, Oliven und Avocados.
Verwendung im Körper: Hauptenergiequelle; Bestandteil der Kohlenhydrate und Baustein für Fette und Aminosäuren; wird für Zähne, Bindegewebe, Haut, Haar und Nägel benötigt.

Magnesium (Mg)

Sauer/basisch: basenbildend.
Nahrungsquellen: alles Obst und Gemüse, vor allem dunkelgrünes Blattgemüse, Kelp, Nüsse, Saaten, getrocknete Früchte, Kartoffeln, Sesamsamen, Alfalfa,

Feigen, Naturreis, Algen, Ananas, Honig, Sellerie, Vollkornprodukte, Mandeln, Avocados, Bananen, Äpfel, Pfirsiche, Limabohnen, Schwarzaugenbohnen, Weizenkeim, Naturreis.
Toxische Quellen: Wasser.
Verwendung im Körper: stärkt Muskeln und Nervengewebe; aktiviert viele Enzyme, vor allem im Kohlenhydratstoffwechsel; wird für gesunde Knochen und Zähne benötigt; stärkt Leber und Drüsen; regt die Ausscheidung an; kann die Stressresistenz stärken, die Kontraktionsfähigkeit der Muskeln fördern und bei der Temperaturregulation helfen; wirkt regulierend auf den Herzschlag; kann die toxischen Auswirkungen einer Bleivergiftung reduzieren und Nierensteine abbauen; wirkt außerdem auf das Albumin im Blut.
Hinweis: Alkohol, harntreibende Medikamente, emotionaler oder körperlicher Stress, Durchfall, Zink und Fluorid erhöhen den Magnesiumbedarf.
Mangel: zu den Symptomen gehören Durchfall, Müdigkeit, Calciummangel und Herzrhythmusstörungen; außerdem weiche und poröse Knochen, schlechte Verdauung, Verdauungsbeschwerden; Müdigkeit, Schlafstörungen, Reizbarkeit, Verwirrung, Krämpfe, Tachykardie, Nervosität, Nierensteine, Konvulsionen, schlechte Haut. Ein schwerer Magnesiummangel kann koronare Herzerkrankungen, geistige Verwirrung und Thrombosen begünstigen.
Toxizität: Heftige Übelkeit und Erbrechen, extrem niedriger Blutdruck, extreme Muskelschwäche, Atemnot und unregelmäßiger Herzschlag.

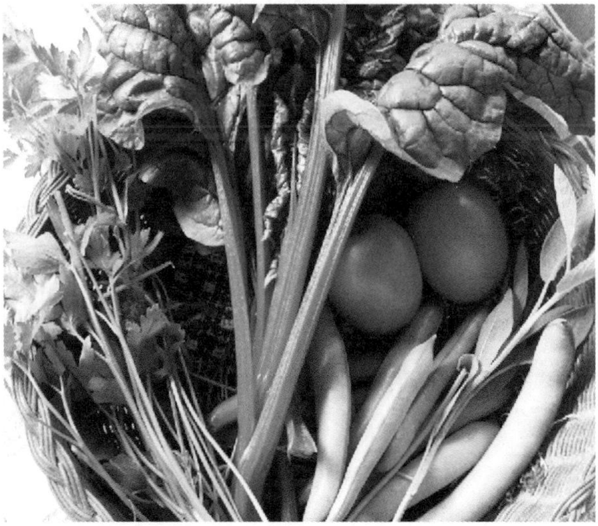

Natrium (Na)

Sauer/basisch: basenbildend.
Nahrungsquellen: alles Obst und Gemüse, vor allem dunkelgrünes Blattgemüse, Möhren, Sellerie, Wassermelone, Erdbeeren, Äpfel, Heidelbeeren, Stachelbeeren,

Blumenkohl, Spargel, Salz (alle Varianten), Salatgurken, Rote Beete, Okra, Kürbis, Stangenbohnen, Kelp/Lappentang.
Toxische Quellen: die meisten industriell verarbeiteten Nahrungsmittel, Leitungswasser.
Hinweis: Harntreibende Medikamente gehören zu den größten Übeltätern, was das Ausschwemmen von zu viel Natrium aus dem Körper betrifft. Auch starkes Schwitzen kann einen Salzmangel im Körper verursachen. Zu wenig Salz im Körper kann ein Hinweis auf Nebennierenschwäche sein. Natrium besitzt eine starke Affinität zu Sauerstoff.
Verwendung im Körper: für den Körper ein essenzieller Elektrolyt; ein sehr wichtiges Kation (positiv geladenes Ion) für die intra- (inter-)zellulären Prozesse und die Homöostase; spielt eine wichtige Rolle für den osmotischen Druck der Zelle; beeinflusst aus diesem Grund den Wasser- und Nährstoffhaushalt der Zellen; ist an der Muskelkontraktion beteiligt; spielt eine wichtige Rolle für den Kohlenhydrat- und Proteinstoffwechsel; spielt eine wichtige Rolle für den Abbau (Katabolismus) von Glukose und für die Bildung von Glykogen (Glukosespeicher); spielt eine Rolle in der elektrischen Übertragung von Nervenimpulsen im Nervensystem (beeinflusst die Leitfähigkeit einer Zelle); ist an der normalen Herzfunktion beteiligt.
Mangel: zu den Symptomen eines Salzmangels gehören Muskelschwäche und Muskelschwund, Zucken, Müdigkeit; schlechte Konzentrationsfähigkeit; Gedächtnisstörungen; Appetitverlust; Übelkeit, Durchfall, Arthritis, Nervenschmerzen, Verdauungsstörungen, Nebennierenschwäche und Gewichtsverlust. Diese Symptome sind üblicherweise eine Folge von Mangelernährung oder striktem Fasten, Erbrechen, trockener Haut, Allergien, niedrigem Blutdruck, Obstipation, Schwitzen oder Durchfall. Ein schwerer Salzmangel kann zur Dehydrierung führen und tödlich sein.
Toxizität: Eine salzreiche Ernährung wird mit Bluthochdruck in Verbindung gebracht (eine salzarme Ernährung wirkt blutdrucksenkend). Die durchschnittliche U.S.-amerikanische Ernährung enthält zu viel Salz (bis zum 15-fachen der empfohlenen Tagesmenge). [Anm. d. Red: Die WHO empfiehlt den Konsum von etwa 5 g Salz pro Tag. In Deutschland nimmt jeder durchschnittlich etwa doppelt so viel zu sich.]

Phosphor (P)

Sauer/basisch: säurebildend.
Nahrungsquellen: ist in fast allen Nahrungsmitteln enthalten, vor allem in Erbsen, Saaten, Mais, Pilzen, Möhren, Nüssen (Pekannuss, Mandeln usw.), Vollkornprodukten, getrockneten Früchten, Hülsenfrüchten.

Toxische Quellen: Fleisch, Getreide, Produkte und Abfallprodukte aus dem Verdauungstrakt, Phosphatminen, Seifen, Phosphatzusätze in Getränken (kohlensäurehaltig) usw.
Verwendung im Körper: Phosphor ist wichtig für die Verhärtung der Knochen (85 % des pH-Werts im Körper befindet sich im Skelett); wird für viele Enzym-gesteuerte Vorgänge benötigt, darunter der Stoffwechsel; steuert die Aktivitäten der meisten Hormone und vieler Vitamine; spielt eine Rolle im Kohlenhydrat-, Fett- und Proteinstoffwechsel; organische Phosphate sind Bestandteile aller zellulären Strukturen und viele ihrer Funktionen; Bestandteil des ATPs (Adenosintriphosphat), dem Kraftwerk der Zelle, wird bei der Oxidation von Zucker eingesetzt, um ATP zu bilden; an der Bildung von Knochen, Zähnen, Blut, Gehirn und Haar beteiligt; Fett- und Kohlenhydratstoffwechsel; transportiert Fettsäuren.
Mangel: verursacht Knochenschmerzen und schlechte Knochenbildung, Osteoporose, Gedächtnisstörungen, Gewebsschwäche, Organprolaps, Müdigkeit, Reizbarkeit, Wachstumsstörungen, Rachitis, empfindliche Haut, Appetitverlust und Gewichtsabnahme; allgemeine Schwäche; ein Zuviel an Phosphor kann über einen längeren oder starken Konsum unverdaulicher Antazida aufgenommen werden; auch der Verzehr von Limonaden und anderen Süßgetränken, Konserven oder industriell verarbeiteten Nahrungsmitteln führt dem Körper zu viel Phosphor zu.
Toxizität: selten toxisch; zu den Symptomen können brüchige Knochen aufgrund eines Calciummangels (Osteoporose) gehören; auch epileptische Anfälle, Herzrhythmusstörungen und Atemnot.

Sauerstoff (Oxygenium) (O)

Sauer/basisch: basenbildend.
Nahrungsquelle: frische Luft.
Toxische Quellen: Luftverschmutzung.
Verwendung im Körper: oxidiert; wird für Knochen, Zähne, Haut, rote Blutkörperchen, Blutkreislauf und Optimismus benötigt!
Mangel: Sauerstoffmangel führt zum Tod.

Schwefel/Sulfur (S)

Sauer/basisch: säurebildend.
Nahrungsquellen: Grünkohl, Steckrübe, Rosenkohl, getrocknete Bohnen, Kohl, Blumenkohl, Knoblauch, Zwiebeln, Himbeeren, Kelp, Brokkoli, Blattsalat, Weizenkeim usw.
Toxische Quellen: Dauerwelle, Produkte zum Glätten der Haare und manche Pflegespülungen für das Haar können den Sulfur-Spiegel beeinflussen.
Hinweis: Schwefel schützt die Zellen bekanntlich vor den toxischen Auswirkungen von Schwermetallen. Auch Tabakgenuss hemmt die Aufnahme.

Verwendung im Körper: Schwefel desinfiziert das Blut, macht den Körper widerstandsfähiger gegen Bakterien und schützt das Protoplasma der Zellen; es unterstützt wichtige Oxidationsvorgänge im Körper, regt die Gallenbildung an und schützt vor toxischen Substanzen; Sulfur schützt vor schädlicher Strahlung und Umweltverschmutzung und wirkt so dem Alterungsprozess entgegen; wird für die Bildung von Kollagen benötigt, einem wichtigen Protein, das der Haut Spannkraft verleiht; wichtig für Haar, Nägel, Insulin, Knorpel und Blut; unterstützt Verdauung und Ausscheidung; oxidierender Stoff im Hämoglobin.
Hinweis: Schwefel ist das Schlüsselelement, das den Knoblauch zum „König der Heilpflanzen" werden lässt.
Mangel: Wachstumshemmungen, Ekzeme, Dermatitis, schwacher Wuchs von Haar und Nägeln oder brüchiges Haar und Nägel.
Toxizität: Erhöht das Risiko eines Herzinfarkts; lebensbedrohliche Zustände sind jedoch unwahrscheinlich.

Stickstoff (Nitrogenium) (N)

Sauer/basisch: säurebildend.
Nahrungsquellen: Proteine (Aminosäuren); zu den dominanten Nahrungsmitteln gehören: Nüsse, Saaten, Alfalfa, grünes Blattgemüse.
Toxische Quellen: Fleisch.
Verwendung im Körper: verhält sich wie und ist Hauptbestandteil von Protein und dem Mineral Phosphor; Muskeln, Knorpel, Gewebe, Sehnen, Bänder, mageres Fleisch.
Mangel: abnormales Wachstum, Magerkeit, neuromuskuläre Beschwerden und Tod.
Toxizität: Azidose.

Wasserstoff (Hydrogenium) (H)

Sauer/basisch: basenbildend.
Nahrungsquellen: alle Nahrungsmittel, insbesondere Kohlenhydrate und Fette; Zucker, Obst und Gemüse (vor allem Möhren, Sellerie, Spinat, Tomaten und Kohl).
Verwendung im Körper: Blut; alle Zellen.

Spurenelemente

Als Spurenelemente bezeichnet man Minerale, die von Pflanzen, Tieren und Menschen nur in kleinen Mengen benötigt werden. In unserem Körper findet man Spuren von über 65 Mineralen, darunter Aluminium, Arsen, Barium, Bismut, Beryll, Brom, Cadmium, Chrom, Kupfer, Folsäure, Fluor, Gallium, Germanium, Gold, Eisen, Blei, Lithium, Mangan, Quecksilber, Molybdän, Chinin, Selen, Silizium, Silber, Strontium, Zinn, Titan, Tungsten, Vanadium und Zink. Für die

Gesundheit sind sie von großer Bedeutung und sie spielen eine wichtige Rolle in der Aufnahme und Verwertung von Vitaminen und anderen Nährstoffen. Sie unterstützen die Verdauung und fungieren als Katalysatoren für viele Hormone, Enzyme und essenzielle Körperfunktionen und -reaktionen. Außerdem sorgen sie dafür, dass nach starkem Schwitzen oder Durchfall der Flüssigkeits- und Elektrolythaushalt wiederhergestellt wird. Zudem schützen sie uns vor toxischen Reaktionen und Schwermetallvergiftung. Die aktuelle Forschung hat nachweisen können, dass der Mensch alle nötigen Spurenelemente über eine ausgewogene Ernährung aufnehmen sollte, vor allem durch den Verzehr von frischem Obst und Gemüse.

Der verstorbene Dr. Henry Schroeder pflegte zu sagen, dass Spurenelemente „wichtiger sind als Vitamine, weil sie von Lebewesen nicht selbst hergestellt werden können. Sie dienen als Zündhölzer für alle biochemischen Vorgänge, von denen der durch die Verbrennung von Nahrung entstandene Energieaustausch abhängt und damit auch die Erschaffung alles lebendigen Gewebes."

Viele unterschiedliche Faktoren können zu einem Ungleichgewicht im Mineralhaushalt beitragen. Das bedeutet, dass die Minerale, die wir über die Nahrung aufzunehmen glauben, nicht unbedingt auch ihren eigentlichen Zweck in unserem Körper erfüllen. Was kann die Aufnahme von Mineralen also hemmen?

Ernährung

Einer der wichtigsten Faktoren ist wohl die Ernährung. Ungesunde Ernährungsgewohnheiten, darunter der Verzehr von zu vielen raffinierten Kohlenhydraten, Alkohol und auch Modediäten begünstigen einen unausgewogenen Mineralhaushalt. Selbst eine „gesunde Ernährung" kann zu wenige Minerale liefern, wenn der Boden, in dem die Nahrungsmittel angebaut wurden, einen Mangel aufweist oder die Nahrung nicht richtig zubereitet wird.

Stress

Körperlicher und seelischer Stress kann dem Körper Minerale rauben. Bestimmte Nährstoffe, wie z. B. das Mineral Zink und die B-Vitamine, werden in stressigen Zeiten vermehrt ausgeschieden. Steht der Körper unter Stress, kann er Nährstoffe nicht so gut aufnehmen.

Medikamente

Medikamente können die Nährstoffvorräte des Körpers aufbrauchen oder toxische Schwermetalle in den Körper einbringen. Zu den bekannten Nebenwirkungen harntreibender Medikamente gehören nicht nur der Verlust von Salz, sondern in vielen Fällen auch der Verlust von Kalium und Magnesium. Antazida, Aspirin und orale Verhütungsmethoden rauben dem Körper Vitamine und Minerale und begünstigen die Einlagerung von Schwermetallen.

Umweltgifte

Giftige Metalle wie Blei, Quecksilber und Cadmium können die Aufnahme von Mineralen hemmen und die Ausscheidung derselben erhöhen. Im Laufe unseres Lebens sind wir einer ganzen Reihe von giftigen Metallen ausgesetzt, darunter Zigarettenrauch (Cadmium), Kupfer und Aluminium in Kochgeschirr, Haarfarbe (Blei), bleihaltige Kosmetika, hydrogenierte Öle (Nickel), Deodorants (Aluminium) und Zahnfüllungen (Quecksilber und Cadmium). Dies sind nur einige Beispiele für die zahlreichen giftigen Metalle, mit denen ein Mensch tagtäglich in Kontakt kommen kann.

Nahrungsergänzungsmittel

Auch Vitamin- und Mineralpräparate können den Mineralhaushalt stören. Die Aufnahme von Calcium wird beispielsweise durch Phosphor gehemmt. Vitamin C wird für die Aufnahme von Eisen benötigt, kann in großen Mengen aber einen Kupfermangel begünstigen. Vitamin D verbessert die Aufnahme von Calcium, in großen Mengen kann es jedoch zu einem Magnesiummangel und anderen Beschwerden führen.

Spurenelemente/Mikrominerale

Arsen (As)

Sauer/basisch: säurebildend.

Nahrungsquellen: Wasser, Luft und Boden.

Toxische Quellen: Fisch, Getreide und Cerealien, Verbrennung von Kohle, Pestizide, Insektizide (über den chemischen Stoff Arsenoxid), Herbizide, Entlaubungsmittel, Metallgegenstände, die Herstellung von Glas und Spiegelglas, Zigarettenrauch, Füllstoffe für Wurzelkanalbehandlungen; auch das Einatmen von Sägemehl oder Rauch aus der Verbrennung von Holz, das mit Arsen behandelt wurde, ist eine toxische Quelle; illegale Müllhalden; mit Arsen verseuchtes Wasser, Luft oder Lebensmittel; anorganische Arsenverbindungen, die als Konservierungsstoffe für Holz eingesetzt werden.

Verwendung im Körper: Welche Rolle Arsen im Körper spielt, ist nicht bekannt. Studien an Tieren haben gezeigt, dass es für Wachstum, Entwicklung und Fortpflanzung wichtig ist. Möglicherweise ist das auf seine Beteiligung am Methionin-Stoffwechsel zurückzuführen, einer Aminosäure, die für das Wachstum benötigt wird. Arsen hat einen knoblauchartigen Geruch, wenn es verbrannt wird. Es wird hauptsächlich in der Leber gespeichert und über den Urin ausgeschieden. Zu den möglichen Wirkungsbereichen im Körper gehören Haut, Haare, Nägel, Schilddrüse und Gehirn.

Mangel: Arsen lagert sich in den Muskeln und im Gehirn ein (und verdrängt dabei Phosphor); süßlicher, metallischer Geschmack, knoblauchähnlicher Atem und

Stuhlgang, der nach Knoblauch riecht; Verengungsgefühl im Hals; ständige Rückenschmerzen (bei denen die Behandlungen durch einen Chiropraktiker nicht nachhaltig wirken), Müdigkeit, Mangel an Lebenskraft, Schluckbeschwerden, brennende Empfindungen (Entzündung) in Augen, Hals und Brust; vergrößerte Mandeln, Muskelkrämpfe, Schmerzen in der Rückenmuskulatur, Lustlosigkeit, Verlust der Schmerzempfindlichkeit, Verlust der Körperbehaarung; Verfärbung der Haut (dunkle Flecken), Gastroenteritis.
Toxizität: blockiert den Stoffwechsel (macht die Energieproduktion ineffizienter), Zell- und Enzymgift; wirkt verengend auf den Hals und löst Muskelkrämpfe aus; ein starkes Nervengift; Anorexie; der Verzehr großer Mengen kann tödlich sein; das Einatmen von großen Mengen anorganischem Arsen kann Halsschmerzen und Lungenreizungen verursachen; außerdem Übelkeit, Erbrechen; hemmt die Bildung von roten und weißen Blutkörperchen, Herzrhythmusstörungen; schädigt die Blutgefäße; verursacht Kribbeln in Händen und Füßen, wie von Tausend Nadelstichen; auch hartnäckige Rückenschmerzen.

Beryll (Be)

Nahrungsquellen: Wasser, Luft, Boden.
Toxische Quellen: Exposition in der Industrie, in der Metallindustrie, beim Verbrennen von Kohle, bei der Verarbeitung von Kupfer; möglicherweise auch durch Farben, Lacke, Kosmetika.
Verwendung im Körper: Aktuell liegen keine Informationen vor, inwieweit Beryll für eine optimale biochemische Funktion überhaupt eine Rolle spielt.
Mangel: Atemnot, Gewichtsverlust, Husten, Müdigkeit, Brustschmerzen, Anorexie und Schwäche.
Toxizität: wirkt auf Lungen, Leber, Nieren und Herz; blockiert verschiedene Enzyme, darunter ATP, DNA und mehrere Leberenzyme; Zelltod in allen Geweben.

Blei (Pb)

Sauer/basisch: säurebildend.
Nahrungsquellen: Nahrungsmittel und Pflanzen, die in mit Blei verseuchtem Boden angebaut werden.
Toxische Quelle: Blei kann über viele unterschiedliche Quellen aufgenommen werden, darunter frische Lebensmittel und Konserven, Wasser, bleihaltige Farben und Glasuren, Färbemittel für Haare, Luftverschmutzung, Abgase, Zigarettenrauch, Konservendosen (Lötmetall); die Ausdunstungen des Treibstoffs beim Betanken an der Tankstelle enthalten sehr viel Blei; Blei ist ein Protoplasmagift und als solches in raffiniertem, weißen Zucker enthalten.
Nahrungsmittel, die den Körper von Blei entgiften: Kürbiskerne, Okra, Rhabarberwurzeln, Cayennepfeffer, Pfefferminze, grünes Blattgemüse und Obst.

Hinweis: Bitte achten Sie darauf, kein Kochgeschirr aus Kupfer oder Aluminium zu verwenden; lagern Sie keine säurehaltigen Lebensmittel in Metallbehältern.
Verwendung im Körper: unbekannt; Blei blockiert die Bildung von Hämoglobin und kann eine Eisenmangelanämie verursachen; Blei ist ein Protoplasmagift, d.h. es stört den natürlichen Enzymaustausch des lebenden Körpers und somit die Lebensenergie.
Mangel: Blei ist eines der häufigsten und hartnäckigsten Nervengifte in unserer Umwelt und ist selbst in kleinen Mengen schädlich; mangelnde Willensstärke, Müdigkeit, Verlust des abstrakten Denkvermögens, Allergien, Anämie, Kopfschmerzen, Schwäche, Hyperaktivität bei Kindern, Gehirnfehlfunktionen; verursacht Verhaltens- und Lernstörungen, vor allem bei Kindern; Blei reichert sich in Gehirn, Nerven, Knochen und in der rechten Niere an.
Toxizität: Gestörte Nervenfunktion (was zu Verhaltensstörungen führen kann, z.B. Hyperaktivität bei Kindern), Anämie, Schwäche, Muskelschwund, Lethargie, geistige Beeinträchtigungen, Verdauungsstörungen, Obstipation, fehlende Willenskraft, Verlust des abstrakten Denkvermögens; Verlust der intellektuellen Kapazitäten, Zahnkaries, allergische Reaktionen auf Nahrungsmittel und Umweltfaktoren, erhöht die Anfälligkeit für Diabetes und Multiple Sklerose.

Bor (B)

Sauer/basisch: säurebildend.
Vorkommen: Vulkanquellen in der Toskana, als Borate (Mineralklasse) und als Colemanit in Kalifornien.
Nahrungsquellen: Trinkwasser, frisches Obst, Äpfel, Möhren, Trauben, Birnen, grünes Blattgemüse, Nüsse und Getreide.
Toxische Quellen: Seifen, Zement, manche Reinigungsprodukte, Glas, Keramik.
Mangel: Zu wenig Bor in der Nahrung führt zu Veränderungen in den Knochen, vergleichbar mit denen bei Frauen mit Osteoporose; ein Bormangel senkt den Anteil an ionisiertem Calcium und Calcitonin im Blut, hebt aber gleichzeitig den Calciumspiegel insgesamt an und fördert die Ausscheidung von Calcium über die Nieren; bei Tieren kommt es zu Wachstumshemmungen; möglicherweise sind Bor und Magnesium eng miteinander verwandt, weil ein gleichzeitiger Mangel dieser beiden Minerale Knochenbeschwerden verstärkt, den Aufbau von Knochengewebe unterdrückt und die Magnesiumkonzentration in den Knochen reduziert; im Gegensatz hierzu hebt eine Supplementation mit Bor die Serumkonzentration von Beta-Estradiol und Testosteron an; das wiederum verhindert Calciumverlust und die Entmineralisierung von Knochengewebe.
Toxizität: Übelkeit, Durchfall, Hautausschläge, Arthritis und Müdigkeit; es gibt einige wenige Studien mit Tieren, die zeigen, dass der übermäßige Verzehr von Bor das Wachstum und die Immunfunktion hemmen kann.

Cadmium (Cd)

Nahrungsquellen: Wasser, Luft und Boden.
Toxische Quellen: Zigarettenrauch; bei der Herstellung von Batterien (über Luftverschmutzung); beim Löten, Schweißen und Galvanisieren von Metall; Wasserleitungen, Trinkwasser; Minen; Zinkraffinerien (in der Luft); Verbrennen von fossilen Rohstoffen; Siedlungsabfälle; Zahnprothesen; Farbe, galvanisierte Rohre, belastete Meeresfrüchte.
Nahrungsmittel, die bei der Entgiftung von Cadmium helfen: Gemüse aus der Kohl-Familie (Kreuzblütler), Paprika, Obst.
Verwendung im Körper: Ein Umweltgift, das im Wasser, in der Nahrung und in der Luft vorkommt; ist in industriell verarbeitetem Getreide, Milchprodukten, Fleisch, Fisch, Düngemitteln, Abgasen, Zigarettenrauch, Batterien, Lötmitteln und Zahnmaterialien enthalten; blockiert die Aufnahme anderer Mineralien; lagert sich bevorzugt im Herz und in der rechten Niere ab; beeinträchtigt die Funktion mehrerer Enzyme.
Mangel: Anämie, Muskelschwund, Bluthochdruck, Leber- und Nierenschaden, Zinkmangel, Arthritis, Pneumonitis, Erbrechen, Durchfall, Calciumverlust in den Knochen, Schäden am Herzen und in den Blutgefäßen, Erschöpfung, Emphysem.
Toxizität: Cadmium kann vom Körper nicht ausgeschieden werden und reichert sich mit der Zeit an bis ein toxisches Niveau erreicht ist; durch weiches Trinkwasser kann sich Cadmium aus den Leitungen lösen und das Trinkwasser belasten; Bluthochdruck, Nierenschäden, Geruchsverlust (Anosmie); Studien haben gezeigt, dass Alkohol die Anreicherung von Schwermetallen wie Cadmium im Körper begünstigt.

Chrom (Cr)

Sauer/basisch: säurebildend.
Nahrungsquellen: Wasser aus natürlichen Quellen, Pilze, Rohrzucker, Bierhefe, Melasse, Gewürze und Kräuter.
Toxische Quellen: industrielle Ledergerbung, roher Zement und Produkte zur Holzveredelung.
Hinweis: Wissenschaftler gehen davon aus, dass 90 % aller Amerikaner nicht genügend Chrom aufnehmen und 60 % Diabetiker sind oder einen niedrigen Blutzuckerspiegel haben.
Verwendung im Körper: Wichtigster Regulator des Insulins; im Körper sind durchschnittlich ca. 600 µg Chrom enthalten, Kleinkinder haben einen besonders hohen Chromspiegel; die wichtigste Funktion des Chroms ist seine Rolle als Teil des Glukosetoleranzfaktors (GTF), einer Substanz, die im Zusammenspiel mit Insulin die Aufnahme von Blutzucker (Glukose) in die Zellen ermöglicht; wird für den Energiehaushalt, die Schilddrüse und die Milz benötigt; unterstützt den Kohlenhydratstoffwechsel; ist zusammen mit Insulin für die Aufnahme von

Glukose und der Freisetzung von Energie verantwortlich; ein Chrommangel wird verstärkt, wenn gleichzeitig auch ein Mangel an Vanadium vorliegt.
Mangel: Hypoglykämie, Diabetes; möglicherweise Schlafprobleme und gestörte Träume; Angstzustände, Müdigkeit und verkürzte Lebenserwartung; industrielles Chrom ist krebserregend und wirkt auf Lunge und Bronchien; verursacht dort Entzündungen; Hautgeschwüre, Hirnblutungen und Thrombosen wurden beobachtet.
Toxizität: zu viel Chrom oder die Anreicherung von Chrom im Gewebe kann die Wirkung von Insulin blockieren und nicht unterstützen; sehr hohe Mengen gelten als karzinogen; Leber- und Nierenschäden.

Eisen (Fe)

Sauer/basisch: säurebildend.
Nahrungsquellen: Obst und Gemüse, vor allem dunkelgrünes Blattgemüse; Nüsse (darunter Mandeln und Haselnüsse usw.); Orangen, Trauben, Bananen, Kelp/Lappentang, Rosinen, Feigen, Rote Beete, Möhren, Tomatensaft, Spargel, Petersilie, Limabohnen, Salatgurken, Rosenkohl, Winterkürbis, Brokkoli, Brunnenkresse, Brombeeren, Vollkornprodukte, Wurzelgemüse, Spinat, roher Brokkoli, grüne Erbsen, Avocados, Pflaumen, Sesamsamen und Kürbiskerne.
Toxische Quellen: Industrie, alte Wasserleitungen, Trinkwasser, Umweltgifte, darunter Luft und Kochgeschirr aus Eisen.
Verwendung im Körper: wichtiger Bestandteil für die Bildung von Hämoglobin, Myoglobin und vielen Enzymen; wird für die Bildung von roten Blutkörperchen benötigt; schützt vor Stress und Krankheiten; Eisen beeinflusst die Freisetzung von Aldosteron durch die Nebennieren, wobei Aldosteron den Natriumspiegel erhöht und somit Kalium ausgleicht und ein basisches Milieu unterstützt; wirkt in Kombination mit Glukose und Fruktose, Aminosäuren und einigen Vitaminen (E, C usw.); Eisen stärkt das Immunsystem und reduziert die Infektanfälligkeit gegen Erkältungen und Krankheiten allgemein; es transportiert den Sauerstoff im Blut; möglicherweise ist es auch an folgenden Prozessen beteiligt: Wachstum, Fortpflanzung, Zahngesundheit, in Skelett und Leber, für Lipide und Cholesterin.

Große Mengen an Vitamin E und Zink blockieren die Aufnahme von Eisen. Das Gleiche trifft auf Koffein (Kaffee, Tee und kohlensäurehaltige Süßgetränke) zu; auch ein Überschuss an Phosphor bei Menschen, die viele Lebensmittel aus Konserven oder süße Erfrischungsgetränke verzehren, reduziert die Aufnahme von Eisen; durch übermäßiges Schwitzen oder einen schnellen Stoffwechsel (die Nahrung passiert den Verdauungstrakt zu schnell) kann entweder zu wenig Eisen aufgenommen oder zu viel ausgeschieden werden; ein niedriger Eisenspiegel begünstigt das Einlagern von Blei im Gewebe und umgekehrt; Blei blockiert die Bildung von Hämoglobin und kann eine Eisenmangelanämie verursachen.

Mangel: eine leichte Eisenmangelanämie (die sich noch nicht negativ auf die Anzahl der roten Blutkörperchen auswirkt) kann Müdigkeit, Kopfschmerzen, Leistungsabfall bei Laufathleten, Schwäche, Konzentrationsstörungen, Menstruationsbeschwerden, Reizbarkeit, Depressionen und Schlafstörungen verursachen; ein starker Eisenmangel kann zur Anämie führen und zu einer Reduktion der roten Blutzellen; Obstipation, Wundheit der Mundschleimhaut, brüchige Nägel, blasse Haut und Atemnot gehören zu den Symptomen; auch ungewöhnliche Essgewohnheiten, wie z. B. das Verlangen nach Unverdaulichem wie Eis, Tonerde oder Kreide gehören dazu; Herzerkrankungen, geistige Beeinträchtigungen; kann sich nachteilig auf die Leistungsfähigkeit im Beruf und die Gedächtnisfähigkeit auswirken; Stimmungsschwankungen; kann Verdauungsstörungen und Entzündungen begünstigen.
Toxizität: die Einnahme von zu viel Eisen kann ungesunde Ablagerungen dieses Elements im Körper begünstigen und die Bildung von freien Radikalen fördern; Eisenablagerungen im Gewebe sind mit der seltenen Erkrankung Hämochromatose in Verbindung gebracht worden; eine Überdosierung kann Blutungen in Magen und Darm begünstigen, zu einem Abfall des Blutdrucks führen, die Leber schädigen, die Infektanfälligkeit erhöhen und könnte für kleine Kinder tödlich sein.

Fluor (F)

Sauer/basisch: säurebildend.
Nahrungsquellen: Möhren, Steckrüben und die Blätter der Roten Beete, Löwenzahn, Sonnenblumenkerne, Knoblauch, Spinat, grünes Blattgemüse, Nüsse (vor allem Mandeln), Löwenzahnblätter.
Toxische Quellen: Trinkwasser wird häufig mit Fluor angereichert; in Lebensmitteln enthalten, die in Gebieten mit hoher Fluorbelastung hergestellt werden; Zahnpasta enthält in der Regel Fluorid, auch manche Dünger werden mit Fluor versetzt; auch in Meeresfrüchten und Hafer enthalten.
Verwendung im Körper: stärkt Zahnschmelz und Knochen; verhindert Karies, Knochenbrüche und Osteoporose bei älteren Frauen; trägt zu einem höheren Geburtsgewicht bei und fördert das Wachstum bei Kindern; verhindert Schwerhörigkeit, solange diese durch eine Otosklerose des Innenohrs verursacht wird; wird für gesundes Blut, Haut, Haare und Nägel benötigt.
Mangel: Zahnfäule, Wirbelsäulenverkrümmung, Sehschwäche.
Toxizität: Fluor bleibt lange im Körper, weil es in das Knochengewebe eingebaut wird; selbst wenn die aufgenommen Mengen nur leicht über der empfohlenen Tagesmenge liegen, können sie folgende Beschwerden auslösen: Knochenschmerzen, Steifheit, Schwäche, weiße Flecken auf den Zähnen, braune oder kaputte Zähne, Knoten auf den Knochen, Alterserscheinungen, höhere Krebsraten, höhere Sterberaten (bis zu dreimal höher in Gebieten mit fluoriertem

Trinkwasser), schlaffe und faltige Haut; Sklerodermie (verhärtete Flecken auf der Haut); in Indien gibt es Menschen, die aufgrund einer Skelettfluorose unter Verformungen der Knochen leiden (z. B. Buckel), selbst wenn die Fluorbelastung des Trinkwassers das 1,5-fache der empfohlenen Tagesmenge nicht überschreitet; die Aufnahme und Nebenwirkungen von Fluor werden begünstigt durch: heißes Wetter, viel Wasser trinken und proteinarme Ernährung; große Mengen Fluor sind extrem giftig.

Kobalt (Co)

Nahrungsquellen: alles grüne Blattgemüse; ebenso verschiedene Früchte, Gemüse und Kräuter.
Toxische Quellen: Kobalt wird beim Brauen von manchen Biersorten als schaumhemmendes Mittel eingesetzt; der Verzehr großer Mengen dieser Biere könnte zu Herzbeschwerden und Polyzythämie führen.
Verwendung im Körper: unterstützt das normale Wachstum, reguliert den Appetit und die Bauchspeicheldrüse; aktuell weiß man nur, dass Kobalt ein Bestandteil des Vitamins B12 ist; in dieser Funktion unterstützt Kobalt die Produktion gesunder roter Blutkörperchen, den Erhalt des Nervensystems und die gesunde Zellbildung.
Toxizität: selten; große Mengen anorganisches Kobalt (nicht in Kombination mit Vitamin B12) könnte die Schilddrüsenfunktion und das Knochenmark anregen und somit eine Überproduktion roter Blutkörperchen (Polyzythämie).

Kupfer (Cu)

Sauer/basisch: basenbildend.
Nahrungsquellen: dunkelgrünes Blattgemüse, Rosinen, Rettiche, Nüsse (insbesondere Mandeln), Orangen, Melasse, Avocados und Brokkoli.
Toxische Quellen: Wasserleitungen und Kochgeschirr aus Kupfer.
Hinweis: die langfristige Anwendung von oralen Verhütungsmitteln kann den Kupfergehalt im Körper aus dem Gleichgewicht bringen und zu hohen Cholesterinwerten führen.
Verwendung im Körper: Leber, Gallenblase, Blut, Lunge, Herz; Aufnahme und Stoffwechsel von Eisen; Oxidation von Fettsäuren, von Tyrosin zu Melanin-Pigmenten; Vitamin C (Ascorbinsäure)-Stoffwechsel; dient als Katalysator zur Bildung von Hämoglobin; Kupfer ist ein Bestandteil der antioxidativen Enzyme Superoxid-Dismutase und schützt die Zellmembran vermutlich vor Schäden, die von hochreaktiven Sauerstofffragmenten verursacht werden; in dieser antioxidativen Kapazität könnte Kupfer eine krebshemmende Wirkung haben.
Mangel: Kupfer reichert sich im Gehirn und in den Eierstöcken an; kann chronischen Durchfall und Brennen in Hals und Mandeln verursachen; auch Malabsorption oder Eisenmangelanämie; ebenso Entfärbung von Haut und Haaren

(der Körper kann kein Kollagen mehr bilden), Glatze, Herzerkrankungen, Menkes-Syndrom, Nervenschäden, Infektanfälligkeit, Skoliose, schlechte Neubildung von Gewebe, Atembeschwerden, Geschwüre; Behinderung.
Toxizität: zu den Symptomen können Colitis ulcerosa, Morbus Wilson, mentale und seelische Störungen gehören.
Hinweis: Die tägliche Einnahme von mehr als 20 mg kann zu Übelkeit und Erbrechen führen.

Lithium (Li)

Sauer/basisch: basenbildend.
Nahrungsquellen: Kelp/Lappentang, Vollkornprodukte, Saaten.
Verwendung im Körper: verringert Aggressivität, Gewalttätigkeit und Autoaggression.
Mangel: Depression, manisch-depressive Störungen, Manie, Suizid, Missbrauch des Partners und der Kinder.
Toxizität: Zittern, Benommenheit, Kopfschmerzen, Verwirrung, Ruhelosigkeit, Schwindel, psychomotorische Entwicklungsstörungen, Lethargie, Koma.

Mangan (Mn)

Sauer/basisch: basenbildend.
Nahrungsquellen: alles dunkelgrüne Blattgemüse, Spinat, Bananen, Rote Beete, Blaubeeren, Orangen, Grapefruit, Aprikosen, Erbsen, Kelp und anderer Seetang, Sellerie, Hülsenfrüchte, Nüsse, Getreide, Spargel, Ananas.
Toxische Quellen: die industrielle Belastung mit Mangan wurde mit psychischen und nervenbedingten Störungen in Verbindung gebracht!
Verwendung im Körper: Bildung von Thyroxin und Harnstoff, lipotrope Aktivität des Cholin; Verwertung von Thiamin; Kohlenhydratstoffwechsel; stärkt Gewebe, Knochen, Nieren, Leber, Bauchspeicheldrüse, Milz, Gehirn, Herz und Lymphe; arbeitet mit Neurotransmittern zusammen und trägt zum Energiestoffwechsel bei; an der Bildung von Knochen- und Knorpelgewebe beteiligt; aktiviert zahlreiche Enzyme, darunter Pyruvat, Carboxylase, Superoxid in den Mitochondrien, Arginase und Dismutase; essenziell für die Synthese von Katecholamin; fördert die Fruchtbarkeit und Fortpflanzungsfähigkeit; unterstützt das Wachstum und die Bildung von Geschlechtshormonen; reguliert den Blutzucker und unterstützt den Körper bei der Verwertung von Proteinen und Kohlenhydraten.
Mangel: selten; Atherosklerose, Verwirrung, Zittern, Sehstörungen und Hörverlust, Hautausschläge, erhöhte Cholesterinwerte, Bluthochdruck, Reizbarkeit, Schaden an der Bauchspeicheldrüse, Schwitzen, Herzrasen, geistige Beeinträchtigung, Zähneknirschen, Müdigkeit und fehlende Ausdauer; schwache Knochen, Haare und Fingernägel; Hautprobleme; Unfruchtbarkeit und Gewichtsverlust; Störung der Drüsenfunktion, schwache Sauerstoffsättigung im Gewebe; die

normale Fortpflanzungsfähigkeit ist gestört; Epilepsie und Konvulsionen, möglicherweise Krämpfe und Lähmungen; meist ist jedoch ein Calciummangel für die Krämpfe verantwortlich.
Toxizität: ist bekanntermaßen hoch giftig, wenn es eingeatmet oder injiziert wird; zu den Symptomen einer Vergiftung gehören die Creutzfeldt-Jakob-Krankheit (CJK), das menschliche Pendant zur Bovinen Spongiformen Encephalopathie.

Molybdän (Mo)

Nahrungsquellen: Naturreis, Hirse, dunkelgrünes Blattgemüse, Erbsen, Hülsenfrüchte, Bohnen, Vollkornprodukte.
Toxische Quellen: Leitungswasser.
Verwendung im Körper: reguliert den Calcium-, Magnesium- und Kupferstoffwechsel; Umwandlung von Purinen zu Harnstoff; ist ein Bestandteil des Enzyms Xanthinoxidase, das die Bildung von Harnsäure unterstützt (ein Abbauprodukt des normalen Stoffwechsels); ist wichtig für die Mobilisierung von gespeichertem Eisen und wird für das normale Wachstum und die gesunde Entwicklung benötigt.
Mangel: Kupfermangel; Herzrasen, Beschwerden des Zahnfleischs und der Mundschleimhaut, Anämie, Appetitverlust, Gewichtsverlust, Impotenz bei älteren Männern, schnellere Atemfrequenz, Nachtblindheit, Zwergwuchs.
Toxizität: gilt im Allgemeinen als ungiftig; die Einnahme von mehr als 10 mg über einen längeren Zeitraum wird jedoch mit Symptomen in Verbindung gebracht, die an Gicht erinnern, wie z. B. Gelenkschmerzen und -schwellungen.

Nickel (Ni)

Nahrungsquellen: in Spuren in allen Nahrungsmitteln enthalten.
Toxische Quellen: wird in der Industrie als Katalysator zur Hydrierung von Ölen und Fetten (gehärtete Fette) eingesetzt; in der Regel in allen Margarinen sowie Ölen und Fetten enthalten, die den Aufdruck „hydrogeniert“ tragen; es handelt sich um gehärtete Pflanzenfette (auch in Brot, Pommes, Keksen, Süßigkeiten usw.); wird in der Stahlindustrie und anderen Metall verarbeitenden Betrieben eingesetzt; in Zigaretten, Färbemitteln und Kosmetikprodukte für Haare enthalten.
Hinweis: Mohnsamen können Nickelablagerungen beseitigen!
Nahrungsmittel, die bei der Entgiftung von Nickel helfen: Obst und grünes Blattgemüse eignet sich am besten dazu, den Körper von einer (toxischen) Nickelbelastung zu befreien.
Verwendung im Körper: man hat noch nicht herausgefunden, welche Rolle Nickel spielt; allerdings tritt das Mineral im Kontext des genetischen Codes in jeder Zelle auf und kann unter Umständen an der Aktivierung von Enzymen beteiligt sein; wirkt vermutlich auf Bauchspeicheldrüse und Insulin; ist wahrscheinlich

an der Hormonfunktion, an den Enzymen und der Zellmembran beteiligt; Menschen mit einem Vitamin B6-Mangel, Leberzirrhose oder Nierenversagen haben tendenziell auch niedrige Nickel-Werte; ob dieser Zusammenhang von Bedeutung ist, wissen wir noch nicht; im Gegensatz hierzu werden hohe Nickelwerte im Blut mit Krebs, Herzinfarkt, Schilddrüsenstörungen, Schuppenflechte und Ekzemen in Verbindung gebracht.
Mangel: Nickel reichert sich in den Nebenhöhlen, den Gelenken und der Wirbelsäule an; kann toxisch auf die Harnwege und insbesondere auf die Nieren wirken; kann sich im Blut an Fungi binden und Tumoren verursachen; kann in der Wirbelsäule zu Lähmungen führen und Epilepsie auslösen; kann Dermatitis und andere Hautbeschwerden verursachen, auch allergische Reaktionen und chronische Rhinitis; Entzündungen der Lunge und der Leber, was zu Nekrose und Krebs führen kann.
Toxizität: kann Lähmungen verursachen, eine Überdurchblutung des Gehirns auslösen, auch Epilepsie; große Mengen gelten als karzinogen; kann dem Körper Sauerstoff entziehen; jeder Tumor benötigt Nickel, um überleben zu können!

Quecksilber (Hg)

Nahrungsquellen: zahlreiche Fischsorten, darunter Thunfisch.
Toxische Quellen: kontaminierter Fisch, Amalgamfüllungen, Trinkwasser, Thermometer, manche Batterien, Herstellung und Lieferung von Erdölprodukten, Fungizide (für Getreide und Cerealien), Neonleuchten, Haarfärbemittel, Kosmetika, Verbrennung von fossilen Brennstoffen, Dünger, pharmazeutische Produkte (Diuretika und Medikamente gegen Hämorrhoiden usw.); eine Quecksilberbelastung aus dieser Quelle könnte das Immunsystem und die natürlichen Abwehrkräfte des Körpers gegen Infekte und Krankheiten unterdrücken.
Verwendung im Körper: Quecksilbersalze werden in der Medizin, in der Landwirtschaft und in der Industrie eingesetzt; eine Anreicherung bis hin zu toxischen Mengen ist möglich; Quecksilber verändert Form und Funktion der Enzyme; im Körper reichert sich Quecksilber in Nieren, Nerven, Blut, Leber, Knochenmark, Milz, Gehirn, Herz, Haut und Muskeln an; ungeborene Kinder im Mutterleib sind besonders empfänglich für die toxische Wirkung von Quecksilber; in Schwangerschaft und/oder Stillzeit sollten Fischsorten, die tendenziell stark mit Quecksilber belastet sind, nur in Maßen verzehrt werden.
Mangel: Quecksilber lagert sich in Leber, Milz, Nieren, Herz, Skelettmuskulatur, Lungen, Knochen und der Mukosa des Verdauungstrakts ein; umgehende Verdauungsstörungen, Appetit- und Gewichtsverlust, Zahnfleischentzündung, Kau- und Schluckbeschwerden; metallischer Geschmack im Mund; Durst, Übelkeit, Erbrechen, Schmerzen im Abdomen, blutiger Durchfall.
Toxizität: eine starke Quecksilberbelastung kann Selen verdrängen und folgende Beschwerden begünstigen: schwere seelische Störungen, Zelltod, Blockaden

im Transport von Zucker (Energie auf Zellebene), gesteigerte Permeabilität für Kalium, Appetitverlust, Depression, Zittern, Unterdrückung der Sinneswahrnehmung, periphere Empfindungsstörungen (Taubheitsgefühl), Gedächtnisstörungen und vor allem Störungen der neuromuskulären Reizleitung; wurde mit MS und M. Parkinson in Verbindung gebracht; ebenso mit Herzinfarkten (MI).

Selen (Se)

Sauer/basisch: säurebildend.
Nahrungsquellen: Kelp/Lappentang, Knoblauch, Pilze, Gemüse aus biologischem Anbau, Getreide, Brokkoli, Zwiebeln, Paranüsse; die meisten Nahrungsmittel.
Toxische Quellen: der Boden; auch bei der Verarbeitung von Getreide zu Mehl wird das im Getreidekeim und -kleie enthaltene Selen entzogen; bei Getreide ist es besonders wichtig, auf Vollkornprodukte zu achten, weil dem Endprodukt Mehl kein Selen zugesetzt wird.
Verwendung im Körper: Die wichtigste Funktion, die wir kennen, ist Selen als Bestandteil des antioxidativen Enzyms Glutathionperoxidase. Selen ist Co-Faktor in einem Enzym, das körperliches Gewebe vor Oxidation durch freie Radikale schützt (insbesondere die Zellmembran). Außerdem arbeitet Selen eng mit dem antioxidativen Vitamin E zusammen. Schützt alle Membrane, verringert das Krebsrisiko, stärkt das Immunsystem, wirkt als Antioxidans. Senkt den Bedarf an Vitamin B12.
Mangel: Muskelschwäche; wird mit Krebs und Herzerkrankungen in Verbindung gebracht; Müdigkeit, Schuppen, schlaffe Haut, Wachstumsstörungen, erhöhte Cholesterinwerte, Infektanfälligkeit, Unfruchtbarkeit und Leberschäden; Down Syndrom, fibrozystische Brusterkrankungen; Mukoviszidose, Muskelschwund.
Toxizität: kann Mundgeruch verursachen (Geruch ähnlich wie Knoblauch); Haare, Finger- und Zehennägel fallen aus; Reizbarkeit, verringerte Leber- und Nierenfunktion, metallischer Geschmack im Mund, Dermatitis und Gelbsucht. Schwere Überdosierungen können tödlich sein.

Silicium oder Kieselerde (Si)

Sauer/basisch: basenbildend.
Nahrungsquellen: Alfalfa, Kelp, dunkelgrünes Blattgemüse, Zinnkraut, Brennnessel, Leinsamen, zahlreiche Früchte, darunter Äpfel, Trauben usw., Nüsse, Saaten, Zwiebeln, Beerenobst (einschließlich Erdbeeren), Blattsalat, Feigen, Löwenzahn, Salatgurken, getrocknete und gekochte Bohnen und Erbsen, Sonnenblumenkerne, Tomaten.
Verwendung im Körper: Blut, Muskeln, Haut, Nerven, Nägel, Haar, Bindegewebe, Bauchspeicheldrüse, Zahnschmelz und Thymus (wirkt antiseptisch); Menschen mit Atherosklerose haben meist viel Silicium im Körper, aber wir wissen nicht, ob das Mineral bei der Entstehung bzw. für das Voranschreiten

einer Herz-Kreislauferkrankung eine Rolle spielt. In der Regel wird reichlich Silicium über die Nahrung aufgenommen.
Mangel: Die Hauptaufgabe von Silicium liegt in der Bildung und Festigung von Knochengewebe. Ein Silicium-Mangel führt zu schwachen und verformten Knochen in Armen, Beinen und Kopf; Silicium ist außerdem wichtig für die Bildung von Bindegewebe (das proteinreiche Netzgewebe in den Knochen, in das Calcium eingelagert wird); erhöht die Infektanfälligkeit; beschleunigt den Alterungsprozess, begünstigt Sehnenscheidenentzündungen, die Entmineralisierung von Knochengewebe, Herz-Kreislauferkrankungen, Verformungen im Skelett, Atherosklerose.

Vanadium (V)

Nahrungsquellen: In der Nahrung kommt Vanadium in seiner organischen Form vor.
Toxische Quellen: Wird in der Metalllegierung eingesetzt und in der Herstellung von Gummi, Plastik, Keramik und anderen Chemikalien verwendet; außerdem kann es über Luft, Trinkwasser und Nahrung aufgenommen werden.
Verwendung im Körper: wird für den Glukosetoleranzfaktor benötigt; Vanadium geht mit anderen biologischen Stoffen Verbindungen ein; der durchschnittliche menschliche Körper enthält 20 mg Vanadium; ist wahrscheinlich am Cholesterinstoffwechsel und an der Hormonproduktion beteiligt; es gibt Hinweise, dass Vanadium eine Rolle im Schutz vor Brustkrebs spielt und das Tumorwachstum verlangsamen könnte.
Mangel: Hypoglykämie, Diabetes, Anfälligkeit für Zahnkaries, erhöhte Triglyceride, erhöhter Cholesterinspiegel, Brustschmerzen, Husten, pfeifende Atmung, Schnupfen mit laufender Nase und Halsschmerzen; in Tierstudien wurden Wachstumsstörungen, Knochenverformungen und Unfruchtbarkeit beobachtet.
Toxizität: in großen Mengen äußerst schädlich für Lunge, Hals und Augen; kann tödlich sein.

Zink (Zn)

Sauer/basisch: säurebildend.
Nahrungsquellen: Kürbiskerne, Seetang (Kelp, Lappentang usw.), Nüsse, grünes Blattgemüse, Pilze, Zwiebeln, Weizenkeim.
Verwendung im Körper: stärkt das Immunsystem und den Thymus; schützt vor Geburtsdefekten; ist an vielen Enzym-Systemen beteiligt und in die Synthese von Nukleinsäure (DNA und RNA) verwickelt und somit direkt an Wachstum- und Reparaturvorgängen im Körper eingebunden; Gehirn, Geschlechtsorgane, Schilddrüse, Leber und Nieren; regt den Transport von Stickstoff aus dem Gewebe in die Lunge an; Bestandteil des Verdauungsenzyms für die Hydrolyse von Proteinen; fördert die Wundheilung.

Mangel: unzureichende Aufnahme über den Verdauungstrakt; Wachstumshemmungen; Appetitverlust, ungesunde Hautfarbe und schlechter Teint; weiße Flecken auf den Fingernägeln; schlechte Wundheilung, Unfruchtbarkeit, Diabetes, Geschmacksverlust; schlechte Nachtsichtigkeit; Geburtsdefekte, Schwangerschaftsstreifen, Verhaltensstörungen, Hoden oder Eierstöcke bleiben unterentwickelt; Zwergwuchs; chronischer Durchfall, Leberzirrhose, Diabetes und Nierenerkrankungen können einen Zinkmangel begünstigen.
Toxizität: in hohen Dosierungen kann es die Leber schädigen mit Lethargie, Magenschmerzen und Fieber; außerdem steigt das Risiko, an Brust- oder Darmkrebs zu erkranken.

Zinn (Sn)

Nahrungsquellen: Wasser, Luft und Boden.
Toxische Quellen: Konservendosen; wird vom Metall an das Lebensmittel abgegeben.
Verwendung im Körper: unterstützt das gesunde Haarwachstum und kann die Körperreflexe positiv beeinflussen.
Mangel: Zinn wird nicht gut absorbiert und man weiß nicht genau, wie viel von den täglich aufgenommenen Mengen (1,5 bis 3,5 mg) die Darmwand passieren und in den Blutkreislauf gelangen. Ein Mangel kann zu symmetrischem Haarverlust und einer verringerten Reaktionsfähigkeit auf Geräusche führen.
Toxizität: die Aufnahme von großen Mengen Zinn könnte die roten Blutkörperchen zerstören.

Gewebesalze in der Biochemie

In der Biochemie werden die anorganischen Stoffe im Körper als Gewebesalze bezeichnet. Im Jahr 1665 entdeckte der Engländer Robert Hooke das, was wir heute als „Zelle" bezeichnen. In den Jahren 1838 und 1839 prägten die deutschen Forscher Matthias Schleiden und Theodor Schwann den Begriff der Zelltheorie. Im Jahr 1850 folgte Virchow mit seiner eigenen Version der Zelltheorie. Moleschott in Rom und W. H. Schüßler in Oldenburg, Deutschland, konzentrierten sich auf das, was sie die anorganische Chemie nannten oder das biochemische Heilverfahren mittels Gewebe- oder Schüßler-Salzen.

Die Gewebesalze, auch als **Zellsalze oder Schüßler-Salze** bekannt, könnte man als die Arbeiter und Handwerker des Körpers bezeichnen. Sie sind überwiegend im Blut und im Gewebe unterwegs. Wasser und organische Stoffe bilden die inerte (reaktionsträge) Materie, die von den Salzen eingesetzt wird, um Körperzellen aufzubauen und zu reparieren.

Die Zellsalze lösen entweder eine Polarisierung oder eine Depolarisierung aus und bringen Flüssigkeiten, Zellen und Gewebe dazu, auf diese Veränderungen zu reagieren. Das führt dazu, dass Zellen gebildet (Anabolismus) und/oder abgebaut (Katabolismus) werden. Pflanzen nehmen elementare Minerale und Metalle wie Calcium, Natrium und Sulfur über die Wurzeln aus dem Boden auf. Anschließend werden diese in pflanzenphysiologischen Vorgängen (hauptsächlich mittels Photosynthese) in Salze umgewandelt, damit der menschliche Körper sie aufnehmen und verwerten kann.

Die wichtigsten Schüßler-Salze

Im Folgenden werden die zwölf wichtigsten Gewebe- oder Zellsalze beschrieben, die W. H. Schüßler in den 1870er Jahren in seinen Überlegungen zur Biochemie ausarbeitete.

Calciumfluorid

Auch bekannt als: *Calcarea fluorica*, Calc. fluor., Kalziumfluorid.
Körpergewebe: Bindegewebe (von dem alle Organe, Drüsen und andere Gewebe ummantelt sind), wichtigster Bestandteil der Knochen und Zähne.
Mangel: Organvorfall, darunter Krampfadern, Hämorrhoiden, Blasen- und Gebärmutterprolaps usw.

Calciumphosphat

Auch bekannt als: *Calcarea phosphorica*, Calc. phos.
Körpergewebe: alle Zellen und Körperflüssigkeiten; bindet sich an Albumin, um rote Blutkörperchen zu bilden; Magensäfte, Knochen und Zähne; wachstumsfördernd.
Mangel: Wachstumsstörungen, Schwindsucht, Schwäche, Malabsorption, Krebs, Erschöpfung, langsame Wundheilung; Muskelkrämpfe, Epilepsie usw., Kreislaufschwäche oder blockierter Blutfluss.

Calciumsulfat

Auch bekannt als: *Calcarea sulphurica*, Calc. sulph., Gips.
Körpergewebe: Bindegewebe, in den Leberzellen; zieht Wasser an; ist an den katabolen Vorgängen in der Zelle beteiligt.
Mangel: Abszesse, Pickel, Hautbeschwerden, lymphatische Schwellungen, Entzündung (Immunreaktion mit Ödem), manche Arten von Kopfschmerz.

Eisenphosphat

Auch bekannt als: *Ferrum phosphoricum*, Ferr. phos.
Körpergewebe: Haarzellen, muskuläre Membrane der Blut- und Lymphgefäße; stärkt und verbessert das Blut; wird in den Anfangsstadien einer Verletzung oder Erkrankung gegeben.

Mangel: wird bei Beschwerden des Blutes und der Blutgerinnung eingesetzt; beeinflusst den Transport von Sauer- und Stickstoff; kongestive Zustände; Schlafstörungen, entzündliche Zustände, Schwäche.

Kaliumchlorid

Auch bekannt als: *Kalium muriaticum*, Kali. mur.
Körpergewebe: Fibrin, verbindet sich mit Wasserstoff und wird zu HCL (Salzsäure); regt die Gallenbildung an; wirkt basenbildend; unterstützt die Bildung von Verdauungsenzymen.
Mangel: Verdauungsbeschwerden, Magerkeit, Gewebeschwäche, übermäßige Schleimbildung und Kongestion; Schwellungen, Granulationsgewebe in den Augenlidern, in der Nase usw., träge Leberfunktion und Gelbsucht.

Kaliumphosphat

Auch bekannt als: *Kali phosphoricum*, Kali. phos.
Körpergewebe: In Haut und Schleimhäuten; Sauerstofftransport; wird für die Entgiftung durch die Leber und das Lymphsystem benötigt; kommt bei entzündlichen Vorgängen zum Einsatz.
Mangel: Hautprobleme, Kongestion des Lymphsystems (oder träges Lymphsystem); langsame Immunreaktion; niedrige Sauerstoffsättigung im Gewebe (einschließlich Azidose), Asthma, Rheuma, Müdigkeit und „Trägheit", Schwäche; Beschwerden, bei denen sich viel Schleim ansammelt und Schmerzen.

Kaliumsulfat

Auch bekannt als: *Kalium sulphuricum*, Kali. sulph., schwefelsaures Kalium.
Körpergewebe: In allen Geweben, aber vor allem im Gehirn, im Nervengewebe, Muskel- und Blutzellen; Stoffwechsel; von Natur aus antiseptisch.
Mangel: Diabetes, vor allem, wenn die Gehirn- und Nervenfunktion beeinträchtigt ist; mangelnde Ausdauer; wenig Energie; der Stoffwechsel ist heruntergefahren; mikrobielle Fehlbesiedelung (z. B. Candida albicans), Verdauungsstörungen usw., Fäulnisprozesse; schlechtes Gedächtnis; Alzheimer-Krankheit, Nebennierenschwäche, die sich auf die Neurotransmitter auswirkt.

Magnesiumphosphat

Auch bekannt als: *Magnesia phosphorica*, Mag. phos.
Körpergewebe: Blutzellen, Knochen, Zähne, Gehirn, Nervensystem und Muskeln; wichtig für die Funktion des motorischen Nervensystems; wirkt krampflösend.
Mangel: Krämpfe, Epilepsie, Konvulsionen usw., Beschwerden des motorischen Nervensystems; Kiefersperre, Herzrhythmusstörungen, Nervenschmerzen, Hypertrophie von Drüsen und Organen, Lähmung (Paralyse).

Natriumchlorid

Auch bekannt als: *Natrium muriaticum*, Nat. mur., Kochsalz.
Körpergewebe: In allen Geweben und Körperflüssigkeiten, vor allem aber extrazellulär; als Basenbilder in den Verdauungssäften.
Mangel: Regulierung des Flüssigkeitshaushalts, Azidose, Dehydrierung, erhöhte Kohlendioxidwerte und zu viel Kohlensäure in den Zellen; Obstipation, Hitzschlag, Geschwüre, Herzrasen.

Natriumphosphat

Auch bekannt als: *Natrium phosphoricum*, Nat. phos.
Körpergewebe: Körperflüssigkeiten, bindet sich an Harnsäure.
Mangel: Baut Milchsäure und Gallensteine ab; träge Gallenfunktion (regt den Gallenfluss an); Gicht und Rheuma, Übelkeit, Sodbrennen, Azidose.

Natriumsulfat

Auch bekannt als: *Natrium sulfuricum*, Nat. sulph., Glaubersalz.
Körpergewebe: Interzelluläre Flüssigkeit, arbeitet mit Natriumchlorid zusammen und gleicht den Flüssigkeitshaushalt des Körpers aus (intra- und extrazellulär); regt Nervensystem, Leber und Verdauungstrakt usw. an; regt die Funktion der Bauchspeicheldrüse an und wirkt somit verdauungsfördernd.
Mangel: Dehydrierung, Malabsorption, Mangel- und Unterernährung, Obstipation; träge Verdauung, Diabetes, träge Leber- und Gallenfunktion (Gelbsucht usw.), Asthma, Vertigo und Übelkeit.

Silicium

Auch bekannt als: *Kieselsäure*, Silicea
Körpergewebe: Bindegewebe, vor allem in den Knochen, Haar und Nägel; Gehirn und Nervengewebe, wird zu Calcium transmutiert, basenbildend.
Mangel: Nervenschwäche, schwaches Skelett, Bindegewebsschwäche, Prolaps, Depression, Entzündung, Gedächtnisstörungen („Brainfog"), Arthritis, Rheuma usw., wenig Schwitzen, Nachtschweiß, Tumoren.

Modul 3.7

Phytochemikalien (Sekundäre Pflanzenstoffe)

„Phyto-“ bedeutet so viel wie „Pflanze“. Als Phytochemikalien bezeichnet man die Tausenden von natürlichen Verbindungen, die in Pflanzen und Früchten enthalten sind. In diesem Modul werde ich einige dieser Pflanzenstoffe vorstellen und erklären, wie sie wirken. Bitte beachten Sie, dass es sich hier nur um einen Ausschnitt handelt, denn tagtäglich werden neue Pflanzenstoffe entdeckt, so wie wir Menschen auf unserer niemals endenden Suche nach Gott immer wieder Neuem begegnen.

Man wird sich der Komplexität der biochemischen Aspekte unserer Nahrung bewusst, wenn man bedenkt, dass viele Verbindungen zwar synergistisch zusammenarbeiten, andere aber transmutieren (sich verändern) und zu anderen Stoffen oder einfacheren Verbindungen umgewandelt werden. Die meisten von uns denken nur an den Vitamin- und Mineralgehalt unserer Nahrungsmittel und vergessen, dass es noch eine lange Liste anderer Grundstoffe und Eigenschaften gibt, die für unsere körperliche Gesundheit genauso wichtig sind.

Pflanzliche Aminosäuren sind energetisch hochwertiger und können vom Körper besser verwertet werden. Aus diesem Grund haben Rohköstler, die sich ausgewogen von Früchten, Gemüse und Nüssen ernähren, keinen Aminosäuren-Mangel.

Für die Verdauung von Fleisch sind radikale und energieaufwändigere Verdauungsprozesse notwendig, damit die darin enthaltenen Aminosäuren aufgeschlüsselt werden können. Ein weiterer wichtiger Faktor ist, dass tierisches Protein eine saure Reaktion im Körper auslöst, die zur Übersäuerung führt. Gemüse dagegen wirkt basenbildend und gleicht Übersäuerung aus. Ihr Körper benötigt lebendige Nahrung, vollgepackt mit sekundären Pflanzenstoffen, damit er zum Leben kommt.

Manche Phytochemikalien sind bekannt für ihre antioxidativen Eigenschaften, andere wiederum bilden wertvolle adstringierende (zusammenziehende) Substanzen. Diese beiden Eigenschaften spielen bei der Entgiftung eine besonders große Rolle und aus diesem Grund werden wir uns näher damit beschäftigen.

Phytochemische Antioxidantien

Zu den Antioxidantien zählen Betacarotin, Lycopin, Chlorogensäure, Y-Terpinene, Quercetin, Lutein, Proanthocyanidine, Rutin, Hesperidin, Vitamin A und E (Tocopherole), um nur einige wenige zu nennen.

Diese Substanzen schützen die Zellen vor den stark oxidativen freien Radikalen. Freie Radikale sind hoch reaktive und destruktive Verbindungen, die als Nebenprodukte des Stoffwechsels, der Bestrahlung, Infraktionen im Gewebe und durch die Einwirkung von Chemikalien und fremder Proteine entstehen. Oxidative freie Radikale können Zellmembrane, Mitochondrien und Zellproteine beschädigen. Das wiederum wirkt sich auf den Energietransport und die DNA selbst aus und führt zu Zellmutationen. Außerdem zerstören freie Radikale Enzyme, die Schlüsselelemente aller chemischen Veränderungen. Viele Vitamine fungieren als Co-Enzyme und Antioxidantien und binden oder absorbieren freie Radikale. Proanthocyanidine sind eine besonders häufig anzutreffende Gruppe der Antioxidantien, die in vielen Obstsorten – allen voran Trauben und Traubenkernen – zu finden sind. Diese Antioxidantien werden inzwischen weltweit unter dem Namen Pycnogenol gehandelt. Auch andere Antioxidantien sind als Nahrungsergänzungsmittel im Handel erhältlich, darunter Vitamin A, Vitamin E, CoQ10 und Betacarotin.

Nach 30 Jahren klinischer Erfahrung bin ich der Meinung, dass die Antioxidantien in rohen, nicht verarbeiteten Nahrungsmitteln den nicht-synergistischen Extrakten bei Weitem überlegen sind. Der Grund dafür liegt darin, dass Antioxidantien mit adstringierenden Substanzen und anderen biochemischen Stoffen synergistisch wirken und dadurch effektiver werden. Um wirklich gesund zu sein, benötigt man viele verschiedene Antioxidantien und jedes einzelne Antioxidans spielt in diesem Prozess eine wichtige Rolle.

Phytochemische Adstringenzien

Adstringenzien ziehen Gewebsstrukturen zusammen und beseitigen so Giftstoffe und Kongestion (Schleim oder Schlacke). Gleichzeitig regen adstringierende Nahrungsmittel das Lymphsystem und die Durchblutung im Körper an, damit dieser Giftstoffe und Schleim abstoßen kann. Es gibt Adstringenzien, die festsitzende Fremdproteine freisetzen können, sich an diese binden und sie dann zur Ausscheidung abtransportieren. Die Zitrone ist eines der besten Beispiele für ein stark adstringierendes Nahrungsmittel. Beim Verzehr einer Zitrone können Sie förmlich spüren, wie sich Ihre Mundschleimhaut zusammenzieht. Diese zusammenziehende Wirkung findet im ganzen Körper statt. Trauben lösen eine ähnliche Reaktion aus, beide Nahrungsmittel eignen sich hervorragend zur Tumorbekämpfung. Anders ausgedrückt: Nahrungsmittel, die stark adstringierend wirken (nämlich Obst) regen die Entgiftung des Körpers an – jenen inneren Vorgang, der den Körper von Giftstoffen befreit.

Gerbsäure und verschiedene Mineralsalze – darunter Zinkoxid – sind adstringierende Substanzen, die am häufigsten in unserer Nahrung zu finden sind. Verzehren Sie Ihre Nahrung nur im reifen Zustand, frisch und möglichst roh und Sie müssen sich um die genaue chemische Zusammensetzung keine Gedanken machen. Sie müssen nur wissen, dass diese Nahrungsmittel ein enormes Entgiftungs- und Heilungspotenzial besitzen.

Wenn wir uns von Nahrungsmitteln ernähren, die für unsere Spezies artgerecht sind, bleiben wir gesund und innerlich in einem giftfreien, reinen, Zustand. Nur dann können wir wahrlich vital und dynamisch sein. Unterschätzen Sie nicht das Entgiftungs- und Heilpotenzial von Früchten. (Erinnern Sie sich? Alles begann mit einem Apfel.) Die Ernährung war schon immer ein zentrales Thema für den Menschen, so wie es bei allen Tieren der Fall ist. Um es in den Worten eines altehrwürdigen Naturheilkundlers namens Hippokrates auszudrücken: „Lass die Nahrung dein Heilmittel und die Heilmittel deine Nahrung sein."

Weitere sekundäre Pflanzenstoffe

Säuren

Säuren sind chemische Verbindungen mit niedrigem pH-Wert. Im Körper wirken sie korrosiv und entzündungsfördernd. Abgesehen davon spielen sie aber auch bei der Oxidation und Ionisierung anderer Nährstoffe und Mineralien im Körper eine wichtige Rolle. Auf Zellen und Gewebe haben sie eine stimulierende Wirkung. Es gibt Hunderte von unterschiedlichen Säuren, von denen viele an der Synthese von Proteinen, Kohlenhydraten und Fetten beteiligt sind. Säuren reagieren mit Metall und bilden Salze, die das biologische Gleichgewicht des Körpers, auch Homöostase genannt, aufrechthalten.

Säuren setzen Wasserstoffionen frei, die den Stoffwechsel und die Verwertung der Nahrung verändern, vergleichbar mit der Art und Weise, wie Ascorbinsäure die Aufnahme und Verwertung von Calcium beeinflusst. Säuren setzen sich aus einfachen Elementen wie Stickstoff, Phosphor und Sulfur zusammen. Wenn eine Pflanze diese einfachen Komponenten über ihre Wurzeln aufnimmt, werden sie von der Pflanze zu Salzen transmutiert, die anschließend vom Menschen über den Verdauungstrakt aufgenommen werden können. Andere pflanzliche Säuren treten in der Form von Alkaloiden, Ascorbinsäure und zahlreichen anderen Verbindungen auf. Auch einige Hormone, Steroide und Verdauungsenzyme verhalten sich im Körper wie Säuren. Östrogen ist ein solches Beispiel, denn es gehört zu den „sauren" Steroiden, die Blutgefäße erweitern und Blutungen in der Gebärmutter auslösen. Wie Sie sehen, werden durch Säuren Veränderungen und verschiedene Aktivitäten angestoßen. Außerdem entstehen Säuren als Nebenprodukte der Verdauung und des Stoffwechsels. Eine Säure, die wir alle kennen, ist die Phosphorsäure. Sie ist für das kribbelnde Gefühl im Mund verantwortlich, das entsteht, wenn wir Limonade trinken.

Alkohol (siehe auch Ätherische Öle)

Alkaloide

Als Alkaloide bezeichnet man basische Substanzen, die mit Säuren reagieren und so Salze bilden. Manche Alkaloide enthalten Morphin oder Nikotin. Es gibt jedoch noch viele andere, die alle eine essenzielle Rolle für den Stoffwechsel und die physiologischen Vorgänge im Körper spielen. Es gibt Alkaloide, die physiologische Funktionen unterdrücken und Alkaloide, die Funktionen stimulieren.

Bitterstoffe

Hierbei handelt es sich um Stoffe, die einen bitteren Geschmack besitzen. Sie wirken anregend auf Leberfunktion, Verdauung und Bauchspeicheldrüse. Sie unterstützen die Ausschüttung von Verdauungsenzymen, Gallenflüssigkeit und Bikarbonat zur Basenbildung. Terpene und Iridoide sind Beispiele für Bitterstoffe. Aktuellen Forschungsergebnissen zufolge besitzen viele Bitterstoffe antibiotische, antimykotische (pilzhemmende) Eigenschaften und hemmen außerdem das Tumorwachstum.

Cumarine

Diese Inhaltstoffe fallen in die Kategorie der Aromastoffe und haben in niedriger Dosierung eine gerinnungshemmende Wirkung, sind aber in hohen Dosen giftig. Cumarin-Glykoside duften sehr stark und haben nachweislich antimykotische, antimikrobielle und gerinnungshemmende Eigenschaften. Sie verlangsamen das Tumorwachstum.

Ätherische Öle

Alle lebendigen Nahrungsmittel und Pflanzen enthalten ätherische Öle, die auch Essenzen oder flüchtige Öle genannt werden. Diese hoch konzentrierten Verbindungen setzen sich aus organischen Substanzen zusammen, darunter Alkohole, Ketone, Phenole, Säuren, Ether, Ester, Aldehyde und Oxide.

Ätherische Öle bilden den aromatischen Teil einer Pflanze, einer Blüte oder eines Nahrungsmittels. Sie spielen eine wichtige Rolle für die Gesundheit unseres Nervensystems. Aromatherapie kann für uns Menschen sehr wirkungsvoll sein, wenn sie angemessen und richtig eingesetzt wird. Für jedes Beschwerdebild gibt esein passendes ätherisches Öl. Aromatherapie eignet sich hervorragend zur Lymphdrainage, zum Ausschwitzen, zur Geweberegeneration (Heiler) und zum Entwässern. Einige Beispiele für ätherische Öle sind Palisander, Lavendel, Eukalyptus, Zitrone, Rose und Muskatellersalbei.

Flavone

Auch bekannt als Flavonoide, Flavonole, Isoflavone und Xanthone. Zahlreiche Flavone wie z. B. die Flavonoid-Glykoside sind für die Verwertung von Calcium und Vitamin C unentbehrlich. Als Co-Faktoren haben Bioflavonoide eine kräftigende Wirkung auf das Gewebe, insbesondere auf das Herz und die Blutgefäße. Beispiele für diese Klasse der Flavonoide sind Rutin, Hesperidin und Vitamin P. Obst und Gemüse enthalten reichlich Flavonoide. Viele Antioxidantien wie z. B. die Anthocyane sind eng mit den Flavonen verwandt. Als Komponenten in unseren Nahrungsmitteln stärken sie Herz, Blutgefäße, Gehirn und Immunfunktion. Siehe auch unter *Phenole.* Früchte und insbesondere Beerenobst (Weißdornbeeren, Sägepalmfrüchte, Blau- und Heidelbeeren und viele andere) sind besonders reich an Flavonen.

Glykoside

Glykoside sind Zuckerverbindungen, die zu einzelnen oder mehreren Zuckermolekülen (Glycone) abgebaut werden. Anders als die Alkaloide, Phenole, Terpene, Kohlenhydrate und Lipide usw., zählen die Glykoside nicht zu den großen Phytochemikalien. Trotzdem gehen sie mit diesen großen Gruppen Verbindungen ein, die wiederum therapeutisch wirksam sind. Die Eigenschaften der Glykoside sind sehr unterschiedlich: Sie können krampflösend und harntreibend wirken oder die Herz-Kreislauffunktion beeinflussen (Herzglykoside).

Phenole

Phenole sind auch unter dem Begriff Polyphenole, Phenolverbindungen oder Phenolsäure bekannt. Sie besitzen einen aromatischen Ring mit ein oder mehreren Hydroxygruppen. Mehr als 8.000 Phenole sind bislang bekannt. In der Regel werden Phenole zu Flavonoiden, Phenylpropanoiden, Anthronen, Stilbenoiden und Chinone abgebaut. Ihre Wirkungen in pflanzlichem und menschlichem Gewebe sind sehr breit gefächert. U. a. fungieren sie als Antioxidantien, antivirale Verbindungen, entzündungshemmende Verbindungen, krebshemmende Verbindungen, krampflösende Substanzen, harntreibende Substanzen, antimikrobielle Wirkstoffe und kräftigende und stärkende Verbindungen.

Salze

Salze bilden die anorganischen Verbindungen im Körper. Sie sind unentbehrlich für die normale Zellfunktion und ohne sie gäbe es kein Leben. Zu den wichtigsten Salzen gehören Chloride, Carbonate, Bicarbonate, Phosphate, Natriumchlorid und viele andere. Im Körper haben sie folgende Funktionen:

- Regulation des Flüssigkeitshaushalts im Körper
- Regulation des osmotischen Drucks, damit Osmose stattfinden kann
- Regulation des Blutvolumens
- Regulation des pH-Werts (Säure-Basen-Haushalt)
- Sie bilden die Grundlage für essenzielle Komponenten oder Bestandteile verschiedener Strukturen, wie z. B. Knochen und Zähne
- Regulation der Blutgerinnung
- Essenziell für die Funktion des Nerven- und Muskelgewebes
- Wirken als Co-Faktoren/Coenzyme und Aktivatoren
- Sorgen für einen effektiven Zelltransport und eine effektive Zellwandpermeabilität
- Essenziell für bestimmte Hormonfunktionen

Saponine

Die Verbindungen erfüllen im Körper mehrere Aufgaben. Sie gelten als entzündungshemmend und als Expektoranzien, d.h. sie regen den Auswurf aus der Lunge an. Außerdem sind sie an der Synthese von Steroiden in den Nebennieren beteiligt. Süßholzwurzel und Teufelskralle enthalten große Mengen Saponine.

Tannin (Gerbstoffe)

Gerbstoffe sind hauptsächlich in den äußeren und gelegentlich auch im inneren Teil einer Pflanze, eines Baumes, einer Blüte oder einer Frucht zu finden, wo sie eine schützende Rolle einnehmen. In besonders großen Mengen sind Gerbstoffe in Blättern, Rinde, Samen und Blüten vorhanden.

Gerbstoffe haben eine adstringierende (zusammenziehende) Wirkung, d.h. sie reinigen, ziehen zusammen und reduzieren Gewebe. Pflanzen schützen sich mithilfe von ihnen gegen pflanzenfressende Tiere. Gerbstoffe setzen sich aus einfachen und komplexen Phenolen, Polyphenolen und Flavonoid-Verbindungen zusammen. Diese Verbindungen werden von Kohlenhydratstrukturen zusammengehalten und enthalten unterschiedlich viel Gallussäure. Hauptaufgabe der Tannine ist Proteine zu binden und auszufällen. Gerbstoffe sind in vielen Früchten, Kräutern (Tee), Gräsern und anderen Pflanzen zu finden. Diese Nahrungsmittel reinigen und stärken unterschiedliche Gewebestrukturen im Körper und werden zu diesem Zweck eingesetzt. Man sollte diese recht aggressiven Substanzen jedoch mit Vorsicht verwenden, denn in großen Mengen kann die stark adstringierende Wirkung Schaden anrichten. Gerbstoffe werden auch in der Lederverarbeitung verwendet.

Terpene (Isoprenoide)

Die Terpene bilden die größte Gruppe der Pflanzeninhaltsstoffe und spielen als Bestandteile der ätherischen Öle eine besonders herausragende Rolle. Es handelt sich hier um natürliche Verbindungen, die aus Sauerstoff, Kohlenstoff und Wasserstoff bestehen. Terpene werden strukturell von Isopren abgeleitet und gemäß der Anzahl und Anordnung ihrer Kohlenstoffatome kategorisiert. Terpene werden in vier große Gruppen aufgeteilt:

1. Monoterpene/monoterpene Lactone
2. Sesquiterpene/sesquiterpene Lactone
3. Diterpene
4. Triterpene (die größte Gruppe)

Zu den oben genannten Klassen und deren verwandten Gruppen gehören Kampfer, Carotin (Betacarotin), Xanthophyll, Carotinoide, Terpene, Tetraterpene, Diterpene, Iridoide, Isoprenoide, Prenol, Retinoide, Sesterterpene und Steroide. Sobald in der Terpen-Struktur ein Stickstoffanteil enthalten ist, wird diese zum Alkaloid. Terpene haben zahlreiche Aufgaben, darunter funktionelle Oxidation, Antioxidation, aufbauende und tonisierende Wirkungen, Anregung der Leberfunktion sowie katabole und anabole Vorgänge. Sie tragen zu den aromatischen, bitteren, antimikrobiellen (antimykotisch, antibakteriell usw.), anti-leukämischen, verdauungsfördernden und adaptogenen Eigenschaften einer Pflanze bei. Außerdem stärken viele dieser Pflanzen die Herzfunktion und stimulieren die Produktion von Geschlechtshormonen. Darüber hinaus spielen Terpene eine wesentliche Rolle in der Bildung zahlreicher Vitamine.

Modul 3.8

Der pH-Wert unserer Nahrungsmittel

Diesen Abschnitt habe ich für alle Leser und Leserinnen geschrieben, die mehr über die Gründe erfahren möchten, warum ich Rohkost empfehle. Die Informationen sind besonders für diejenigen von Ihnen wichtig, die sich Sorgen um das Risiko eines Schlaganfalls oder einer Thrombose machen. Das Wissen, was „basenbildend" und „säurebildend" eigentlich heißt und wie es sich auf das Körpergewebe auswirkt, wird Ihnen auf Ihrem Weg zu strahlender Gesundheit sicherlich helfen.

Am **pH-Wert** wird der Säuregrad einer chemischen Lösung gemessen, und zwar auf einer Skala von 0 (sehr sauer) bis 14 (sehr basisch). Ich empfehle Ihnen, mithilfe eines Lackmustests den pH-Wert Ihres Körpers täglich zu messen. So können Sie aus erster Hand erfahren, wie Ihr Körper auf bestimmte Nahrungsmittel reagiert, denn die maßgebliche These dieses Buches lautet, **dass der Schlüssel zur Regeneration des Gewebes im basischen Milieu liegt.**

Um den pH-Wert unserer Nahrungsmittel und dessen Bedeutung für unsere Gesundheit besser zu verstehen, möchte ich näher auf die grundlegenden Konzepte des Lebens eingehen. Dazu gehören natürlich ein paar chemische und physikalische Grundkenntnisse, aber diese werden Ihnen helfen, die Gesetzmäßigkeiten der Natur – darunter auch die Vorgänge im Körper und die Wirkung unserer Nahrung – besser zu verstehen.

Zuerst müssen wir uns darüber im Klaren sein, dass alles in diesem Universum aus verschiedenen Einzelstoffen aufgebaut ist. Diese Bausteine des Universums werden Atome genannt, während Aminosäuren die grundlegenden Bausteine unserer Zellen sind. Auf den ersten Blick scheint es sich bei einem Atom um eine einfache Struktur zu handeln – es gibt einen Nukleus (Kern oder Mittelpunkt), der aus einem Proton besteht und positiv geladen ist. Um diesen Nukleus kreisen Dank magnetischer Kräfte die negativ geladenen Elektronen. Die Anzahl der Elektronen und Protonen in einem Element bestimmen, um welches Element es sich handelt. Sauerstoff, Wasserstoff, Stickstoff, Kohlenstoff usw. sind die wichtigsten Elemente und die Grundbausteine des Lebens. Wasser z. B. – ohne das es kein Leben geben würde – besteht aus nur zwei Wasserstoffatomen und einem Sauerstoffatom (H_2O).

Unsere Schöpfung besteht aus Gegensätzlichkeiten und die Bewegung dieser Gegensätze in Relation zueinander schafft elektromagnetische Energie. Magnetismus (oder Anziehungskraft) bedeutet, dass sich Gegensätze anziehen und sich Gleiches abstößt. (Wenn Sie jemals mit zwei oder mehreren Magneten gespielt haben, wissen Sie, wieviel Spaß es machen kann, Magnete mit Magneten tanzen zu lassen oder unterschiedliche Materialien mit einem Magnet anzuziehen.) Sie werden erstaunt sein zu lernen, dass auch Sie einem Magneten sehr ähnlich sind, denn auch Sie ziehen Gegensätzliches an. Diese Anziehungskraft unterstützt Sie in Ihren Lernprozessen und versucht, die Erfahrungen, die Sie im Laufe Ihres Lebens machen, auszugleichen.

Das Leben in unserer Schöpfung wird von zwei gegensätzlichen Kräften gesteuert und ausgedrückt, die von Natur aus entweder positiv oder negativ sind. Diese Form der Polarisierung ist notwendig, damit die Schöpfung überhaupt existieren kann. Ohne Gegensätze wie Tag und Nacht, oben und unten, kurz oder lang, wäre alles gleich – ein undifferenzierter Gott. Die Existenz unserer Schöpfung hängt von diesen Gegensätzen ab. Sicherlich können Sie dies auch in Ihrem eigenen Leben beobachten, wenn Sie „gute" (positive) Tage haben und solche, die Sie als „schlecht" (negativ) beschreiben würden. Beide Aspekte sind notwendig, damit Sie in Ihrem Leben wachsen und Bewusstsein erlangen können.

Ein Element kann anfangs negativ geladen sein – man nennt dies **basisch** – und eine **kationische** Reaktion hervorrufen (kationisch bedeutet so viel wie zerbrechen oder zerstreuen). Durch den Vorgang der Ionisierung (chemische Anziehungskraft) kann ein und dasselbe Element entweder positiv geladen sein oder anionisch (**sauer**) werden. **Anionisch** bedeutet zusammenkommen, verbunden oder saturiert (gesättigt) sein. Ein Beispiel für den Wechsel von negativer Ladung (basisch) zu positiver Ladung (sauer) ist das Element Calcium. Pflanzliches Calcium ist basisch und arbeitet in Verbindung mit Magnesium, Natrium und Kalium, um die Körperflüssigkeiten auf basischem Niveau zu halten. Die Elemente selbst werden **Elektrolyte** genannt. Sobald diese aber in den Blutkreislauf eintreten, können sie ionisieren, d. h. von anderen Elementen magnetisch angezogen werden, sich mit diesen verbinden und eine anionische oder saure (säurehaltige) Verbindung eingehen. Das können wir z. B. beobachten, wenn sich Calcium mit Phosphor zu Calciumphosphat verbindet und in das Knochengewebe eingelagert wird, mit positiven Folgen für die Gesundheit. Ein ähnliches Geschehen kann aber auch mit freien Radikalen stattfinden – z. B. mit den Oxalaten, aus denen dann Calciumoxalatsteine entstehen. Diese anionischen Reaktionen wirken entzündungsfördernd und schädigen das Gewebe. Es ist sehr wichtig zu wissen, wie sich Basen und Säuren im Körper auswirken, denn nur so können Sie auch verstehen, was Krankheit eigentlich ist.

Basen und Säuren

Säuren sind chemische Verbindungen, die immer ein Wasserstoffatom in ihrer Struktur haben. Sie besitzen die Fähigkeit, in einer chemischen Reaktion positiv geladene Wasserstoffionen beizusteuern. Der Säuregrad einer wässrigen

Lösung wird durch die Anzahl der Wasserstoffionen bestimmt. Säuren geben Protonen an einen Stoff ab und „binden“ diesen, wie z. B. im Knochengewebe oder in Oxalatsteinen.

Alkalische Lösungen – die Chemie spricht auch von Basen – sind negativ geladen und werden von Protonen angezogen. **Basen neutralisieren Säuren**. Ein Beispiel hierfür sind die toxischen Säuren, die durch den Verdauungsprozess entstehen (z. B. Schwefelsäure und Phosphorsäure) und die sich anschließend an alkalische Elektrolyte binden, um ungiftige Salze zu bilden. Diese ungiftigen Salze werden dann vom Körper über die Nieren ausgeschieden. Die neutralisierende Wirkung ist überaus wichtig, weil diese Säuren für den Körper toxisch sind und Schaden anrichten.

SÄUREN UND BASEN

- Säuren verätzen und entzünden Gewebe; dies wiederum führt dazu, dass das Gewebe versagt.
- Basen haben eine kühlende und entzündungshemmende Wirkung auf das Gewebe.
- Säuren zerstören Gewebe (Zellen).
- Basen können Gewebe heilen.
- In einer sauren Umgebung werden Nährstoffe anionisch (kleben zusammen).
- In einer basischen Umgebung werden Nährstoffe kationisch (verteilen sich).
- Übersäuerung lässt Fette, Minerale und andere Substanzen verkleben; so entstehen Steine/Plaques, z.B. in der Leber, in der Gallenblase und in den Nieren. Außerdem verklumpen in einem sauren Milieu die Blutplättchen und die roten Blutkörperchen. All diese Faktoren führen zur Mangelernährung der Zellen (weil diese keine Nährstoffe mehr verwerten können), zu Schlaganfällen und Ähnlichem.
- Übersäuerung und Kongestion (Toxizität und Schleimbildung) sind die Ursache für 99,9 % aller Krankheiten.
- Manche Nahrungsmittel (Kohlenhydrate) benötigen zur Verdauung basische Verdauungssäfte; andere wiederum (Proteine) werden von Säuren (den Magensäften) verdaut.

Der pH-Wert – oder **Säure-Basen-Haushalt** – spielt für den Körper eine wichtige Rolle. Wir sollten zu 80 % basisch und zu 20 % sauer sein. Wenn wir durch falsche Ernährung und ungesunde Lebensführung zu viele Säuren im Körper haben, wird das Milieu anionisch, was entzündungsfördernd wirkt und die Bildung von Steinen begünstigt. Um diesen Prozess umzukehren, müssen wir Basen bilden, die kationisch wirken und Entzündungen hemmen. Auf diese Weise können

Calciumablagerungen, Cellulitis und Fettplaques aufgebrochen und verflüssigt werden. Solche Ablagerungen können sich überall im Körper bilden, besonders häufig geschieht dies jedoch in der Leber, in der Gallenblase und in den Nieren. Um Säuren neutralisieren zu können und ein basisches Milieu zu schaffen, benötigen wir basische Elektrolyte. **Wenn Sie nicht genügend frisches und rohes Obst und Gemüse essen, können Sie auch nicht genug von diesen wichtigen Elektrolyten aufnehmen.** Dann wird die Übersäuerung im Körper schlimmer und führt zu Dehydrierung.

Über Katalysatoren

Nichts steht jemals still. Die Schöpfung ist immer in Bewegung. Die Frage, die wir uns stellen sollten, lautet: „Was führt dazu, dass die Dinge sich verändern?" Zuerst könnten wir sagen, es seien unsere Vorlieben und Abneigungen, vielleicht sogar das ursprüngliche Bedürfnis oder Verlangen Gottes die Schöpfung entstehen zu lassen. Man könnte es als Ursamen oder Schöpfungswunsch bezeichnen.

An zweiter Stelle könnte man den Verstand nennen, nur gibt es hier das Problem, dass der Intellekt selbst anhand der Vergangenheit und der Gegenwart eine Zukunft erschafft. Wir müssen aber etwas in Betracht ziehen, das vorhanden ist, noch bevor es in der physischen Welt erfahren oder erschaffen werden kann. Es ist offensichtlich, dass diese beiden „Körper" (Intellekt und Emotionen) bei jedem Menschen die Urheber dessen persönlicher Erfahrungen sind. Ohne Gedanken und Emotionen wüsste unser Körper nicht, wohin er gehen und was er tun sollte.

Aber wie ist es um diesen Körper bestellt? Was passiert auf der physischen Ebene, damit etwas in Bewegung kommen, reagieren, wachsen, sich ausdehnen und sich zersetzen kann? Der Begriff, der in der Chemie dafür verwendet wird, lautet „Katalysator". Ein Katalysator verhält sich wie ein Vehikel, ein Transportmedium oder „Anzünder". Es handelt sich um Stoffe, die andere Stoffe, Verbindungen oder Komplexe in wiederum andere Stoffe, Verbindungen und Komplexe umwandeln können. Parasiten, z. B. könnte man als Katalysatoren bezeichnen, weil sie abgestorbene Zellen und faule Materie in kleinere Elemente oder Verbindungen zerlegen. Auch Enzyme (Verdauungsenzyme, systemische Enzyme usw.), Vitamine, Minerale, Sauerstoff und Wasserstoff gehören zu den elementaren Katalysatoren, um nur einige wenige zu nennen.

Wenn wir uns z. B. den Wasserstoff näher anschauen, haben wir hier ein einzelnes Proton im Nukleus, um den ein einziges Elektron kreist. Sobald das Wasserstoffatom mit einem anderen Atom in Kontakt kommt und das Elektron weggezogen wird, haben wir im Resultat ein Wasserstoffatom ohne Elektron.

In diesem Zustand spricht man von einem **Wasserstoffion**. Dieses erhöht das magnetische Potenzial (oder Aktivität) und eine **Säure** entsteht. Eine Säure hinterlässt im Mund einen sauren Geschmack. Verbindungen, die sich mit Protonen verbinden, werden Alkali (oder Basen) genannt und sind – wie könnte es anders sein – **alkalisch** oder **basisch**. Diese Atome besitzen ein Elektron extra. Basen haben einen süßlichen Geschmack. Man könnte sagen, dass Protonen auf Säuren wirken und Elektronen auf Basen.

Das Ergebnis dieses Vorgangs des Auseinandernehmens und Zusammenkommens (Oxidation und Ionisation) sollte die Homöostase sein – also ein Organismus im Gleichgewicht. **Homöostase ist dann erreicht, wenn der Körper mehr basisch als sauer ist**. Wenn dieses Gleichgewicht (oder Homöostase) durch toxische und säurebildende Ernährung (Azidose) gestört wird, können die Gewebe im Körper (Organe, Drüsen usw.) nicht mehr funktionieren und werden krank.

Oxidation und Ionisation

Sobald Sie wissen, was Oxidation und Ionisation bedeuten, können Sie die basischen (kationischen) und sauren (anionischen) Vorgänge im Körper besser nachvollziehen. **Ein basisches Milieu ist der Schlüssel zur Regeneration des Gewebes**. Das müssen Sie wissen, wenn Sie wahre und optimale Gesundheit erreichen wollen.

Oxidation und Ionisation sind nur zwei Beispiele der Möglichkeiten, wie Auf-, Ab- und Umbauprozesse von einer Form der Materie zur anderen – also Veränderungen – angestoßen werden. Unsere Knochen sind ein gutes Beispiel, weil diese bis zu einem gewissen Grad kontinuierlich ab- und wieder aufgebaut werden. „Abbau" und „Aufbau" sorgen dafür, dass das Leben sich immer wieder erneuert und die Schöpfung sich auf ewig ausdehnt.

Als Oxidation im ursprünglichen Sinn bezeichnet man chemische Reaktionen, bei denen Stoffe Verbindungen mit Sauerstoff eingehen. Im Zuge dieser Reaktionen werden Elektronen aus der Umlaufbahn des Atomkerns „entrissen" und die positive oder Protonen-Wertigkeit erhöht. Oxidation kann sich entweder positiv auf den Körper auswirken, indem sie die Alkalisierung begünstigt, oder negativ, wenn freie Radikale freigesetzt werden, die den Zelltod beschleunigen. Am deutlichsten ist das bei der Übersäuerung zu sehen, bei der entzündliche Prozesse entstehen. Wenn Sauerstoffverbindungen wegen einer Entzündung (Übersäuerung) nicht vollständig abgebaut oder verwertet werden können, entstehen Superoxid-Radikale und damit Zellschäden bis hin zum Zelltod.

Diese Sauerstoffverbindungen können vor allem dann nicht vollständig abgebaut werden, wenn wir nicht genügend Antioxidantien im Körper haben oder unsere Immunreaktion kompromittiert (hypoaktiv) ist. Wenn Abbau und Verwertung von Sauerstoffverbindungen nur unzureichend funktionieren, entstehen freie Radikale. Werden diese freien Radikale nicht richtig ionisiert oder neutralisiert, tragen sie zur Zerstörung unseres Gewebes bei. Aus diesem Grund ist das Interesse an den Antioxidantien – wie z. B. Vitamin E und C, Betacarotin, Pycnogenol, CoQ10 usw. – zurzeit sehr groß und der Handel mit diesen Produkten sehr rege. Antioxidantien werden von freien Radikalen angezogen, gehen mit ihnen Verbindungen ein und neutralisieren deren schädliche Auswirkungen.

Oxidation führt zu Ionisation oder zur Transmutation von Stoffen und Verbindungen zu einfachen Ionen. Wasser ist eines der besten Katalysatoren für den Vorgang der Oxidation. Man kann dies sehr schön beobachten, wenn Wasser mit Metall Verbindungen eingeht und Rost entsteht. In unserem Blutserum entstehen durch Oxidation Elektrolyten, die Energie übertragen.

Durch den Vorgang der Ionisation entstehen positiv und negative geladene Ionen. **Ionen sind unsere Katalysatoren**, vergleichbar mit den Enzymen, die Aktionen und Reaktionen hervorrufen, also aufbauen oder abbauen. Zu den positiv geladenen Ionen gehören Natrium, Kalium, Magnesium und Calcium, die auch **Kationen** genannt werden. Beispiele für negativ geladene Ionen sind Chloride, Sulfate, Phosphate und Carbonate, die alle zu den **Anionen** zählen. Natürlich ist etwas verwirrend zu hören, dass – wie bereits beschrieben – Calcium zuerst basisch ist, durch die Ionisierung (Veränderung) aber sauer werden kann. In der Natur ist es aber so, dass ein Element in den Körper aufgenommen wird und sich anschließend verändert, um verwertet werden zu können. Calcium muss zuerst im Blutserum in dispergierbarer (zerlegbarer) Form vorhanden sein. Dann muss es sich an andere Elemente binden und so für den Körper verwertbar werden. Ein Überschuss an ionisiertem Calcium begünstigt die Bildung von Steinen, Knochenspornen und Ähnlichem. Überschüssiges ionisiertes Calcium muss durch alkalische Prozesse/Oxidation entweder wieder in seine ursprüngliche Form als Elektrolyt gebracht oder in ein Salz verwandelt und ausgeschieden werden.

Anabolismus und Katabolismus

Unser Körper verwendet das, was wir essen, dazu, um neues Gewebe aufzubauen oder vorhandenes Gewebe abzubauen (oder umzubauen). Sie können sehen, dass unser Körper über die Nahrung komplexe Verbindungen und Stoffe aufnimmt, diese anschließend verdaut und in einfache Einheiten zerlegt. Unsere Zellen haben winzig kleine Poren, über die nur sehr kleine Strukturen in das Zellinnere aufgenommen werden können. Einfache Bestandteile werden zu Katalysatoren für lebendige Vorgänge und bewirken nicht nur in unserem Körper, sondern auch im ganzen Universum Aktion und Reaktion. Es handelt sich hier um echte biologische Transmutation, um gottgegebene Veränderungen, die immerfort Neues erschaffen und Altes zerstören.

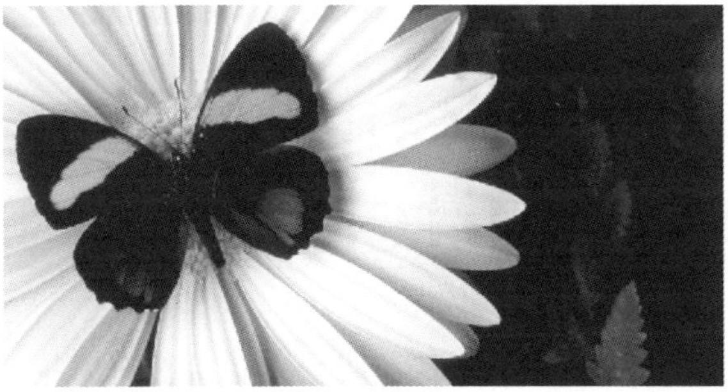

Basen sind *anabol*, d. h. sie sind die aufbauenden, regenerierenden, wachstumsfördernden Aspekte, die Leben erschaffen. (Diese Vorgänge können aber ohne begleitenden Katabolismus nicht stattfinden.)

Säuren sind **katabol**, d. h. sie bauen ab, zerlegen und zerstören das, was die Natur erschaffen hat. (Was wiederum ohne Anabolismus auch nicht möglich wäre.)

Basen halten den Körper in Bewegung, sie verteilen Stoffe und reinigen den Organismus; Säuren lassen Stoffe verklumpen, bilden feste Materie und führen im Körper zu Stagnation (Stillstand). Wie bereits erwähnt, ist das basische Milieu entscheidend für die Regeneration. Je anionischer unser Körper ist, desto säurehaltiger wird das Milieu und Azidose entsteht. Azidose ist der Ausgangspunkt für Mangelernährung, Entzündung, Steinbildung, Schmerzen, Dehydrierung (Verlust der Elektrolyte), Schwellungen, Konvulsionen und Tod. Auf der anderen Seite sind die meisten Früchte, ein Großteil des Gemüses und alle Kräuter basenbildend. Die Natur scheint basische (kationische) Lösungen zu bevorzugen. Wenn Sie sich zu 80 % von rohem Obst und Gemüse ernähren und zu 20 % von Nüssen, Saaten und gekochtem Gemüse, werden Sie sich bester Gesundheit erfreuen können. Wenn Sie sich zu 100 % von rohem Obst, Gemüse, Nüssen und Saaten ernähren, werden Sie außerordentlich vital sein und eine unerschütterliche Gesundheit genießen.

Modul 3.9

Die Energetik unserer Nahrungsmittel

Heutzutage beschäftigen sich die meisten Menschen äußerst genau mit der biochemischen Zusammensetzung unserer Nahrungsmittel, insbesondere den Vitaminen und Mineralen, lassen dabei aber andere Aspekte wie Antioxidantien, Gewebesalze, adstringierende Eigenschaften usw. außer Acht. Noch weniger werden die energetischen Eigenschaften der Nahrung beachtet, in der sich die biochemischen Gesamteigenschaften der einzelnen Nahrungsmittel widerspiegeln.

Die orthomolekulare, isolierte Supplementation mit Vitaminen und Mineralen kann niemals heilen. Die Kraft (oder Energie) der einzelnen Inhaltsstoffe ist nicht vergleichbar mit der Kraft des Ganzen, also des naturbelassenen Nahrungsmittels. Wie in einem Uhrwerk arbeitet in der Natur alles sehr präzise zusammen. **Wenn man die Nährstoffe in unserer Nahrung getrennt voneinander betrachtet und nur einzelne Komponenten substituiert, geht die synergistische Wirkung des naturbelassenen Nahrungsmittels verloren.** Dieser Umstand führt dazu, dass die Nährstoffe nicht richtig verwertet werden können. Für die vollständige Absorption von Calcium werden z. B. auch Phosphor, Magnesium, Flavonoide, B-Vitamine usw. benötigt. Wenn Sie nur Calciumtabletten einnehmen, haben Sie diesen synergistischen Effekt nicht. Wenn Sie das Calcium aber im natürlichen Zustand über Rohkost aufnehmen, bekommen Sie alles in einem – alle Wirkstoffe plus die Wirkung selbst. Wir können es nicht besser machen als die Natur.

Einzelne Nährstoffe wie Vitamine und Minerale können unser Energieniveau anheben und auch bis zu einem gewissen Grad unsere Symptome beseitigen, die aber wiederkommen, sobald das Nahrungsergänzungsmittel abgesetzt wird. Nehmen wir noch einmal Calcium als Beispiel. Viele Menschen haben weiche, brüchige und/oder gewellte Fingernägel. Sie supplementieren mit Calcium oder Gelatine und die Fingernägel werden fest. Sobald sie das Calcium-Supplement aber absetzen, werden auch die Nägel wieder brüchig. Ihre Fingernägel geben Ihnen auch Aufschluss über den Zustand Ihrer Knochen und Ihres Skeletts. Sie haben das Problem also nicht an der „Wurzel" gepackt, was bei 99 % aller Fälle auf eine **Störung des Calciumstoffwechsels** zurückzuführen ist und nicht auf einen Calciummangel als solches. Calcium ist selbst in der amerikanischen Standarddiät (A. S. D.) reichlich vorhanden. Durch die Art und Weise, wie wir unsere Nahrung kochen oder verarbeiten, vernichten wir jedoch die Verfügbarkeit des Calciums für unseren Körper. Man muss das Problem der Verfügbarkeit lösen und hier kommt alles auf die Energetik der Nahrung und die gesunde endokrine Funktion zurück.

Die Frage, die Sie sich stets stellen sollten, lautet: „Sind die Nahrungsmittel, die ich esse, vollgepackt mit Nährstoffen und Energie oder habe ich den Nähr- und Energiewert meiner Nahrung durch Kochen oder ähnliches zerstört?" Je höher die Energie eines Nahrungsmittels, desto stärker ist auch dessen Heilkraft. Aus diesem Grund sind Glukose und Fruktose essenziell. Diese beiden einfachen Zucker gehören zu den wichtigsten Faktoren für die Regeneration unserer Körperzellen.

Wenn ich einen Krebspatienten behandle, muss ich mir die Frage stellen, ob ich diesem Patienten Energie geben oder nehmen will. Wenn ich dem Patienten Energie nehme, wird er sterben. Chemotherapie und Bestrahlung tragen zur Verbreitung (Metastasen) von Krebszellen bei, weil sie körpereigene Zellen abtöten und den Körper dadurch schwächen. Dieser Vorgang raubt dem Körper Energie und macht ihn anfällig für Parasitenbefall und letztlich auch für den Tod selbst.

Die Zellen des Gehirns und des Nervensystems bilden die höchsten Energiezentralen des Körpers. Ein Neuron benötigt mehr Energie als eine typische Körperzelle. Es ist wichtig, dass Sie verstehen, welche Nahrungsmittel am höchsten energetisiert sind, weil diese auch für Ihre Regeneration verantwortlich sind. Die Erfolge, die ich in der Behandlung neurologischer Schwächen und Verletzungen in unserer Klinik beobachten konnte, sind weithin bekannt. Wir haben gesehen, wie selbst Querschnittslähmungen auch Jahre nach der eigentlichen Verletzung wiederhergestellt werden konnten.

Nahrung und Bewusstsein

Wir können das Wort „Energie" synonym für Bewusstsein oder Bewusstheit verwenden. Alles Lebendige besitzt Bewusstsein/Bewusstheit in mehr oder weniger ausgeprägter Form. Die Tatsache, dass wir nicht mit Pflanzen oder Tieren sprechen können, ist noch lange kein Beweis dafür, dass sie kein Bewusstsein haben. Es gibt aber Menschen, die mit anderen Lebensformen kommunizieren können. Auch unsere Nahrungsmittel besitzen ein Bewusstsein oder eine Bewusstheit. Jedes Nahrungsmittel ist einzigartig und individuell und hat eine Existenzberechtigung. Nichts in Gottes Schöpfung existiert ohne Grund. Wenn wir Heil- und Regenerationsarbeit ausüben wollen, ist dieses Wissen hilfreich.

Wir haben bereits festgestellt, dass in Gehirn und Nervenzentren hoch energetisierte oder elektrisierte Gewebeformen angesiedelt sind, im restlichen Körper gibt es nichts Vergleichbares. Wir haben auch festgestellt, dass von allen Nahrungsmitteln das Obst die höchste elektrische Energie besitzt. Diese Energie kann man mithilfe eines Volt-Ohm-Meters und Messgeräten für elektromagnetische Felder messen. In meinen eigenen klinischen Untersuchungen habe ich festgestellt, dass Früchte Gehirn- und Nervengewebe regenerieren können, Gemüse dies aber nicht tut. Ich bin der Meinung, dass **Früchte** im Großen und Ganzen als **Gehirn- und Nervennahrung** bezeichnet werden können und eine **reinigende Wirkung auf das Gewebe** haben.

Gemüse dagegen ist aufbauende Nahrung und deswegen überwiegend geeignet für **Muskel- und Knochengewebe**. **Nüsse und Saaten** gehören zu den **strukturgebenden Nahrungsmitteln** und **stärken den Körper als Ganzes.**

Lassen Sie uns die elektromagnetische Energie der Nahrungsmittel einmal näher betrachten, damit wir besser verstehen können, welche Nahrungsmittel die Regeneration besonders fördern und Ihnen zu Vitalität und Gesundheit verhelfen. Elektromagnetische Energie wird in Einheiten gemessen, die man als **Ångström** bezeichnet. Je höher die Anzahl der Ångström in einem Nahrungsmittel desto höher ist auch seine Energie. Wenn Sie Nahrungsmittel direkt aus der Natur ernten und diese roh – ohne Kochen und andere Formen der Verarbeitung – verzehren, wird die starke elektromagnetische Energie dieses Nahrungsmittels auf Ihren Körper und all seine Zellen übertragen.

ÅNGSTRÖM UND ENERGIE

DIE ENERGIE GESUNDER NAHRUNGSMITTEL	
Frische, rohe Früchte	8.000 bis 100.000 Ångström
Gemüse (frisch, roh)	8.000 bis 9.000 Ångström
Milch (frisch, roh) nur für Kinder unter zwei Jahren	8.500 Ångström
Gemüse (gekocht)	4.000 bis 6.500 Ångström
DIE ENERGIE TOXISCHER NAHRUNGSMITTEL	
Milch (pasteurisiert)	2.000 Ångström
Käse	1.800 Ångström
Raffiniertes Weißmehl	1.500 Ångström
Gekochtes Fleisch	0 Ångström
KÖRPERFREQUENZEN	
Mensch (im Durchschnitt)	6.500 Ångström
Krebspatienten	4.875 Ångström

Das trifft auch auf die biochemischen Vorgänge zu. Biochemische Verbindungen und Strukturen werden durch den Verdauungsprozess abgebaut und die einzelnen Komponenten oder Elemente anschließend über die Darmwand in den Blutkreislauf aufgenommen. Von hier werden sie zur Energiegewinnung und Umstrukturierung in die Leber und die einzelnen Zellen transportiert. Alle dabei anfallenden Abfall- und Nebenprodukte werden ausgeschieden. Es gibt einen Vorgang – biologische Transformation genannt – mit dem der Körper eine bestimmte Energiequelle in eine andere umwandelt. In der Medizin und im Gesundheitssektor ist dieser Vorgang noch weitgehend unerforscht. Wir stehen noch am Anfang unserer Erkenntnisse über die Quantenphysik, die dieses Bild vervollständigen kann. An dieser Stelle genügt es zu sagen, dass alles Lebendige fortwährend durch den chemischen Vorgang der Oxidation, durch parasitäre Einflüsse und die Wirkung der Enzyme verändert, also transformiert wird. Den Gesetzen der Physik zufolge muss sich Energie ständig verändern, sie wird nie erschaffen oder zerstört. Meine Tabelle soll Ihnen eine Vorstellung von der energetischen (elektrischen) Ladung unserer Nahrungsmittel geben.

Die Bedeutung dieser Information wird deutlich, sobald Sie verstehen, dass wir als Homo sapiens jederzeit mindestens 6.000 bis 7.000 Ångström an systemischer Energie im Körper haben müssen, damit wir überhaupt ein Lächeln zustande bringen können, ganz zu schweigen von einem Zustand des Glücklichseins und der Gesundheit. Christopher Bird schreibt in seinem Buch *Das geheime Leben der Pflanzen* (siehe Literaturverzeichnis), dass das Risiko einer Krebserkrankung und anderer schwerer degenerativer Krankheiten bei ungefähr 4.500 bis 5.200 Ångström oder weniger deutlich ansteigt.

Obst und Gemüse, das im frischen Zustand tiefgefroren wird, nimmt nach dem Abtauen die gleiche Strahlenstärke (elektromagnetische Energie) wie im frischen Zustand an. Gekühlte Nahrungsmittel bauen langsam ab. Bananen gehören zu den einigen wenigen – um nicht sogar zu sagen, den einzigen – Früchten, die an Nährwert und Zucker (und damit auch an elektromagnetischer Energie) gewinnen, wenn sie unreif gepflückt werden und nachreifen dürfen.

Zu den physikalischen Gesetzen dieses Universums gehört auch die Gesetzmäßigkeit der Ausgewogenheit oder Homöostase. Je niedriger die Energie der Nahrung, die wir essen, desto niedriger wird auch die Energie in unserem Körper. Das wiederum führt zu hypo- oder unteraktivem Gewebe. **Je mehr Energie in unserer Nahrung enthalten ist, desto gesunder und vitaler werden auch wir.** Je mehr wir unseren physischen Körper energetisieren können, desto mehr wird es uns gelingen, uns von Verzweiflung und Krankheit zu befreien. So können sich unsere Sinne einer neuen Welt des Verstehens und der Gesundheit öffnen. Die Vitalität, die man so erreichen kann, ist nur schwer in Worte zu fassen; man muss sie am eigenen Leib erfahren.

Der Körper ist eine unglaubliche Maschine; er ist voller Bewusstheit und ausgestattet mit Selbstheilungs- und Selbstreinigungskräften. Der Körper kann ein derart hohes Niveau von Gesundheit erreichen, dass Sie noch nicht einmal merken werden, wenn der Körper sich dieser Mechanismen bedient. Keine Schmerzen, keine Schwäche, nichts als reine Energie. **Wenn Sie diesen Zustand reiner Energie erleben möchten, müssen Sie sich auch von reiner Energie ernähren.** So einfach ist es. Genießen Sie Ihre Vitalität, bleiben Sie dynamisch, haben sie Spaß … setzen Sie auf Rohkost!

Wenn Sie innen grün sind, dann sind Sie innen auch rein.
— Dr. Bernard Jensen

Modul 3.10

Naturbelassene, lebendige Nahrung

Alles, was Sie essen, trinken, einatmen oder auf Ihre Haut auftragen, wird für Sie entweder zur Nahrung oder zum Gift. Im Grunde genommen ist unser physischer Körper dafür bestimmt, naturbelassene Nahrungsmittel, also Rohkost, zu verzehren. Alles andere, von toxischen Chemikalien über Minerale und Metalle usw., sind Fremdstoffe, die unsere Zellen entzünden, stimulieren, reizen oder abtöten.

Es ist Ihr Körper und Sie müssen sich um ihn kümmern, solang Sie auf diesem Planeten leben. Wenn Sie ihn richtig ernähren und pflegen, wird er Ihnen große Dienste leisten, weitaus mehr, als Sie sich in Ihren kühnsten Träumen wünschen können. Wenn Sie Ihren Körper aber missbrauchen, wird er Sie auf eine Art und Weise an diese Welt fesseln, die Sie sich nur schwer vorstellen können. Vergessen Sie bitte nicht: Wenn kein anderes Tier auf dieser Welt seine Nahrung vor dem Verzehr kocht, warum sollten ausgerechnet wir dies tun? Unsere Traditionen bringen uns um. Nur, weil etwas überliefert wird, heißt das nicht, dass es auch einen unumstößlichen Wahrheitsgehalt hat. Gekochtes Essen ist totes Essen – die chemische Zusammensetzung der Nahrungsmittel wurde verändert (manchmal sogar radikal) und ihre Energie zerstört. Viele der im Grunde genommen basischen Nahrungsmittel sind jetzt säurebildend. Ihre Enzyme sind tot und übertragen die Last der Verdauung zu 100 % auf den Körper selbst. Das bedeutet Stress für den Verdauungstrakt, die Bauchspeicheldrüse und die Leber. Es raubt dem Körper wertvolle systemische Energie, nur um diese Nahrungsmittel verdauen und ausscheiden zu können. Gesundheit bedeutet Energie, die uns vital und robust macht. **Das können wir nur mit rohen, reifen und frischen Früchten, Gemüse, Nüssen und Saaten erreichen.**

Ich persönlich empfehle eine 100 % Rohkosternährung. Weil diese Form der Ernährung Ihren Körper aber sehr schnell entgiften wird, sollten hoch toxische Menschen, die aktuell viele chemische Medikamente einnehmen müssen, es etwas langsamer angehen und ihre Ernährung schrittweise umstellen. Selbst unter diesen Umständen sollte aber jeder Krebskranke oder Patient mit neurologischen Beschwerden oder Erkrankungen des Rückenmarks und der Wirbelsäule, relativ schnell zu einer 100 % Rohkosternährung wechseln. Obst ist die beste Nahrung für Gehirn und Nerven, was deren Regeneration betrifft. Außerdem ist Obst am besten dazu geeignet, Krebs aus dem Organismus zu entfernen.

Eine Ernährung, die zu 80 % aus Rohkost und zu 20 % aus gekochten Nahrungsmitteln besteht, wird Ihren Körper bis zu einem gewissen Grad auch regenerieren und entgiften können. Sie werden irgendwann aber an einen Punkt kommen, an dem Sie in die Tiefe gehen und mehr entgiften müssen. Das trifft vor allem dann zu, wenn man genetische Schwächen ausgleichen will. Denken Sie aber bitte immer daran, dass ein basisches Milieu das A und O der Gesundheit ist. Je mehr säurebildende Nahrungsmittel Sie konsumieren, desto saurer werden Sie selbst. In diesem Fall werden Sie nicht sehr erfolgreich entgiften und heilen können und Sie werden auch weiterhin nach der richtigen Heilmethode suchen müssen. Sie werden auf Ihrer Jagd nach dem mythischen Jungbrunnen ein Buch nach dem anderen lesen, viele Ärzte konsultieren und sehr viel von Ihrem schwer verdienten Geld dafür ausgeben. Nur eines werden Sie nicht erreichen können: den Jungbrunnen selbst. Auch Ponce de León konnte ihn nicht finden und das, *obwohl* sein eigenes Pferd darauf graste.

Kochen, erhitzen, braten und andere Formen der Verarbeitung bewirken in Ihrer Nahrung radikale Veränderungen in ihrer chemischen Zusammensetzung und in ihrer elektromagnetischen Energie. Diese Veränderungen machen aus Ihrer Nahrung ein Gift, das Ihr Körper nicht als Energiequelle nutzen kann, sondern gegen das er ankämpfen muss.

Ihre Einstellung zählt

Gesundheit sollte Spaß machen, eine gewisse Herausforderung bieten und nicht zur lästigen Pflicht werden. Schließlich geht es darum, dass Sie sich regenerieren und verjüngen wollen. Je mehr Selbstdisziplin Sie aufbringen, desto einfacher wird es für Sie werden, sich ganz und lebendig zu fühlen. Geben Sie sich mit nichts anderem außer robuster und vitaler Gesundheit zufrieden. Verändern Sie sich. Gewinnen Sie an Größe. Machen Sie es nicht allzu kompliziert. Und lassen Sie sich von nichts und niemandem aufhalten. Befreien Sie sich von Krankheit.

Heutzutage ist Gesundheit nicht mehr selbstverständlich, man muss sie sich verdienen. Es gibt keine Wunderpille und es wird auch nie eine geben. Welche Pille könnte wohl unseren Körper entgiften, basisch machen und gleichzeitig aufbauen? Ihr Körper ist immer bestrebt, selbst den kleinsten Splitter abzustoßen und da soll er sich mit einer einzigen toxischen Pille zufriedengeben?

Manchmal müssen wir unsere Einstellung zu bestimmten Dingen ändern. Unsere Einstellungen sind oft die Steine, die uns auf unserem Lebensweg blockieren. Mit ihnen verhält es sich wie mit unseren Glaubenssätzen, beide können uns daran hindern, die Wahrheit zu erfahren. Wenn Sie gesund sein wollen, müssen Sie sich gesund ernähren, gesund leben, gesunde Luft atmen, gesund denken und sich **als gesunden Menschen begreifen**. (Vielleicht denken Sie über diesen Satz ein wenig nach.) „Begreifen" ist viel mehr als nur denken, es ist mächtiger. Etwas zu begreifen bedeutet, dass man die Wahrheit einfach als das sieht, was sie wirklich ist. Wenn wir etwas begreifen wollen, setzt das kein Denken voraus.

Beim Denken wird eine Interaktion initiiert, bei der es Raum für Begrenzungen und Versagen gibt. Ist jemand schwer erkrankt, wird das Begreifen – das echte Wissen um das eigene Wohlbefinden – zur mächtigsten Kraft, die er für seinen oder ihren Weg zur Heilung einsetzen kann.

Ich wünsche Ihnen viel Freude auf Ihrem Weg zu Gesundheit und Spiritualität. Es sind die beiden größten Abenteuer, auf die Sie sich auf Ihrem Lebensweg einlassen können.

Zusammenfassung

Die ersten drei Jahre meiner ganzheitlichen Praxistätigkeit verbrachte ich damit, mit möglichst wissenschaftlichen Methoden – in der Form von biochemischen Behandlungen – im menschlichen Körper das biochemische Gleichgewicht, auch Homöostase genannt, wiederherzustellen. Ich verschrieb Schüßler- oder Zellsalze, Vitamine, Minerale und Drüsenpräparate, um dieses Ziel zu erreichen. Erst als ich die Arbeit von Dr. Royal Lee von Standard Process Laboratories kennenlernte, verstand ich die Bedeutung synergistischer Elementarstoffe und Moleküle. Mir wurde klar, dass die Natur immer harmonisch und im Einklang mit sich selbst wirkt. Die Natur arbeitet nicht gegen sich selbst.

Damals habe ich verstanden, dass die enorme Vitalität, die ich nach vielen Jahren als Rohköstler empfand, nicht das Resultat der chemischen Bestandteile eines Nahrungsmittels war, sondern das Ergebnis der *Totalität* dieses Nahrungsmittels und dessen elektromagnetischer Energie. Zu diesem Zeitpunkt entschied ich mich, nur noch mit botanischen Heilmitteln (Kräuter und Heilpflanzen) zu arbeiten und verwende sie nun schon seit mehr als 25 Jahren. Dabei setze ich Heilpflanzen zur Entgiftung ein und nicht, um etwas zu „behandeln". In Kombination mit einer biologischen, lebendigen Ernährung bieten Heilpflanzen eine einfache und klare Strategie für robuste Gesundheit und Vitalität.

In Kapitel 1 haben wir bereits den Unterschied zwischen Entgiftung und Behandlung kennengelernt und erklärt, dass eine Behandlung viel mit der Linderung von Symptomen zu tun hat, aber nicht unbedingt die Ursachen dieser Symptome beseitigen kann. Es ist an der Zeit, dass wir aus dieser „Behandlungsmentalität" ausbrechen und uns für die Welt der Entgiftung öffnen. Eine Entgiftung „behandelt" keine Symptome (des darunterliegenden Problems) und sie soll auch keinen „Mangel" ausgleichen. Wenn sie überhaupt etwas behandelt oder ausgleicht, dann ist es die Wurzel oder Ursache eines Symptoms/mehrerer Symptome. Bei einer Entgiftung wird eine Vielzahl von Faktoren berücksichtigt: Basenhaushalt, Homöostase, Energieniveau, Lebenskraft, Regeneration und Reinigung. Der goldene Schlüssel, der das Tor zu Gesundheit und Vitalität öffnet, liegt in einer naturbelassenen Ernährung mit frischen und rohen Produkten, deren biochemische Zusammensetzung und Energie nicht von uns Menschen verändert wurde.

Wenn Sie Ihre Nahrung erhitzen, verändern Sie deren Zusammensetzung radikal und es entstehen Acrylamide und andere karzinogene Stoffe. Das ist vor allem der Fall, wenn Sie mit hohen Temperaturen kochen (braten, pasteurisieren, einwecken oder anderweitig verarbeiten). Die Energie und Beschaffenheit Ihrer Nahrung kann Ihnen Gesundheit schenken oder Sie krank machen. Auf die Beschaffenheit oder energetische Schwingung eines Nahrungsmittels reagiert Ihr Körper seinerseits mit reflexartigen, energetischen Schwingungen, die sich durch den ganzen Körper ziehen. Dies kann sich positiv oder negativ auf die Zellen und Organsysteme Ihres Körpers auswirken. Je gesünder Sie werden, desto mehr werden Sie diesen Vorgang wahrnehmen. Sie werden die Reaktion Ihres Körpers spüren, sobald Sie ein Nahrungsmittel in den Mund nehmen, oder einfach nur etwas berühren oder riechen. Ich habe beobachten können, wie das Lymphsystem allein wegen eines üblen Geruchs beginnt, viel Schleim zu bilden (als Schockreaktion). Essen Sie Nahrungsmittel nicht, weil Sie *glauben*, diese seien gut für Sie. Ihr Körper wird Ihnen *zeigen*, was er braucht. Hören Sie auf seine Signale und essen Sie die frischen, rohen Produkte, zu denen er sich hingezogen fühlt; die Auswahl ist schließlich groß.

Entgiftung ist ein System, keine Behandlungsmethode. Sie ist eine Wissenschaft, die sich auf die Erkenntnisse der Chemie und der chemischen Interaktionen in der Natur stützt. Auch die Physik, die energetische Lehre unseres Universums und die Beziehung unseres Körpers zum großen Ganzen gehören dazu. Gott und Spiritualität spielen neben Intellekt und Emotionen eine wichtige Rolle, damit Ihr physischer Körper funktionieren kann.

Entgiftung bietet eine einfache und klare Antwort auf Krankheit und Unglücklichsein. Sie „fegt" den Organismus aus, wirkt erhebend und verbindet Sie wieder mit Gott und der Natur. Entgiftung befreit den Körper von Übersäuerung, Giftstoffen, Chemikalien, Schleim und schädlichen Parasiten. Sie befreit den Geist von unerwünschten Gedanken und reinigt Ihre Seele von Wut und anderen Emotionen.

Trotz aller wissenschaftlichen Errungenschaften ist es uns noch nicht gelungen, ein Nahrungsergänzungsmittel herzustellen, das auch nur annähernd als Ersatz für unsere Nahrung dienen könnte. Die wissenschaftlichen Disziplinen Chemie, Physik und Physiologie zeigen immer und immer wieder, dass Obst, Gemüse, Nüsse und Saaten die perfekte Nahrung für uns Menschen sind. Sie tragen und unterstützen unser Leben in jeder Hinsicht. 99 % aller Säugetiere brauchen und ernähren sich von dieser Form der Nahrung. Warum sollten wir anders sein? Wenn Sie dieses Kapitel Revue passieren lassen, wird Ihnen auffallen, dass unsere Nahrungsmittel buchstäblich Hunderte von Inhaltsstoffen enthalten. Diese haben ein unglaublich breites Wirkspektrum, welches nicht nur für die Zellen in unserem Körper, sondern auch für das Leben als Ganzes unentbehrlich ist.

Wenn Sie das Bedürfnis haben, ein Nahrungsergänzungsmittel einzunehmen, weil das, was Sie essen, nicht genügend Energie enthält, sollten Sie sich für einen Superfood-Komplex entscheiden. (Der Lebensmittelindustrie ist es gelungen, viele Nahrungsmittel buchstäblich zu ruinieren, indem sie diese ernten bevor sie reif sind; außerdem haben sie die Böden so weit zerstört, dass die darauf angebauten Pflanzen fast keinen Nährwert mehr besitzen; und all das, um Tiere zu züchten, die anschließend abgeschlachtet werden.) Ein Superfood-Komplex ist ein Nahrungsergänzungsmittel, das aus einem naturbelassenen und ganzen Lebensmittel hergestellt wird – in Hinblick auf den Nährwert ist das in der Regel das Beste, was die Natur zu bieten hat. Das bedeutet auch, dass Sie alle Inhalts- und Wirkstoffe zu sich nehmen, die ein lebendiges Wesen zum Wachsen und Gedeihen braucht. Künstlich hergestellte Nahrungsergänzungsmittel können die Biochemie Ihres Körpers aus dem Gleichgewicht bringen und die richtige Verwertung und Ionisation beeinträchtigen, die für einen adäquaten Stoffwechsel notwendig sind.

Machen Sie sich selbst das Leben nicht allzu schwer. Solange Sie entspannt bleiben, neugierig sind und Experimentierfreude mitbringen, werden Sie die Wahrheit finden. Der goldene Schlüssel zu allem heißt Entgiftung. Mit ihm können Sie das Tor zu wahrer Vitalität, zu Gott und einem Leben ohne Krankheit aufschließen.

Der Arzt der Zukunft wird keine Medizin mehr verabreichen, sondern seine Patienten vielmehr dazu anregen, sich für den menschlichen Körper, für Ernährung und für die Ursache und Prävention von Krankheiten zu interessieren.

— Thomas Edison

4

Toxische Traditionen

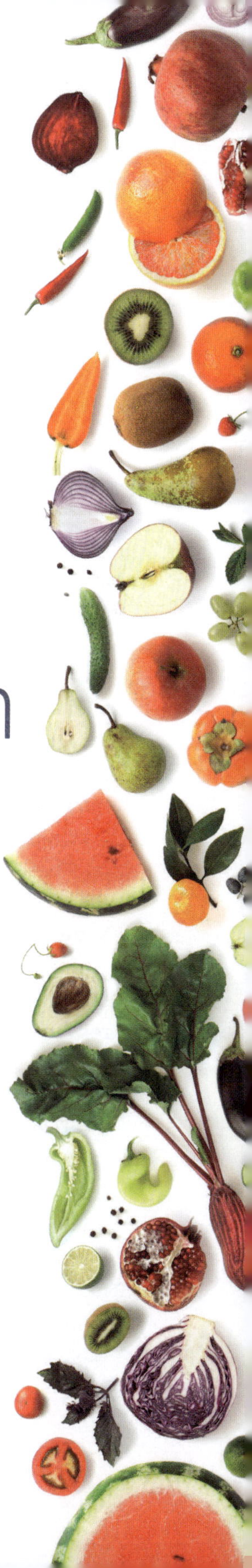

Viele Gesundheitskonzepte sind fehlerhaft. Sie werden in unseren Familien von Generation zu Generation weitergegeben, in Schulen irrtümlich gelehrt und uns manchmal sogar über das Fernsehen und andere Medien bewusst eingetrichtert, um bestimmte Produkte zu verkaufen. Zu den größten Mythen gehört der Spruch „Milch ist der beste Calciumlieferant". Auch das Protein-Mythos hält sich hartnäckig. Wir sind zu einer Gesellschaft von Protein-Essern geworden. Diesen Umstand haben wir hauptsächlich den Industriezweigen zu verdanken, die Getreide, Fleisch und andere tierische Produkte verkaufen wollen.

Natürlich ist es selbstverständlich, dass Geschäftsleute sich Werbestrategien ausdenken, um ihre Produkte zu verkaufen. Wenn diese Unternehmen aber eine rote Linie überschreiten und Halb- oder Unwahrheiten verbreiten, ist die Grenze zu Betrug und Täuschung überschritten. Jedes Jahr schaden diese „Unwahrheiten" der Gesundheit von Millionen von Menschen. Auch die Pharmaindustrie hantiert gerne mit irreführenden Werbeslogans. Der *Washington Post* zufolge sind nicht nur die verschreibungspflichtigen Medikamente jedes Jahr für den Tod Hunderttausender Menschen verantwortlich, sondern auch die im Handel frei erhältlichen Präparate. Diese Fakten werden von zahlreichen anderen Quellen bestätigt.

Im folgenden Kapitel möchte ich eine Reihe von tödlichen Mythen untersuchen. Es geht um die Nahrungsmittelindustrie, um Impfungen und die irreführende Annahme, dass wir alle von chemischen Giftstoffen abhängig sein müssten. Am Ende des Kapitels werde ich erörtern, wie Sie sich vor den negativen Einflüssen in Ihrem Umfeld schützen können und werde Ihnen u. a. auch die Telefonnummern verschiedener Giftnotrufzentralen zur Verfügung stellen.

Wenn wir Entscheidungen treffen, die unseren Gewohnheiten entsprechen und nicht unserer natürlichen Bestimmung, können diese Gewohnheiten in unserem Körper toxische Zustände begünstigen, die zu ernsthaften Erkrankungen und gar zum Tod führen können. Wenn wir es vorziehen, nicht dem natürlichen Gleichgewicht, sondern einem imaginären Gesundheits- oder Hygienestandard zu folgen, entwickeln wir toxische Verhaltensmuster, die der Gesundheit unseres Planteten und all seinen Bewohnern schaden.

Modul 4.1

Das Problem mit der Milch und anderen Milchprodukten

Milch ist für Kühe bestimmt. Ich kann nichts Schlimmes daran finden, wenn Sie gleich nach der Geburt mit Milch gefüttert werden und diese in Ihren ersten beiden Lebensjahren trinken. Die Voraussetzung dafür ist, dass die Milch von Ihrer Mutter stammt, denn nur dann handelt es sich um ein frisches, rohes und natürliches Nahrungsmittel. Idealerweise ernährt sich Ihre Mutter vor und während der Schwangerschaft von Rohkost, also einer energie- und nährstoffreichen Ernährung. Leider stillt man in unserem Kulturkreis nicht besonders häufig. Viele von uns wurden mit Kuhmilch oder Formula-Milchpulver entwöhnt, das wiederum bis zu zwanzigmal konzentrierter ist als Kuhmilch.

Kuhmilch enthält tendenziell viel Protein und ist reich an Mineralen und Fetten – eine gesunde Mischung für Kälber, die innerhalb von einem Jahr 300 - 500 Pfund schwer werden. Ich brauche hier nicht zu erwähnen, dass menschliche Säuglinge nicht so schnell wachsen. Kuhmilch enthält mindestens viermal so viel Protein und mehr als sechsmal so viele Minerale wie menschliche Muttermilch. Eine so hoch konzentrierte Milch kann von unseren Säuglingen nur sehr schwer verdaut werden. Der Mensch bildet sehr viel weniger Verdauungsenzyme als eine Kuh und kann mit Milchprodukten folglich nicht wirklich gut umgehen. Ohne Enzyme in den richtigen Mengen leiden Menschenbabys unter Verdauungsstörungen und Verschleimungen von Nebenhöhlen, Lungen, Gehirn und Ohren. Auch viele Allergien sind auf den Verzehr von Kuhmilch und der damit einhergehenden Kongestion zurückzuführen.

Erwachsene können Kuhmilch überhaupt nicht verdauen und leiden im Laufe der Zeit immer stärker unter kongestiven Beschwerden. Außerdem enthält Kuhmilch kaum essenzielle Fettsäuren, die für den Menschen enorm wichtig sind, weil sie für die Bildung von systemischem Cholesterin, Steroiden und Gehirn- und Nervengewebe benötigt werden. Rohe Kuhmilch regt das Wachstum von Knochen und Muskeln an, während Muttermilch das Wachstum von Gehirn und Nerven fördert. Das ist einer der größten Unterschiede zwischen Frugivoren und Herbivoren.

In der Regel bilden sich bei Kindern zwischen dem dritten und vierten Lebensjahr die Enzyme für die Milchverdauung – insbesondere die Laktase, die für den Abbau von Laktose (Milchzucker) verantwortlich ist – zurück. Der Grund dafür ist rein biologisch, weil wir nach drei oder vier Jahren Stillzeit von der Muttermilch entwöhnt werden sollen. Weil uns die notwendigen Enzyme für die Milchverdauung fehlen, produzieren wir mehr Schleim. Die Milch wird zu einem Reizmittel für Darmschleimhaut, was die Schleimproduktion nur noch mehr anregt. Dieser Schleim kann in Kombination mit Stärke (Kohlenhydrate) einen großen Schleimpfropfen auf der Darmwand bilden.

Erinnern Sie sich an John Wayne? Man sagt, dass er zum Zeitpunkt seines Todes bis zu fünfzig Pfund klebrigen Kot im Darm gehabt haben soll. Solche Kotklumpen wirken entzündungsfördernd, verursachen Ausbuchtungen (Divertikel) im Darm und schwächen die Mukosa des Verdauungstrakts. In der Folge kommt es zu Stuhlverhaltung, Geschwürbildung, Läsionen und Krebs. Es ist schon ein paar Jahre her, als der damalige Sanitätsinspekteur der USA, Dr. C. Everett Koop, öffentlich bestätigte, dass Milchprodukte schädlich für uns sind.

Aus basisch wird sauer

Wir machen die Sache noch schlimmer, indem wir Kuhmilch erhitzen (pasteurisieren). Hitze verändert die chemische Zusammensetzung der Milch und macht aus einem basischen Nahrungsmittel ein säurebildendes Lebensmittel. In der Chemie ist es üblich eine chemische Verbindung zu erhitzen, um deren Eigenschaften zu verändern. Erhitzen oder Kochen zerstört auch wasserlösliche Vitamine, insbesondere Vitamin C und B. Es sättigt die Fette und bindet bestimmte Proteine an Minerale und Minerale an andere Minerale. Wissen Sie, was mit einem Kälbchen passiert, wenn man es nicht mit roher Kuhmilch, sondern pasteurisierter Milch füttert? Es stirbt.

Kongestion und die Verwertung von Nährstoffen

Erkältungen, Grippe, Mumps und buchstäblich jede andere Erkrankung des Lymphsystems oder der Atemwege kann im Großen und Ganzen auf eine durch Milchprodukte verursachte Verschleimung zurückgeführt werden. Milchprodukte sind stark schleimbildend und verursachen Verstopfung. Was glauben Sie, woher der klare, gelbe, grüne, braune oder schwarze Schleim einer Erkältung eigentlich kommt? Wie können Tumoren entstehen? Oder Lymphdrüsenschwellungen und insbesondere geschwollene Mandeln?

Auch Schilddrüse und Nebenschilddrüsen sitzen im Hals und sind ebenfalls betroffen, wenn durch den Verzehr von Milchprodukten die Schleimproduktion übermäßig angekurbelt wird. Das wiederum löst im Gewebe entweder Hyper- oder Hypoaktivität aus. Meist wird das Gewebe aber eher träge und unteraktiv. Im Körper sind Schilddrüse und Nebenschilddrüsen hauptsächlich für die Verwertung von Calcium zuständig. Wenn diese Drüsen unter der toxischen, schleimbildenden und entzündungsfördernden Last einer milchhaltigen Ernährung zusammenbrechen und nicht mehr richtig funktionieren können, ist auch der Calciumstoffwechsel davon betroffen. Natürlich ist das das Gegenteil von dem, was wir mit unserem Milchkonsum beabsichtigen. Wenn auf Zellebene Calcium nicht mehr verwertet werden kann, kann es zu einer ganzen Reihe von Beschwerden führen, darunter Depression und Schwäche in wichtigen Gewebsstrukturen wie z. B. Knochen, Nerven, Muskeln und Bindegewebe. All diese Beschwerden sind Nebeneffekte einer Verschleimung unseres Körpers, verursacht durch den Verzehr von Milchprodukten.

Calcium kommt so gut wie überall vor. Die höchste Konzentration von verwertbarem Calcium finden Sie in Sesamsamen und Seetang, wie z. B. Kelp. Für die effektive Verwertung von Calcium wird zudem Magnesium benötigt. Das in Obst und vor allem in Gemüse enthaltene Magnesium und Calcium sind miteinander kompatibel. Dunkelgrünes Blattgemüse ist besonders reich an Calcium, Magnesium und Flavonoiden, die alle vorhanden sein müssen, damit eine optimale Aufnahme des Calciums gewährleistet werden kann. Kuhmilch dagegen enthält deutlich mehr Calcium als Magnesium. Das ist auch der Grund, warum wir das in Milch enthaltene Calcium nicht gut verwerten können. Schätzungsweise können wir weniger als 20 % davon aufnehmen und verarbeiten. Selbst das Calcium aus Fruchtsäften können wir besser aufnehmen als das aus Milch.

Sobald wir Milch kochen, werden die darin enthaltenen Minerale ionisiert, d. h. sie verändern sich von basenbildend zu säurebildend. Das kann die Entstehung von Steinen, Muskelschwäche, Entzündungen des Verdauungstrakts und andere Beschwerden begünstigen. Wenn man bedenkt, wie viele Menschen Milch trinken, zusätzlich Calciumtabletten einnehmen und trotzdem unter Osteoporose leiden, weiß man, dass diese Aussage stimmt. Wir müssen lernen, den Fokus auf die **Verwertung im Körper** umzuleiten, **anstatt immer nur über Nahrungsergänzung** zu sprechen. Eine Supplementation mit großen Mengen von Calcium ist nicht die Antwort auf dieses Problem, richtige Verwertung dagegen schon.

Schilddrüsen/Nebenschilddrüsen und Nebennieren spielen für die Verwertung von Calcium eine zentrale Rolle. Ich habe festgestellt, dass der Körper ausreichend mit Calcium versorgt wird, solange diese Drüsen gesund sind. Um Ihre Calciumversorgung zu optimieren, sollten Sie darauf achten, dass diese Drüsen entgiftet, entschlackt und ausreichend regeneriert sind. Mithilfe der Basaltemperaturmessung (siehe Anhang A) können Sie Ihre Schilddrüsenfunktion überprüfen. Die Funktion Ihrer Nebennieren können Sie überprüfen, indem Sie Ihren Blutdruck messen. Bitte beachten Sie, dass ein systolischer Blutdruck unter 118 immer bedeutet, dass eine Nebennierenschwäche vorliegt.

Parasiten

Ein weiteres Resultat unseres Milchkonsums ist der Parasitenbefall. Schätzungen zufolge haben 60 % aller Milchkühe in Amerika einen oder mehrere der folgenden Parasiten: das Leukämie-Virus, Salmonellen und das Tuberkulose-Virus. Hinzu kommt, dass Milch und Milchprodukte bei den schleimbildenden Nahrungsmitteln an erster Stelle stehen, dicht gefolgt von raffiniertem Zucker. Zusammen verursachen diese beiden Lebensmittel in allen Körpergeweben eine starke Verschleimung (Kongestion). In diesem Schleim tummeln sich Hefepilze, Fungi und Würmer besonders gerne. Candida albicans und andere ansteckende Krankheiten sind die Folge. Ich habe Tausende von Krebspatienten auf ihrem Weg begleitet und ich bin überzeugt davon, dass Milch und Milchprodukte (hier gehört auch das Kolostrum dazu) Tumore verursachen und das Tumorwachstum und die Lymphstauung verstärken. Meiner Meinung nach ist die Ursache vieler kongestiver (tumorartige) Krebserkrankungen in diesen Nahrungsmitteln zu finden.

Diabetes

Viele Studien haben einen Zusammenhang zwischen pasteurisierten Milchprodukten und Diabetes herstellen können. Die Antikörper, die gegen die veränderten und schädlichen Milchproteine gebildet werden, greifen auch die Betazellen der Bauchspeicheldrüse an. Die Betazellen befinden sich in den Langerhans-Inseln des Pankreas und sind für die Produktion von Insulin zuständig.

Rinder-Wachstumshormon

Ein weiteres großes Problem mit der Milch ist das Rinder-Wachstumshormon oder rekombinantes Rinder-Somatotropin. Dieses Wachstumshormon wurde von der Firma Monsanto aus E. coli-Bakterien entwickelt und war ursprünglich dafür gedacht, die Milchproduktion zu erhöhen. Es gibt Untersuchungen, die zeigen, dass dieses Wachstumshormon (rBGH) krebserregend ist. Zahlreiche Studien haben zudem belegen können, dass es die Wachstumsrate von Tumoren erhöht. Ich persönlich habe den Eindruck, dass es eine stimulierende Wirkung auf das endokrine Organsystem hat, insbesondere auf die Schilddrüse und die Nebennieren. Das wirkt sich auf unser Wachstum aus, beeinflusst unsere Entwicklung und greift in unseren Hormonhaushalt ein. Unsere Gesellschaft muss sich der enormen Herausforderung stellen, die diese massiven Hormonstörungen mit sich bringen, weil sie nicht nur unsere Gesundheit, sondern auch unsere Wirtschaft zerstören.

Informieren Sie sich über die Lebensmittel, die Sie essen. Finden Sie heraus, was es wirklich mit diesen auf sich hat. Lassen Sie sich nicht von den Medien und anderen Informationsquellen aus unserer kapitalistischen Gesellschaft in die Irre führen, wo Geld wichtiger geworden ist als die Gesundheit der Menschen. Es ist unbedingt notwendig, dass Sie Ihren Körper entgiften und von der Verschlackung und Kongestion befreien, die sich über viele Jahre und durch den Verzehr schleimbildender Nahrungsmittel angesammelt haben.

Darmflora

Viele gesundheitsbewusste Menschen nehmen heutzutage Laktobazillen, Bifidobakterien und andere Mittel für die Darmflora ein. Warum? Wenn Sie keine Milchprodukte essen, warum sollten Sie diese Produkte einnehmen müssen? Es handelt sich hier um Bakterien, die am Abbau von Milchproteinen und Milchzucker beteiligt sind. Außerdem werden Sie im Körper an den Stellen gebildet – im Speichel, im Lymphsystem und in der Vagina – an denen die Toxine der Milchprodukte besonders greifen. Für Ihre Gesundheit ist es wichtiger, diese Giftstoffe und die Bakterien, die sich von diesen ernähren, allesamt loszuwerden. Außerdem ist es überhaupt fraglich, ob die Bakterien in den Nahrungsergänzungsmitteln das saure Milieu im Magen unbeschadet überstehen.

Es ist nicht schwer, eine gesunde Darmflora herzustellen. Man kann Bakterien nicht vom Körper fernhalten. Das ist von der Natur nicht gewollt. Bakterien ernähren sich von unseren Abfall- und Stoffwechselprodukten und unterstützen so die Selbstreinigungskräfte des Körpers. Vergessen Sie nicht, dass sich Ihre Darmflora immer auch an Ihre Ernährung anpasst.

Erfolg ist nichts weiter als eine präzise Studie des Offensichtlichen.
— Jim Rohn, Motivationstrainer

Modul 4.2

Proteine – die ganze Wahrheit

In Modul 3.2 des vorherigen Kapitels finden Sie eine Einführung zum Thema Proteine und deren Stoffwechsel. Sie erinnern sich vielleicht, dass der Begriff „Protein“ so viel wie „Struktur“ bedeutet. Wie bei einem Gebäude handelt es sich um eine fertige Struktur, die eine Form besitzt, wie z. B. in den Muskeln. Und wie bei einem Gebäude setzen sich Proteine aus einzelnen Bausteinen zusammen, den **Aminosäuren**. Aminosäuren sind die Bausteine, die unser Körper braucht, um zu wachsen, sich zu erhalten und sich selbst zu reparieren. Außerdem sind Proteine (Aminosäuren) an der Immunfunktion und an katabolen Prozessen beteiligt und werden vom Körper zu Transportzwecken eingesetzt. Das Wort „Protein“ wird auch als Allgemeinbegriff für die gesamte stickstoffhaltige Masse in der tierischen oder pflanzlichen Materie verwendet, mit Ausnahme der so genannten stickstoffhaltigen Fette.

Proteine, oder die Gesamtmenge der stickstoffhaltigen (stickstoffbasierten) Substanzen eines Nahrungsmittels, bestehen aus unterschiedlichen Verbindungen, die hauptsächlich in zwei Kategorien eingeordnet werden können: **Proteide** und **Nicht-Proteide**. Beispiele für Proteide – entweder einfach oder komplex – sind Albuminoide, Globuline, Proteasen, Peptone, Glutinoide usw. Beispiele für Nicht-Proteide – einfache Verbindungen – sind Kreatin, Kreatinin, Xanthin, Hypoxanthin, Amide und Aminosäuren.

Der menschliche Körper ist auf viele verschiedene Aminosäuren angewiesen, die wiederum in zwei Gruppen eingeteilt werden können. Erstens gibt es die **elf essenziellen Aminosäuren.** Man geht davon aus, dass ohne sie kein Wachstum stattfinden kann und auch keine Reparaturprozesse. (Ich persönlich schließe mich dieser Meinung nicht an, weil ich erlebt habe, dass Patienten trotz extremer neurologischer Schwächezustände allein durch eine auf Obst basierende Ernährung geheilt werden konnten.) Zweitens gibt es viele nichtessenzielle Aminosäuren, die vom Körper ebenfalls verwendet werden. In der nebenstehenden Liste werden beide Gruppen aufgeführt.

AMINOSÄUREN

ESSENZIELLE AMINOSÄUREN (MÜSSEN ÜBER DIE NAHRUNG AUFGENOMMEN WERDEN)	NICHT-ESSENZIELLE AMINOSÄUREN (WERDEN VOM KÖRPER GEBILDET)
Cystein	Alanin
Histidin	Arginin
Isoleucin	Asparaginsäure
Leucin	Citrullin
Lysin	Glutaminsäure
Methionin	Glycin
Phenylalanin	Hydroxyprolin
Threonin	Hydroxyglutaminsäure
Tryptophan	Norleucin
Tyrosin	Prolin
Valin	Serin

Wie Sie sehen können, handelt es sich bei dem Begriff „Protein" um ein eher willkürlich gewähltes Wort und bedeutet einfach nur, dass bestimmte Baumaterialien eine „Struktur" bilden. Dabei kann dieser Begriff buchstäblich für jeden Baustein angewendet werden, der vom Körper benötigt wird. Die korrekte Definition ist jedoch die einer vollständigen Struktur, wie z. B. das Gewebe selbst.

Können wir Proteine verwerten?

Proteine müssen verdaut werden, weil der Körper nur einfache Aminosäuren verarbeiten kann – also nur die Aminosäuren, die in Gemüse und Nüssen reichlich vorhanden sind. Die Leber kann auch Aminosäuren synthetisieren und sogar noch kleinere stickstoffhaltige Verbindungen herstellen. Die in Fleisch enthaltenen Proteine müssen zu einfachen Aminosäuren abgebaut (hydrolysiert) werden, bevor sie vom Körper verwendet werden können. Ich bezeichne tierisches Protein als „Protein zweiter Klasse", weil ein umfangreicher Verdauungsprozess notwendig ist, um das „Gebäude" in einfache „Baumaterialien" bzw. in Aminosäuren zerlegen zu können. Obst, Gemüse und Nüsse können vom Körper viel leichter verdaut werden, weil sie einfache Aminosäuren enthalten. Es ist nachgewiesen, dass eine vegane Ernährung dem Körper mehr verfügbaren Stickstoff liefern kann als Fleisch.

Es ist wichtig zu verstehen, dass sich Nährstoffe in einer anionischen (sauren) Umgebung anders verhalten als in einer kationischen (basischen). In einem basischen oder kationischen Milieu werden Aminosäuren zu freien Akteuren, die für Wachstum, Erhaltung und Reparatur eingesetzt werden können. In einer anionischen (sauren) Umgebung neigen sie dazu, sich an Minerale, Metalle und Fette zu binden, was den toxischen Zustand des Körpers verstärkt. Das führt zu dem Verlust verfügbarer Aminosäuren und raubt dem Körper wertvolles Baumaterial. Sie können so viele Proteine essen, wie Sie wollen, aber Ihr Körper kann diese nicht für seine Zwecke einsetzen, wenn die Bioverfügbarkeit nicht stimmt.

„Muskelpakete", wie sie durch eine proteinreiche Ernährung entstehen, werden während einer Entgiftung wieder abgebaut. In diesen Muskelmassen werden nämlich Aminosäuren „gestapelt", die für die normalen Körperfunktionen nicht benötigt werden. Beim Abbau von Proteinen entstehen hochgiftige Phosphor- und Schwefelsäuren, die dem Gewebe schaden. Um diese Säuren wieder in Salze (Ionisation) umwandeln und die schädlichen Auswirkungen neutralisieren zu können, werden wertvolle Elektrolyte aufgebraucht. Beim Abbau von Kohlehydraten und Fetten entstehen Milch- und Essigsäuren, die auf gleichem Wege gebildet werden, aber nicht annähernd so schädlich sind. Aus diesem Grund müssen wir unsere Elektrolyte jeden Tag aufs Neue aufstocken. Ionisation und Alkalisation sind notwendige Schritte, damit Nieren, Leber und andere Gewebe im Körper intakt bleiben. Menschen, die ihre Elektrolyte aufbrauchen, ohne sie wiederaufzufüllen, fallen in eine starke Azidose, die zu Konvulsionen, Koma und Tod führen kann. Bei Krebserkrankungen und anderen Beschwerden, die in einem stark sauren Milieu entstehen, werden Natrium und andere basenbildenden Elektrolyte sehr schnell verbraucht. Dies ist nur ein weiterer der zahlreichen Gründe, warum man so viel rohes, basenbildendes Obst und Gemüse essen sollte, wie nur irgendwie möglich.

Fremdeiweiße aus Fleisch, Milchprodukten, Getreide, Eiern usw. schädigen die Schleimhäute des Körpers. In Reaktion hierauf wird durch das Lymphsystem eine starke Schleimbildung in den Körpergeweben und den -kavitäten angeregt. Zusammen mit den darin feststeckenden Proteinen sammelt sich dieser Schleim in den Zellzwischenräumen, den Lymphknoten, in Nebenhöhlen, Gehirn, Lunge usw. an. Akne, Eiterbeulen und Tumoren sind Ausdruck dieser Kongestion oder toxischen Ablagerungen. In den späten Stadien des Proteinstoffwechsels wird schließlich Harnsäure gebildet. Harnsäure ist besonders aggressiv und abrasiv, es wirkt entzündungsfördernd und schädigt das Gewebe. Ablagerungen von Harnsäure können arthritische Veränderungen in Muskeln und Gelenken hervorrufen. Außerdem ist Harnsäure die Ursache für Gicht. Je mehr tierisches Protein Sie in Ihren Körper aufnehmen, desto mehr muss Ihr Immunsystem arbeiten und je stärker wird das „Naturreich" der Parasiten in Ihrem Körper florieren. Viele Parasiten (darunter zahlreiche Viren, Bakterien und einige der ganz „Großen", wie Würmer und Leberegel) ernähren sich von den Abfallprodukten aus dem Stoffwechsel tierischen Eiweißes.

Der Verzehr von Fleisch verursacht einen faulen Körpergeruch, weil auch unser Fleisch zu verfaulen beginnt. Fleisch kann sich an der Darmwand festsetzen und dazu führen, dass auch die Mukosa und die Darmwand Ziel dieser Fäulnisprozesse werden. Sie müssen wissen, dass diese Fäulnisprozesse die Proteine in toxische Nebenprodukte umwandelt. Obst und Gemüse dagegen lassen den Körper nicht unangenehm riechen.

Proteine sind säurebildend, d. h. sie wirken entzündungsfördernd und schädigen Gewebe, also genau das Gegenteil von dem, was sie eigentlich tun sollen. Ich sage an dieser Stelle nicht, dass Sie überhaupt kein Eiweiß essen sollten. Seien Sie einfach vorsichtig, was Menge und Form des Eiweißes betrifft. Eine reichhaltige Ernährung mit Nüssen, Gemüse und Obst versorgen den Körper mit reichlich Aminosäuren und machen ihn gesund und stark.

Der Körper kann Protein aus Fleisch (zusammengebundene Aminosäuren) erst verwerten, wenn diese zu einfachen Aminosäuren abgebaut wurden. Dieser Vorgang beginnt im Magen, wo die Magensäure (Salzsäure oder HCL) Pepsinogen in Pepsin umwandelt. Das Pepsin wiederum beginnt, die Proteinstrukturen zu Peptonen/Polypeptide abzubauen. Dieser Vorgang ist säurebildend. Nachdem der Magen den „vorverdauten“ Speisebrei an den Zwölffingerdarm (Dünndarm) weitergegeben hat, beginnen die proteolytischen Enzyme aus der Bauchspeicheldrüse (basisch) mit der Verdauung der Polypeptide zu Peptiden. Anschließend werden diese Peptide im Dünndarm weitertransportiert. Die Darmwand sondert dabei Enzyme (Peptidasen) ab, die diese Peptide/Peptone in Aminosäuren zerlegt. Dieser sehr aufwändige Prozess raubt dem Körper wichtige Energie und das alles nur, um Baumaterialien aus zweiter Hand zu gewinnen.

Pflanzliche Proteine dagegen sind einfache, aus Aminosäuren aufgebaute Strukturen, die deutlich weniger Energie verbrauchen. Pflanzen besitzen selbst sehr viel elektromagnetische Energie und können den hohen Energieverbrauch ausgleichen. Im Vergleich hierzu besitzt Protein aus Fleisch eine völlig andere Struktur und ist – elektrisch betrachtet – tote Materie. Für die Verdauung von tierischem Eiweiß sind radikalere Verdauungsvorgänge nötig, die dem Körper viel Energie entziehen. Weil Fleischeiweiß sehr stark säurebildend ist, wird hoher Fleischkonsum auch mit Darmkrebs in Verbindung gebracht, der zweithäufigsten Krebserkrankung in den USA [und auch in Deutschland, Anm. d. Red.]. Viele Tausend Menschen sterben jedes Jahr an den Folgen einer fleischbasierten Ernährung. Leber, Bauchspeicheldrüse, Nieren und Darm leiden unter einem zu hohen Eiweißkonsum. 20 bis 40 g Protein am Tag sind völlig ausreichend, die meisten Menschen verzehren 150 bis 200 g täglich.

Die Energie des Fleisches

Angeblich soll Fleisch ein guter Energiespender sein. Diese Energie wird aber hauptsächlich aus dem im Fleisch enthaltenen Adrenalin übernommen, d.h. es handelt sich nicht um dynamische Energie, sondern um eine aufgeputschte. Wenn Sie jemals in einem Schlachthof waren, haben Sie sicherlich die panische Angst dieser armen Kreaturen sehen und fühlen können, mit der sie in den Tod geführt werden. Physiologisch betrachtet, wird durch diese Angst die Nebennierenrinde stimuliert, die dann vermehrt Epinephrin ausschüttet, gemeinhin als „Adrenalin" bekannt. Epinephrin ist ein Neurotransmitter, der über das Nervensystem Energie in den Körper pumpt. Aus diesem Grund fühlen sich Fleischesser so stark. Der Nachteil dabei ist jedoch, dass ein jahrelanger Fleischkonsum die Nebennieren schwächt und diese dann ihrerseits zu wenige Neurotransmitter bilden. Ein niedriger Blutdruck ist die Folge (d.h. der systolische Druck liegt bei weniger als 118). Eine Nebennierenschwäche wird an die nachfolgenden Generationen weitergegeben. Der vererbte chronische Mangel an Neurotransmittern kann bei den Nachkommen Multiple Sklerose, M. Parkinson, M. Addison und andere neurologischen Schwächen begünstigen.

Auch ein hoher Blutdruck kann auf eine Nebennierenschwäche zurückzuführen sein. Wenn die Nebennieren zu schwach werden, können sie auch nicht mehr genügend Steroide (unsere Entzündungshemmer) bilden, weil Fleisch ein stark säurebildendes Nahrungsmittel ist und deswegen Entzündungen fördert. Der Körper ersetzt die Steroide nun durch Cholesterin, um die Entzündungsherde zu bekämpfen. Mit der Zeit wird dies zu einem ernsten Problem, weil Lipide in einem sauren Milieu verklumpen und sich „in" und „am" Gewebe ablagern.

Der Energieschub, den wir beim Verzehr von Fleisch verspüren, kann auch eine Reaktion auf die Wachstumshormone sein, mit denen Rinder (und andere Tiere) gefüttert werden, damit sie schneller wachsen. Energie sollte dynamisch sein und auf Zellebene stattfinden und nicht künstlich hochgeputscht werden. Nur eine natürliche, auf Rohkost basierende, Ernährung kann dynamische Energie liefern. Rohkost ist basenbildend, enthält die richtigen Elektrolyte, ist energetisch geladen und versorgt Sie außerdem mit allen richtigen Aminosäuren, synergistischen Komplexen und Verbindungen (Vitamine, Minerale, Flavonoide usw.).

Ein Aufruf zum Handeln

Es ist an der Zeit, dass wir Menschen aufhören, tierische Nahrungsmittel zu verzehren. Diese sind so hochgradig mit giftigen Hormonen, Antibiotika, Chemikalien und anderen Schadstoffen belastet, dass sie zu tickenden Zeitbomben geworden sind. Wir *können* uns aus dieser toxischen, destruktiven Situation befreien und große Vitalität genießen, wenn wir uns ausschließlich von rohem Obst und Gemüse ernähren. Rohkost entschlackt und macht gesund. Eine solche

Ernährung erlöst uns von den Fesseln der Verzweiflung und Wut und macht uns frei für das Licht einer strahlenden Gesundheit.

Versuchen Sie es selbst einmal und ernähren Sie sich sechs Wochen lang vegan, ohne tierische Produkte. Sie werden den Unterschied merken. Es ist eine Sache, viel zu lesen und sich über konditionierte Denkmuster eine Meinung zu bilden. Etwas völlig anderes ist es, diesen Zustand selbst zu erleben.

Alles Lebendige ist jederzeit damit beschäftigt, Verbindungen und Stoffe zu anderen Verbindungen und Stoffen zu transmutieren. Die Wissenschaft hat diese Prozesse noch nicht vollständig durchdrungen. Unser Körper ist in der Lage, aus Kohlenhydraten und Fetten Aminosäuren zu synthetisieren – und er tut es auch. Unser Körper verwendet dafür die Bestandteile unserer Nahrung und insbesondere die, die für uns Menschen biologisch am besten dafür geeignet sind. Auf diese Art und Weise erneuert und repariert der Körper sich fortlaufend selbst.

Die Natur wird uns immer Rätsel aufgeben. Unser Intellekt ist ständig damit beschäftigt, zu überreagieren, um die Aufmerksamkeit unserer Seele fortwährend auf das Hier und Jetzt zu lenken. Der Verstand ist wie ein Mensch auf der Suche nach Gott, immer darauf fokussiert, die Wahrheit zu finden, obwohl diese ihm direkt in das Gesicht starrt. Der Verstand (Intellekt) zerlegt die Dinge gerne, um sie besser zu verstehen. Die Seele weiß bereits, wie alles zusammenhängt. Befreien Sie sich vom Intellekt und lernen Sie die Einfachheit der Natur und des Göttlichen zu genießen. Es wird Ihnen helfen, sich von der ständigen Energieverschwendung zu befreien. Werden Sie zum Rohköstler und ernähren Sie sich von lebendiger und vitaler Nahrung. Sie werden gesund und glücklich sein und vor Energie strotzen.

Eine proteinreiche Ernährung kann tödlich sein

Einige der renommiertesten Forschungseinrichtungen der Welt, darunter Simmons College und die Universität Harvard (wie im *The New England Journal of Medicine* und *The Archives of Internal Medicine* berichtet), haben wiederholt gezeigt, dass Proteine aus Fleisch für uns Menschen giftig sind, sobald wir diese über die Darmwand aufnehmen. Dieser Vorgang bewirkt eine Immunreaktion, macht anfällig für Parasiten und begünstigt Übersäuerung. Die folgende Aufstellung soll noch einmal kurz zusammenfassen, warum wir kein Fleisch essen und allgemein auf eine proteinreiche Ernährung verzichten sollten.

- Protein kann als intakte Struktur vom Körper nicht verwertet werden, sondern muss in seine Einzelteile, die Aminosäuren, zerlegt werden. Erst dann kann der Körper das Protein verarbeiten. Dieser Vorgang *verbraucht* Energie, anstatt sie zu bilden.

- Während der Verdauung und im Laufe des Proteinstoffwechsels entstehen viele Säuren, darunter Harnsäure (die Ursache von Gicht), Phosphorsäure und Schwefelsäure. Diese Säuren reizen und entzünden die Gewebe im Körper. Außerdem stimulieren sie Nervenreaktionen und verursachen Hyperaktivität.
- Protein ist eine stickstoffhaltige Verbindung mit hohem Phosphoranteil, die bei übermäßigem Konsum dem Körper Calcium und andere Elektrolyte entzieht.
- Proteine sind stark säurebildend und senken den pH-Wert des Körpers. Dies führt zu Entzündungen, Gewebeschwäche und letztendlich zum Zelltod.
- Proteine können vom Körper nicht als Energieträger eingesetzt werden; sie sind Baumaterial und Transportmedium. Wenn Eiweiße verdaut und zu Aminosäuren abgebaut worden sind, besteht ihre Hauptaufgabe im Wachstum und in der Reparatur von Gewebe. Neben Sauerstoff sind die Einfachzucker Hauptenergieträger des Körpers. Wenn wir versuchen mithilfe einer proteinreichen Diät abzunehmen, wird nicht nur Fett, sondern auch anderes Gewebe abgebaut. Sobald Sie wertvolles Baumaterial zerstören, anstatt gesunden Treibstoff aufzunehmen, setzen Sie Ihre Leber, Ihre Bauchspeicheldrüse und Ihre Nieren aufs Spiel.
- Bei Menschen mit einer Nebennierenschwäche beginnt die Leber große Mengen an Cholesterin zu bilden, welches sich anschließend im gesamten Körper als sogenannte Plaques ablagert. Blutgefäße, Leber und Nieren sind besonders davon betroffen. Außerdem können sich in Leber und Gallenblase Steine bilden.
- Tierisches Protein vergärt im Körper und macht schlechten Körpergeruch. Als Resultat dieser Fäulnisprozesse werden sehr viele toxische Stoffe gebildet, die sich im Darm und im Zellinneren und den Zellzwischenräumen vieler Gewebe ansammeln. Das bietet nicht nur einen idealen Nährboden für Parasiten, sondern wirkt säurebildend und entzündungsfördernd, hemmt die Zellatmung und führt schließlich zum Zelltod.
- Eine proteinreiche Ernährung ist für uns nicht artgerecht und ergibt physiologisch betrachtet keinen Sinn.
- Die industrielle Tierhaltung hat uns in den ökonomischen, ökologischen und spirituellen Ruin getrieben. Wir zerstören unsere Wälder und Wiesen, um Weideflächen zu schaffen. Für unseren Planeten ist das in vielerlei Hinsicht katastrophal, denn es unterbricht die Produktion von lebenswichtigem Sauerstoff, setzt diesen zunehmend einer verstärkten Hitzeeinstrahlung aus, nimmt die Schönheit der Natur, fördert Erosion und lässt Obst- und Gemüseernten schlecht ausfallen. Darüber hinaus kommen zu viele schädliche Abfälle aus der Tierhaltung in den Boden, wertvoller Mutterboden geht verloren, der Getreideanbau ist zu dominant und Lebensräume für Wildtiere werden zerstört. Wir verschwenden Tausende von Hektar Land für den Futteranbau, damit Nutztiere gemästet werden können.

- Eine proteinreiche Ernährung enthält zu viel Epinephrin (Adrenalin) und verstärkt bei Menschen, die diese Nahrungsmittel verzehren, aggressive und jähzornige Tendenzen noch mehr. Außerdem schwächt sie die Nebennieren.
- Es ist nachgewiesen worden, dass Fleisch Darmkrebs verursacht. Zudem gibt es den begründeten Verdacht, dass es auch bei Leber- und Bauchspeicheldrüsenkrebs eine Rolle spielt. Möglicherweise ist die Kloake an Fäulnisprodukten, die sich im Lymphsystem bildet, auch die Ursache vieler Lymphome.
- Fleischessende Kulturen haben eine viel kürzere Lebenserwartung. Die Inuit in Kanada und Alaska haben z. B. eine durchschnittliche Lebenserwartung von 50 Jahren.
- Fleisch ist nichts anderes als eine Ansammlung toter oder sterbender Zellen, die wiederum in einer Jauchegrube aus stagnierendem, faulem Blut schwimmen. Es gibt Menschen, die behaupten, das sei gesunde Ernährung.
- Fleisch wirkt stimulierend, entzündungsfördernd und irritierend auf die Geschlechtsorgane, vor allem auf die Prostata. Prostatitis ist die Folge.
- Heutzutage ist Fleisch sehr stark mit Wachstumshormonen, Antibiotika, Pestiziden, Herbiziden, radioaktivem Müll, Adrenalin und anderen Umweltgiften aus Luft und Boden belastet. All diese Stoffe sind krebserregend. Kühe, Schweine und Hühner erkranken öfter als jemals zuvor an Krebs. Und wir Menschen essen sie. Es gibt Fleischproduzenten, denen jegliche Integrität und Anstand abhandengekommen sind und die selbst ihre kranken und sterbenden Kühe, Schweine und Hühner zu Tiermehl zermahlen, um dieses unter das reguläre Futter zu mischen. Kein Wunder, dass es Krankheiten wie Rinderwahnsinn und Mund- und Klauenseuche gibt. Wir können das gerade vor allem in Europa beobachten, wo Fleischproduzenten tote Schafe an ihre Kühe verfüttern. Kühe sind reine Pflanzenfresser und auch Schweine sind im Grunde genommen keine Fleischfresser. Nicht nur der Mensch, sondern auch unsere Nutztiere leiden wegen dieser miserablen Bedingungen an Übersäuerung.
- Eine proteinreiche Ernährung entzieht dem Körper das Spurenelement Mangan, was zu Spasmen, Konvulsionen und Störungen der Neurotransmitter (Myasthenia, Atemnot und Herzrhythmusstörungen, einschließlich Kammerflimmern, usw.), neuromuskulären Beschwerden, M. Parkinson und Lou-Gehrig-Syndrom führen kann.
- Fleisch ist voller toter Blutkörperchen (Hämoglobin), die viel Eisen enthalten. Eisen gehört aber zu den Mineralen, die – wenn im Übermaß eingenommen – giftig sein können. Das trifft besonders auf oxidiertes Eisen (nicht-pflanzliches Eisen) zu. Eine Eisenvergiftung kann im Körper viele unterschiedliche Reaktionen auslösen, darunter:
  - Chrommangel (notwendig für den Insulintransport)

- Zinkmangel (notwendig für die Insulinproduktion und die Energiegewinnung)
- Schäden an Leber, Bauchspeicheldrüse und Nieren
- Calciummangel; Calcium kann nur eingeschränkt absorbiert und verwertet werden
- einen erhöhten Natriumspiegel, was Ödeme begünstigt
- zu viel Stickstoff und Phosphor im Gewebe (begünstigt Übersäuerung)
- Schwindel, Gleichgewichtsstörungen und spastische Zustände als Resultat eines Manganmangels
- Fleischkonsum erhöht den Blutdruck, weil der Natriumspiegel steigt und sich Lipide ablagern.
- Fleischkonsum in Kombination mit Vitamin C-Supplementation verstärkt die Aufnahme von Eisen und erhöht das Risiko einer Eisenvergiftung.
- Der Verzehr von rotem Fleisch wird mit der erhöhten Aufnahme von N-Nitrosoverbindungen über die Darmflora in Verbindung gebracht, was das Darmkrebsrisiko erhöhen kann.
- Fleischkonsum ist bekanntermaßen einer der Hauptursachen für Zahnkaries.

Dies sind nur einige wenige Beispiele dafür, wie tierische Proteine die menschliche Spezies ausrotten. Wachen Sie auf und lernen Sie das Leben auch ohne tierische Produkte zu genießen. Ihr Körper wird Sie dafür lieben und Ihnen es mit strahlender Gesundheit danken. Auch Körpergeruch werden Sie nicht mehr kennen. Lieben Sie nicht nur sich selbst, sondern auch Ihren Planeten und die Tiere, die auf ihm leben.

Ganze Proteine oder kompletter Mythos?

Bezüglich der Ernährung hält sich der Mythos hartnäckig, dass Aminosäuren „ganz" sein müssen, damit sie uns „vollständige" Proteine liefern. Seit vielen Jahren haben wir nun mit dieser Fehlinformation zu kämpfen. Bei dieser Fehlinformation geht es darum, dass wir angeblich mit jeder Mahlzeit alle essenziellen Aminosäuren zu uns nehmen müssen, weil wir sonst keine „vollständigen Proteine" haben und diese dem Körper dann fehlen. Es ist eines der wichtigsten Argumente für den Verzehr von Fleisch, Milchprodukten, Bohnen, Soja und Weißmehl. Wenn wir darüber nachdenken, fällt aber auf, dass:

- Wildpferde, Elefanten und Kühe reine Pflanzenfresser und trotzdem unglaublich stark sind. Sie ernähren sich zu 100 % von Gras und pflanzlicher Materie. Wenn sie „vollständige Proteine" nötig haben sollten, dann müssen sie diese über die Pflanzen bekommen.

- 70 bis 80 % der Nahrung eines Grizzlybären besteht aus faserhaltigen Pflanzen. Bären fressen nicht viel Fleisch. Wenn sie es doch einmal tun, dann haben sie es meist auf das Fett abgesehen und nicht auf das Protein. Bären gehören zu den Omnivoren.
- Unter den Frugivoren sind wir die Spezies, die am weitesten entwickelt ist. Schon allein aus diesem Grund sind wir nicht für den Fleischkonsum gemacht.
- Rohköstler, die sich abwechslungsreich und ausgewogen von Obst, Gemüse und Nüssen ernähren, haben keinen Proteinmangel – ihnen fehlen keine Aminosäuren. Im Gegenteil: Pflanzliche Aminosäuren sind energetisch hochwertiger und können vom Körper besser abgebaut und verwertet werden. Um Fleisch verdauen und das tierische Protein verwertbar machen zu können, ist ein radikaler Verdauungsvorgang notwendig, der uns Energie kostet. Ein weiterer wichtiger Faktor ist, dass tierisches Protein im Körper säurebildend wirkt und eine Übersäuerung begünstigt. Gemüse ist basenbildend und kann ein saures Milieu ausgleichen.

Ihr Körper braucht lebendige Nahrung, um leben zu können. Essen Sie ausschließlich frisches Obst, Gemüse und Nüsse aus biologischem Anbau, alles andere tut Ihnen nicht gut! Ganz nebenbei erwähnt ist es ganz und gar nicht gesund, ein altes, verfaultes und abgestorbenes Stück Fleisch zu essen – denn es ist nichts mehr als tote Zellen in einer Blutlache.

> *Die körperliche Konstitution des Menschen hat sich nicht verändert, sie hat sich mitnichten an die neuen Bedingungen seiner künstlich erschaffenen Umwelt angepasst, durch die er seine ursprüngliche Umgebung ersetzt hat. Im Ergebnis befindet sich der Mensch in ständiger Unstimmigkeit mit seiner Umwelt. Die Auswirkungen dieser Unstimmigkeiten lassen sich an einem allgemeinen Verfall des menschlichen Körpers ablesen, dessen Symptome wir als Krankheiten bezeichnen.*
>
> — *Professor Hilton Hotema,* Man's Higher Consciousness

Modul 4.3

Reizstoffe und Stimulanzien

Die meisten Menschen konsumieren große Mengen an Stimulanzien und Reizstoffen, die man als solche bezeichnet, eben weil sie körperliches Gewebe *reizen* oder *stimulieren*. In der Folge kommt es zu Verschleimung oder zur Über- oder Unterfunktion der betroffenen Gewebe (Organe, Drüsen usw.). Im Laufe der Zeit führt dieser Missbrauch zu Gewebeversagen und chronischen oder degenerativen Beschwerden. Zu den Reizstoffen, die viele Menschen bewusst oder unbewusst täglich zu sich nehmen, gehören schwarzer Pfeffer, Koffein, Salz, Mononatriumglutamat (MNG), Konservierungsstoffe, Chemikalien und raffinierter Zucker. Die Liste ist nahezu unendlich.

Diese Stoffe reizen die Darmschleimhaut und verursachen eine starke Schleimbildung, die den Darm verstopft und belastet. Außerdem rufen sie allgemein im Körper Entzündungen hervor, weil die meisten dieser Substanzen säurebildend – also hitzefördernd – sind und eine Immunreaktion provozieren. In der Naturheilkunde wird allerdings auch oft Capsicum (Cayennepfeffer) zur Verbesserung der Durchblutung bei Bluthochdruck eingesetzt. Das Reizpotential des Cayennepfeffers ist bei weitem nicht so groß wie das von schwarzem Pfeffer, aber selbst das rote Capsicum wirkt auf die Darmschleimhaut anregend und kann zu verstärkter Schleimproduktion führen. Verschleimung ist das grundlegende Problem bei vielen kongestiven Beschwerden, darunter Sinusitis, Bronchitis, Lungenentzündung und Ohrenschmerzen.

Sobald jemand seine/ihre Ernährung umstellt und sich von einer lebendigen Rohkostdiät ernährt, verändert sich auch der Körper dieses Menschen. Je mehr Rohkost Sie verzehren, desto reiner und gesünder wird Ihr Körper. Sie werden an einen Punkt gelangen, an dem Sie keine stark gewürzten oder scharfen Speisen mehr essen können. Cayennepfeffer, Zwiebeln und selbst Knoblauch werden Ihren Körper zu stark irritieren.

Stimulanzien gehören zu den ganz großen Leidenschaften des Menschen. Jedes Jahr konsumieren wir unglaubliche Mengen dieser Substanzen. Wir trinken mehr Kaffee, Tee und Erfrischungsgetränke als jemals zuvor. Diese Getränke (sie enthalten sehr viele Gerbstoffe, Alkaloide, Schwefel- und Phosphorsäure und vieles mehr) haben nicht nur eine anregende Wirkung, sondern schaden auch unserem Organismus. Wissen Sie, was mit Zement passiert, wenn man Cola darüber schüttet? Er platzt auf. Haben Sie schon jemals ein Stück Fleisch in ein Glas Cola gelegt? Auch das Fleisch zersetzt sich. Erfrischungsgetränke wie Cola und Limonade verursachen auf der Darmschleimhaut Entzündungen und zerstören sie. Und nicht nur das, sondern auch Leber und Nieren sind betroffen.

Kaffee und kommerzielle Tees werden heutzutage in großen Mengen konsumiert, obwohl sie als Stimulanzien gelten und Leber, Darm, Herz, Nieren und die endokrinen Organe (Schilddrüse, Nebennieren, Hirnanhangsdrüse, Thymus usw.) reizen. Auch unter Gesundheitsfanatikern sind Einläufe mit Kaffee sehr beliebt. Ich selbst bin kein großer Fan davon, weil sie den Darm und die Leber zu sehr anregen. Alles, was diese Einläufe bewirken, ist eine lokale Reizung, die letzten Endes zu extremer Schwäche und Verstopfung führt. Nehmen Sie stattdessen „gute", nicht süchtig machende, Heilpflanzen, die den Darm auch wirklich reinigen, stärken und die gesunde Darmfunktion wiederherstellenzu sich. (Im Anhang finden Sie eine Liste mit Firmen, die hochwertige Produkte herstellen.)

Auch Schokolade wirkt stark anregend, ist aber bei Männern, Frauen und Kindern gleichermaßen beliebt. Schokolade ist ein ausgesprochener Säurebildner und enthält viel Oxalsäure. Wenn Ihr Körper übersäuert ist und Sie zusätzlich Nahrungsmittel verzehren, die viele Oxalate enthalten, binden sich diese Oxalate im Körper an ionisches Calcium und bilden Calciumoxalatsteine (z. B. Nierensteine).

Alkohol und raffinierter Zucker sind weitere Stimulanzien, die überall und immer sehr gern konsumiert werden, beide sind stark säure- und schleimbildend. Bierkonsum macht eine Fehlbesiedelung im Darm schlimmer und verstärkt das Verlangen nach raffiniertem Zucker. Der daraus entstehende Teufelskreis ist nahezu unendlich. Bei Diabetikern drückt Alkohol den Blutzuckerspiegel zusätzlich in die Höhe und wirkt stimulierend auf die Nebennieren, was zu noch mehr Schwäche führt. Natürlich entsteht durch die Fermentierung von zuckerhaltigen Nahrungsmitteln im Magen ebenfalls Alkohol. Die einzige Form von Alkohol, die ich empfehlen kann, ist Wein aus biologischem Anbau und das auch nur in sehr kleinen Mengen.

Auch Haushaltszucker ist säurebildend und verschleimt den Körper. Wie bereits erwähnt, verstopft dieser Schleim das Gewebe und begünstigt Allergien, Bronchitis, Lungenentzündung, Erkältungen, Grippe, Sinusitis, Mumps und alle möglichen anderen „kongestiven" Beschwerden. Säurebildende, raffinierte Zucker sind außerdem entzündungsfördernd.

Auch Fleisch ist bekannt für seine stimulierenden, irritierenden und entzündungsfördernden Eigenschaften. Im letzten Abschnitt habe ich bereits erörtert, wie sehr Fleisch mit Antibiotika, Hormonen, radioaktivem Abfall, Steroiden, Adrenalin, Pestiziden, Herbiziden und vielen anderen toxischen Chemikalien belastet ist. Bei all diesen Substanzen handelt es sich um Reizmittel, Stimulanzien und unterdrückende Stoffe, die im Fleisch in Kombination enthalten sind. Sie (zusammen mit Adrenalin) können Ihnen zwar vorübergehend ein Gefühl von Kraft geben, wirken langfristig aber als Energieräuber. Fleisch enthält viel Stickstoff und entzieht dem Körper Calcium. Calcium und Phosphor müssen immer in einem ausgewogenen Verhältnis zueinander vorhanden sein, was bei

Fleisch nicht gegeben ist. Fleisch enthält deutlich mehr Phosphor als Calcium, in Gemüse hingegen sind diese beiden essenziellen Minerale im richtigen Mengenverhältnis enthalten.

Der Verdauungstrakt des Menschen ist viermal länger als der eines reinen Fleischfressers (z. B. Katzen). Aus diesem Grund können wir auch tausendmal mehr Nährstoffe aufnehmen. Das tierische Protein verfault sehr schnell, was in unserem langen Darm dazu führt, dass es im Körper schon zu Fäulnisprozessen kommt, bevor wir das Fleisch wieder ausscheiden können. Fäulnis begünstigt Übersäuerung, d.h. sie wirkt entzündungsfördernd und zerstört Zellen. Das wiederum öffnet Tür und Tor für unsere „parasitären" Freunde, die in bereits geschwächten Zellen, Gewebestrukturen, Organen und Drüsen besonders viel Schaden anrichten können. Darüber hinaus werden durch den Fleischkonsum Schwefel- und Phosphorsäuren gebildet, beides hochgradige Reizstoffe, die entzündungsfördernd und gewebszerstörend wirken.

Energie sollte immer dynamisch sein und auf Zellebene stattfinden. Niemals sollte sie von außen zugeführt werden. Wenn Sie von Stimulanzien abhängig sind, um ihr Energieniveau zu halten, ist es ein Beweis dafür, dass es irgendwo in Ihrem Körper eine Gewebeschwäche gibt. Langfristig betrachtet führen Reizstoffe und Stimulanzien zu Schwächezuständen und Gewebszerfall (Organe, Drüsen). Das Nervensystem (sympathisches, parasympathisches und autonomes) und das Herz trifft es dann besonders hart. Stimulanzien sind der Grund für viele Herzrhythmusstörungen und neurologische Beschwerden.

Befreien Sie sich und Ihren Körper von Stimulanzien und Reizmitteln und erleben Sie die Welt der dynamischen Energie – jene Zellenergie, die aus gesunden Zellen förmlich herausexplodiert. Hören Sie auf mit den vielen säurebildenden Reizstoffen und Stimulanzien, die Ihnen buchstäblich Fesseln anlegen, weil sie süchtig nach mehr machen. Diese Nahrungsmittel bringen Ihnen nichts als Schwäche und Giftstoffe. Tiere nehmen keine Reizstoffe oder Stimulanzien zu sich. Warum also sollten wir es tun?

Im Grunde genommen ist das Leben nichts anderes als ein Ringen um frische Luft. Wenn die riesige Lungenfläche des Organismus jederzeit mit frischer, sauberer Luft versorgt ist und Sie alle anderen Gesundheitsregeln beachten, gibt keinen einzigen wissenschaftlich fundierten Grund, warum Sie jemals sterben sollten.

— Prof. J.S. Halder, britischer Astronom

Modul 4.4

Impfungen – die vergiftete Nadel

„Ähnliches wird durch Ähnliches geheilt“ lautet ein Konzept, das sowohl von allopathischen (medizinischen) als auch homöopathischen Strömungen zur Behandlung von Krankheiten eingesetzt wird. Aus diesem Leitsatz heraus sind viele der schädlichsten und oftmals tödlichen Konzepte und Methoden entstanden, die in der Wissenschaft entwickelt wurden, darunter die Inokulation oder Impfung. Durch Impfungen werden Parasiten in den Körper injiziert, in der Hoffnung, dass dieser immun dagegen werde. Der Grund für diesen Gedankengang ist die Annahme, dass Parasiten (Keime) die Ursache fast aller Krankheiten seien. Die moderne Wissenschaft beginnt langsam, sich von diesem Konzept zu lösen, nur um es durch das Konzept der Genetik zu ersetzen. Heutzutage sind unsere Gene die wahren „Übeltäter“.

Ein ausgezeichnetes Beispiel für den Trugschluss bezüglich dieses Konzeptes ist die Polio-Impfung. Die Theorie dahinter lautet wie folgt: Um gegen dieses Virus immun zu werden, muss man einfach mehr davon aufnehmen, aber nun in sehr viel kleineren Mengen. Der Körper soll gegen das Virus immun werden, indem er Antikörper dagegen bildet, was zu einer schnelleren Immunreaktion auf den entsprechenden Krankheitserreger (Virus) führt. Man hofft, dass das Virus dann von den Immunzellen zerstört wird, bevor es sich unkontrolliert im Körper ausbreiten kann oder – alternativ - es vom Immunsystem einfach ignoriert wird. Es ist also immer noch da, aber nicht aktiv.

Ich halte diese Denkweise für außerordentlich dumm und die Fakten geben mir recht. Als die Polio-Impfung (Kinderlähmung-Impfung) auf den Markt kam, schossen die Polio-Erkrankungen um 680 % in die Höhe, wie es von Dr. Leonard Horowitz in seinem Buch *The Emerging Viruses* beschrieben wird. Vor einigen Jahren erschien in der Tageszeitung *The Tampa Tribune* ein Artikel über ein Kleinkind, das sich über die Polio-Impfung mit Kinderlähmung angesteckt hatte. Wie viele Menschen kennen Sie, die sich gegen die Grippe impfen lassen und trotzdem an Influenza erkranken? Es ist ein weiteres Beispiel für eine völlig sinnfreie und toxische Methode und es ist bei weitem nicht das einzige. Es gibt Tausende von geschädigten Menschen.

Niemand sollte die Impfrisiken leugnen. Die MMR-Impfung (Mumps, Masern, Röteln) und die Polio-Impfung enthalten abgeschwächte, aber noch lebende Viren. Obwohl die Gesundheitsbehörden in den USA behaupten, dass die Kinderlähmung dort seit 1979 ausgerottet sei, erwähnen sie nicht, dass alle seitdem bestätigten Polio-Erkrankungen *durch die Impfung selbst verursacht werden*. Wir haben für diese Form der Kinderlähmung nur einen neuen Namen gefunden – die Meningitis cerebrospinalis, eine Form der Hirnhautentzündung. Wann werden wir endlich den Kopf aus dem Sand ziehen und Richtung Himmel schauen?

Ein gesunder und reiner Körper wird nicht krank, weil er ein starkes Immunsystem besitzt, das ihn schützt und ihm unglaubliche Selbstheilungskräfte verleiht. Die natürliche Immunität hält ein Leben lang an. Die eingeimpfte Immunität dagegen nicht, sie wirkt nur kurze Zeit. In der Regel geht man von ungefähr sieben Jahren aus. Wir vergessen, dass die Natur (Gott) uns in der Pflanzenwelt mit allem ausgestattet hat, was wir brauchen. Es ist viel besser, den Körper mit natürlichen antiparasitischen, adstringierenden und regenerierenden Heilpflanzen zu reinigen und zu stärken, anstatt ihn mit giftigen Stoffen, lebenden Parasiten und fremden Proteinen zu verunreinigen.

Bei vielen Impfungen handelt es sich um kooperativ durchgeführte Experimente. Eines dieser Experimente wurde von der Versicherungsfirma Kaiser Permanente aus Kalifornien und dem amerikanischen Center for Disease Control (CDC) in Absprache mit der Weltgesundheitsorganisation WHO durchgeführt. Zwischen 1989 und 1991 wurde im Rahmen dieses partnerschaftlichen Projektes das Masernvirus Edmonton-Zagreb (E-Z) an 1.500 „Kindern schwarzafrikanischer oder lateinamerikanischer Herkunft" eingesetzt, die hauptsächlich aus dem Raum Los Angeles und aus armen Verhältnissen stammten. Zuvor hatte man versucht, dieses Experiment in Afrika, Haiti und Mexico durchzuführen, mit katastrophalen Ergebnissen. Viele Kinder starben an den direkten Folgen der Impfung und viele weitere an den Folgen der Unterdrückung der Immunreaktion. Das Immunsystem der betroffenen Kinder konnte andere Krankheitskeime nicht mehr abwehren. (*Cancer Cover-up (Genozid)* von Kathleen Deoul, siehe auch Literaturverzeichnis.)

Impfungen haben zu Unterdrückungen und Mutationen im Immunsystem geführt, die inzwischen für zahlreiche Krankheitsbilder verantwortlich sind, an denen viele Menschen leiden. Der Mensch hat mit seinen wissenschaftlichen Methoden viel Leid geschaffen, unnötige Schmerzen verursacht und viele überflüssige Todesfälle zu verantworten. Ursache dafür sind unsere Dummheit und das Verlangen, die Natur und alles andere unter Kontrolle haben zu wollen. Impfungen sind die Ursache für viele Krankheiten, vom Golfkriegssyndrom über AIDS, Krebs, Mutationen im Körper und vieles mehr. Weil ein Großteil der Impfstoffe lebende Materie enthält, die auf menschlichem und tierischem Gewebe gezüchtet wird – z. B. Affennieren, menschliche und Rinderembryonen, Hühnerherzen und menschliches Plazentagewebe – kommt es zur Kontamination der Impfstoffe und zur Mutation der Viren. Während die Natur immer bestrebt ist, das natürliche Gleichgewicht aufrechtzuhalten, ist das menschliche

Ego für eine gefährlich hohe Anzahl an Mutationen verantwortlich. Die Natur ist inzwischen so stark aus dem Gleichgewicht geraten, dass wir die katastrophalen Auswirkungen und zerstörerischen Folgeprozesse sehr bald zu spüren bekommen werden.

Die Vorsitzende des in Virginia (USA) ansässigen National Vaccine Information Center (NVIC), Barbara Loe Fisher, geht davon aus, dass Impfungen für die wachsende Zahl von Kindern und Erwachsenen verantwortlich sind, die unter Störungen des Immunsystems und der neurologischen Funktionen leiden, darunter Hyperaktivität, Lernbehinderungen, Asthma, Chronisches Erschöpfungssyndrom, Lupus, Rheuma, Multiple Sklerose und Epilepsie. Sie setzt sich dafür ein, dass die langfristigen Auswirkungen der Massenimpfungen mithilfe von eigens dafür angelegten Studien überprüft werden. Außerdem fordert sie, dass Ärzte nur dann impfen dürfen, wenn absolut kein Zweifel besteht, dass Impfstoffe sicher sind und für den Menschen nicht schädlich. (Ich wünsche ihr viel Glück dabei.)

Inzwischen gibt es aus zahlreichen Ländern der Erde, darunter die USA, Großbritannien, Afrika und Neuseeland, überwältigende Beweise aus der Forschung und der klinischen Erfahrung, die zeigen, dass impfen nicht nur gefährlich ist, sondern auch töten kann. Fragen Sie sich bitte selbst, wie es sein kann, dass die Regierung und die Institutionen, die das amerikanische Volk „schützen" sollen (z. B. das Center for Disease Control/CDC, die Food and Drug Administration/FDA, das Vaccines and Related Biological Products Advisory Committee/VRBPAC, das Advisory Committee on Immunization Practices/ACIP und die Human Resource Services/HRS) wissentlich solche Verbrechen zulassen? Unterm Strich geht es dabei nur um eines: Geld. Diese Leute gehen wahrscheinlich regelmäßig in die Kirche und glauben aufrichtig, dass sie für ihre Verbrechen nie büßen werden müssen. Wenn Sie glauben, hier sei der Himmel auf Erden, irren Sie sich.

Zahlreiche medizinische Fachzeitschriften (einschließlich die angesehene *Lancet* aus Großbritannien) haben über die Nebenwirkungen dieser „Killer"-Impfungen berichtet, darunter auch über die der Masern-Impfung, die mit Asthma und allergischen Beschwerden in Verbindung gebracht wurde. Die DPT-Impfung (Diphtherie, Keuchhusten, Tetanus), erstmals in den 1940er Jahren verabreicht, hatte weitreichende und desaströse Folgen, darunter mehrere Todesfälle. Trotzdem konnte man sie in vielen Staaten durchsetzen, nur in Japan wurde sie verboten. Die DPT-Impfung wird insbesondere mit Gehirnschäden und neurologischen Verletzungen (MS, M. Parkinson und Lou-Gehrig-Syndrom usw.) in Zusammenhang gebracht.

Auch die Hepatitis B-Impfung nimmt aus vielen Gründen eine Sonderstellung ein. Zuerst muss man sagen, dass Hepatitis B eine gut zu behandelnde Krankheit ist. Mehr als 90 % der Fälle werden geheilt und mir ist noch *nie* ein Fall begegnet, der *sich nicht mit natürlichen Mitteln hätte behandeln lassen*. Trotzdem hat man einen Impfstoff gegen diese Krankheit entwickelt und Millionen von Menschen damit geimpft. Inzwischen hat man Zusammenhänge zwischen dieser Impfung und Arthritis, Diabetes, Gefäßkrankheiten, Bellsche Parese, MS und anderen neurologischen Beschwerden herstellen können. In Neuseeland hat man festgestellt, dass nach der Einführung der Hepatitis B-Impfung die Diabetesfälle um 60 % in die Höhe schnellten. Die Fachzeitschrift *The British Medical Journal* berichtete von einem Zusammenhang zwischen der Hepatitis B-Impfung und Autismus und entzündlicher Darmkrankheiten.

Einer der schlimmsten Fälle, die ich je gesehen habe, war ein 16 Monate altes Mädchen aus Texas. Im Alter von drei Monaten wurde sie gegen Hepatitis B geimpft und kurz danach begannen die Konvulsionen. Sie wurde vorübergehend blind und ihr linkes Auge verdrehte sich nach außen. Außerdem erkrankte sie an Hepatitis, hatte einen Hirnschaden und eine starke Skoliose der Wirbelsäule. Es dauerte zwei Monate, bis wir die Konvulsionen los waren. Das Mädchen gewann ihr Augenlicht wieder und die Leberentzündung ging zurück. Es war ein sehr tragischer Fall, aber er steht stellvertretend für das, was in der medizinischen Gemeinschaft passiert.

Um dem Ganzen die Krone aufzusetzen, ist es wissenschaftlich nachgewiesen, dass in den vier größten Städten der USA der Hepatitis-Impfstoff mit dem Humanen Immundefizienz-Virus HIV kontaminiert wurde. HIV wurde ursprünglich als biologischer Kampfstoff konzipiert und anschließend in unterprivilegierte und bestimmte ethnische Gruppen sowie die homosexuelle Gemeinschaft eingeschleust. Dr. Horowitz, der Autor des Buches *The Emerging Viruses*, hat ausführlich zu diesem Experiment geforscht und zahlreiche belastende Dokumente über die beteiligten Firmen, Personen, Orte und Zeitgeschehen zusammengetragen. Die perfiden, boshaften Gedankengänge, die hinter diesen Vorgängen stecken müssen, überstiegen meine Vorstellungskraft bei Weitem. Was ist nur aus dem obersten Gebot der Medizin geworden, ausschließlich Gutes zu tun?

Der investigative Journalist Neil Z. Miller stellt in Frage, ob wir die Polio-Impfung überhaupt noch benötigen, angesichts der Tatsache, dass sie für *jeden neuen* Poliofall in diesem Land *verantwortlich* ist. Miller betont, dass es vor dem Beginn der Massenimpfungen vor 50 Jahren keine Krebserkrankungen epidemischen Ausmaßes gab, die Autoimmunkrankheiten kaum bekannt waren und Autismus bei Kindern schlichtweg nicht existierte. Heute erhalten unsere Kinder im Laufe ihres Lebens zwischen 20 und 30 verschiedene Impfungen und jede einzelne davon kann katastrophale Auswirkungen haben. Wen wundert es noch, dass jedes Jahr 600.000 neue Fälle von Jugend-Diabetes diagnostiziert werden und der Trend weiter steigend ist? Dieses Beispiel ist nur eines von vielen und trifft auf zahlreiche andere Krankheiten zu.

Viele Menschen, die wie ich mit Krebspatienten arbeiten, sind entsetzt über die Arroganz der Wissenschaftler und Mediziner, die dieses Monstrum der „Impfung" geschaffen haben. Ärzte und Forscher, die kein wirkliches Verständnis von Gesundheit haben und nicht wissen, wie die Natur alle Prozesse regelt, bleiben weiterhin unermüdlich dabei, uns durch die angeblich „modernen" medizinischen Praktiken zu zerstören. Als Ausrede hört man dabei oft den Satz: „Es gibt keinen anderen Weg."

Das Problem der Kontamination hat schon viele Impfstoffhersteller geplagt. Im Zweiten Weltkrieg wurde beispielsweise ein Gelbfieber-Impfstoff aus menschlichem Blutserum hergestellt und unwissentlich mit dem Hepatitis-Virus kontaminiert. Das amerikanische Militär wurde anschließend mit der verunreinigten Charge geimpft und mehr als 50.000 Soldaten erkrankten an Hepatitis.

Auch das Simian-Virus Nr. 40 – auch bekannt als Sim-40 oder SV-40 – möchte ich an dieser Stelle erwähnen. Das Virus entstand in den frühen bis Mitte der 1950er Jahren, als Polio-Impfstoffe auf Affennieren gezüchtet und dabei kontaminiert wurden. Ich beschäftige mich nun schon seit vielen Jahren mit diesem Virus und Forschungsergebnisse haben bestätigt, dass es für Tiere krebserregend ist und wahrscheinlich an manchen Formen von Lungenkrebs (Mesotheliom) und Knochenmarkskrebs (multiples Myelom) beteiligt ist.

Die Menschen sind heutzutage vergifteter und schwächer als zu jedem anderen Zeitpunkt der menschlichen Entstehungsgeschichte. Durch genetisch bedingte Veränderungen ist unser Immunsystem an einem absoluten Tiefpunkt angelangt. Aufgrund der Entscheidungen, die viele Menschen in der Vergangenheit getroffen haben und insbesondere durch die Einimpfung gefährlicher Giftstoffe, leiden heute auch sehr kleine Kinder schon an chronischen und degenerativen Schwächen oder Beschwerden.

Vergessen Sie bitte nicht, dass man einen bereits vergifteten Körper nicht zusätzlich mit Parasiten traktieren kann, ohne dass man ernsthafte Konsequenzen zu befürchten hätte. Wir wissen noch viel zu wenig über Viren, um mit ihnen spielen zu können als handele es sich um völlig harmlose Einheiten. Es ist ein lebensgefährliches Spiel. Inzwischen geht man davon aus, dass sich die viralen Proteine in die DNA unserer Zellen einbetten und so vererbt werden können. An dieser Stelle ist es wichtig zu verstehen, was eigentlich mit Gott und „Bewusstsein" gemeint ist. Alles, was wir im Laufe unseres Lebens erfahren, wird Teil unseres Gedächtnisses. Dies trifft auf alles Lebendige zu, auch auf die winzigste Zelle in unserem Körper. Alles Lebendige besitzt ein Gedächtnis und kann fühlen, auch die kleinsten Stoffe und einfachsten Elemente. Man hat es immer und immer wieder an Pflanzen, Tieren und Zellen nachweisen können.

Alle Männer und Frauen müssen aus diesem „schlafwandlerischen" Zustand erwachen und sich in ihrem Bewusstsein Gott annähern. So werden sie ihren Horizont erweitern können und begreifen, wie schön und einfach das Leben und die Gesundheit wirklich sind. Es ist an der Zeit, dass Sie sich (Ihr Bewusstsein) mit Liebe, Energie, Gesundheit und Vitalität füllen und sich über die niederen Ebenen der Krankheit erheben.

„Entgiftung und Regeneration" ist die einzig wahre Antwort auf unser aktuelles Dilemma. Unsere Behandlungsansätze haben uns auf einen destruktiven Weg geführt und die einzig logische Reaktion besteht darin, den Körper zu entgiften und jede einzelne Zelle zu stärken. Diese Methode hat sich bei vielen der oben genannten Beschwerden schon vielfach bewährt.

Es ist Ihr Körper. Denken Sie darüber nach. Haben Sie Vertrauen in sich selbst und in Gott (in die Natur). Lernen Sie so viel wie möglich über wahre Gesundheit und natürliche Vitalität. Die Natur gibt Ihnen alle Werkzeuge (Nahrungsmittel und Heilpflanzen) an die Hand, die Sie dafür benötigen.

Wachen Sie auf! Es ist schon fast zu spät.

Ressourcen

Über die schädlichen Auswirkungen der Impfungen sind schon viele Bücher geschrieben worden. Die Quellenangaben finden Sie im Literaturverzeichnis am Ende des Buches. Lesen Sie, lernen Sie und bilden Sie sich weiter. Niemand anderes kann das für Sie tun. Viele nützliche Informationen finden Sie unter den folgenden Links:

https://impfkritik.de/
https://www.individuelle-impfentscheidung.de/

Ganz anders interessiert mich eine Frage, an der mehr das »Heil der Menschheit« hängt als an irgendeiner Theologen-Kuriosität: die Frage der Ernährung.

— *Friedrich Nietzsche*, Ecce Homo

Modul 4.5

Chemische Gifte in Umwelt, Haushalt, Pflegeprodukten und Medikamenten

Wenn es in Ihrer Familie oder imFreundeskreis jemanden gibt, der unter einer Belastung durch Umwelt- oder andere chemische Gifte zu leiden hat, dann wissen Sie genau, was das bedeuten kann. Ich habe einmal eine Klientin begleitet, deren toxische Belastung so hoch war, dass sie schon bei dem Geruch von Benzin in Ohnmacht fiel. Wir haben unser Zuhause (die Erde) mit Chemikalien vergiftet und nun ist es zu spät. Jetzt können wir nur noch zuschauen, wie die Erde sich anhand von Verschiebungen auf dem Land und in der Atmosphäre selbst entgiftet. Dass es so weit kommen konnte, ist eine der größten Schanden in der Geschichte der Menschheit.

Nicht nur die Erde, sondern auch unsere Körper sind von Krankheit gezeichnet. Die Krebserkrankungen sind auf dem Vormarsch und inzwischen ist fast jeder zweite Mann und jede dritte Frau davon betroffen. In anderen Worten heißt das, dass fast die Hälfte der Bevölkerung an Krebs erkrankt ist und viele werden daran sterben. Gleichzeitig werden in der restlichen Bevölkerungshälfte die Weichen für weitere Krebserkrankungen gestellt.

Dem Natural Resources Defense Council [eine gemeinnützige Umweltschutzorganisation mit Sitz in den USA; Anm. d. Ü.] zufolge sind heute rund 85.000 synthetische Chemikalien im Umlauf, von denen viele krebserregend sind und Gehirn, Nervensystem und Fortpflanzungsorgane schädigen können. Schätzungsweise werden durch menschengemachte Technologien jedes Jahr über 6.000. 000.000 Pfund an Chemikalien an die Umwelt abgegeben. Immer mehr Wale und Tümmler stranden in immer größeren Mengen. Überall sterben Fische und selbst Wildtiere erkranken an Krebs oder werden mit Missbildungen geboren, die zuvor nicht bekannt waren. Was muss noch passieren, bevor wir Menschen aus unserem komatösen Zustand erwachen? Jeder einzelne von uns – und es macht keinen Unterschied wie reich oder intellektuell er ist – nimmt mehr als 54 kg an Chemikalien jährlich auf, darunter jeden Tag mehr als zehn verschiedene Pestizide. Unser Immunsystem bricht unter der Last dieser Bombardierung förmlich zusammen.

Chemisches Bewusstsein

In der untenstehenden Liste sind überwiegend karzinogene, oder krebserregende, Stoffe und Chemikalien aufgeführt. Diese Stoffe nehmen wir über die Luft, die Nahrung, das Trinkwasser und die vielen Pflegeprodukte auf, die wir jeden Tag verwenden.

Lösungsmittel

Lösungsmittel sind Stoffe, in denen man andere Stoffe oder Dinge auflösen kann.

- Propanol
- Benzol/Holzspiritus
- Xylen
- Steinkohlenteeröl
- Methylethylketon (MEK)
- Methylbutylketon (MBK)
- Methylenchlorid
- TCE

Verunreinigungen durch anorganisches Metall

Folgende Metalle sind im Trinkwasser, in Kosmetika, Lebensmitteln, Getränkedosen, Flaschenwasser und Kochtöpfen enthalten.

- Kupfer
- Quecksilber
- Thallium
- Blei
- Cadmium
- Nickel
- Chrom
- Aluminium

Chemische Industriegifte

- Fluorchlorkohlenwasserstoffe (FCKWs) – in Klimaanlagen und Kühl- und Gefrierschränken
- Arsen – als Bestandteil von Pestiziden
- Polychlorierte Biphenyle (PCBs) – in Trafos, Seife und Waschmittel
- Formaldehyd – in Möbeln, Bettwaren, Matratzen, Kleidung, Teppichen und Schichtstoffplatten
- Medikamente
- Bewusstseinsverändernde Drogen
- Chlor in Bade- und Trinkwasser

- Fluor (als krebserregend bekannt) – im Trinkwasser
- Anorganisches Jod
- Sulfonamide
- Phosphate

Haushaltschemikalien

Chemikalien, mit denen Sie im Alltag dauernd in Kontakt kommen, z. B. durch Einatmen, Anfassen usw.

- Kochgeschirr aus Aluminium
- Haushaltsreiniger
- Motoröl; Reinigungszusätze für das Auto
- Pestizide (Nervengifte) – Excitotoxine, also Gifte, die das Gehirn und die Nerven stark erregen
- Herbizide (Nerven- und Lebergifte) – Excitotoxine, die das Gehirn und die Nerven stark erregen
- Düngemittel
- Farben und Lacke
- Wachs
- Klebstoffe
- Gleitmittel
- Bleichmittel
- Benzin
- Deodorants (Aluminiumhydroxychlorid und Neomycin)
- Zahnpasta
- Seifen

Mykotoxine

Schimmelpilze, die hochgiftige Sporen produzieren können.

- Aflatoxin – in handelsüblichen Fruchtsäften, Reis, Pasta, Brot und Essig
- Zearalenon – in industriell verarbeiteten Cerealien, Lebensmitteln und Futtermitteln
- Sterigmatocystin – Pasta
- Mutterkorn
- Cytochalasin B
- Kojisäure
- T-2-Toxin
- Sorghumhirse-Schimmelpilze
- Patulin

Physikalische Giftstoffe

- Fiberglas
- Asbest
- Abgase von Fahrzeugen – Kohlenmonoxid, Blei usw.
- Abfallprodukte der chemischen Industrie
- Bleihaltige Leitungen
- Radioaktiver Müll

Zusatzstoffe

- BHT
- Nitrate
- Nitrite
- MNG
- Zuckerersatzstoffe (Aspartam, Saccharin usw.)
- Tabak zum Kauen oder Rauchen

Wie Sie aus diesen Listen unschwer erkennen können, gibt es eine ganze Menge an chemischen Giften. Die meisten davon sind menschengemacht und verunreinigen unsere Luft, unser Wasser und unsere Nahrungsmittel. Denken Sie daran, dass alles, was existiert, Auswirkungen hat – jede Ursache hat einen Effekt. Alle Toxine gehören zu den Reizstoffen, d. h. sie sind immer mehr oder weniger schädlich, wirken entzündungsfördernd und rufen eine Immunreaktion hervor.

DIE 20 GEFÄHRLICHSTEN STOFFE

Auf dem Index der ASTDR/EPA (Umweltorganisationen der USA; Anm. d. Ü.) stehen insgesamt 275 Stoffe und Substanzen.

1. Arsen
2. Blei
3. Quecksilber
4. Vinylchlorid
5. Polychlorierte Biphenyle (PCBs)
6. Benzol
7. Cadmium
8. Benzo[a]pyren
9. Polyzyklische aromatische Kohlenwasserstoffe
10. Benzo[b]fluoranthen
11. Chloroform
12. DDT, P‘ P‘
13. Aroclor 1254
14. Aroclor 1260
15. Trichlorethen
16. Dibenzo[a,h]anthracen
17. Dieldrin
18. Hexavalentes Chrom
19. Chlordan
20. Hexachlorbuta-1,3-dien

WEIT VERBREITETE SCHADSTOFFE IN TRINKWASSER UND LEBENSMITTELN

PESTIZIDE	MÖGLICHE AUSWIRKUNGEN AUF DIE GESUNDHEIT
Chlordan	Als krebserregend bekannt
Atrazin	Schädigt Nieren, Leber, Herz, Lunge, Körpergewebe allgemein; als krebserregend bekannt
Alachlor	Wahrscheinlich krebserregend
DDT und seine Derivate	Excitotoxin; steht unter dem Verdacht, krebserregend zu sein und Leber und Nieren zu schädigen
Diazinon	Excitotoxin; steht unter dem Verdacht, krebserregend zu sein und Leber und Nieren zu schädigen
EPN	Excitotoxin; steht unter dem Verdacht, krebserregend zu sein und Leber und Nieren zu schädigen
Lindan	Excitotoxin; steht unter dem Verdacht, krebserregend zu sein und Leber und Nieren zu schädigen
PCBs (Polychlorierte Biphenyle)	Excitotoxin; steht unter dem Verdacht, krebserregend zu sein und Leber und Nieren zu schädigen
Phosphamidon	Excitotoxin; steht unter dem Verdacht, krebserregend zu sein und Leber und Nieren zu schädigen
Chlorpyrifos	Excitotoxin; steht unter dem Verdacht, krebserregend zu sein und Leber und Nieren zu schädigen
Dicloran	Excitotoxin; steht unter dem Verdacht, krebserregend zu sein und Leber und Nieren zu schädigen
Endosulfan	Excitotoxin; steht unter dem Verdacht, krebserregend zu sein und Leber und Nieren zu schädigen
2,4D	Schädigt Nieren, Leber und Lunge
TOXISCHE METALLE	**MÖGLICHE AUSWIRKUNGEN AUF DIE GESUNDHEIT**
Arsen	Schäden an Nieren, Leber, Nerven und endokrinen Organen
Quecksilber	Schäden an Gehirn und Nerven
Blei	Schäden an Leber, Nieren, Muskeln und Nerven
Schwefel	Akkumulativ; Allergien, Lymphome, Nierenschaden und Verdauungsstörungen, Entzündungen
Cadmium	Schäden an Gehirn, Nerven, Leber und Bauchspeicheldrüse
PETROCHEMIKALIEN	**MÖGLICHE AUSWIRKUNGEN AUF DIE GESUNDHEIT**
Benzol	Krebserregend
Xylen	Schäden an Leber, Nieren, endokrinen Organen und Nervensystem Steht unter dem Verdacht, krebserregend zu sein
Tetrachlormethan	Steht unter dem Verdacht, krebserregend zu sein
1,2-Dibromethan	Ein Excitotoxin; steht unter dem Verdacht, krebserregend zu sein
Permethrin	und Leber und Nieren zu schädigen
Toluol	Schäden an Nieren, Leber, Nervensystem, endokrine Organe, Schäden im Herz-Kreislaufsystem

Giftige Pestizide

Sowohl das amerikanische Landwirtschaftsministerium als auch unabhängige Firmen und Verbände machen darauf aufmerksam, dass unsere Nahrungsmittel zu stark mit Pestiziden und anderen Giften belastet sind. Tomaten, Erdbeeren, Pfirsiche, Spinat, Rüben und Kürbisse gehören zu den stärksten vergifteten Lebensmitteln, nicht selten findet man auf und in diesen Obst- und Gemüsesorten zwischen 80 bis 100 unterschiedliche Schadstoffe, darunter zahlreiche Pestizide. Bei Erdnüssen können es sogar mehr als 180 sein und bei Rosinen ungefähr 110. Sobald Sie sich über die bekannten und potenziellen Nebenwirkungen der Pestizide informieren, müssen Sie sich wirklich fragen, ob Sie bestimmte biotechnische Verfahren in der Landwirtschaft gutheißen können. Bei diesen Verfahren werden Pestizide in das Erbgut (die Samen) unserer Nahrungsmittel eingebaut. Das heißt natürlich, dass sich in unseren Nahrungsmitteln auch Rückstände dieser Pestizide finden lassen und dass wir diese nicht einfach abwaschen können. Sie sind dauerhaft dort. Pestizide verhalten sich wie Sulfonamide, d. h. ihre Wirkung ist kumulativ. Wenn man sie in giftigen oder gar tödlichen Mengen einnimmt, verursachen sie allergische Reaktionen, Entzündungen, überschießende Immunreaktionen und neurologische Ausfälle.

Giftige Chemikalien

In der folgenden Auflistung finden Sie Beispiele für Giftstoffe, die Sie jeden Tag „konsumieren" – über das Trinkwasser, in Kosmetika, Zahnpasta, Deodorants und über viele andere Dinge des täglichen Gebrauchs. Dabei ist es nur eine kleine Auswahl unter den vielen hochgiftigen Chemikalien, die wir herstellen und nicht nur in unsere Umwelt, sondern auch an unsere Nahrung abgeben.

Aluminium (Hydroxychlorid usw.)

Enthalten in: Deodorants, Lebensmittelkonserven, Industrie, Kochutensilien usw.
Eigenschaften: Steht unter dem Verdacht Gehirn und Nerven zu schädigen und Alzheimer-Demenz und andere neurologische Syndrome auszulösen; kann sich möglicherweise auch auf die endokrinen Organe auswirken, insbesondere die Hirnanhangsdrüse.

Aspartam

Enthalten in:Kalorienreduzierten Getränken (Limonade, Cola usw.), Süßigkeiten, Desserts, vielen verpackten Lebensmitteln usw.
Eigenschaften: künstlicher (kalorienreduzierter) Zuckerersatzstoff; bekannt als krebserregendes Excitotoxin (Neurotoxin); wirkt auf Gehirn, Nervensystem und auf die Drüsen; in den USA werden 700 Tonnen im Jahr konsumiert (CNN).

Benzoesäure oder Benzylalkohol

Enthalten in: Kosmetika, Nagellack, Shampoo, Bade- und Duschzusätze.
Eigenschaften: steht unter dem Verdacht, krebserregend zu sein; beeinträchtigt die Hormonfunktion; möglicherweise für angeborene Missbildungen verantwortlich.

BHA/BHT (Butylhydroxyanisol)

Enthalten in: Brot, trockenen Cerealien, Backmischungen, Tiefkühlpizza, Schweinefleisch, Kartoffelchips, vielen Speiseölen, Gebäck, Pudding, Donuts, gelatinehaltigen Desserts.
Eigenschaften: Konservierungsmittel; steht unter dem Verdacht, krebserregend zu sein; wirkt auf Leber und Bauchspeicheldrüse; in vielen Ländern ist dieses Konservierungsmittel nicht zugelassen.

GIFTIGE CHEMIKALIEN

Hier können Sie sich über Giftstoffe informieren:

- Umweltbundesamt: www.umweltbundesamt.de
- Greenpeace: www.greenpeace.de
- Liste der Gift-Informationszentralen in Deutschland, Österreich und der Schweiz: https://www.bvl.bund.de/DE/Arbeitsbereiche/01_Lebensmittel/03_Verbraucher/09_InfektionenIntoxikationen/02_Giftnotrufzentralen/lm_LMVergiftung_giftnotrufzentralen_node.html
- Gifte sichtbar machen mit der ToxFox-App: https://www.bund.net/service/publikationen/detail/publication/mach-gift-sichtbar-mit-der-toxfox-app/?wc=24705

Koffein

Enthalten in: Cola und anderen Erfrischungsgetränken; als natürliches Koffein in Kakao, Kaffee und Tee.
Eigenschaften: Stimulans; steht unter dem Verdacht, Geburtsdefekte verursachen zu können; beeinträchtigt die Hormonfunktion und das Nervensystem; wirkt stark anregend auf den Verdauungstrakt.

Karamell

Enthalten in: Cola und anderen Erfrischungsgetränken, Brot, Pudding, Tiefkühlpizzen, Süßigkeiten, Gebäck usw.
Eigenschaften: Farbstoff; steht unter dem Verdacht, krebserregend zu sein; kann Gendefekte verursachen.

Carrageen

Enthalten in: Hüttenkäse, Eiscreme, saurer Sahne, Pudding, Babykost.
Eigenschaften: Verdickungsmittel; steht unter dem Verdacht, bei entzündlichen und geschwürigen Darmerkrankungen eine Rolle zu spielen; beeinflusst die Blutgerinnung und hemmt die normale Verteilung der Nährstoffe im Körper.

Chlor

Enthalten in: Leitungswasser, Duschwasser, Schwimmbädern, Waschmittel, in der Lebensmittelverarbeitung und im Abwasser.
Eigenschaften: antibakteriell, parasitische Eigenschaften; begünstigt Asthma, Heuschnupfen, Anämie, Bronchitis, Kreislaufkollaps, Verwirrung, Delirium, Diabetes, Schwindel; reizt Augen, Mund, Nase, Hals, Lunge, Haut und Magen; Herzkrankheiten, Bluthochdruck und Übelkeit; sehr wahrscheinlich krebserregend.

DEA (Diethanolamin), MEA (Monoethanolamin), TEA (Triethanolamin)

Enthalten in: Schaumbädern, Shampoo, Seife, Hautreiniger.
Eigenschaften: Schäumer; steht unter dem Verdacht, krebserregend zu sein; kann sich an Nitrate und Nitrite binden und Nitrosamine bilden (fördern das Tumorwachstum).

EDTA (Ethylendiamintetraessigsäure)

Enthalten in: Schellack, Lösungsmitteln und Körperpflegeprodukten, die schäumen (Schaumbäder, Duschgels, Shampoo, Seife und Hautreiniger).
Eigenschaften: Konservierungsstoff; stört die Hormonfunktion; steht unter dem Verdacht, mindestens zwei Formen von Krebs zu verursachen – Leber- und Nierenkrebs; man weiß, dass es Nieren-, Haut- und Darmerkrankungen verursachen kann; löst Krämpfe und Ähnliches aus.

Gummi (Gummi arabicum, Karayagummi, Xanthin, Cellulose, Ghatti-Gummi, Traganth)

Enthalten in: Eiscreme, Cola, Süßigkeiten, Kaugummi, Bier, Salatdressings, Isopropanol.
Eigenschaften: Verdickungsmittel; kann möglicherweise mit Allergien und Darmerkrankungen in Verbindung gebracht werden; wirkt sich nachteilig auf die Bioverfügbarkeit der Nährstoffe aus.

Isopropanol

Enthalten in: Haarfärbemitteln, Peelings, Handcremes, Aftershaves, Parfüm und vielen anderen Kosmetika; als Erdölderivat wird es auch in Frostschutzmitteln verwendet und als Lösungsmittel für Schellack.
Eigenschaften: Lösungsmittel und Denaturierungsmittel (ein Denaturierungsmittel ist ein Giftstoff, der die natürlichen Eigenschaften anderer Stoffe ver-

ändert); Einatmen oder Aufnahme der Ausdünstungen kann Kopfschmerzen, Hitzewallungen, Schwindel, Stumpfsinnigkeit, Übelkeit, Erbrechen, Rauschzustände und Koma verursachen.

Maltodextrin

Enthalten in: Holzteer, vielen Desserts und Erfrischungsgetränken, verarbeiteten Lebensmitteln, Eiscreme.
Eigenschaften: Aromastoff und Geschmacksverstärker; steht unter dem Verdacht, krebserregend zu sein.

Milchsäure

Enthalten in: der Druckindustrie, Farben, Tiefkühlpizzen, Gelatine, Käse, tiefgekühlten Desserts, Oliven, Bier, kohlensäurehaltigen Getränken.
Eigenschaften: Konservierungsmittel; säurebildend und entzündungsfördernd.

Mineralöl

Enthalten in: als Erdölderivat weit verbreitet; Baby-Öl besteht oft zu 100 % aus Mineralöl.
Eigenschaften: stört den natürlichen Säureschutzmantel der Haut, lässt die Haut nicht mehr atmen und hemmt die Aufnahme von Feuchtigkeit und Nährstoffen; stört die Ausscheidung von Giftstoffen über die Haut und begünstigt so Akne und andere Hautbeschwerden; beschleunigt den Alterungsprozess.

Modifizierte Speisestärke

Enthalten in: Lebensmittelkonserven, eingelegte Rote Beete, gerösteten Nüssen, Ravioli, Getränkepulver, Tiefkühlpizzen, Füllmasse, Babynahrung, Backpulver, Tiefkühlfisch (abgepackt), Suppen, Saucen.
Eigenschaften: Verdickungs- und Füllmittel; als Laugenanteil in Natriumhydroxid; steht unter dem Verdacht, lungenschädigend zu sein; reizt den Darm, Erbrechen; löst potenziell Krämpfe und Spasmen aus.

Mono- und Diglyceride

Enthalten in: Pasteten, Butter, gerösteten Nüssen, Kuchen, Gebäck, verarbeiteten Lebensmitteln.
Eigenschaften: Binde- und Glättemittel; Weichmacher; steht unter dem Verdacht, krebserregend zu sein; kann möglicherweise Gen- und Geburtsdefekte auslösen.

Mononatriumglutamat (MNG)

Enthalten in: vielen chinesischen Speisen; Saucen, Lebensmittelkonserven und verarbeiteten Lebensmitteln, Tiefkühlpizza, Bier, Salatdressings, Fleischkonserven, Tomatensoße, Brühe, Gelatine, Bouillon, Sojasoße usw.; wird vielfach

hinter anderen Bezeichnungen versteckt, z. B. Glutamat, Glutaminsäure, Hefeextrakt, hydrolysiertes Protein, natürliches Aroma, Caseinat, Gewürze, Carrageen, Maltodextrin.
Eigenschaften: als Geschmacksverstärker weit verbreitet; Excitotoxin (Neurotoxin), wirkt auf das Nervensystem und die Drüsen; Spasmen, Kopfschmerzen (darunter Migräne), Schwitzen, Brustschmerzen, Durchfall; möglicherweise in genetischen Krankheiten impliziert; Gehirnschaden, Herzbeschwerden, Tumoren, Alzheimer und M. Parkinson; Asthmaanfälle, ALS (Amyotrophe Lateralsklerose), ADS, ADHS, Verdauungsbeschwerden.

Natriumfluorid

Enthalten in: Zahnpasta.
Eigenschaften: gilt als krebserregend; beeinträchtigt die Funktion von Gehirn und Nerven; schwächt die Nieren.

Natriumisoascorbat

Enthalten in: Fleischprodukten, Gebäck, vielen Getränken usw.
Eigenschaften: Konservierungsmittel; ist in vielen Ländern nicht zugelassen; steht unter dem Verdacht, Gen- und Geburtsdefekte auszulösen; hochgiftig.

Nitrate und Nitrite (Natrium)

Enthalten in: industriell verarbeiteten Fleischprodukten, Tiefkühlpizza, Babynahrung usw.
Eigenschaften: Konservierungsmittel, wird zum „Pökeln" verwendet; nachweislich krebserregend; hochgiftig, kann bei Überdosierung tödlich sein; geht Verbindungen ein und bildet Nitrosamine, vor allem unter der Einwirkung von Alkohol.

PEG (Polyethylenglykol)

Enthalten in: Zahnpasta, Bade- und Duschzusätzen; Bestandteil vieler Reinigungs- und Entfettungsprodukten (Ofen, Fahrzeug usw.).
Eigenschaften: Verdickungsmittel; beeinträchtigt die endokrine Funktion; hat eine östrogene Wirkung; steht unter dem Verdacht, krebserregend zu sein.

Propylenglykol

Enthalten in: Frostschutzmitteln, Make-up, Körperlotionen, Deodorants, Mundspülungen, Zahnpasta, Haarpflegeprodukten (Shampoo usw.), Rasierschaum usw.; wird in der Lebensmittelverarbeitung eingesetzt und als Lösungsmittel verwendet.
Eigenschaften: oberflächenaktiver Stoff oder sogenanntes Benetzungsmittel; reizt die Haut, verursacht Entzündungen und möglicherweise Hautschäden; kann Nieren-, Leber-, Hirn- und Pankreasschäden verursachen; wird zum Abbau von Proteinen und Zellstrukturen verwendet.

Propylgallat

Enthalten in: Kaugummi, sauer eingelegten Speisen, Ölen und Backfetten, verarbeiteten Lebensmitteln und Fleischprodukten.
Eigenschaften: Konservierungsmittel; steht unter dem Verdacht, Leber und Bauchspeicheldrüse zu schädigen; möglicherweise besteht ein Zusammenhang mit Geburtsdefekten.

Roter Farbstoff #40 (Allurarot AC)

Enthalten in: roten Pistazien, Fleischprodukten (Hot Dogs usw.), Gelatine, Kaugummi, Cerealien, Gebäck, vielen Süßigkeiten, roter Limonade. Hinweis: Der Farbstoff #40 wird heute kaum noch verwendet. Es gibt allerdings viele künstliche Farbstoffe mit äußerst fragwürdigen Eigenschaften.
Eigenschaften: Farbstoff; steht unter dem Verdacht, krebserregend zu sein und möglicherweise Geburtsdefekt auszulösen; Leber- und Nierenschäden; Nervengift.

Saccharin

Enthalten in: vielen Desserts, Getränken und verpackten Lebensmitteln.
Eigenschaften: künstlicher Süßstoff; steht unter dem Verdacht, bestimmte Formen von Krebs zu verursachen (Blasenkrebs usw.); begünstigt möglicherweise das Tumorwachstum; kann Herzrhythmusstörungen auslösen, außerdem Verdauungsbeschwerden und Hautreizungen.

Sodium-Lauryl-Sulfat und/oder Lauryl-Sulfat (SLES/SLS)

Enthalten in: Mundspülungen, Shampoo, Schaumbädern, Rasierschaum/Rasiercremes, Zahnpasta, Bade- und Duschzusätze, Waschmittel, Pflegemittel für Pkws, Entfettungsmittel, Bodenwischpflege, Kosmetika.
Eigenschaften: sollen Nitrosamine und Dioxan enthalten, die beide als krebserregend gelten; stehen unter dem Verdacht, Leber, Nieren, Lunge und Bauchspeicheldrüse zu schädigen; kann den Calciumstoffwechsel beeinträchtigen und Zähne, Knochen und Bindegewebe schwächen; kann sich nachteilig auf die Funktion von Nerven und Gehirn auswirken; möglicherweise beteiligt an: Haarausfall, Katarakt und Sehschwäche, Schäden an den Augen/der Entwicklung des Sehvermögens, Atemnot, Hautreizungen und -schäden; kann tödliche Folgen haben.

Synthetische (künstliche) Geschmacksstoffe oder Aromastoffe

Enthalten in: verpackten Lebensmitteln, Mundspülungen, Deodorants, Kosmetika, Parfüm usw.
Eigenschaften: viele sind neurotoxisch und wirken auf Gehirn, Nerven und endokrines System; viele stehen unter dem Verdacht, krebserregend zu sein.

Talk

Enthalten in: Deodorants, Rasierprodukten, Hautpflegeprodukten.
Eigenschaften: als krebserregend bekannt; verursacht bei Säugetieren Eierstockkrebs.

Tannin (Gerbsäure)

Enthalten in: Tee, Kaffee, Bier, Wein, Erfrischungsgetränken; auch in vielen künstlichen Geschmacksstoffen usw.
Eigenschaften: Geschmacksstoff; steht unter Verdacht, Leber, Bauchspeicheldrüse und Verdauungstrakt zu reizen; kommt in natürlichen Nahrungsmitteln in niedriger Dosierung und gepufferter Form vor.

Toluol

Enthalten in: Nagellack, Pflegeprodukten für die Frau, in einigen Kosmetika.
Eigenschaften: steht unter dem Verdacht, krebserregend zu sein; zudem soll es die endokrine Funktion stören; Studien haben gezeigt, dass es möglicherweise Geburtsdefekte begünstigt; kann die Gehirn- und Nervenfunktion beeinträchtigen.

Schlussfolgerung

Viele der hier aufgeführten Toxine sind bereits im Trinkwasser, im Grundwasser und in der öffentlichen Wasserversorgung großer Städte nachgewiesen worden. Ein Großteil dieser Gift- und Schadstoffe stammt aus Fabriken, industriellen Lösungsmitteln, Munitionsabfällen, Pestiziden, Herbiziden, Begasungsmitteln für Getreide und Erdölprodukten (Treibstoffe, Lösungsmittel, Öle und Reinigungsmittel), die einfach in den Boden entsorgt werden. Auch die Schifffahrt ist eine Kontaminationsquelle für unser Trinkwasser.

Es wird viel darüber berichtet, dass es allein in der Kosmetik mehr als 125 krebserregende Inhaltsstoffe gibt. Viele Hundert mehr begegnen uns jeden Tag in Zigaretten, Nahrungsmitteln, Lotionen, Cremes, synthetischen Vitaminen usw.

Darüber hinaus reichern sich Hunderte von schädlichen Stoffen in Leber, Gehirn, Nieren, Bauchspeicheldrüse, Darm und Herz an, behindern die natürliche Zellatmung, verursachen Entzündungen und zerstören das Gewebe.

Viele Schadstoffe oxidieren, werden über die Atemluft aufgenommen und können so Leber- und Lungenschäden verursachen und Krebserkrankungen begünstigen. Es gibt auch viele Stoffe, die miteinander Verbindungen eingehen und radikale, hoch aggressive Substanzen wie zum Beispiel Nitrosamine bilden, die das Tumorwachstum beschleunigen.

Eine große Anzahl der oben beschriebenen Pestizide, Herbizide, Fungizide und Erdölprodukte usw. gehören zu den sogenannten endokrinen Disruptoren, also Stoffe, die unseren Hormonhaushalt durcheinanderbringen. Sie hemmen oder stimulieren die Produktion von Hormonen und Steroiden, wie Östrogen und Testosteron.

Auch der Benzolgehalt in Luft, Wasser und Nahrungsmitteln ist drastisch angestiegen. Benzol ist nachweislich krebserregend und wird flächendeckend in Lösungsmitteln und Lebensmittelzusatzstoffen eingesetzt. Auch Ölraffinerien, Tankstellen, Reifenhersteller und Dieselfahrzeuge emittieren diesen Stoff. Eine astronomisch hohe Menge an karzinogenen (krebserregenden) Substanzen werden über Zigarettenrauch, Abgase (insbesondere Diesel), Karosseriewerkstätten, Flughäfen, Autobahnen, Schienenverkehr, U-Bahnen, Industrien, Schifffahrt und Ölindustrie usw. in die Luft und in unser Trinkwasser abgegeben.

Viele unserer Krebserkrankungen sind auch auf ungesunde Strahlungen zurückzuführen. Schädliche Strahlungen gibt es in Zahnarztpraxen und Krankenhäusern (z. B. Röntgen, radioaktive Bestrahlung usw.), in Hochspannungsleitungen, Fernsehern, Mikrowellen, Kathodenstrahlbildschirmen (Computer) und in medizinischen Diagnoseverfahren, darunter CT-Scanner, MRT und Röntgen (z. B. Mammographie).

Die Krebserkrankungen haben inzwischen epidemische Ausmaße angenommen und in den USA ist schätzungsweise jeder zweite Bundesbürger davon betroffen. Kathleen Deoul formuliert es in ihrem Buch *Cancer Cover-Up (Genocide)* wie folgt: „Jede Minute stirbt ein Amerikaner an Krebs – das entspricht dem Absturz von drei voll besetzten Boeing 747-Flugzeugen täglich! Das muss aber nicht so sein."

Wir leben in einer Welt voller Excitotoxine, die auch als „Neurotoxine" bekannt sind und die sich auf unsere Beziehungen mit der Außenwelt und uns selbst auswirken. Wir haben uns buchstäblich mit krebserregenden Stoffen umgeben – wir leben in und neben ihnen, wir essen, trinken und injizieren sie und wir tragen sie ständig auf unsere Haut auf. Unsere Häuser sind voller Formaldehyd und anderen potenziell karzinogenen Stoffen, die von Teppichen, Möbeln, Pressspanplatten, Klebstoffen, Gardinen und synthetischen Kleidungsstücken usw. freigesetzt werden. Auch in Ihrer Kleidung können jede Menge Giftstoffe stecken, vor allem, wenn sie chemisch gereinigt wird. Das bei der chemischen Reinigung eingesetzte Perchlorethylen ist hochgiftig. Gelangt dieser Stoff versehentlich in die Umwelt, muss das betroffene Gebäude abgerissen und der Boden grundsaniert werden.

Auch Plastik setzt viele Giftstoffe und potenziell krebserregende Substanzen frei. Vinyl (Phthalate) findet man in PVC-Rohren, Baustoffen, Spielzeug, Beißringen für Babys und in Babyflaschen. Kaufen Sie niemals destilliertes Wasser in Plastikflaschen. Destilliertes Wasser enthält keinerlei lösliche Stoffe mehr und „zieht" andere Stoffe (z. B. Minerale und Chemikalien) durch Diffusion an.

Selbst wenn wir heute radikal alle Chemikalien abschaffen würden, wäre es zu spät. Die menschliche Spezies ist viel zu ignorant und wird weiterhin ihre eigene Heimat zerstören. Keine andere Spezies tut dies. Die großen Industrien und Automobilhersteller gehören zu den größten Umweltverschmutzern überhaupt. Viele Fabriken, die tagtäglich Millionen von toxischen Partikeln in die Umwelt entsorgen, wehren sich wegen der hohen Kosten gegen strengere Auflagen. Obwohl es viele ehrliche Menschen gibt, die zu diesem Thema gewissenhaft forschen, scheinen die Informationen entweder unterdrückt oder aus finanziellen Gründen beiseitegeschoben zu werden. Das Leben kann man aber nicht mit Geld messen. Jeder von uns muss seinen Anteil dazu beitragen, unsere Welt wieder in Ordnung zu bringen.

Verzichten Sie also auf alles Chemische, so gut Sie können.

Modul 4.6

Schützen Sie sich vor krebserregenden Stoffen

Jeden Tag kommen wir mit Hunderten von karzinogenen Stoffen in Kontakt oder nehmen diese über Trinkwasser und Nahrung auf. Diese Stoffe wirken im Körper als Zündstoffe und Beschleuniger, d. h. sie schädigen Gewebe und rufen Immunreaktionen hervor. Man kann die Wirkung mit einem Brandbeschleuniger vergleichen. Gleichzeitig sind viele dieser Substanzen Neurotoxine, die sich im Nervensystem und den endokrinen Organen festsetzen. Dadurch werden diese Systeme geschwächt und können ihre natürlichen Funktionen nicht mehr ausüben. Das wiederum führt zu einer ganzen Reihe von Symptomen, darunter Atemnot, Herzrhythmusstörungen, MS und Lou-Gehrig-Syndrom.

Sie müssen voll und ganz die Verantwortung für Ihre Gesundheit übernehmen. Noch nicht einmal unsere eigene Regierung hat Interesse daran, die Vergiftung unserer Umwelt zu stoppen. Die Politiker scheinen nicht zu wissen, dass sie genauso davon betroffen sind wie alle anderen auch. Warum, glauben Sie, gibt es heute so viele Krebserkrankungen? Die Wahrheit wird gut vertuscht von denjenigen, die davon profitieren. Aber auch sie werden irgendwann einmal darunter zu leiden haben.

Schützen Sie sich!

1. Halten Sie sich mehr in der Natur auf, weit weg von Fabriken, Hochspannungsleitungen und starkem Straßenverkehr.
2. Holen Sie sich Grünpflanzen ins Haus. Philodendron (Philodendron spp.) kann bekanntermaßen Formaldehyd, Ammoniak, Benzol, Trichlorethylen, Xylen und Hydrate absorbieren. Die folgenden Pflanzen sind als Hauspflanzen geeignet und halten die Raumluft sauber:
   - Philodendron (Philodendron spp)
   - Grünlilie (Chlorophytum comosum)
   - Steckenpalme (Rhapis excelsea)
   - Duftender Drachenbaum (Dracaena fragrans)
   - Efeu (Hedera helix)
   - Bromelie (Cryptanthus spp)
   - Chrysantheme (Cryanthemum spp)
   - Palmen
   - Birkenfeige (Ficus)
   - Efeutute (Epipremnum aureum)

3. Waschen Sie Obst und Gemüse vor dem Verzehr immer sorgfältig. Benutzen Sie dafür ein spezielles Waschmittel oder frischen Zitronensaft mit Sauerstoffperoxid.
4. Ihre Nahrung sollte zu 80 bis 100 % aus Rohkost bestehen. Essen Sie mehr Obst als Gemüse. Früchte enthalten sehr viele Antioxidantien und adstringierende Wirkstoffe, sie reinigen Lymph- und Immunsystem und halten alles in Bewegung. Außerdem stärken sie alle Zellen und die Gehirn- und Nervenzellen insbesondere.
5. Wenn Sie im Straßenverkehr im Auto sitzen, sollten Sie die Lüftung ausschalten, damit keine Abgase eindringen können. Sorgen Sie dafür, dass Ihr Auspuff in gutem Zustand ist und keine Löcher hat.
6. Verwenden Sie nur zu 100 % natürliche Pflegeprodukte (Seife, Shampoo usw.). Lesen Sie die Liste der Inhaltsstoffe durch. (Wenn Sie den Namen eines Inhaltsstoffes nicht aussprechen können, sollten Sie das ganze Produkt im Regal stehen lassen.) Alles, was Sie auf Ihre Haut auftragen, wird in den Blutkreislauf aufgenommen und im Körper verteilt. Es kann Ihr Gehirn, Ihr Herz, Ihre Nieren und ganz besonders Ihre Leber schädigen.
7. Lassen Sie Ihre Kleidung nicht chemisch reinigen. Die dafür verwendeten Chemikalien sind extrem giftig.
8. Benutzen Sie Ihren gesunden Menschenverstand. Es geht schließlich um Ihren Körper, der Ihnen in dieser Welt als Transportmittel dient. Bricht er zusammen, werden auch Sie nicht mehr funktionieren können. Chemikalien können sehr gefährlich sein.
9. Kochen Sie so wenig wie möglich. Wenn Sie es dennoch tun müssen, sollten Sie es in einem Dampfkocher aus Edelstahl tun. Benutzen Sie ausschließlich Kochgeschirr aus Edelstahl.
10. Filtern Sie Ihre Raumluft und halten Sie den Filter sauber. Benutzen Sie nur Hochleistungsfilter, die selbst Partikel von 1–3 Mikrometer Größe filtern können.
11. Verwenden Sie nur mittels Umkehrosmose gereinigtes oder dampfdestilliertes Wasser. Hinweis: Lagern Sie das Wasser nicht in Plastikbehältern. Destilliertes Wasser zieht Chemikalien aus dem Kunststoff.
12. Trinken Sie nur aus Glasbehältern. Verwenden Sie auch sonst so oft wie es geht Glas. Plastik kann toxisch sein.
13. Laufen oder joggen Sie nicht an viel befahrenen Straßen. Gehen Sie lieber in einem Park oder im Wald spazieren.
14. Vermeiden Sie Neonlicht.
15. Achten Sie darauf, was Sie essen, trinken, einatmen und auf Ihre Haut aufbringen, weil Sie über diese Wege die Außenwelt in sich aufnehmen.

Modul 4.7

Vergiftungs-Informationszentralen/ Giftnotrufzentralen

Im Folgenden finden Sie eine Liste der Anlaufstellen für Giftnotrufe im deutschsprachigen Raum. Bitte speichern Sie diese Nummern in Ihrem Telefon, damit sie immer abrufbereit sind. Die Nummern können sich ändern, informieren Sie sich bitte bei Ihrer Behörde vor Ort über die aktuellen Kontaktdaten.

Deutschland

Bundesland	**Rufnummer**
Baden-Württemberg	+49 761 19240
Bayern	+49 89 19240
Berlin, Brandenburg	+49 30 19240
Bremen, Hamburg, Schleswig-Holstein, Niedersachsen	+49 551 19240
Hessen, Rheinland-Pfalz	+49 6131 19240
Mecklenburg-Vorpommern, Sachsen, Sachsen-Anhalt, Thüringen	+49 361 730730
Nordrhein-Westfalen	+49 228 19240
Saarland	+49 6841 19240

Österreich

Vergiftungsinformationszentrale Wien	+43 140 643 43

Schweiz

Schweizerisches Toxikologisches Informationszentrum (STIZ)	+41 442 515 151

5

Was Krankheit wirklich bedeutet

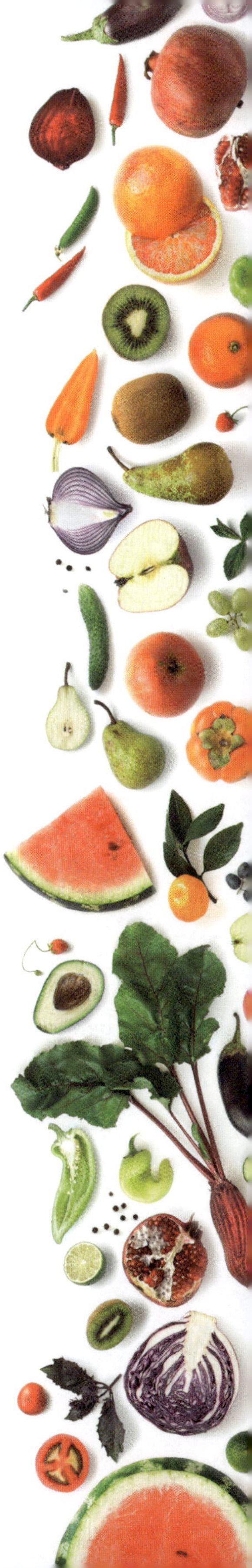

Um gesund werden zu können, müssen wir unsere eigenen Vorstellungen von Krankheit überdenken. Die meisten Menschen haben Angst vor Krankheiten, weil sie deren Ursachen nicht wirklich verstehen. Viele Ärzte lassen Krankheiten so kompliziert erscheinen, dass der durchschnittliche Patient glaubt, nur ein Spezialist könne ihm helfen. Das stimmt aber nicht. Wenn Sie einmal verstanden haben, welche Rolle Übersäuerung und Toxizität bei der Entstehung von Krankheitssymptomen spielen, werden Sie auch verstehen, warum der Körper auf diese Zustände mit Krankheit reagiert. Sie werden erkennen, dass Krankheit ein ganz natürlicher Zustand ist – nämlich das Resultat falscher Entscheidungen und Handlungen.

Wenn wir das Thema Krankheit näher betrachten, müssen wir auch ein Verständnis für den ursprünglichen Gesundheitszustand (Stärke oder Schwäche) Ihrer Zellen entwickeln. Der ursprüngliche Gesundheitszustand ist der, der Ihnen über Ihre Gene mitgegeben wird. Ich habe die Erfahrung gemacht, dass 99 % aller Krankheitssymptome auf genetische Schwächen, toxische Zustände und Übersäuerung zurückzuführen sind. Im folgenden Kapitel werde ich mich auf diese drei Themen konzentrieren und erörtern, wie sie die Entstehung von alltäglichen Krankheiten wie Diabetes, Krebs, männer- und frauenspezifische Beschwerden und Gewichtsprobleme beeinflussen können.

Am Ende des Kapitels habe ich ein Modul über die Sprache des Körpers eingefügt. Dort finden Sie Symptome aufgelistet, die auf Schwäche oder Versagen in einem oder mehreren Drüsen- oder Organsystemen des Körpers hinweisen. So können Sie „lernen", die wichtigen Signale Ihres Körpers zu deuten, denn er kommuniziert ständig mit Ihnen.

Modul 5.1

Die drei Grundursachen (fast) aller Krankheiten

Ursache 1: Angeborene (genetische) Schwäche

Bei angeborenen Schwächen handelt es sich um Kodierungen auf Zellebene (Zellgedächtnis), die den Zustand des Gewebes „programmieren“ und bestimmen, wie dieses im Leben reagiert. Ihr physischer Körper ist ein genetischer Abdruck Ihres Stammbaumes. Ihre zellbedingten Stärken und Schwächen werden geprägt durch Ihre genetische Vorgeschichte. Das trifft auf Ihren ganzen Körper zu. Alle Zellen wurden ursprünglich von Gott erschaffen. Unsere Erbanlagen werden jedochdurch das Zellgedächtnis bestimmt, welches festlegt, wie gut eine Zelle funktioniert oder eben nicht. Im Laufe unseres Lebens beeinflussen wir durch unseren Lebensstil, ob unsere angeborenen Schwächen stärker werden oder verblassen. Es ist sehr wichtig, diese Zusammenhänge zu verstehen, weil zurzeit jede Generation nicht stärker, sondern schwächer wird als die vorangegangene. Heutzutage konsumieren und injizieren die Menschen mehr als jemals zuvor ungeheuerliche Mengen an Giftstoffen. Inzwischen gibt es Teenager mit Krebs (ein chronischer degenerativer Zustand, der viel mit toxischer Belastung zu tun hat). Wir sehen Kleinkinder mit chronisch degenerativen Erkrankungen und Geburtsdefekte nie gekannten Ausmaßes. Wenn Organe und Drüsen schon von Geburt an nur bedingt funktionsfähig sind, weil die toxische, genetische und entzündliche Belastung zu hoch ist, kann dies zu einer ganzen Reihe von Krankheiten und Fehlfunktionen führen.

Das Konzept der Genetik ist einfach zu verstehen. Der Aufbau unseres physischen Körpers wird von unseren Eltern bestimmt, d. h. wir übernehmen viele körperliche, geistige und emotionale Eigenschaften von ihnen. Wir tragen auch etwas von unseren Großeltern in uns, weil diese ihre genetischen Merkmale über unsere Eltern an uns weitergegeben haben. Humangenetiker haben die These aufgestellt, dass jeder von uns körperlich und seelisch das Erbgut von vier Generationen in sich trägt. In meiner Praxis habe ich jedoch genetische Muster beobachten können, die mehr als vier Generationen zurückgehen. Jede Zelle in Ihrem Körper ist eine genetische Zelle – und eine exakte Kopie der Elternzelle.

Zellen werden geschwächt oder gestärkt, je nach genetischer Ausrichtung und persönlicher Einstellung und Lebensführung. Alles, was Sie essen, trinken, einatmen, über die Haut aufnehmen, denken und fühlen (Emotionen) wirkt sich auf Ihre Zellen aus.

Genau wie wir Menschen auch, leben und funktionieren unsere Zellen über das gesammelte Gedächtnis ihrer Erfahrungen. Bestimmte Erfahrungen machen uns als Mensch oder Person schwach und verletzlich. Bei unseren Zellen ist es ähnlich. Säuren und Giftstoffe können unsere Zellen schwächen und beschädigen. Unser genetisches Gedächtnis kann den allgemeinen Gesundheitszustand unserer Zellen stärken oder schwächen. Die Auswirkungen all dieser Einflüsse bestimmen, wie stark oder schwach unsere Zellen, Organe und Drüsen sind. Sie bestimmen, ob sie funktionstüchtig sind und das tun können, wofür sie eigentlich geschaffen wurden. Wenn Sie zum Beispiel eine geschwächte Schilddrüse erben, eine hypoaktive Bauchspeicheldrüse oder träge Leber, werden diese Organe ihre Funktionen nicht erfüllen können. Das heißt, Sie haben vielleicht nicht genügend Hormone, Verdauungsenzyme, Steroide usw., um wichtige Funktionen im Körper auszuführen. Krankheiten sind die Folge. Bitte lesen Sie auch den Abschnitt über „*Über Krankheit und Bewusstsein*“ in diesem Kapitel.

Als Gesellschaft müssen wir unsere Schwächen wieder ins Lot bringen und unsere Zellen erneuern, damit zukünftige Generationen lebensfähig bleiben. Bitte denken Sie daran, dass in der Natur immer der Stärkere überlebt. Schwächen werden beseitigt, damit die Natur mit all ihrer Artenvielfalt weiterleben kann. Das Gleiche gilt für jede einzelne Zelle in Ihrem Körper.

Wir wollen uns nun die beiden anderen Hauptursachen aller Krankheiten ansehen. Sie sind der Grund dafür, warum Gewebe überhaupt erst geschwächt wird: Toxizität und Übersäuerung (Azidose). Beide führen zu Blockaden im Körper.

Ursache 2: Toxizität

Toxizität (oder Belastung durch Giftstoffe) ist ein breit gefächerter Begriff, der vieles umfasst: von Verschleimung durch Milchprodukte, Reizstoffe und komplexe Zucker bis hin zur Belastung durch chemische Stoffe, giftige Metalle und mineralische Ablagerungen. Diese Toxizität (sie ist kumulativ, d.h. sie sammelt sich an und ist überwiegend säurebildend) nehmen wir über die Nahrung und Luftverschmutzung, über Körperpflegeprodukte, Reinigungsmittel und Baumaterialien usw. auf … es ist eine endlos lange Liste. Heutzutage ist fast alles, was die meisten Menschen essen und trinken, säurebildend, verschleimend, zu eiweißreich und energieraubend. Die raffinierten Kohlenhydrate, die wir verzehren, wirken auf unser Körpergewebe wie Klebstoff, der verklumpt und toxische Ablagerungen bildet. Ich habe an anderer Stelle bereits darüber geschrieben. Diese toxische Belastung ist säurebildend, wirkt entzündungsfördernd und kann durch die starke Kongestion, die sie begünstigt, zum Zelltod führen.

Alle Zellen sind im Grunde genommen von dieser Verschleimung und toxischen Belastung betroffen, aber es gibt Körperstellen, die am deutlichsten darauf reagieren: Nebenhöhlen, Hals, Schilddrüse, Lunge, Muskeln, Leber, Nieren und Haut. Aus diesem Grund sind diese Bereiche auch am häufigsten betroffen, wenn Sie eine Erkältung oder Grippe haben. Der Körper versucht dann, sich von diesen Giften zu „befreien". In der Regel beschreibt man diese natürlichen Vorgänge dann als „krank sein". Viele „Krankheiten" sind jedoch nichts anderes als ein Versuch des Körpers, Gifte und/oder abgestorbenes Zellmaterial auszuscheiden.

Wie bereits erwähnt, sammelt sich das toxische Material in den Zellen und Zellzwischenräumen an. Herz-Kreislaufsystem, Organe und Drüsen, der Verdauungstrakt und die Kavitäten (Hohlräume) des Körpers sind dabei besonders häufig betroffen. In Kombination mit einer säurebildenden Ernährung wirken diese Toxine entzündungsfördernd, begünstigen die Entstehung von Geschwüren und Tumoren und führen schließlich zum Zelltod (Degeneration). Giftstoffe und Schleim verursachen Kongestion und behindern die natürlichen Fließeigenschaften des Blutes und der Lymphe von und zu den Zellen. In der Folge kann die Zelle nicht mehr funktionieren und sich selbst regenerieren, sie verliert ihren natürlichen gesunden Zustand.

Erkältungen, Grippe, Beschwerden des Lymphsystems, Lungenerkrankungen, Verdauungsstörungen und Infekte – um nur einige wenige zu nennen – sind Anzeichen für eine toxische Belastung des Körpers. Der toxische Zustand ruft eine Reaktion Ihres Immunsystems und/oder von Parasiten hervor. Diese im Grunde genommen natürliche Immunreaktion auf eine toxische Belastung und die Parasiten, die in diesen Umständen florieren, bezeichnet man allzu häufig und irreführend als autoimmune Erkrankungen. Parasiten und Immunreaktionen sind nichts weiter als Nebenwirkungen eines Symptoms und stehen immer nur an zweiter Stelle. An erster Stelle steht stets die Ursache selbst.

Ursache 3: Übersäuerung – Azidose

Der Körper verdaut, absorbiert, verwertet, reproduziert und eliminiert. All diese Vorgänge finden in den Körperflüssigkeiten statt, zu denen die Verdauungssäfte, das Blut, die Flüssigkeiten in und zwischen den Zellen, die Lymphe und der Urin gehören. Wenn wir verstehen wollen, wie sich Nahrungsmittel und Toxine auf den Körper auswirken, müssen wir uns als erstes anschauen, welche Rolle Gegensätzlichkeiten dabei spielen.

Die Schöpfung kann nur existieren, weil es Gegensätze gibt. Ohne Gegensätze wäre alles gleich und es könnten keine dynamischen Interaktionen stattfinden. (Nun ist es natürlich so, dass Gott eine einzige große Einheit bildet. Je mehr man sich Gott annähert, desto mehr verschwimmt das Gegensätzliche miteinander.) Aus dem Zusammenspiel zwischen diesen Gegensätzen entsteht Bewegung,

Aktivität, Form, Größe, Farbe und Temperaturunterschiede. Auch wenn die Chemie eine hochkomplizierte Wissenschaft ist, ruht sie dennoch auf zwei Säulen oder Gegensätzen: heiß und kalt oder Yin und Yang, wie die zwei gegensätzlichen dynamischen Energieformen in der chinesischen Philosophie und Medizin genannt werden. Das Heiße ist säurebildend und das Kalte ist basisch. Säuren setzen den Impuls für Veränderung und Basen wirken ausgleichend. Das ist die Grundlage aller Materie.

Die Elemente, aus denen die Materie besteht, sind entweder sauer oder basisch (alkalisch). Zu den säurebildenden Elementen gehören Stickstoff, Phosphor und Schwefel. Sauerstoff, Calcium, Magnesium, Natrium und Kalium sind alkalische oder basenbildende Elemente. Viele basenbildende Elemente gehören zu den **Elektrolyten,** weil sie elektrische Ladung aufnehmen und transportieren können. Bei den basischen Elementen sind Sauerstoff und Kohlenstoff die dominanten Moleküle im Vergleich zum Wasserstoffanteil, wogegen in den sauren Elementen Stickstoff und Wasserstoff stärker betont sind.

Für optimale Gesundheit und Vitalität sollten alle Körperflüssigkeiten basisch sein. Die Ausnahme bilden die Magensäfte (Pepsin und Salzsäure), die sauer sein müssen, um Proteine verdauen zu können. Das Verhältnis von Säuren und Basen in Ihrem Körper können Sie anhand des **pH-Wertes** messen. Das pH in pH-Wert bedeutet „Potential von Wasserstoff". Der pH-Wert wird auf einer Skala von 0 bis 14 gemessen – eine wässrige Lösung mit dem pH-Wert 0 ist stark sauer, die Ziffer 7 bezeichnet eine neutrale Dilution und die Ziffer 14 eine stark alkalische oder basische Lösung. Da jede Zahl auf der Skala für einen Zehnerlogarithmus steht, beträgt die Differenz zwischen den Ziffern das Zehnfache. Das ist wichtig zu wissen, wenn man sich zum Beispiel den pH-Wert des Blutes anschaut. Das Blut sollte mit einem pH-Wert von 7,4 leicht basisch sein. Wenn sich zu viele Wasserstoffatome im Blut befinden, können diese den pH-Wert drücken. Bereits ein pH-Wert von 6,95 kann tödlich sein oder zum Koma führen. Das Gegenteil kann natürlich auch auftreten: Bei einem basischen pH-Wert (weniger Wasserstoffatome) kann es zu Konvulsionen und Krämpfen kommen. Das passiert aber relativ selten. Bitte beachten Sie, dass Konvulsionen und Spasmen zum großen Teil auf Störungen im Mineralhaushalt zurückzuführen sind.

Alles, was wir Menschen essen, kann in diese zwei Kategorien eingeordnet werden: säurebildend oder basenbildend. Die Zuordnung ist abhängig von dem Restmaterial, das nach der Verdauung zurückbleibt und von dem Gehalt an anorganischen Mineralen, die den pH-Wert des Körpers beeinflussen. Säurebildende Lebensmittel erzeugen Rückstände von Phosphor-, Eisen- und Schwefelverbindungen, die basische Minerale wie Calcium, Magnesium, Natrium und Kalium verdrängen. Säuren kristallisieren, reizen das Gewebe und wirken entzündungsfördernd. Die dabei entstehenden Kristalle lagern sich im Körper ab und führen zu Entzündungen, Irritationen und Stimulationen. Ein Beispiel: Harnsäure (Urea) wird bei der Verdauung von Fleisch als Nebenprodukt gebildet. Eine Belastung durch schädliche Pilzorganismen verschärft das Problem weiter. Lagert sich die Harnsäure im Körpergewebe ab, kommt es zu Gicht und anderen entzündlichen Beschwerden im Körper.

Während der Verdauung können viele unterschiedliche Säuren entstehen, darunter Schwefelsäure, Phosphorsäure, Buttersäure, Milchsäure, Essigsäure und Brenztraubensäure, um nur einige wenige zu nennen. Wenn diese Säuren nicht von Elektrolyten zu Salzen umgewandelt werden können, richten sie im Gewebe Schaden an. Je saurer das Milieu im Körper, desto größer der Schaden.

Die meisten Männer und Frauen essen heutzutage überwiegend säurebildende Nahrungsmittel, z. B. Fleisch, Getreide, pasteurisierte Milchprodukte, Eier und gekochte Tomaten. Energetisch betrachtet sind Säuren gleichzusetzen mit Hitze, d. h. sie und die Verbindungen, die sie eingehen, verursachen Entzündungen im Gewebe. Entzündungen schwächen die Zellen und deren Fähigkeit, Nährstoffe durch die Zellmembran ins Zellinnere zu transportieren. Die Zellatmung ist gestört, was früher oder später zum Zelltod führt.

Ich habe bereits erwähnt, dass es im menschlichen Körper außer dem Magen keinen „sauren" Hohlraum geben sollte. Im Magen beginnt die Verdauung von Protein und dafür ist ein saures Milieu notwendig. Hinweis: Sobald der Mageninhalt in den Zwölffingerdarm entleert wird, werden Gallenflüssigkeit und Natriumbicarbonat freigesetzt, damit der Speisebrei (jetzt Chymus genannt) alkalisch wird. Die restliche Verdauung findet im alkalischen Milieu statt.

Die Ansammlung von Säuren und toxischen Fremdproteinen im Gewebe löst eine Immunreaktion aus, die wir als Entzündung bezeichnen. Diese Entzündung wird dann als irgendeine Form von „-itis" diagnostiziert, also z. B. Gastritis, Colitis, Zystitis, Nephritis, Bursitis oder Arthritis. Dabei handelt es sich jedoch nicht um Krankheiten, sondern um entzündliche Reaktionen auf eine Übersäuerung. Aus diesem Grund bringt eine Behandlung mit weiteren säurebildenden Medikamenten oder Glukokortikoiden rein gar nichts, sondern wird die Gewebszerstörung nur vorantreiben. Es ist viel sinnvoller, den Körper zu entgiften und das natürliche basische Milieu wiederherzustellen. Dazu müssen alle Säuren und Fremdproteine entfernt werden, die für das Problem in erster Linie verantwortlich sind. CNN berichtete vor Kurzem über Forschungsteams an verschiedenen Universitäten, die nachweisen konnten, dass das genetische Muster der Zellen (DNA und Chromosomen) durch Übersäuerung (Azidose) verändert wird. Die Zellen werden schwächer, was weitere Veränderungen der DNA und der Chromosomen nach sich zieht.

Über Krankheit und Bewusstsein

Zellen reagieren auf Bewusstseinszustände im gleichen Maße wie wir es tun. In anderen Worten, wenn jemand voller Wut auf Sie zugeht, dann reagieren Sie vielleicht auch wütend. Oder wenn Sie sich mit kranken Menschen umgeben, werden Sie wahrscheinlich selbst krank. Alles *ist* Energie und alles *gibt Energie ab.*

Es gibt unendlich viel Energie. Aus der spirituellen Perspektive heraus betrachtet, besitzen Wut und Zorn ein niedriges Energieniveau, Liebe dagegen ein sehr hohes. In spirituellen Kreisen bezeichnen wir Energie auch als „Bewusstsein" oder „Bewusstheit". Gott – oder das „vollkommene Bewusstsein" – wird zuweilen mit einem Spiegel verglichen und die Schöpfung mit einem Spiegelmosaik, dessen unendlich viele Bruchstücke für die unterschiedlichen Bewusstseinszustände und Ebenen der Bewusstheit stehen. In meinem Verständnis sind alle Lebensformen Teil dieses Spiegels und jedes einzelne dieser Lebensformen ist bestrebt, sich über seinen individuellen Bewusstseins- oder Bewusstheitszustand zum Ausdruck zu bringen. Zum Zeitpunkt unserer Geburt sind wir sozusagen „unbewusst" und treten eine Reise an, im Zuge derer wir in Reaktion auf das, was um uns herum geschieht, ein Bewusstsein entwickeln. Es ist wie bei einem Computer, der immer leistungsfähiger wird, je mehr Softwareprogramme installiert oder Daten einprogrammiert werden. Jedes einzelne Teilchen dieses „Spiegels der Schöpfung" kann expandieren und sich zum Ausdruck bringen, je mehr es erwacht und seine wahre Natur erkennt. Wir Menschen sind ein Teil – oder viele Teile – dieses Spiegels und handeln nach den gleichen Gesetzen – je mehr wir erfahren, desto mehr werden wir erwachen und unser Bewusstsein erweitern.

Es ist nicht leicht, diese Dinge in Worte zu fassen. Wenn Sie aber Ihre Aufmerksamkeit nach innen richten oder sich der Natur zuwenden, werden Sie sehen, dass alle Dinge Spiegelbilder ein und derselben Essenz sind. Alles, was existiert, ist ein Spiegelbild Gottes und der göttlichen Schöpfung. Mit Ihren Zellen ist es nicht anders. Auch sie haben ein Bewusstsein. Sie unterliegen dem Gesetz von Ursache und Wirkung genauso wie Sie. Was man eingibt, kommt auch wieder heraus. Die DNA Ihrer Zellen und Chromosomen tragen Gedächtnismuster in sich, die weit über die einfache Genetik hinausgehen. Sie enthalten auch die alltäglichen „Erfahrungen" oder Informationen, die der Zelle begegnen, vergleichbar mit unserem Gedächtnis, das alles, was wir im Alltag erleben, aufzeichnet.

Viren sind Proteine, die das Bewusstsein einer lebenden Materie oder einer Zelle beeinflussen. Sie schwächen die Zelle und stimulieren eine Immunreaktion. Ich habe bereits geschrieben, dass sich das Schwache in der Natur nicht vermehren kann, sondern eliminiert wird. Viele Proteine (darunter auch die Viren) setzen im Körper einen Impuls und bringen ihn dazu, die eigenen Schwachpunkte zu eliminieren, damit die geschwächten Zellen durch starke ersetzt werden können.

Das Problem für unsere Zellen besteht darin, dass die typischen Treibstoffe und Baumaterialien – also die Nahrungsmittel, von denen sich die meisten Menschen ernähren – nicht mehr dafür geeignet sind, einen höheren Bewusstseins- oder Bewusstheitszustand zu erreichen und zu halten. Ein Großteil der Nahrungsmittel, die wir heutzutage verzehren, ist energetisch betrachtet auf einem sehr niedrigen Niveau, sie besitzen kaum Schwingung oder Bewusstsein. Unsere Nahrung senkt auch das Energieniveau unserer Zellen und folglich das unseres Körpers. Wir werden krank und sterben. Unser ganzer Lebensstil bewegt sich auf diesem niedrigen Niveau und senkt damit auch das Bewusstsein der Menschen allgemein. Aus diesem Grund gibt es anstelle von Liebe überall so viel Hass, Tratsch und Hinterhältigkeit.

Die Rolle der Parasiten an dem Krankheitsgeschehen sollte an dieser Stelle auch erwähnt werden. (Siehe auch *Parasiten – Fluch oder Segen?* in Modul 5.2.) Obwohl Parasiten nur sekundär für Krankheiten verantwortlich sind, tragen sie dennoch zu dem Bewusstsein und der Schwingung einer Zelle bei und beeinflussen so das Zell-(DNA-)Gedächtnis. Der Mensch war so dumm und hat lebende und abgetötete Krankheitserreger (Parasiten) mittels „Impfung" in bereits vergiftete Körper eingebracht. Das hat einen wahren Erdrutsch an geschwächten und mutierten Zellen ausgelöst. (Für eine ausführliche Diskussion der Impfthematik siehe auch Kapitel 4, *Toxische Traditionen.*) Viele Krankheiten sind durch Impfungen entstanden oder angestoßen worden, darunter ADS, AIDS und – ganz besonders wichtig – Krebs. Wir haben es zugelassen, dass die Wissenschaft uns verletzt, verstümmelt und umbringt. Anschließend hat man uns durch falsche Propaganda so weit konditioniert, dass wir glauben, wir seien selbst daran schuld und nicht die Wissenschaft. Wissenschaftler spielen russisches Roulette mit Menschleben und das alles im Namen des „Fortschritts" und unter dem Vorwand uns alle beschützen zu wollen. Wir müssen diese finsteren Zeiten der Medizin und Chemie hinter uns lassen. Sie haben einen Großteil unserer Spezies bereits vernichtet.

Die einfache Lösung

Es ist Zeit, dass wir erwachen und uns wieder der Einfachheit Gottes und der Natur zuwenden. Die Natur stellt uns alle Heilpflanzen und Nahrungsmittel zur Verfügung, die wir zur Entgiftung, zur Regeneration und zur Wiederbelebung unseres physischen und spirituellen Körpers benötigen.

Gesund sein ist im Grunde genommen sehr einfach: Ernähren Sie sich artgerecht. Essen Sie frische, reife, rohe und unverarbeitete Nahrungsmittel. Alle anderen Tiere tun dies auch. Gönnen Sie sich genügend Ruhe und Sonnenlicht. Entgiften Sie Ihren Körper und werden Sie Chemikalien, Schwermetalle, Antibiotika, künstliche Hormone, zu viel Protein, unnötige Schlacke, schädliche Parasiten, Pestizide und vieles mehr ein für alle Mal los. Sie müssen mithilfe Ihrer

Ernährung wieder basisch werden. Wir Menschen sind, neurologisch betrachtet, von allen Lebewesen am höchsten entwickelt. Obst gehört zu den basischsten und elektrisch am höchsten geladenen Nahrungsmittel dieser Erde. Ich habe beobachten können, wie eine Obst-basierte Ernährung das Nervensystem wiederherstellen konnte, wo Gemüse und alles andere versagten.

Gewebe und Gewebsfunktionen lassen sich am besten mit Heilpflanzen wiederherstellen. Nutzen Sie auch frisch gepresste Frucht- und Gemüsesäfte, um Ihre Ernährung zu optimieren, denn sie sind echte „Power"-Nahrung. Sie können Ihren Speiseplan auch mit einem Superfood-Komplex ergänzen, um etwaige Mangelzustände auszugleichen. Als Superfood bezeichnet man – wie der Name bereits vermuten lässt – Nahrungsmittel, die zu den nahrhaftesten und energetisch hochwertigsten auf diesem Planeten gehören, z. B. Gelee Royal, Weizengras und Alfalfa in Pulver-, Kapsel- oder Tablettenform.

Wenn Sie all dies tun, können Sie dabei zusehen, wie Ihr Körper wieder aktiv wird. Er wird sich entgiften und wiederaufbauen, unabhängig von der Krankheit, an der Sie leiden. Als professioneller Naturheilkundler habe ich noch keine Krankheit gesehen, die nicht auf dieses Schema angesprochen hätte. Jeder meiner Klienten hat große Veränderungen bewirken können und in den meisten Fällen konnte die Krankheit geheilt werden.

Einen Versuch ist es immer wert. Es spielt keine Rolle, wie weit Ihre Krankheit fortgeschritten ist oder ob Sie bettlägerig und an den Rollstuhl gefesselt sind. Ich habe beobachtet, wie vollständige Querschnittslähmungen auch nach Jahren noch geheilt werden konnten. Ich habe miterlebt, wie sich Missbildungen zurückbildeten und der Körper sich wieder in eine gesunde, natürliche Form brachte. Wenn Sie den Gesetzen der Natur folgen, werden Sie feststellen, dass die Macht Gottes und der Natur nahezu unendlich ist.

Bitte vergessen Sie nicht, dass es für alles einen Grund gibt, auch für Gesundheit und Krankheit. Alles dreht sich um Ursache und Wirkung: Es sind Ihre Entscheidungen und Handlungen, die etwas in Gang setzen und schließlich eine Wirkung haben werden. Lassen Sie sich nicht durch das Trommelfeuer wissenschaftlicher „Behandlungskonzepte" beirren. Versuchen Sie immer, der Ursache auf den Grund zu gehen. Fragen Sie sich, was passieren kann, wenn Sie etwas essen, trinken, atmen, fühlen oder denken. Alles *wird* zu ihrer persönlichen Erfahrung – körperlich, seelisch, geistig und spirituell gesprochen.

„Krankheit" ist nichts weiter als ein Begriff, den sich Mediziner für bestimmte Symptombilder ausgedacht haben, die sich im Körper zeigen. Wenn ein allopathischer Arzt von Krankheit spricht, hat er/sie die wahre Natur des menschlichen Körpers und dessen Reaktion auf genetische Faktoren, Toxizität und Übersäuerung nicht verstanden. Sie haben die chemischen und physikalischen Vorgänge der Natur nicht wirklich begriffen und wissen nicht, dass es ein grundlegendes Bedürfnis des Menschen ist, in Einklang mit der Natur zu leben und sich von ihr zu nähren.

Vergessen Sie Krankheiten. Entgiften und stärken Sie Ihren Körper (Zellen) und es wird keine Krankheit geben, die Sie nicht überwinden (heilen) können. Lebendiges bringt Leben hervor und Totes den Tod. Die Starken überleben und die Schwachen werden verzehrt. Das trifft besonders auf der Zellebene zu. Machen Sie Ihren Körper (und die Zellen, die ihn zu dem machen, was er ist) wieder stark und Sie werden sich robuster Gesundheit und Vitalität erfreuen können. Sie werden ein Leben ohne Krankheit führen.

Zusammenfassung

Fast alles Gewebeversagen beginnt mit Übersäuerung und toxischer Belastung. Je mehr das Gewebe versagt, oder verschleimt, desto mehr lokale und „reflektierende" Symptome entstehen. Mit „reflektierend" meinen wir Symptome wie z. B. Schmerzen, die man an einer bestimmten Stelle spürt und die aber an einer ganz anderen Stelle entstehen. Ein Beispiel hierfür ist eine entzündete Gallenblase, die sich als Schmerzen oder Schwäche im rechten Knie manifestiert. Man würde die beiden nicht miteinander in Verbindung bringen, weil sie räumlich so weit auseinanderliegen.

Sehr häufig machen wir den Fehler und beschreiben die Symptome von Übersäuerung und Toxizität als „Krankheit" und versuchen anschließend, diese Symptome mit Medikamenten zu unterdrücken. Das ist nicht nur dumm, sondern kann auch tödlich enden, weil es zu Gewebeversagen und schließlich zum Gewebetod führt. Behandeln Sie niemals die Symptome, sondern heilen Sie die Ursache. Wenn Sie ausschließlich Symptome behandeln, wird es Ihnen nicht gelingen, die Ursache dieser Symptome zu beseitigen. Im Klartext bedeutet das, dass die eigentliche Ursache Ihrer Krankheitssymptome auch in Zukunft noch Schaden anrichten und Ihnen das Leben kosten könnte.

Eine Behandlung kann niemals heilen. Behandeln Sie nicht, sondern regenerieren Sie, denn das ist Ihre einzige Überlebenschance. Befreien Sie Ihren Körper von allen Entzündungsherden, indem Sie entgiften. Befreien Sie sich von allen chemischen Giftstoffen, unnötigem Schleim, giftigen Schwermetallen, schädlichen Parasiten und Säuren. Ein entgifteter, basischer Körper ist ein gesunder und starker Körper.

Wenn man erst einmal verstanden hat, worum es im Grunde genommen geht, ist es kein großes Geheimnis mehr. Krankheit ist nichts weiter als ein natürlicher Vorgang. Mit diesem Wort sind nur die Auswirkungen gemeint, die der Körper spürt, sobald die Zellen unter der toxischen Belastung zusammenbrechen – durch Verschleimung, Impfungen, Metalle, Chemikalien und andere Umweltgifte, durch Übersäuerung und damit auch durch Entzündung. Der einzige Weg zu wirklicher Heilung führt über die Entgiftung des Körpers und die Kräftigung der Zellen.

Modul 5.2

Parasiten – Fluch oder Segen?

Seit ungefähr 200 Jahren hat die Wissenschaft viel Zeit und Geld in die Jagd nach verhängnisvollen Parasiten investiert. Wir haben unsere Körper so lange mit Antibiotika vollgestopft, bis die heftigen Allergien, Pilzfehlbesiedelungen, Lymphunterdrückung, Gewebeschäden und völlig neue Krankheiten kamen, einschließlich virulenter Bakterienstämme wie der MRSA – Methicillin-resistenter Staphylococcus aureus. In vielen Fällen brachte die Antibiose auch den Tod. Das pharmazeutische Kartell hat in Zusammenarbeit mit der amerikanischen Regierung und verschiedenen wissenschaftlichen Gruppierungen Experimente mit oft tödlichen „Impfungen" durchgeführt. Darüber habe ich in Kapitel 4 bereits gesprochen. Impfungen haben sich als die größten Killer unserer Zeit entpuppt. Mit dieser Methode haben wir einen Erdrutsch ausgelöst, den wir nun nicht mehr aufhalten können. Deswegen gibt es schon bei sehr kleinen Kindern chronische und degenerative Beschwerden. Durch den Einsatz von Antibiotika haben wir unter den Bakterien unglaublich viele Mutationen geschaffen. Es sind Mutanten und tödliche Viren entstanden, die gerade dabei sind, die menschliche Spezies in atemberaubendem Tempo auszulöschen.

Viele Menschen sind so zwanghaft intellektuell, dass sie den Wald vor lauter Bäumen nicht sehen können. Schauen wir uns einmal an, warum die Natur (Gott) überhaupt Parasiten erschaffen hat. Im Wörterbuch wird der Begriff „Parasit" als Lebewesen definiert, „das aus dem Zusammenleben mit anderen Lebewesen einseitig Nutzen zieht". Für unsere Zwecke werde ich diese Aussage umformulieren und sagen, dass es sich bei Parasiten um Organismen handelt, die „aus der Toxizität und Schwäche anderer einseitig Nutzen zieht«.

Um die Rolle der Parasiten besser verstehen zu können, wollen wir uns zuerst einmal vorstellen, was passiert, wenn wir einen Hirsch erlegen (nur als Beispiel). Als erstes kommen die Fliegen und legen ihre Eier im Kadaver ab. Aus den Eiern schlüpfen Maden, deren Aufgabe darin besteht – wie bei allen anderen Protein-verdauenden Parasiten auch – den leblosen Tierkadaver zu beseitigen. Auf diese Art und Weise erledigt die Natur ihren Hausputz. Wäre das nicht so, würden überall und für immer Kadaver herumliegen. Die Natur aber ändert ständig ihre Form.

Wussten Sie schon, dass Maden inzwischen medizinisch zur Wundsäuberung eingesetzt werden? Im Ersten Weltkrieg war die medizinische Versorgung oft schlecht und die verwundeten Soldaten konnten nicht versorgt werden. Häufig wurden die Wunden von Maden befallen und von ihnen gereinigt. Viele Soldaten überlebten ihre schlimmen Verletzungen nur deswegen.

Mit Sicherheit hat Gott keine Parasiten erschaffen, um gesundes Gewebe anzugreifen, denn sonst wären wir alle tot. Parasiten gibt es überall. Auf unserem Planeten spielen sie eine wichtige Rolle, indem sie der Natur dabei helfen, die Schwachen zu eliminieren, damit die Starken überleben können. So bleibt der natürliche Lebenszyklus intakt. Die Atome dieser Welt werden nie zerstört, sondern werden durch unterschiedliche Vorgänge – darunter Oxidation, Ionisation und Parasitismus – lediglich verändert.

Das erinnert mich an den Fall einer 19 Jahre alten Klientin. Als sie zu mir kam, was sie stark unterernährt und dünn, weil sie ihre Nahrung nicht verdauen konnte. Sie war ständig müde und fühlte sich nicht so fit wie eine junge Frau es sein sollte. Außerdem litt sie unter Muskelschmerzen und Verdauungsproblemen. Als sie mit meinem Entgiftungsprogramm begann, schied sie große Mengen Schleim und Schlacke aus, was nicht ungewöhnlich ist. Aber zusätzlich stellte sie fest, dass sie im Stuhl „merkwürdig aussehende Tierchen" hatte. Sie fertigte Zeichnungen von den Tierchen für mich an und was ich sah, versetzte sogar *mich* in großes Staunen. Zwei der Zeichnungen zeigten Bandwürmer – ein Rinderbandwurm und ein gewöhnlicher Bandwurm. Dann malte sie Spulwürmer und Madenwürmer, Saugwürmer (sehen aus wie „Quallen") und andere nicht identifizierbare Parasiten. Meine Klientin war deswegen panisch geworden und in die Notaufnahme ihres örtlichen Krankenhauses gegangen. Dort sagte ihr diensthabende Arzt, dass „es so etwas wie Parasiten bei Amerikanern nicht gebe." Die junge Patientin bestand jedoch auf einer Stuhluntersuchung, die schließlich nach langem Hin und Her auch durchgeführt wurde. In der abgegebenen Stuhlprobe wimmelte es nur so vor Parasiten.

Wir alle sind Wirte für eine Vielzahl an Parasiten, die meisten davon sind Mikroben. Ich gehe aber davon aus, dass 40 bis 70 % aller Menschen auch größere Parasiten beherbergen, die man mit bloßem Auge erkennen kann, wenn man nur nach ihnen sucht. Es gibt viele unterschiedliche Parasiten, darunter Hefepilze, Pilze, Warzen, Viren, Bakterien und alle Arten von Würmern und Saugwürmern. Die meisten von uns tragen gleich mehrere Exemplare davon mit uns herum. Jeder Mensch hat Hefepilze (Candida) oder einen anderen Pilz im Körper. Meistens werden wir von mehr als 30 verschiedenen Stämmen besiedelt. Hefepilze halten sich bevorzugt in der Mundhöhle auf, wo sie die Verdauung von Zucker und Stärke unterstützen. Menschen, die eine Fehlbesiedelung mit Candida albicans (der überall im Körper auftreten kann) haben, leiden unter Müdigkeit, Antriebslosigkeit, Juckreiz, Hautirritationen und Infekten, um nur einige wenige Symptome zu nennen.

Candida löst ein starkes Verlangen nach Zucker und Kohlenhydraten aus. Den Patienten wird in der Regel (und fälschlicherweise) empfohlen, kein Obst zu essen, weil es Fruktose enthält. Wir haben aber in Kapitel 3 bereits gesehen, dass Fruktose und Glukose zu den wichtigsten Energiequellen unserer Zellen gehören. Bei diesen Zuckerformen handelt es sich um einfache Zucker, sie bilden die Hauptenergiequelle für den Körper. Obst spielt eine zentrale Rolle bei der Ausscheidung von Candida, eben weil es viele Antioxidantien und adstringierende Inhaltsstoffe besitzt. Diese Inhaltsstoffe reinigen das Lymphsystem und regen den Abtransport von Abfallprodukten aus dem Gewebe an. Diese Abfallprodukte bilden die Lebensgrundlage der Parasiten. Anders verhält es sich mit komplexen Zuckermolekülen. Für Candida-Pilze sind sie so etwas wie „Superfoods", vom Körper können sie aber erst verwertet werden, nachdem sie zu Einfachzucker abgebaut wurden. Eine Kräuterkur gegen Parasiten und zur Unterstützung des Lymphflusses wird Ihnen helfen, Parasiten effektiv zu bekämpfen. Vor allem bei Candida albicans ist eine solche Kur zu empfehlen.

Viren

Auch den Begriff „Virus" ordne ich bei den Parasiten ein, selbst wenn wir noch nicht genau wissen, was Viren überhaupt sind. Einige Wissenschaftler gehen davon aus, dass es sich bei Viren um Bestandteile abgestorbener Zellen handelt, andere wiederum zählen sie zu den Mikroorganismen. Was wir mit Sicherheit wissen, ist, dass Viren aus einer Art Proteinstruktur bestehen, aber nicht „lebensfähig" sind, wie wir es von Bakterien oder Einzellern kennen. Ich persönlich glaube, dass Viren **Protein-Katalysatoren sind, die eine Immunreaktion hervorrufen** sollen. Wird eine Zelle geschwächt, kann sie ihr eigenes „Virus" (Protein) freisetzen, was eine Immunreaktion gegen die Zelle auslöst, damit diese ausgeschieden werden kann. Alles Schwache in dieser Welt wird vernichtet. Das ist die natürliche Ordnung, damit das Leben auf unendliche Zeiten weitergehen kann. Die Starken überleben immer – auf die eine oder andere Art – was auch auf Zellebene zutrifft. Es ist ausgesprochen wichtig, dass der Körper seine Schwachstellen eliminiert, damit er im Ganzen stärker werden kann.

Viele Viren, darunter auch das Herpesvirus (das ein Proteus-ähnliches Virus zu sein scheint), können Proteine spalten. Diese Viren treten vor allem in sauren Milieus auf, eine proteinreiche Ernährung begünstigt deren Entstehung weiter. Wenn man unter Herpes simplex oder Genitalherpes leidet, sollte man ganz auf Protein verzichteten, damit die Erreger sich zurückziehen und inaktiv werden.

Der Wissenschaft ist es dank der eigenen Ignoranz noch nicht gelungen herauszufinden, welche Rolle die Parasiten wirklich spielen. Stattdessen hat sie sich das destruktive Konzept der Impfung ausgedacht und im Namen einer angeblichen Immunität tödliche und genetisch aktive Viren erschaffen, die in das Erbgut des Menschen eingreifen. Die meisten Viren werden auf tierischem Gewebe und Blut gezüchtet und nicht selten kommt es deswegen zur Kontamination der Impfstoffe. Auf diesem Wege sind wahre Monster wie z. B. das Sim-40-Virus entstanden, das an der Entstehung vieler Krebserkrankungen beteiligt ist. Auch HIV und Ebola sind menschengemachte Viren, die bewusst auf ahnungslose menschliche Versuchskaninchen losgelassen wurden und einen wahren Albtraum an Schmerz und Leid entfacht haben. Tausende von Menschen sind dabei ums Leben gekommen.

Die amerikanische Regierung hat Tausende von Soldaten und militärisches Personal zum Zwecke der „Immunität" impfen lassen. Das Golfkrieg-Syndrom ist nur eines von vielen niederschmetternden Beispielen der schrecklichen Nebenwirkungen, die ein solch ignorantes Denkmuster hervorbringen kann. Die Personen, die diese Programme entworfen haben, sollten für mehr Leid und Todesfälle zur Verantwortung gezogen werden als alle Verbrechen, die Hitler begangen hat. Hunderte, ja Tausende von Menschen haben sich über die Polioimpfung mit Kinderlähmung infiziert. Viele Tausende sind an Krebs und anderen Krankheiten erkrankt, weil lebende Viren und Bakterien in bereits vergiftete Körper injiziert wurden. Es wird viele Generationen dauern, bis die Zerstörung, die dabei im menschlichen Organismus angerichtet wurde, wieder gutgemacht werden kann ... vorausgesetzt, wir wachen rechtzeitig auf.

Bakterien

Wir alle kennen das Wort „Bakterie". Bakterien sind einzellige Organismen, die keinen echten Nukleus besitzen und von denen es unterschiedliche Formen gibt. Zum einen gibt es die runden, kugelförmigen Bakterien, die als einzelne Zelleinheiten (*Mikrokokken*) oder paarig (*Diplokokken*) auftreten können. In diese Kategorie gehören auch die in Clustern angeordneten und allseits bekannten *Staphylokokken*. Ebenso berühmt sind die kettenförmig aufgereihten *Streptokokken*. Würfelförmig angeordnete Pakete kugelförmiger Bakterien nennt man *Sarcinae*.

Zum anderen gibt es stäbchenförmige Bakterien, auch *Bazillen* genannt. Die ovalen Vertreter dieser Gattung sind als *Kokkobazillen* bekannt, während man die kettenbildende Variante als *Streptobazillen* bezeichnet.

Die dritte Gruppe bilden die spiralförmigen Bakterien. Davon gibt es die rigiden *Spirillen* und die biegsamen *Spirochäten*. Gekrümmte Spiral-Bakterien nennt man *Vibrionen*.

Bakterien sind mikroskopisch klein und fühlen sich in gestauter und nicht fließender Lymphflüssigkeit am wohlsten. Dort können sie förmlich explodieren. Sie wissen ja: Die Lymphflüssigkeit ist das Abwassersystem des Körpers, über das Zellabfall und Stoffwechselprodukte entsorgt und aus dem Körper ausgeschieden werden. Diese Abfall- und Nebenprodukte sammeln sich als Schleim auf der Haut, im Verdauungstrakt und überall im Körper, wo sich Giftstoffe festgesetzt haben. Bakterien sind ganz verrückt nach Zucker, Milch und stärkehaltigen Lebensmitteln. Aus diesem Grund beginnt der Körper bei einer

„Erkältung", das Lymphsystem zu reinigen, indem er Schleim absondert und so toxische Produkte und die darin lebenden Parasiten ausscheidet. Wir kennen diese reinigenden Absonderungen vor allem von Nebenhöhlen, Lunge, Nieren und Darm. Der Körper versucht aber, das ganze System zu reinigen und signalisiert mit den bekannten „Gliederschmerzen", dass dieser Vorgang stattfindet.

Auch der gesamte Verdauungstrakt wird von unzähligen Bakterien besiedelt (Darmflora genannt), die den Körper bei dem Abbau von Nahrung unterstützen. Viele Vitamine werden im Zuge dieser Verdauungsvorgänge gebildet. Ein gutes Beispiel geben die verschiedenen Darmbakterien, die an der Synthese der B-Vitamine beteiligt sind.

EINE SPIRITUELLE PERSPEKTIVE

Wir müssen keine Angst haben vor den Gesetzen der Natur und den Kreaturen, die diese Regeln durchsetzen. Wir müssen nur verstehen lernen, wie die Natur funktioniert. Parasiten verursachen keine Krankheiten, sie sind nichts als Kreaturen, die sich von etwas ernähren. Wir vergessen oft, wer alles erschaffen hat. Wir vergessen, dass der Schöpfer wusste, was er tat. Er kennt die Zusammenhänge und weiß, wie alles funktioniert. Kaum ein Mensch kann ungläubig bleiben, wenn er das Wunderwerk des menschlichen Körpers näher betrachtet.

Halten Sie eine Minute inne und fragen Sie sich, woher Ihr Bewusstsein kommt. Ich meine nicht die Gedankengänge, die hinter unserem konventionellen Lernen, unseren Entscheidungen und vergleichenden Analysen stecken, sondern das Bewusstsein hinter dem Gedanken – das Selbst, das immer präsent ist, egal, ob Sie Auto fahren, sich am Strand vergnügen oder zu Hause sind; gemeint ist das Selbst, dem Sie nicht entkommen können, ganz gleich, wo Sie sich gerade aufhalten.

Sie selbst sind immer da, denn Zeit ist nichts anderes als eine Aneinanderreihung von Momenten. Ihr Bewusstsein – und damit Sie selbst – lebt immer im jetzigen Moment. Nur Ihr Verstand lebt in der Zeitdimension, nämlich in Vergangenheit und Zukunft.

Nehmen Sie sich Zeit, sich selbst zu beobachten. Lernen Sie zu entspannen. Steuern Sie Ihre Gedankengänge. Hören Sie auf, Dinge zu begehren und leben Sie ganz im Hier und Jetzt. Genießen und erleben Sie jeden Moment so, wie er ist. Dann können Sie auch den nächsten Moment genießen, mit allem, was er Ihnen bringt. Das Leben in der Zukunft oder in der Vergangenheit ist ein „totes" Leben. Wahres Leben kann nur im ewigen Jetzt existieren.

Proteus

Weitere parasitäre Lebensformen sind die Proteus-Bakterien und andere proteolytische (proteinspaltende) Parasiten. Ähnlich wie die Herpesviren docken diese an die geschwächte Zelle an oder dringen in sie ein. Es handelt sich hier um säureliebende Parasiten, die sich in einem sauren Körpermilieu sehr gern und schnell vermehren. Ihre Aufgabe ist es, Proteine oder geschwächte Zellen zu zersetzen. In einer gesunden Zelle, die von einem basischen Milieu umgeben ist, werden Sie diesem Parasitentypus niemals begegnen. Eine proteinreiche Ernährung aber öffnet den schlimmsten und destruktivsten Parasiten Tür und Tor. Eine proteinreiche Ernährung ist säurebildend und schädigt Leber, Bauchspeicheldrüse und vor allem die Nieren. Außerdem macht sie einen unangenehmen Körpergeruch, weil das überschüssige, unverdaute Protein in den Zellzwischenräumen eingelagert wird und anfängt zu stinken.

Würmer

Bislang haben wir uns fast ausschließlich mit den Mikroorganismen beschäftigt, wollen uns aber jetzt die „großen Jungs" einmal näher anschauen. Dazu gehören Würmer aller Art, darunter auch die Egel, die für uns besonders schädlich sein können. Es gibt viele Arten von Würmern: Madenwürmer, Hakenwürmer, Spulwürmer, spiralförmige Würmer und eine ganze Reihe von unterschiedlichen Bandwürmern. Sie können überall im Körper wachsen und wandern, haben aber eine besondere Vorliebe für die Leber, das Herz und den Verdauungstrakt, einschließlich Magen. Selbst im Lungengewebe habe ich schon Würmer gesehen. Vor allem Bandwürmer können sehr groß und lang werden, die längsten Bandwürmer, die ich je gesehen habe, waren knapp 8 m lang.

Einer meiner Klientinnen – sie war Mitte 40 als sie zu mir kam – war als junger Frau die Gallenblase entfernt worden. Damals hatte sie starke Schmerzen im Bereich der Gallenblase und im Rücken. Als man die Gallenblase entfernt hatte und untersuchte, konnte man aber keine Auffälligkeiten finden. Im Laufe der nächsten 20 Jahre wurden die Schmerzen immer schlimmer, sie konnte keine Fette oder Milchprodukte essen, ohne sich zu übergeben. Außerdem wurde Ihre Magengegend zunehmend berührungsempfindlich und sie entwickelte ein starkes Verlangen nach rohem Fleisch. Als sie mit meiner Entgiftungskur begann, entdeckte sie drei große Bandwürmer im Stuhlgang. Danach verschwanden die Schmerzen und ihr Magen war nicht mehr berührungsempfindlich.

Ein weiteres Beispiel ist die Geschichte eines jungen Metzgers aus Portugal. Er wurde von einer sehr heftigen neurologischen Schwäche geplagt, die an Multiple Sklerose erinnerte. Sein Zustand war so schlecht, dass die Ärzte ihm noch zwei Monate zu leben gaben. Sobald er mit der Entgiftungskur begonnen hatte, erbrach er eine ganze Handvoll Würmer. Drei Monate nach der Entgiftung konnte er wieder in Lissabon umherfahren.

Vor vielen Jahren pflegten Eltern ihre Kinder noch regelmäßig zu „entwurmen" – jedes Jahr im Frühling war es wieder so weit. Im Alltag begegnen wir vielen Parasiten und nehmen diese über die Nahrung oder andere Aktivitäten auf. Im Körper leben diese Parasiten dann von all den Giften und geschwächten Zellen, die sich in uns befinden. Die meisten Würmer siedeln sich im Verdauungstrakt an und können im Laufe der Zeit viele Symptome verursachen. Wir haben den Bezug zu den einfachsten Regeln des Lebens verloren. Wir wissen nicht mehr, welche Rolle die Parasiten in der und für die Natur spielen.

Viele Menschen sind von Egeln befallen, die wie kleine Quallen aussehen, sich hauptsächlich in Leber und Bauchspeicheldrüse festsetzen und sich dort auch vermehren. Besonders Egel in der Bauchspeicheldrüse können Verdauungsbeschwerden und Diabetes verursachen.

Zusammenfassung

Halten Sie Ihren Körper rein und frei von Schleim, Schlacke und anderen Verunreinigungen. Stärken Sie Ihre Zellen. Vergessen Sie bitte nicht, dass Parasiten nur sekundär zur eigentlichen Ursache auftreten. Sie können sich nur in einer toxischen, verschleimten Umgebung vermehren, die ihnen eine Lebensgrundlage bietet. Parasiten mögen keine gesunden Zellen. In unserer Welt überleben nur die Starken. Werden Sie gesund und vital und ihr Leben wird sich in jeder Hinsicht verändern.

Achten Sie während der Entgiftungskur auf Ihren Stwuhlgang. Die größeren unter den Parasiten werden Sie vielleicht mit bloßem Auge erkennen können. Die besonders Neugierigen unter Ihnen können sich auch näher informieren, Fachliteratur und Bildmaterial gibt es zuhauf. Kleinere Parasiten kann man nur anhand einer Stuhlprobe ausfindig machen. Sprechen Sie mit Ihrem Arzt darüber oder kontaktieren Sie ein Labor, das Ihnen weiterhelfen kann.

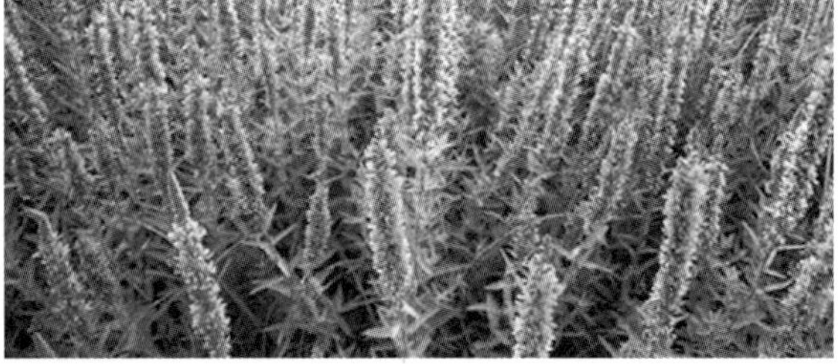

DIE HÄUFIGSTEN PARASITEN

Parasiten gibt es in vielen verschiedenen Formen und Größen, von winzig klein bis sehr groß: Viren, Bakterien, Hefepilze, Einzeller und Würmer (Nematoden).

NAME	ORT
BAKTERIEN	
Streptokokken (verschiedene)	Lunge, Lymphe, Nebenhöhlen, Dünndarm
Salmonellen	Verdauungstrakt, Leber, Gehirn
Shigella dysenteriae	Dysenterie, Haut, Schleimhaut, obere Atemwege
Staphylococcus aureus	Lunge, Lymphe, Gelenke, Augen
Clostridium difficile	Dickdarm
Escherichia coli	Nieren, Blase, Verdauungstrakt
Pseudomonas	Lunge, Lymphe, Harnwege
Campylobacter jejuni	Verdauungstrakt – Hauptursache des Durchfalls
FUNGI (PILZE, HEFEPILZE, SCHIMMELPILZE)	
Candida albicans (Moniliasis) (Hefepilze)	Lymphsystem, Verdauungstrakt
Hefepilze (andere)	Im ganzen Körper
Schimmelpilze	Haut
Fungi (allgemein)	Lymphsystem, unter den Finger- und Zehennägeln, Verdauungstrakt usw.
EINZELLER (PROTOZOEN)	
Trypanosoma cruzi	Herz, Muskeln
Giardia lamblia/intestinalis	Dünndarm, Gallenblase
Neospora caninum	Gehirn, Rückenmark, alle Gewebearten
Sarcocystis (Amöben)	Muskulatur, ZNS, Herz, Lunge, Drüsen, Leber, Verdauungstrakt
Isospora	Darm
Pneumocystis	Lunge
Cryptosporidium	Darm
Entamoeba	Verdauungstrakt
Plasmodium (Malaria)	Leber, rote Blutkörperchen
Toxoplasma gondii	Gehirn, Rückenmark, alle Gewebearten
WÜRMER	
Bandwürmer in Rind, Schwein usw.	Verdauungstrakt, Leber, Gehirn, Blase
Hakenwürmer	Haut, Blut, Lunge, Darm
Spulwürmer (Ascaris usw.)	Darm, Augen, Gehirn, Ohren
Madenwürmer (Oxyuren)	Dickdarm (reifen im Dünndarm heran)
Egel (viele Arten)	Pankreas, Leber, Lunge
Peitschenwürmer (Trichuris trichiura)	Darm
Trichinen (Tichinella spiralis)	Muskulatur, Darm
Pärchenegel (Schisostoma)	Blut, Blase, Dünndarm, Venen

Modul 5.3

Warum haben wir Plaques aus Cholesterin und anderen Lipiden?

Unsere Leber produziert große Mengen an Cholesterin, ein wichtiges Fett, das vom Körper aus vielen unterschiedlichen Gründen benötigt wird. Als Lipid definiert man alle Fette oder fettähnliche Substanzen, die sich dadurch auszeichnen, dass sie nicht in Wasser löslich sind, sondern nur in Lösungsmitteln wie Alkohol, Ether und Chloroform. Der Begriff dient eher der Umschreibung und ist kein Fachbegriff im chemischen Sinn, wie z. B. „Protein" oder „Kohlenhydrat".

Zu den Lipiden gehören echte Fette (Fettsäureester und Glycerol), Lipoide (Phospholipide, Cerebroside) und Sterine (Cholesterin, Ergosterin). Ein Großteil der Zellmembran besteht aus Cholesterin. Die Nebennieren verwenden Cholesterin für die Herstellung von Corticosteroiden, die im Körper eine entzündungshemmende Wirkung haben.

Warum also setzt sich Cholesterin in den Wänden der Blutgefäße und anderen Organgeweben ab und bildet dort Plaques? Um diese Frage beantworten zu können, müssen wir zuerst einmal das Zusammenspiel von Entzündung, Übersäuerung und Steroide im Körper verstehen.

Entzündung heißt nichts anderes, als dass der Körper in Flammen steht. Die Entzündung – oder das Feuer – kann entweder vor sich hin glimmen oder als Feuersbrunst durch den Körper fegen. Krebserkrankungen sind ein gutes Beispiel für lodernde Brände. Wie bereits erörtert, ist eine Entzündung das Resultat einer Übersäuerung, die durch schlechte Ernährung, Körperpflege, ungesunden Getränken und Luftverschmutzung entsteht. Auch die persönliche Lebenseinstellung zählt. Entzündung wird immer als eine Form der „-itis" diagnostiziert.

Der *Ort*, an dem die Entzündung diagnostiziert wird, bestimmt, um welche „-itis" es sich handelt, z. B. Arthr*itis*, wenn die Gelenke entzündet sind. Eine Entzündung oder „-itis" wird allopathisch immer mit Steroiden behandelt, z. B. mit Kortison, Prednison oder vergleichbaren Medikamenten. Nun wissen wir aber, dass unsere Nebennieren mithilfe von Cholesterin Steroide selbst herstellen können und müssen uns fragen, warum unsere Nebennieren nicht auch in diesen Fällen genügend Cortison produzieren und die Entzündung selbst bekämpfen können. Die Antwort lautet, dass der Körper dazu nicht in der Lage ist, solange die Nebennieren zu schwach oder unteraktiv sind, um ausreichend Steroide auszuschütten. In diesen Fällen kommen sie gegen eine starke Entzündung nicht an. Der Mangel an verfügbaren Steroiden lässt dem Körper keine andere Wahl als das „Feuer" mit Wasser und Elektrolyten löschen zu wollen. Wasser und Elektrolyte verursachen im Entzündungsherd aber auch Ödeme (Schwellungen). Auch die Leber wird ihre Produktion von Cholesterin hochfahren, um den Körper mit zusätzlichen entzündungshemmenden Stoffen zu unterstützen, denn schließlich ist Cholesterin wichtigster Bestandteil der Steroide.

ANZEICHEN VON ÜBERSÄUERUNG

Machen Sie einen Lackmus-Test, Teststreifen zur Überprüfung des pH-Wertes sind im Handel erhältlich. Damit können Sie ein bis zwei Stunden nach einer Mahlzeit den pH-Wert Ihres Speichels oder Ihres Urins überprüfen. So können Sie nachvollziehen, welche Nahrungsmittel in Ihrem Körper eine Übersäuerung auslösen.

All diese entzündungshemmenden Verbindungen sind für die Zellen von essenzieller Bedeutung, denn sie schützen vor den verheerenden Auswirkungen der Säuren. In einem sauren Milieu bilden sich Plaques – chemisch betrachtet – fast von selbst. Diese natürlichen „Schutzschilde" in Plaque-Form können für den Körper zum Problem werden und nur in einem basischen Umfeld abgebaut werden. Die meisten Menschen ernähren sich zu 90 – 100 % von säurebildenden Lebensmitteln. Durch diese Form der Ernährung bleibt der pH-Wert des Körpers im sauren Bereich. Hinzu kommen die sauren Abfallprodukte des Stoffwechsels, fachen die Übersäuerung an und wirken entzündungsfördernd (Feuer). Zelltod ist die Folge. Wie bereits erörtert, versucht der Körper in seiner unendlichen Weisheit, diesen Zustand über mehrere Wege auszugleichen: vermehrte Steroidproduktion, Cholesterin-Plaques (Lipide), Calciumentzug und Wasser-(Elektrolyt)-Ansammlung. Dieser Versuch des Körpers, das gesunde alkalische Milieu wiederherzustellen, dient dem Selbsterhalt.

Ein alkalisches (basisches) Milieu ist der Schlüssel zur Regeneration des Gewebes, zum Abbau von Steinen und der Beseitigung von Plaques. Entzündungsbedingte Plaques beeinträchtigen die Herz-Kreislauffunktion und verursachen Gewebetod, Herzinfarkte und Schlaganfälle. Außerdem begünstigt die Übersäuerung die Koagulation (Verklumpung) von Fetten und Nährstoffen, wichtige Faktoren bei der Entstehung von Schlaganfällen, Herzinfarkten, Gedächtnisstörungen, grauen Haaren, Schmerzen, Steinen und vielen anderen Beschwerden.

WIE MAN DIE FEUERSBRUNST SICHER LÖSCHEN KANN – es ist nicht schwer, diese Plaques aufzulösen und fetthaltige Steine abzubauen. Alles, was es braucht, ist eine zu 80 – 100 % basische Rohkosternährung. Rohkost wirkt basenbildend und regt die Produktion von Steroiden an. Das wiederum löst Fettklumpen (Plaques) und Steine auf. Die Verschleimung im Körper geht zurück, das Gewebe wird besser durchblutet und die Zellen werden wieder adäquat ernährt. Sie haben mehr Energie und geschwächtes Gewebe kann wiederhergestellt und regeneriert werden. Dieser Vorgang findet sehr schnell statt, solange man sich konsequent gesund ernährt.

Modul 5.4

Nebennierenschwäche bei männer- und frauen-spezifischen Beschwerden

Die Nebennieren wirken sich maßgeblich auf die Lebensqualität aus, die jeder Mensch haben will und *kann*. Aus diesem Grund sollten Sie immer bestrebt sein, alle Zellen und Organe Ihres Körpers zu stärken. Ihr Körper ist Ihr Transportmedium, solange Sie in dieser Welt leben. Krankheit und Schwäche sperren Sie vom Leben weg, während Gesundheit und Vitalität Sie mehr am Leben teilhaben lassen. Genießen Sie das große Abenteuer Gesundheit. Es lohnt sich mehr, als Sie sich je vorstellen können.

Lassen Sie uns hier einige weitere Beschwerden näher betrachten, die eine Nebennierenschwäche in Kombination mit einer ungesunden, säurebildenden Ernährung mit sich bringen kann.

Frauenspezifische Beschwerden

Die Auswirkungen einer Nebennierenschwäche treffen Frauen besonders hart. Eines der ersten Anzeichen dafür ist ein niedriger Blutdruck. Wenn die Nebennieren nicht gut funktionieren, liegt der systolische Blutdruck unter 118, kann aber mit der Zeit in die andere Richtung schnellen und zu Bluthochdruck führen. Alternativ kann er immer weiter nach unten rutschen.

Ein weiterer Hinweis auf hypoaktive Nebennieren sind Beschwerden mit dem Menstruationszyklus. Unter diesen Umständen tritt die Menarche (die erste Menstruation) bei Mädchen schon sehr früh ein, in der Regel irgendwann zwischen dem vierten und zwölften Lebensjahr. (Sie haben richtig gelesen: Ich kenne 3-jährige Mädchen, die menstruieren.) Oft ist die Regelblutung sehr stark und der Zyklus nicht regelmäßig. Auch das Gegenteil kann auftreten: Frauen mit sehr spärlichen Monatsblutungen und sehr langen Menstruationszyklen. Allerdings ist dieses Szenario weniger häufig.

Bei Frauen kann sich eine Nebennierenschwäche auch in der Form von Fruchtbarkeitsstörungen, mangelnder Libido, Frigidität und vaginaler Trockenheit bemerkbar machen. Bleibt die Nebennierenschwäche langfristig bestehen, kann es zu Eierstockzysten, Uterusmyomen, fibrozystischen Beschwerden, atypischen Zellveränderungen und Krebserkrankungen in Brüsten, Eierstöcken, Zervix und/oder Gebärmutter kommen.

Die wichtigste Komponente ist hier natürlich das Östrogen. Wenn nicht genügend Progesteron und andere entzündungshemmende Steroide gebildet werden, wird eine Frau östrogendominant. Der Östrogenspiegel im Körper – und insbesondere das Östrogen in den Eierstöcken – wird ohne die ausgleichende Wirkung des Progesterons zu hoch. Östrogene sind überwiegend säurebildend, was vor allem auf das Östrogen in den Eierstöcken zutrifft. Dieses Östrogen sorgt Monat für Monat dafür, dass die Schleimhaut der Gebärmutter abgestoßen wird. Das Progesteron hemmt diesen Vorgang, heilt das entzündete Gewebe und repariert die beschädigten Zellen.

An diesem Punkt setzt auch die hormonelle Empfängnisverhütung an. Die Pille enthält Östrogen, weil es die Gebärmutterschleimhaut abbaut und den natürlichen Menstruationszyklus der Frau nachahmen soll. Unter diesen Umständen muss man sich fragen, warum ein Arzt nach einer Hysterektomie der betroffenen Frau noch *mehr* Östrogen verschreiben sollte. Und wenn man all diese Informationen berücksichtigt, gelangt man dann zu der Schlussfolgerung, dass Östrogen Knochengewebe auf- oder doch eher abbaut? Natürlich wird es Knochen abbauen. Deswegen hat eine Hormonersatztherapie meist verheerende Folgen.

Männerspezifische Beschwerden

Wir wollen uns nun einmal anschauen, was eine Nebennierenschwäche bei Männern auslösen kann. Hier stehen Prostatitis und Prostatakrebs im Vordergrund und zwar aus den eben genannten Gründen: säurebildende Hormone wie Testosteron und Androsteron sind ohne die ausgleichende Wirkung der hormonellen Gegenspieler (z. B. das Steroid Progesteron) zu dominant. Das begünstigt Entzündungen im Körper.

Eine Nebennierenschwäche bringt das Liebesleben eines Mannes ordentlich durcheinander, denn sie ist die Ursache für Erektionsprobleme, Impotenz und vorzeitigen Samenerguss. Diese Beschwerden können nur rückgängig gemacht werden, wenn man wirklich gesund ist.

Beschwerden, die beide Geschlechter betreffen

Bei beiden Geschlechtern können hypoaktive Nebennieren mit entsprechend niedriger Steroidproduktion zu Schwächen im unteren Rücken und im Beckenbereich führen. Beschwerden des Ischiasnerv und neurologische Schmerzen in den unteren Gliedmaßen sind häufig die Folge. Wir wissen, dass sich Schilddrüse und Nebenschilddrüsen auf den Calciumstoffwechsel auswirken. Deshalb können wir hier vermehrt Knochenschwund und Probleme mit den Fingernägeln beobachten. Auch Bindegewebsbeschwerden wie Krampfadern, Hämorrhoiden,

Makuladegeneration, Hernien, Herzrhythmusstörungen und Aneurysmen spielen eine Rolle.

Die Nebennieren sind auch an der Produktion von Neurotransmittern beteiligt. Sind die Nebennieren geschwächt, wirkt sich das auch auf das Nervensystem aus. Das Resultat sind Angststörungen, Schüchternheit, Minderwertigkeitskomplexe, Panikattacken, Asthma, Multiple Sklerose, M. Parkinson und viele andere Beschwerden, an denen Neurotransmitter beteiligt sind, darunter Veränderungen des Blutdrucks. Es ist schockierend zu sehen, wie viele Beschwerden in Wechselwirkung mit einem einzigen, bescheidenen Drüsenpaar entstehen können, wenn diese Drüsen in irgendeiner Form geschwächt sind. Wenn man bedenkt, dass die meisten Menschen zusätzlich von einer Unterfunktion der Schilddrüse und/oder Hirnanhangsdrüse betroffen sind, wird die Liste der möglichen Krankheiten immer länger. Dabei sind diese Krankheiten alles andere als mysteriös, sobald man hinter die Kulissen schaut und das große Bild im Blick hat.

Sie sind derjenige bzw. diejenige, der/die am Steuer sitzt. Beuten Sie sich nicht länger selbst aus. Lassen Sie alle Gedanken, Bilder und Gefühle hinter sich, die Ihnen Fesseln anlegen. Werden Sie frei und gesund. Ihr Körper wird sich selbst heilen. Werden Sie zur personifizierten Liebe.

Modul 5.5
Krebs

Krankheiten sind natürliche Vorgänge. Man kann sie auch als Auswirkungen bestimmter Ursachen bezeichnen. Sobald Sie wissen, wie Sie die Ursache beseitigen können, werden Sie auch in der Lage sein, die Auswirkungen zu unterbinden. Nach über 30 Jahren praktischer Erfahrung mit Krebspatienten bin ich der Meinung, dass es zwei Formen von Krebserkrankungen gibt. Erstens sind da die kongestiven Formen oder Tumoren, die in engem Zusammenhang mit dem Lymphsystem – der Kläranlage des Körpers – stehen. Zweitens gibt es die degenerative Form, bei der das Gewebe oder die Zellen selbst absterben und das Immunsystem versucht, die abgestorbenen Zellen zu eliminieren. Dieser Typus *kann* später wie ein „autoimmuner Ausrutscher" *aussehen*, bei der die Zellen des Immunsystems sich selbst und gesunde Körperzellen angreifen. Ich werde später näher darauf eingehen, dass die allopathisch orientierte Medizin noch kein Verständnis dafür entwickelt hat, warum dieser Vorgang überhaupt stattfindet.

Beide Krebsarten und deren Ursachen sind eng miteinander verstrickt. Man kann das sehr gut sehen, wenn man sich näher mit der kongestiven Form der Krebserkrankungen, den Tumoren, befasst. Wir wissen, dass diese Kongestion von Milchprodukten, raffiniertem Zucker, Chemikalien, Metallen und Fremdproteinen usw. verursacht wird, weil alle diese Stoffe und Nahrungsmittel entzündungsfördernd wirken. In Reaktion auf diese entzündlichen Vorgänge sondern die Schleimhäute vermehrt Schleim ab, um die Entzündung zu bekämpfen. Wenn das Lymphsystem stagniert oder zu viel Schleim produziert wird und das System überlastet ist, kommt es im Körper zur Verschleimung. Abfall- und Nebenprodukte sammeln sich an (Kongestion) und die Zellatmung wird blockiert. Das wiederum schwächt die Zellen und führt zum Zelltod. Die Entzündung kann sich in diesem Fall ungehindert ausbreiten und weitere Zellen zum Absterben bringen. Die Wechselwirkung von Kongestion und Entzündung wird nun zum Teufelskreis von Zelltod und Gewebedegeneration, die Krebserkrankungen Tür und Tor öffnet.

Wie bereits erwähnt, ist diese Degeneration (oder Zelltod) die Folge einer langfristigen Entzündung (Übersäuerung). Diese Übersäuerung wiederum hat ihren Ursprung in einer ungesunden Ernährung und Lebensweise – es kommt immer darauf an, was Sie essen, trinken, atmen und auf Ihre Haut geben. Krebserkrankungen können aber auch entstehen, wenn die Übersäuerung (Azidose) auf die Wirkung dominanter, säurebildender (kataboler) Hormone (Steroide) wie Östrogen oder Testosteron zurückzuführen ist. Diese Hormone oder Steroide werden – solange nicht von anabolen (entzündungshemmenden) Steroiden ausgeglichen – in den Nebennieren und Gonaden produziert und fachen die entzündlichen Prozesse an. Das wiederum begünstigt die Tumorentstehung bzw. fibrozystische Vorgänge und zerstört Körperzellen. Östrogen ist eines der besten Beispiele für stark säurebildende/entzündungsfördernde Hormone. Ohne ausreichende Gegenwirkung durch Steroide wirkt Östrogen so stark entzündungsfördernd, dass es schließlich zur Zelldegeneration kommt. Krebserkrankungen der Brust, der Gebärmutter und der Eierstöcke sind die Folge.

In der Regel spielen bei beiden Krebsformen Parasiten und Mutationen eine Rolle. Parasiten können auf gesundem Gewebe nicht überleben, sondern ernähren sich ausschließlich von schwachen oder absterbenden Zellen. Sie können definitiv nur in „toxischem Sondermüll" überleben, also ungesundem Lymphgewebe und Lymphdrüsen. Auch bin ich davon überzeugt, dass es die Zellen selbst sind, die Viren (Proteine) sezernieren (absondern), wenn sie zu schwach werden und nicht mehr überlebensfähig sind. In Reaktion auf diese Viren und Parasiten finden in den Zellen Mutationen statt. Eigentlich ist unser Immunsystem dafür gemacht, diese anormalen Zellen zu eliminieren. Aus diesem Grund kommt es bei Krebserkrankungen und anderen degenerativen Zuständen zu anormalen Immunreaktionen. In der Tat hat das Immunsystem die Aufgabe, auf jegliches Eindringen zu reagieren, sei es durch Parasiten, Fremdproteine (dazu zählen auch die körpereigenen, geschwächten Zellen) oder andere Pathogene, die nicht in den Körper gehören oder ihm schaden könnten. Auch schädliche Abfallprodukte des Stoffwechsels und der Verdauung (z. B. Säuren) gehören in diese Kategorie.

Eine Krebserkrankung entsteht nicht über Nacht. Früher dauerte es viele Jahre, bis ein Tumor gebildet war oder Gewebe abgebaut wurde. Heutzutage konsumieren die meisten Menschen aber jede Woche eine Vielzahl von Chemikalien und Hormonen und Tumoren können innerhalb weniger Monate oder gar Tage entstehen. Das trifft auch auf die hormonabhängigen Tumoren zu. **Störungen im Hormonhaushalt sind in der Regel auf ein geschwächtes endokrines System zurückzuführen, insbesondere auf eine Nebennierenschwäche.**

Der Begriff „Krebs" mit seinem entsprechenden Gesundheitszustand war so gut wie nicht bekannt, bevor der Mensch anfing, mit Impfstoffen und giftigen Chemikalien zu zündeln. Kontaminierte Impfstoffe sind für viele Krankheiten verantwortlich, unter denen die Menschen heute leiden. Ein solcher Impfstoff ist das Kinderlähmung-Vakzin. Ich habe bereits geschrieben, dass man in den 1950er Jahren entdeckte, dass auf Affennieren gezüchtete Polioimpfstoffe mit dem Affenvirus Sim-40 kontaminiert waren. Dieses auch als SV40 bekannte Virus ist bei Tieren nachweislich krebserregend. Außerdem wurde es mit Mesotheliom (Lungenkrebs) und Multiplem Myelom (Knochenmarkkrebs) in Verbindung gebracht. Und das ist nur eine von vielen Impfungen, die es gibt. Wie viele verschiedene Impfungen haben *Sie* schon erhalten? Und welche Nebenwirkungen könnten diese wohl haben?

Je mehr Sie Ihre Körperzellen mit ungesunden Nahrungsmitteln, Chemikalien, Impfungen usw. schwächen, desto mehr werden Ihre Zellen diese Schwäche als Ausdrucksform annehmen. Das passiert auf die gleiche Art und Weise, wie Sie sich in jedem Moment als Summe Ihrer persönlichen Erfahrungen und den Erinnerungen an diese Erfahrungen zum Ausdruck bringen. Mit Ihren Zellen verhält es sich nicht anders. Mit jeder Minute, jeder Stunde und jedem Tag wird die Stärke oder Schwäche Ihrer Zellen Teil des Gedächtnismusters Ihrer DNA und Ihrer Chromosomen.

Bereits zum Zeitpunkt der Empfängnis wird der Zustand jeder einzelnen Zelle und das vererbte Zellgedächtnis Teil Ihres Körpers. Beide stellen im Körper die Weichen für die körperlichen Funktionen und die Beschwerden, die Sie eventuell entwickeln. Wenn wir unsere Gene durch ungesunde Ernährung und Lebensführung schwächen, werden wir von der dadurch ausgelösten Lawine an chronisch degenerativen (zellschwachen) Zuständen förmlich überrannt. Diese geben wir an unsere Kinder weiter und diese wiederum an die ihren. Mit jeder nachfolgenden Generation vertiefen sich Zellmuster und -funktionen und werden chronisch. Inzwischen gibt es sogar Kleinkinder mit Symptomen chronischer Krankheiten. Durch den Vorgang genetischer Übertragung haben wir somit schreckliche Konsequenzen geschaffen.

Viele allopathische Mediziner behaupten, Krebs sei eine autoimmune Erkrankung. Diese Schlussfolgerung erscheint mir irreführend und erweckt den Eindruck einer Pauschalerklärung für Vorgänge und Krankheitsursachen, die noch nicht wirklich verstanden worden sind. Unsere Immunzellen sind speziell dafür gedacht, schwache, mutierte, absterbende oder parasitäre Zellen anzugreifen und zu vernichten. Das trifft besonders auf die natürlichen Killerzellen (NK-Zellen) zu, darunter die T-Zellen (Thymus) und die B-Zellen (Knochenmark). Die natürlichen Killerzellen sind viel größer als die kleineren Makrophagen, Neutrophilen und Basophilen usw., die den regulären „Hausputz" im

FAKTEN ZUR IMPFUNG

- In den USA geht die FDA (Food and Drug Administration) davon aus, dass nur 1 bis 10 % aller Impfschäden und/oder Todesfälle gemeldet werden. Die Erfassung der Meldungen läuft dort über das VAERS (Vaccine Adverse Event Reporting System, ein nationales Frühwarnsystem der Regierung, das sich mit möglichen Nebenwirkungen von zugelassenen Impfstoffen befasst, Anm. d. Red.).
- Jedes Jahr wird die Gesundheit von Hunderttausenden von Kindern und Kleinkindern kompromittiert, die zwischen 20 – 30 „empfohlene" Impfungen

erhalten. Es gibt Kinder, die schwere Nebenwirkungen erleiden, manche davon tödlich.
- Impfungen sind mit zahlreichen Krebserkrankungen in Verbindung gebracht worden. Auch zwischen Impfungen und dem starken Anstieg des Diabetes (vor allem Typ 1), Multipler Sklerose, Bellsche Parese, Gefäßerkrankungen, Arthritis und anderen Beschwerden gibt es Zusammenhänge.
- Die American Academy of Pediatrics [eine Organisation von beruflichen Vertretern der Pädiatrie, bei der die meisten US-amerikanischen Kinderärzte Mitglied sind, Anm. d. Red.] weiß von den toxischen und horrenden Impfkomplikationen und spricht sich trotzdem für Impfungen aus.

Körper durchführen. Wir haben eine ganze Armee an immunaktiven Zellen in uns. Die damit verbundenen Prozesse sind für uns überlebenswichtig. Je mehr die Zelle oder das Gewebe durch Entzündungen, Gifte oder gar genetische Einflüsse geschwächt wird (und durch die parasitäre Reaktion auf diese Einflüsse), desto stärker muss die Immunreaktion ausfallen. In Reaktion auf alle der oben genannten Faktoren und insbesondere auf fremde Pathogene werden mehr weiße Blutkörperchen gebildet.

Entgiftung zur Prophylaxe und Heilung von Krebs

Sie müssen Ihre Zellen und damit Ihr Gewebe entgiften, stärken und regenerieren – alles andere wird nicht funktionieren. Eine Entgiftung bietet die einzige Möglichkeit, den Körper stark zu machen. Der Entgiftungsprozess beginnt automatisch, sobald Sie sich von Rohkost und rein basisch ernähren. Dieser Entgiftungsprozess stärkt die Zellen, indem er alle Säuren und andere Hindernisse beseitigt, die entzündungsfördernd wirken und die Aufnahme von Nährstoffen in die Zelle blockieren. Eine Entgiftung nährt die Zellen, gibt ihnen Energie und sorgt dafür, dass Abfallprodukte effizient über die Zellatmung ausgeschieden werden. Dann kann der Körper damit beginnen, sich selbst wiederaufzubauen.

Eine fleischbasierte, proteinreiche Ernährung ist nachweislich krebserregend. Tierisches Protein ist säurebildend (entzündungsfördernd), regt Fäulnisprozesse an und wirkt kongestiv (verschleimend). Auch die vielen Chemikalien, Impfstoffe und Hormone, mit denen die Tiere gefüttert oder behandelt werden, sind für Ihren Körper reines Gift. Sie regen eine Immunreaktion an und Entzündungen entstehen. Außerdem stört Fleisch das biochemische Gleichgewicht Ihres Körpers. Der hohe Eisen- und Phosphorgehalt verdrängt Calcium, Magnesium und andere wichtige Elektrolyte. Der Körper wird dehydriert und geschwächt.

Nach alldem, was Sie bis jetzt gelesen haben, können Sie sich sicher vorstellen, dass man Krebs nicht so einfach mit Chemotherapie behandeln kann. Es geht hier nicht um ein verstopftes Rohr, das nur einmal gründlich durchgefegt werden muss und alles ist wieder gut. Auch Ausmerzen (Bestrahlung) bringt uns nicht viel weiter. Beide Behandlungsoptionen fördern den Krebs nur noch mehr oder führen dazu, dass der Krebs in andere Körperregionen wandert (Metastasen), wo Zellen und Gewebe durch die aggressive Behandlung besonders stark geschwächt wurden. Bestrahlung unterbricht den Sauerstofftransport zur Zelle und damit die Zellatmung. In diesen Fällen kann nur noch Glukose die Zellmembran passieren. Das setzt im Zellinneren Fermentationsprozesse in Gang, die Zelle wird langsam vergiftet und verliert ihre Reaktionsfähigkeit.

Anfangs erscheinen diese Behandlungsmethoden sehr vielversprechend, weil sie das Tumorwachstum hemmen und den Krebs zurückdrängen. Aber seien Sie auf der Hut – Krebs kann überall im Körper explosionsartig auftauchen. Natürlich wird das eine zusätzliche Immunreaktion nach sich ziehen, die wie eine „Autoimmunreaktion" aussehen kann.

Der gemeinsame Nenner bei allen Krebserkrankungen heißt Übersäuerung/Entzündung in Kombination mit einer toxischen Belastung der Zellen. Beides schwächt die Zellen, sie verlieren an Energie und sind nicht mehr funktionstüchtig. Das wirkt sich auf den gesamten Organismus und die allgemeine Gesundheit aus. Das Immunsystem muss dann Überstunden machen und wird überlastet. Bei Krebspatienten werden vor allem nicht genügend T-Zellen und B-Zellen produziert, weil das entsprechende Gewebe (Thymus und Knochenmark) besonders geschwächt ist.

Ein gesundes Lymphsystem ist überlebenswichtig

In Anbetracht dieser Tatsachen ist es besonders wichtig, dass Sie wissen, wie Ihr Lymphsystem funktioniert. Ich habe unser körpereigenes „Entsorgungssystem" in Kapitel 2 bereits ausführlich erörtert. **90 % aller Krankheiten beginnen im Lymphsystem**. Wenn sich im Lymphsystem der Abfall sammelt (Kongestion) und nicht ausgeschieden werden kann, kommt die ganze „Abwasser- und Müllentsorgung" des Körpers ins Stocken. Dann können weder die Abfallprodukte der Zellen und des Stoffwechsels (Säuren) noch die toxischen Chemikalien und Metalle, die wir aufnehmen, ausgeschieden werden. Um einen Zelltod zu vermeiden, müssen diese toxischen Produkte jedoch unbedingt ausgeleitet werden.

Das Lymphsystem ist ein wesentlicher und wichtiger Bestandteil unseres Immunsystems. Um dessen Funktion zu optimieren, müssen Sie es zuerst entgiften. Wie Sie bereits wissen, sind Nieren, Darm und Haut die „Hauptausgänge" des Lymphsystems. Wenn Ihre „Kläranlage" voll ist und überläuft, sollten Sie sie nicht einfach entfernen, sondern reinigen. Bei den meisten Menschen funktionieren die Nieren nicht optimal, d. h. die Filterleistung ist beeinträchtigt. Außerdem ist der Darm verstopft und auch die Ausscheidung über die Haut (Schwitzen) ist stark eingeschränkt. Man könnte auch sagen, dass bei diesen

Menschen die Ausgangstüren schon fast geschlossen sind und der ganze Müll nicht mehr entsorgt werden kann. Dieser Müll sammelt sich im Lymphsystem und die Lymphdrüsen schwellen an. Wenn sich dieser Vorgang über viele Jahre hinzieht, können sich unterschiedliche Beschwerdebilder entwickeln: verschiedene Lymphome, nicht-östrogen abhängige Brusttumoren, Tumoren in Hals (vor allem, wenn die Mandeln entfernt wurden), Nacken, Dickdarm, Nieren, Leber und viele andere Formen von Krebs.

Aus diesem Grund ist **die Entgiftung ein wesentlicher Bestandteil im Kampf gegen Krebs**. Wenn Sie sich entgiften und das basische Gleichgewicht im Gewebe und in den Körperflüssigkeiten wiederherstellen, werden Ihre Zellen stärker. Dann kann auch die im Körper angesammelte Giftbrühe – die Ihren Zellen buchstäblich den Atem nimmt – ausgeschieden werden. Es wird Ihnen unglaublich viel Freude, Energie und Vitalität bringen.

Achtzig von Hundert Klienten, die zu uns in Behandlung kommen und unserem Entgiftungsprogramm folgen, können ihre Krebserkrankung heilen. **Ich kenne keinen besseren Weg, den Körper zu reinigen, zu regenerieren und zu heilen als durch die Entgiftung und Regeneration der Zellen. Das geschieht am besten durch die richtige Ernährung und mithilfe von Heilkräutern.** Wenn Sie Verantwortung für Ihre eigene Gesundheit übernehmen und Ihr Herz öffnen, können Sie Unglaubliches erreichen. Lassen Sie sich von niemandem einreden, dass Sie machtlos seien. Wir haben mit Klienten gearbeitet, die angeblich nur noch wenige Tage oder gar Stunden zu leben hatten und die sich trotzdem selbst heilen konnten. In den letzten dreißig Jahren habe ich erstaunliche Heilungserfolge begleiten dürfen. Machen Sie Ihr Immunsystem nicht kaputt. Lassen Sie auch niemand anderen darin herumpfuschen. Und – das ist das Allerwichtigste – lassen Sie sich Ihre Lymphdrüsen nicht herausnehmen. Es kann katastrophale Folgen für Sie haben. Die Devise lautet Regenerieren und nicht Behandeln!

UNTERSTÜTZUNG DURCH DIE FAMILIE

Im Laufe der letzten 30 Jahre habe ich gesehen, wie Tausende von Krebspatienten in Mexiko und anderen Ländern an unseren Programmen teilgenommen haben. Dabei spielt die Unterstützung von Familie und Freunden für den Heilungsprozess eine wichtige Rolle.

Es gibt Menschen, die buchstäblich durch das Leben schlafwandeln, zu 100 % konditioniert und in ihren Denk- und Handlungsstrukturen komplett von den gesellschaftlichen Normen fremdgesteuert. Dann wiederum gibt es – Gott sei Dank – Menschen, die sich etwas mehr öffnen. Diese Menschen besitzen zumindest ein wenig Bewusstsein für Gott und die bedingungslosen und nicht steuerbaren Ebenen des Bewusstseins. Viele Menschen fürchten sich vor allem, was sie nicht kennen, wissen oder gelernt haben. Ich habe oft miterlebt, wie sich Menschen über Angehörige oder Familienmitglieder lustig machen, die mithilfe der Naturheilkunde gesund werden wollen. Ich habe beobachtet, wie sie ihren geliebten Menschen mit Dingen verführen wollen, von denen sie wissen, dass sie ungesund sind. Auch Freunde tun das häufig.

Diese Missachtung für die Bedürfnisse anderer und das Verlangen, sich über andere lustig zu machen, entsteht aus Ignoranz und aus einem fehlenden Bewusstsein heraus, wie wichtig es für ihren geliebten Menschen oder Freund ist, wieder gesund zu werden. Sie sind sich der Konsequenzen nicht bewusst, was passiert, wenn dieser geliebte Mensch nicht wieder gesund wird. Es gibt viele Menschen, die den Tod eines Freundes oder eines Kindes beschleunigt haben, indem sie ihm die Unterstützung für einen naturheilkundlichen Genesungsweg als einzig wahre Heilmethode verweigerten.

Bleiben Sie sich selbst treu. Bleiben Sie stark und stehen Sie zu Ihrer Entscheidung. Einer der wichtigsten Faktoren auf Ihrem Weg zu Gesundheit sind Kraft und Selbstdisziplin. Verbringen Sie viel Zeit mit sich selbst – allein. Lernen Sie sich selbst kennen, damit Sie wissen, wer Sie wirklich sind. Entdecken Sie Ihre innere Kraft. Es ist Ihr persönlicher Weg zur Heilung, niemand sonst kann ihn gehen. So können Sie auch Ihrer Familie und Ihren Freunden gegenüber stark sein. Lassen Sie sie teilhaben an Ihrem Lernprozess, denn gesund werden müssen wir alle.

Vergessen Sie nicht: Die meisten Menschen ignorieren ihre gesundheitlichen Probleme, bis es zu spät ist. Seien Sie nicht einer von ihnen. Werden Sie jetzt gesund und fit – nur so können Sie auch andere inspirieren.

Modul 5.6

Neurologische Beschwerden und Verletzungen

Es macht mich traurig, dass es auf der Welt so viele Quadriplegiker und Paraplegiker gibt, denen angeblich nicht geholfen werden kann. Nichts könnte weniger der Wahrheit entsprechen. Mein erster schwieriger Fall war eine 34-jährige Frau mit einer Rückenmarksverletzung in Höhe von C3/C4. Bei einem Unfall wurde ihr Rückenmark vollständig durchtrennt. Damals war sie zwölf Jahre alt und konnte nur ihren Kopf bewegen. Sie litt unter starken Spasmen und hatte sehr heftige Schmerzen. Es dauerte insgesamt elf Monate, aber dieser jungen Frau gelang es, ihren hoch degenerativen Zustand zu überwinden. Anfangs musste sie ihren Rollstuhl mit ihrer Zunge steuern, zum Schluss war sie in der Lage, mir die Hand zu geben und beide Beine wiederholt hochzuheben. Außerdem konnte sie wieder von Kopf bis Fuß „fühlen".

In einem anderen Fall behandelte ich einen jungen Mann Anfang Zwanzig, der an der Wirbelsäule in Höhe der Wirbel C4-C5 verletzt wurde. Seit zwei Jahren war er vom Oberkörper bis zu den Füßen gelähmt. Nach sechs Monaten in unserem Programm war seine Nervenfunktion so weit hergestellt, dass er seine Füße wieder bewegen und allein Stuhlgang haben konnte. Wenn man bedenkt, dass alle Quadriplegiker und die meisten Paraplegiker nicht mehr allein auf Toilette gehen können, war diese Entwicklung äußerst signifikant. Sie war eine Bestätigung meiner These, dass eine Störung im Lymphsystem dazu führt, dass sich die Zellen selbst vergiften.

Wir Menschen sind so arrogant und blind geworden, dass wir die Wahrheit noch nicht einmal dann erkennen können, wenn sie uns ins Gesicht starrt. Wenn der Körper sich auf wundersame Weise bei Knochenbrüchen und Schnittwunden selbst reparieren kann und auch verschiedene Drüsen und andere Organe wieder nachwachsen lässt, warum sollte er dann nicht auch in der Lage sein, Nervengewebe wiederherzustellen? Selbstverständlich kann er das, aber nicht, solange unsere Ernährung hauptsächlich aus gekochten, toten Nahrungsmitteln besteht und wir so gut wie alles tun, um übersäuert zu bleiben.

Unsere Neuronen sind die höchsten Energiezentren des Körpers. Sie brauchen nicht nur einen alkalischen (basischen) „Nährboden", um sich fortwährend regenerieren zu können, sondern benötigen auch energetisch hoch geladene Nahrungsmittel – in Form von Früchten. Fruktose ist ein energetisch hochwertiger Einfachzucker, der die Zellen fortwährend, zuverlässig und reibungslos mit Energie versorgt. Das trifft auf alle neurologischen Beschwerdebilder zu, einschließlich Multipler Sklerose, M. Parkinson, Bellsche Parese und sogar Asthma. Bitte beachten Sie, dass all diesen neurologischen Schwächen eine Nebennierenschwäche zugrunde liegt.

Bei allen neurologischen Beschwerden und Verletzungen müssen nicht nur die Nebennieren, sondern der gesamte endokrine Drüsenapparat gestärkt werden. Außerdem ist eine 100 % Rohkosternährung unerlässlich. Einmal wurde eine 44 Jahre alte Frau mit fortgeschrittener Multipler Sklerose zu mir gebracht. Sie musste auf einer Trage transportiert werden und war komplett steif. Nach drei Monaten Rohkosternährung (ausschließlich Obst) konnte sie wieder sitzen, selbst essen und ihren Rollstuhl selbst steuern. Die Patientin war sehr schmal und völlig abgemagert und ich wollte ihren Körper dazu bringen, wieder mehr Muskelmasse anzusetzen. Also empfahl ich eine Ernährungsumstellung auf Gemüsesäfte und Salate, weil diese sehr viele Aminosäuren enthalten. Nun dürfen Sie raten, was passierte. Sie verlor vorübergehend wieder etwas Mobilität. Und warum? Die Antwort finden Sie in der energetischen Aufladung von Obst und Gemüse. Mit einer 100 % obstbasierten Ernährung gewann die Patientin ihre Kraft wieder. Die Rohkost besitzt eine unglaublich große Macht, den Körper zu revitalisieren und sie kann fast alles. Ich durfte schon Zeuge einiger sehr prekärer Heilungen sein, die auf Messers Schneide standen. Im Falle dieser jungen Frau dauerte es einige Zeit, bis ihre Kraft wiederhergestellt war. Bei degenerativen Erkrankungen dieses Ausmaßes braucht es natürlich längere Zeit, um den Körper wieder auszurichten. Bei der Klientin hier war für diesen Prozess eine Ernährung ausschließlich mit Obst unerlässlich, um das Nervengewebe intakt zu halten.

An dieser Stelle ist es wichtig festzuhalten, dass sich ein toxischer Körper nicht regenerieren kann. Giftstoffe werden wie Fremdproteine behandelt und tragen zur Übersäuerung des Gewebes bei, was den Schaden noch vertieft und hartnäckige Immunreaktionen auslöst, die mit Glukokortikoiden behandelt werden müssen. Ein Teufelskreis entsteht. Elektrische Stimulation bietet hier auch keine Antwort. Die meisten Menschen reden um den heißen Brei herum und wollen die Wahrheit nicht sehen. Geld ist hier meist die treibende Kraft. Aus reiner Geldgier denken sich die Leute lieber profitable „Behandlungssysteme“ aus (Krankenhäuser, Medikamente, Operationen), anstatt die wahre Ursache für unsere Krankheiten zu erkennen.

Die Antwort bleibt immer gleich – werden Sie basisch

Stärken Sie jede einzelne Zelle in Ihrem Körper durch gesunde Ernährung und Heilkräuter. Denken Sie daran: Werden Sie basisch, basisch und noch mal basisch! Das ist der einzige Weg. Außerdem empfehle ich eine Rezeptur aus hochwertigen Kräutern für Gehirn und Nerven, mit der Sie Rückenmark, Nervenzentren und

Gehirn stärken können. Zusätzlich sollten Sie an Ihren Nebennieren arbeiten, denn dort werden viele Neurotransmitter und Steroide im Körper gebildet.

Bei neurologischen Störungen muss bzw. müssen auch die Schilddrüse/ Nebenschilddrüsen berücksichtigt werden, denn das Parathormon spielt im Calciumstoffwechsel eine wichtige Rolle. Sie können herausfinden, wie gut Ihr System funktioniert, indem Sie Ihre Basaltemperatur messen (siehe Anhang A). Mit einem guten Calciumstoffwechsel und einer **100 % Rohkosternährung** ist Ihnen der Erfolg so gut wie sicher.

Menschen mit Nervenschäden können zumindest ihre Lebensqualität deutlich steigern, indem sie Harnwegsinfekte, überreizte Spasmen, Schmerzen, Zellulitis, Übergewicht und Gewebezerfall loswerden. Im besten Fall können sie sich über eine vollständige Wiederherstellung ihrer Gesundheit freuen. Dann kann der ganze Körper wieder gesund und vital sein.

Geben Sie niemals auf. Zweifeln Sie nicht an den Selbstheilungskräften Ihres Körpers. Unsere Körper können sehr übersäuert und stark toxisch sein, weil wir gelernt haben, dass bestimmte Nahrungsmittel gut für uns sind. Der Körper kann sich aber nicht regenerieren, solange er verschleimt und entzündet ist und durch Parasiten, Chemikalien, Metalle und zu viel Hormone belastet wird. Totes Fleisch, gekochte und verschleimende Milchprodukte, säurebildendes „fettes“ Getreide und raffinierte Zucker machen den Körper kaputt. Werden Sie wieder lebendig. Werden Sie wieder gesund und lassen Sie das Wunder beginnen.

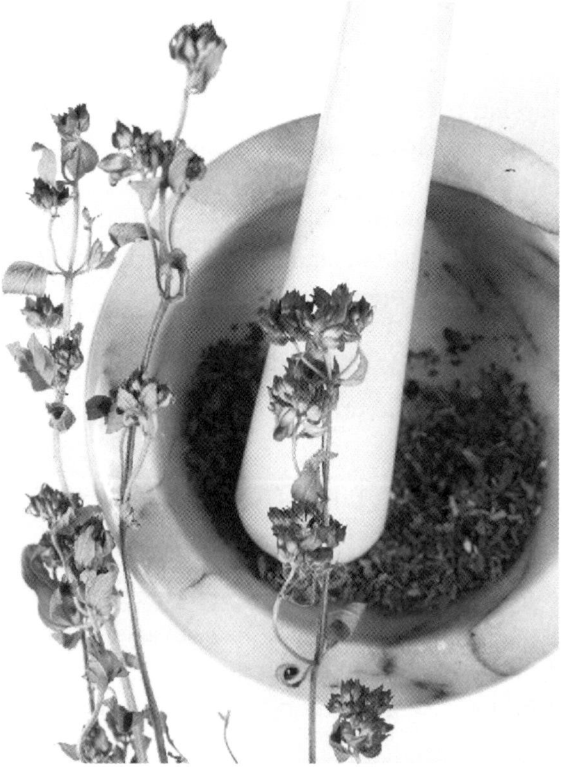

Modul 5.7

Diabetes: Typ 1 und 2

Stand Januar 2003 besagen die offiziellen Zahlen in den USA, dass 17 Millionen Amerikaner unter Diabetes leiden [in Deutschland waren es 2003 geschätzte 6,3 Millionen, Anm. d. Red.]. Die Zuckerkrankheit hat für den Körper verheerende Folgen, kann aber im Unterschied zu manchen Erkrankungen sehr einfach überwunden werden. Ich sage das auch mit Respekt vor den schwierigen Fällen, zu denen insbesondere die instabilen Diabetiker (Brittle-Diabetes) oder Typ-1-Diabetiker (Jugenddiabetes) gehören.

Grundsätzlich gibt es zwei Arten von Diabetes. Der Typ-1-Diabetes, auch Jugenddiabetes oder Brittle-Diabetes genannt, gehört zu den insulinpflichtigen Zuckererkrankungen. Typ-2-Diabetes oder Altersdiabetes ist nicht zwingend insulinpflichtig, kann es im Zuge des Krankheitsverlaufes aber werden.

Meiner Meinung nach gibt es zwischen den beiden Krankheitsformen keine großen Unterschiede, außer, dass bei Typ 1 die Gewebeschwäche aufgrund der genetischen Komponente schon weiter fortgeschritten ist. Für ein besseres Verständnis der verschiedenen Zuckererkrankungen wollen wir das davon betroffene Gewebe einmal näher betrachten und schauen, warum die Zellen in diesem Gewebe nicht mehr richtig funktionieren können.

Die Rolle der Bauchspeicheldrüse (Pankreas)

Eine der Drüsen, die bei Diabetes eine wichtige Rolle spielt, ist die Bauchspeicheldrüse. Sie hat endokrine und exokrine Funktionen. Sie liegt horizontal hinter dem Magen und vor der ersten und zweiten Lendenwirbelsäulenkörpern. Der Kopf der Bauchspeicheldrüse ist am Zwölffingerdarm befestigt (Dünndarm) und der Schwanz reicht bis zur Milz.

Die Bauchspeicheldrüse, auch Pankreas genannt, erfüllt zwei wichtige Funktionen, ohne die der Körper nicht überlebensfähig wäre. Zum einen sezerniert (absondert) sie wichtige Verdauungsenzyme. Gleichzeitig zu den Verdauungsenzymen gibt sie Natriumbicarbonat ab, um den Speisebrei aus dem Magen basisch zu machen, damit er von den Enzymen verdaut werden kann. Zum anderen – und dieser Aspekt ist vor allem bei Zuckererkrankungen von Bedeutung – stellen die Betazellen der Bauchspeicheldrüse das für die Glukoseverwertung notwendige Insulin her. Wenn die Zellen des Pankreas geschwächt sind, können beide Aspekte stark beeinträchtigt werden. Die Bauchspeicheldrüse hat noch weitere Aufgaben, auf die ich später näher eingehen werde.

Eine der ersten Funktionen, an die wir im Zusammenhang mit der Bauchspeicheldrüse denken müssen, ist die Verdauung. Diese wirkt sich zwar nicht unmittelbar auf einen Diabetes aus, nimmt aber im Körper eine zentrale Stellung ein, weil nur durch eine gesunde Verdauung die Nahrung in Nährstoffe zerlegt und von den Zellen als Treibstoff verwendet werden kann. Ohne eine gesunde Verdauung wird der ganze Körper geschwächt und alle Funktionen in Mitleidenschaft gezogen.

Grundsätzlich kann man sagen, dass es vier Orte im Körper gibt, an denen verschiedene Verdauungsenzyme abgesondert werden: Mund, Magen, Pankreas und Dünndarm. Die Verdauungsenzyme in Mund, Bauchspeicheldrüse und Dünndarm sind basisch und erfüllen eine gemeinsame Funktion – die Verdauung von Kohlenhydraten, Zucker und Fetten. Der Magen ist die einzige Körperhöhle mit saurem Milieu, weil dort die Proteinverdauung beginnt. Zuständig dafür ist die Salzsäure (HCL), die wiederum Pepsin freisetzt. Salzsäure und Pepsin sind von Natur aus sauer. An dieser Stelle muss ich anmerken, dass Gallenflüssigkeit und Natriumbicarbonat hier ebenfalls eine große Rolle spielen. Ersteres wird von Leber und Gallenblase hergestellt, zweiteres von der Bauchspeicheldrüse. Beide sind basenbildend, die den sauren Mageninhalt (nun Chymus genannt) alkalisieren, damit die basischen Verdauungsenzyme ihre Aufgabe zu Ende bringen können.

ANDEREN DIE ARBEIT ÜBERLASSEN

Ich kenne viele Fälle, in denen Familienangehörige oder Freunde einen kranken Patienten in meine Praxis schleppen, damit ich ihm sage, was er tun muss, um wieder gesund zu werden. Der Patient wird von seinem Umfeld quasi in ein Entgiftungsprogramm gezwungen. Man presst frische Säfte für ihn/sie, kocht gesunde Mahlzeiten und mischt Kräuterrezepturen zusammen. In neun von zehn Fällen geht dieser Ansatz schief, weil der kranke Mensch nicht mit Leib und Seele dabei ist und nicht gesund werden will.

Sie müssen Ihren Heilungsweg selbst gehen. Das ist ja mitunter der Grund, warum Sie überhaupt erst krank geworden sind. Wenn Sie gesund und vital sein wollen, müssen Sie diesen Zustand mithilfe Ihres Willens, Ihrer Wünsche und Ihrer Schaffenskraft selbst herstellen. So ist es mit allem, was man im Leben erfahren oder haben möchte.

Natürlich ist es unglaublich wertvoll, auf dieser Reise von Ihren Liebsten begleitet zu werden. Die Fürsorge Ihrer Familie sollte aber nicht Ihre eigenen Wünsche und Ziele überschatten. Wenn Sie gesund sein wollen, müssen Sie etwas dafür tun. Werden Sie zu einem leuchtenden Bespiel für die göttliche Schaffenskraft. Aber zuerst müssen Sie sich selbst kennen und zeigen, wer Sie sind.

Wird der normale Gallenfluss unterbrochen und nicht genügend Natriumbicarbonat gebildet, beginnen die Säuren aus dem Chymus damit, die basischen Verdauungsenzyme aus der Bauchspeicheldrüse zu neutralisieren und der natürliche Verdauungsvorgang kommt zum Erliegen. Die Salzsäure greift die Darmwand an, es entstehen Entzündungen. Dieser Zustand mündet schließlich in Magen- und Darmgeschwüren und entzündlichen Darmerkrankungen, den „-itis"-Krankheiten. Da die Säuren alles Basische neutralisieren, werden die basischen Verdauungsenzyme aus Bauchspeicheldrüse und Verdauungstrakt daran gehindert, die Nahrung zu verdauen. Fermentation und Zersetzungsprozesse sind die Folge und ersetzen den normalen Verdauungsvorgang, den eigentlich die Verdauungsenzyme übernehmen müssten. Fermentation und Fäulnis sind toxische Vorgänge, bei denen Alkohol freigesetzt wird und die die Verdauung zusätzlich behindern. Wertvolle Nährstoffe können dann nicht abgebaut und in Treibstoff und Baumaterial umgewandelt werden. Der bei diesen Prozessen entstehende Alkohol verstärkt die Übersäuerung und führt zu Problemen mit dem Blutzucker.

Für eine Diabeteserkrankung ist die Funktion der Betazellen von direkter Bedeutung, weil diese das Insulin produzieren und freisetzen, welches der Körper zur Umwandlung von Glukose zu Treibstoff benötigt. Insulin ist ein proteinähnliches Hormon, das den Transport von Glukose durch die Zellmembran unterstützt. An dieser Stelle ist es wichtig anzumerken, dass die in Früchten enthaltene Fruktose die Zellmembran mittels Osmose passiert und nicht aktiv transportiert wird, wie es bei Glukose der Fall ist. Im Klartext heißt das, dass Fruktose auch unabhängig von Insulin in die Zelle gelangt. Deshalb stellt sich die Frage, ob Diabetiker überhaupt auf Obst verzichten sollten, wie es die offiziellen Empfehlungen vorsehen. Ich stelle die Ernährung meiner Diabetespatienten immer auf eine Obst-Diät um und habe sehr gute Erfolge damit erzielen können.

Die Insulin-sezernierenden Betazellen befinden sich in den Langerhans-Inseln der Bauchspeicheldrüse. Wenn sich dieser Teil des Pankreas entzündet und hypoaktiv wird oder es dort zur Kongestion kommt, wird automatisch auch die Insulinproduktion gedrosselt. In den Langerhans-Inseln gibt es drei verschiedene Zelltypen: Alphazellen, die Glukagon ausschütten und den Blutzuckerspiegel erhöhen; Betazellen, die Insulin sezernieren und dadurch den Blutzuckerspiegel senken; und Deltazellen, die Somatostatin bilden. Somatostatin hemmt die Ausschüttung von Insulin, Glukagon, einem Wachstumshormon aus dem Vorderlappen der Hirnanhangsdrüse und Gastrin aus dem Magen. Wie bereits erörtert, spielen die Betazellen bei Diabetes mellitus eine wichtige Rolle.

In beiden Formen des Diabetes – aber vor allem bei Typ-1-Diabetes – wird die Pankreasschwäche genetisch vererbt. Alternativ kann sich die Schwäche aber auch durch einen ungesunden Lebensstil im Laufe des Lebens entwickeln. Das trifft insbesondere auf den Typ-2-Diabetes oder Altersdiabetes zu. Unter

Umständen kann es mehrere Generationen dauern, bevor eine durch Entzündungen oder toxische Belastungen verursachte Schwäche zu einem klinisch manifesten Diabetes wird. Wahrscheinlich macht sich diese Veranlagung zuerst in Form einer Hypoglykämie oder eines Gestationsdiabetes bemerkbar, bevor sich eine permanente Zuckererkrankung entwickelt. Das diabetische Spektrum ist sehr groß, weil auch die Pankreasschwäche unterschiedlich stark ausgeprägt sein kann. Vergessen Sie nicht, dass diese Schwäche irgendwann einmal bei irgendjemandem angefangen haben muss. Dabei stellt sich die Frage: „Warum und wie hat es bei dieser Person angefangen?"

Diabetes gilt als Autoimmunerkrankung, bei der die Betazellen von den Lymphozyten angegriffen und zerstört werden. Meine Erfahrungen haben gezeigt, dass es sich bei dieser Annahme um eine Fehlinterpretation der körpereigenen Abwehrmechanismen handeln muss. Bitte denken Sie daran, dass unser Immunsystem dafür gemacht wurde, Schwächen auszumerzen. Es greift sich nicht selbst ohne Grund an. Die allopathische Medizin hat keine Erklärung für diese autoimmune Reaktion, außer dass es wahrscheinlich genetisch bedingt ist. Die eigentliche Ursache wird aber allzu deutlich, wenn man versteht, dass in der Natur die Starken überleben und die Schwachen untergehen. Nur das Starke kann sich in der Natur vermehren, das Schwache wird eliminiert.

Ich habe Patienten gesehen, deren Diabetes von Egeln in der Bauchspeicheldrüse verursacht wurde. Egel sind Parasiten, die sich in Leber und Bauchspeicheldrüse festsetzen können. Zu einem guten Entgiftungsprogramm gehört das Ausscheiden schädlicher Parasiten. Die Parasiten selbst sind nicht ursächlich für die Krankheit oder das Organversagen. Sie treten sekundär als Folge toxischer Belastung und Gewebeschwäche auf.

Nebennieren

Die Beziehung der Nebennieren zur Bauchspeicheldrüse wird besonders häufig unterschätzt. In der Nebennierenrinde werden adrenokortikale Hormone gebildet. Die Glukokortikoide (vor allem Cortisol und Corticosteron) wirken hauptsächlich auf den Kohlenhydratstoffwechsel. Cortisol und Cortison haben vielfältige Aufgaben, darunter entzündungshemmende Funktionen und die Verdauung und Verstoffwechselung von Kohlenhydraten. In der Natur sind diese Vorgänge katabol, d. h. es wird etwas abgebaut.

Die Nebennieren produzieren außerdem Neurotransmitter, die sich auf die Funktion der Bauchspeicheldrüse auswirken. Es ist deshalb wichtig, mit beiden Organen zu arbeiten. Unabhängig vom Krankheitsgeschehen sollten die Nebennieren immer gestärkt werden, weil sie für jede einzelne Zelle im Körper von großer Bedeutung sind.

TREIBSTOFFE FÜR DEN KÖRPER

- Glukose und Fruktose sind essenzielle Einfachzucker, die der Körper braucht, um „am Laufen" zu bleiben. Man könnte sie mit Diesel oder Benzin vergleichen, also notwendigen Treibstoffen.
- Komplexe Zucker, wie z.B. Maltose, Dextrose und raffinierte Sucrose, müssen zu Einfachzucker abgebaut werden, bevor der Körper sie verwerten kann. Dafür ist viel Insulin nötig. Überschüssige Glukose wird im Körperfett eingelagert und macht dick.
- Aminosäuren sind Baumaterial, Zucker dagegen (Glukose, Fruktose usw.) sind Treibstoffe.
- Setzen Sie niemals Protein als Treibstoff ein, denn es führt zu Gewebeschäden, Krebs und Zelltod. Proteine sind Baumaterial und keine Energieträger.

Schilddrüse/Nebenschilddrüsen

Die Schilddrüse/Nebenschilddrüse muss ebenfalls berücksichtigt werden, weil sie den Stoffwechsel und die Verwertung von Calcium im Körper steuert. Ohne einen gesunden Calciumstoffwechsel werden alle Körperzellen geschwächt. Außerdem spielt Calcium eine wichtige Rolle für die Verwertung von Zink, Selen und Eisen, von denen auch der Glukosestoffwechsel und alle anderen Zellfunktionen abhängen.

Hypothalamus und Hirnanhangsdrüse (Hypophyse)

Auch den Hypothalamus und die Hirnanhangsdrüse muss man beim Thema Diabetes berücksichtigen. Der Hypophysenhinterlappen wird vom Hypothalamus (Meistercomputer des Körpers) gesteuert und schüttet das Antidiuretische Hormon aus. Funktioniert dieser Mechanismus nicht, entsteht ein Diabetes insipidus. An dieser Stelle ist wichtig anzumerken, dass das Querkolon für mindestens 80 % aller Schwächen im Bereich des oberen Gehirns verantwortlich ist, insbesondere in der Hypophyse und im Hypothalamus. Je mehr Sie über den Verdauungstrakt und insbesondere das Kolon und seine Beziehung zu anderen Organen und Drüsen lernen, desto mehr werden Sie die These unterstützen, dass ohne eine gesunde Verdauung der restliche Organismus auch nicht gesund sein kann.

Verdauungstrakt und Diabetes

Unser Verdauungstrakt steht in enger Beziehung zu allen anderen Organen und Drüsen im Körper. Man kann den Verdauungskanal als Dreh- und Angelpunkt unseres Körpers bezeichnen. Wenn sich dort als Folge einer ungesunden Ernährung (vor allem Fleisch und Mehlprodukte) Abfallstoffe ansammeln, kommt es zu Fäulnisprozessen, die bis in alle verwandten Bereiche zieht. Für jeden Krankheitsfall ist die Entgiftung und Stärkung des Verdauungsapparates von großer Bedeutung, nimmt beim Diabetes aber noch einmal eine Sonderstellung ein.

Die wahre Ursache des Diabetes

In Bezug auf die Ursache des Diabetes gibt es viele Theorien, von Cholesterinplaques auf den Betazellen, über autoimmune Vorgänge bis hin zu genetischen Faktoren. Auch Stress und Übergewicht werden immer wieder ins Spiel gebracht.

Jede Zelle in ihrem Körper ist eine genetisch aktive Zelle. Manche dieser Zellen sind, abhängig von den oben genannten Faktoren, schwächer als andere. Diese Schwächen werden an jede nachfolgende Generation weitergegeben und verstärken sich dadurch. Wir sind uns dessen aber nicht bewusst. In der Folge sieht sich die Spezies Mensch mit ernsthaften Schwächen im Körpergewebe konfrontiert, die sich weitgehend in der Form von chronischen und degenerativen Erkrankungen äußern.

Bitte vergessen Sie nicht, dass es **nicht mehr als zwei Krankheitsursachen gibt**, und es ist völlig irrelevant, um welche Krankheit es sich handelt. Nummer eins ist **Toxizität** und Nummer zwei ist **Azidose** oder Übersäuerung, die als Entzündung in Erscheinung tritt. Diese beiden Ursachen sind die Summe aller Dinge, die Sie essen, trinken, einatmen und auf die Haut auftragen. Auch Ihre Gefühle und Gedanken spielen eine Rolle. All diese Faktoren bestimmen, ob Sie Ihren Körper und somit jede seiner Zellen stärken oder schwächen.

Die Behandlung des Diabetes

Ich stelle Diabetiker schon immer auf eine Rohkosternährung mit Obst und Gemüse um. Diese Form der Ernährung entgiftet, reinigt und regeneriert die Bauchspeicheldrüse und die Nebennieren. Wichtig ist auch, dass die Nahrungsmittel richtig miteinander kombiniert werden (siehe auch Kapitel 7 *Essen für die Vitalität*), weil sich ernährungsbedingte Fermentations- und Fäulnisprozesse negativ auf die Bauchspeicheldrüse und den Blutzuckerspiegel auswirken. Außerdem empfehle ich ein heilpflanzenbasiertes Entgiftungsprogramm zur Nahrungsergänzung und Kräuter zur Unterstützung der Pankreasfunktion (siehe Kapitel 8 für entsprechende Heilpflanzen und Rezepturen). Wenn Sie eine gute Entgiftungskur mit hochwertigen Heilpflanzen machen, sollten Sie bei einem Typ-2-Diabetes bereits nach drei bis acht Wochen das Insulin absetzen können.

In jedem Fall rate ich, dass Sie sich von einem professionellen Therapeuten begleiten lassen, der Ihnen vor allem während der Entgiftungskur eine kompetente Anleitung gewährleisten kann. Besonders der Blutzuckerspiegel muss engmaschig überwacht werden, weil dieser sehr schnell abfallen kann. Sie müssen in jedem Fall vermeiden, dass Sie mit Insulin überdosieren, sobald sich Ihr Blutzuckerspiegel normalisiert hat. Das könnte Sie in ein Koma versetzen. Setzen Sie Ihren gesunden Menschenverstand ein. Lassen Sie sich Zeit und handeln Sie klug. Wenn Sie insulinpflichtig sind, und Sie sich selbst einstellen oder Ihren Blutzucker täglich messen müssen, müssen Sie nicht erschrecken, wenn der Blutzuckerspiegel vorübergehend steigt. Es gibt Obstsorten, die einen vorübergehenden Anstieg im Blutzucker verursachen können. Wenn Sie diese Reaktion bei sich selbst beobachten, lassen Sie die entsprechenden Obstsorten einfach vorübergehend weg, bis sich Ihr Blutzuckerspiegel normalisiert hat. Behalten Sie in jedem Fall Ihr eigentliches Ziel vor Augen – **Bauchspeicheldrüse und Nebennieren zu entgiften und zu regenerieren.** Es geht nicht darum, den Diabetes zu behandeln.

Vergessen Sie bitte auch nicht, dass komplexe Zucker wie Sucrose, Maltose und Dextrose Ihren ganzen Organismus mit zu viel Glukose überlasten können. Die Antwort liegt nicht darin, diese überschüssige Glukose mithilfe von Insulin in die Zellen zu befördern. Die Lösung des Problems besteht darin, auf alle Nahrungsmittel zu verzichten, die komplexe Zucker enthalten.

Sie werden ebenso feststellen, dass auch Proteine und insbesondere das Fleisch den Blutzuckerspiegel steigen lassen. Fleisch ist kein ausgewogenes Nahrungsmittel und besteht zum größten Teil aus Protein. Fleisch führt dazu, dass der Körper zur Energiegewinnung Fett abbauen und dieses in Glukose umwandeln muss. Die so entstandene Glukose treibt den Blutzuckerspiegel in die Höhe.

Es gibt sehr viele Faktoren, die zu einer Diabeteserkrankung beitragen. Machen Sie es nicht allzu kompliziert. Essen Sie die Nahrungsmittel, die auch wirklich für unseren Körper bestimmt sind – Obst, Gemüse und Nüsse.

„Es gibt keine unheilbaren Krankheiten, sondern nur unheilbare Menschen." Dieser Satz will sagen, dass es Menschen gibt, die man nicht heilen kann, ganz einfach deshalb, weil sie nicht geheilt werden wollen. Viele Menschen wollen mit ihrer Krankheit die Aufmerksamkeit ihrer Familie oder anderer Menschen auf sich ziehen. Viele Menschen wissen nicht, wer sie wirklich sind und suchen die Liebe und Aufmerksamkeit anderer als Unterstützung. Verbringen Sie Zeit mit sich selbst – allein.

Lernen Sie so viel wie nur möglich über Ernährung, Nahrungsmittel und was diese in Ihrem Körper machen. Sie müssen sich weder vor Gott noch vor der Natur fürchten. Die Folgeerscheinungen eines Diabetes sind katastrophal, die Heilung dafür aber sehr einfach. Es ist besser, sich innerhalb von sechs oder zwölf Monaten zu heilen, als ein ganzes Leben im Elend zu verbringen. Befreien Sie sich von Krankheit. Werden Sie gesund.

Modul 5.8

Zu dick oder zu dünn? Die Ursache beheben

Es gibt viele Gründe, warum Menschen übergewichtig sind. Übergewicht ist weltweit zu einem großen Problem geworden und in den USA ganz besonders.

Die Ursachen hinter diesem sehr häufigen Problem zu verstehen, hilft uns auch, den eigentlichen „Grund" zu „behandeln". Einem Zitat in der *New York Times* im Januar 2003 zufolge gab der Gesundheitsminister Tommy Thompson damals an, dass in den USA 50 Millionen Erwachsene, oder 25 % der Gesamtbevölkerung, übergewichtig seien. Würden wir hier noch die übergewichtigen Kinder hinzuzählen, wäre die Zahl deutlich höher.

Auch beim Übergewicht sollte man immer die Ursachen und nicht die Auswirkungen beheben. In unserem sozialen Bewusstsein gilt Übergewicht als ein Zeichen von Exzess und Kontrollverlust. Dick sein ist ungesund und schlecht, deswegen müssen wir das Übergewicht um jeden Preis loswerden. Immer wieder gibt es aber auch Menschen, die resignieren und aufgeben. Sie schlucken ihre Ängste, ihre Wut und ihren Frust buchstäblich hinunter, was das Problem nur noch schlimmer macht. Aus diesem Grund wollen wir uns die Gründe hinter Adipositas und Übergewicht einmal näher anschauen.

An erster Stelle steht hier das Hormonsystem. Zeigen Sie mir einen übergewichtigen Menschen und ich zeige Ihnen eine Unterfunktion der Schilddrüse und der Nebennieren. Eine Schilddrüsenunterfunktion gehört zu den häufigsten Ursachen für Übergewicht. Viele Ärzte überprüfen den Funktionsstatus der Schilddrüse, indem Sie mit einem Bluttest die Werte für TSH, T3 und T4 bestimmen lassen. Diese drei Faktoren geben Aufschluss darüber, ob die Schilddrüse unter- oder überaktiv ist. (Siehe Anhang D für eine vollständige Übersicht der Blutuntersuchungen und wie die Befunde richtig interpretiert werden.) In meinen vielen Jahren der praktischen Erfahrung habe ich allerdings feststellen müssen, dass viele Testergebnisse nicht korrekt sind. Aus diesem Grund wurde der Test für die Basaltemperatur entwickelt (siehe Anhang A). Ich habe Tausende von Klienten gehabt, deren T3- und T4-Werte völlig normal waren und die mir trotzdem gegenübersaßen und von kalten Gliedmaßen, Haarausfall, Müdigkeit, brüchigen oder gerillten Fingernägeln, Herzbeschwerden, Depressionen, Stimmverlust usw. berichteten. Das sind nur einige der klassischen Symptome einer Schilddrüsenunterfunktion.

An zweiter Stelle müssen hier die Nebennieren genannt werden. Übergewicht kann auch dann entstehen, wenn die Nebennierenrinde hypoaktiv ist. Das kann dazu führen, dass bestimmte Steroidhormone nicht mehr in ausreichenden Mengen gebildet werden, die der Körper für den Kohlenhydratstoffwechsel benötigt. Das heißt, dass komplexe Zucker (Stärke) und selbst Glukose nun in Fett umgewandelt und nicht zur Energiegewinnung eingesetzt werden, wie es eigentlich der Fall sein sollte. Selbstverständlich kann auch die Meisterdrüse selbst – die Hirnanhangsdrüse – beteiligt sein.

Die dritte und wohl bekannteste Ursache für Übergewicht ist die Ernährung. Wir als Gesellschaft haben eine sehr intensive Liebesbeziehung zu den Disacchariden. Disaccharide sind eine Form von Komplexzucker, zu der auch Sucrose, Maltose, Dextrose und Laktose gehören. Unser Körper kann aber nur einfache Zucker verwerten: Glukose und Fruktose und bei Säuglingen ausnahmsweise auch Galaktose. Alle komplexen Zuckermoleküle müssen zuerst zu einfachem Zucker abgebaut werden, bevor die Zellen ihn zur Energiegewinnung verwenden können. Überschüssigen Zucker wandelt der Körper in Glykogen um und speichert dieses als Fett. Die amerikanische Standarddiät enthält sehr viele gesättigte Fette, die in einem sauren Milieu noch mehr gesättigt werden. Die Fette können von den Zellen dann nicht mehr zur Energie- und Nährstoffgewinnung eingesetzt werden. Außerdem „verkleben" diese Fette das Blut und verstopfen die Blutgefäße. Ablagerungen, Steine, Plaques und zusammenklebende Blutzellen sind die Folge.

Stärkehaltige Nahrungsmittel, wie zum Beispiel Getreide, sind bei vielen Menschen sehr beliebt. Nicht gekeimtes Getreide hat aber einen niedrigen Nährwert, ist säurebildend, macht dick, ist schwer verdaulich und enthält jede Menge klebrige Stärke. Es gibt nur einen Grund, warum wir Getreide an Kühe und Schweine verfüttern: Sie sollen gemästet werden, damit sie einen möglichst guten Verkaufspreis erzielen.

Die Genetik spielt für unser Körperbewusstsein ebenfalls eine wichtige Rolle. Jede einzelne unserer Körperzellen ist eine genetisch aktive Zelle. Allerdings sind manche Zellen stärker und kräftiger als andere. Schwache Zellen können hypoaktive Drüsen bilden, deren Schwäche an die nachfolgenden Generationen weitergegeben werden. Jede Generation ist dann schwächer als die vorhergehende, es sei denn, jemand beschließt, seine oder ihre genetisch vorbelasteten Zellen bewusst zu stärken.

Sie sollten immer hinterfragen, warum Sie an einem bestimmten Symptom leiden. Finden Sie heraus, was dahintersteckt. Überlegen Sie, was Sie mit Ihrem Körper machen, dass diese Symptome in erster Linie überhaupt auftreten können. Vergessen Sie nicht, dass es für alles eine Ursache und eine Wirkung gibt.

Die Welt der Medizin hat sich in ihren vielen Beschreibungen verschiedenster Krankheitsbilder so sehr verstrickt, dass sie den wahren Grund hinter all den Symptomen nicht mehr erkennen kann. Mediziner versuchen etwas zu behandeln, was sie nicht wirklich verstehen. Schon sehr viele Menschen sind dadurch zu Tode gekommen! Mediziner lernen nichts über die wahren Krankheitsursachen. Sie wollen auch nicht wissen, dass der persönliche Lebensstil (z. B. was Sie essen, trinken, atmen, auf Ihre Haut aufbringen, denken und fühlen) entscheidet, ob ein Mensch gesund und vital ist oder krank und voller Leid.

Wenn Sie die wahren Ursachen verstehen wollen – also das Warum hinter dem Übergewicht oder der Abmagerung – müssen Sie verstehen, wie Ihr Körper funktioniert. Lernen Sie die grundlegenden biochemischen Vorgänge allen Lebens und Ihre eigenen genetischen Schwächen besser kennen.

Im Rahmen des Buches habe ich enorm viele Informationen über biochemische Vorgänge, über die artgerechte Ernährung des Menschen, physikalische (energetische) Faktoren und genetische Einflüsse zum Thema „Gesundheit und Vitalität“ zusammengetragen. Hier an dieser Stelle möchte ich näher darauf eingehen, warum Übergewicht oder Abmagerung überhaupt entstehen können. Die Ursachen für beide Beschwerdebilder sind gleich. Trotzdem können sie sich an unterschiedlichen Orten im Körper manifestieren und von jedem Menschen auf individuelle Art und Weise erfahren werden.

Übergewicht (Adipositas)

Es versteht sich fast von selbst, dass die Nummer eins unter den Ursachen für Adipositas die Nebennierenschwäche ist. Sie haben zwei Nebennieren, über jeder Niere eine, die zwei wichtige Funktionen erfüllen.

Jede Nebenniere ist in zwei distinkte Bereiche unterteilt. Der innere Teil, auch Medulla genannt, produziert die Neurotransmitter für das autonome Nervensystem (ANS). Dieser Teil des Nervensystems ist die „Arbeiterbiene“ unter den Nervenzellen und steuert die Funktionen von Lunge, Herz, Verdauungssystem, Muskeln usw. Meiner Erfahrung nach kann man sagen, dass gut 95 % aller Menschen an einer genetisch bedingten Nebennieren- und Nierenschwäche leiden. In den jüngeren Generationen sind es wahrscheinlich sogar 100 %. Sie müssen wissen, dass diese Gewebestrukturen (Zellen) auch das große Lymphsystem steuern. Das dürfen Sie niemals vergessen! Das Lymphsystem ist so etwas wie die Abwasserentsorgung des Körpers und beseitigt alle Abfallprodukte, die im Zellstoffwechsel anfallen. Sie erinnern sich: Alle Abfall- und Nebenprodukte des Stoffwechsels sind *Säuren*. Wir werden später noch darauf zurückkommen, insbesondere, wenn wir über das Thema Abmagerung sprechen.

Der **äußere Teil** der Nebenniere heißt Nebennierenrinde (Cortex). Dort werden die Steroidhormone gebildet, die den Mineral- und Zuckerstoffwechsel steuern.

Übergewichtige Menschen produzieren nicht genügend Steroide. Das Steroidhormon Cortison reguliert den Zuckerstoffwechsel und wenn dieses fehlt, kann auch Zucker nicht richtig verstoffwechselt werden. Dann wird er als Glykogen (Fett) gespeichert. Ich werte schon seit Jahren Blut- und Speicheltests aus und bin zur Schlussfolgerung gekommen, dass man sich nie allein auf Befunde und Ziffern verlassen sollte, sondern immer das ganze Symptombild im Blick haben muss.

Dazu muss man verstehen, dass Zucker (Kohlenstoff) für die Zelle lebenswichtig ist. Ohne Zucker geht jede Zell zugrunde! Essen Sie Obst, Beeren, Melonen und Gemüse, denn diese sind Ihre gesunden Kohlenhydrate. Sie setzen sich aus den Einfachzuckern zusammen, ohne die eine Zelle keine Energie gewinnen kann (ATP/ADP/AMP). Wenn man einfache Zucker miteinander verbindet, entstehen komplexe Zucker und Stärke (wie man an den Präfixen *Di-* (= zwei) bzw. *Poly-* (= viele) erkennen kann). Die Verdauung von komplexen Zuckern stellt jeden Menschen vor eine große Herausforderung, denn sie machen einfach nur dick. Durch sie werden Fermentationsprozesse in Gang gesetzt, die der Körper mit Pilzfehlbesiedelungen zu bekämpfen versucht. Wenn Ihr Steroidspiegel (vor allem Cortisol) zu niedrig ist, sind Sie auf dem besten Weg in die *Hypo*glykämie (niedriger Blutzucker), die sich im Laufe der Zeit zu einer *Hyper*glykämie (hoher Blutzucker, Diabetes) entwickelt. Wenn Sie eine Nebennierenschwäche haben und viele Kohlenhydrate wie Getreide und Kartoffeln essen, werden Sie dick.

Auch die Schilddrüse nimmt unter den Ursachen für Fettleibigkeit einen hohen Stellenwert ein. Unsere Schilddrüse reguliert die Geschwindigkeit unseres Stoffwechsels und steuert, wie schnell oder langsam die Nahrung verdaut wird. Bei einer Schilddrüsenunterfunktion ist die Verdauung verlangsamt. Nahrungsmittel können dann nicht vollständig verdaut werden, insbesondere, wenn Sie mehr als zwei Mahlzeiten pro Tag essen. Schlechte Verdauung bedeutet Fermentation und Übergewicht. Sind beide Organe geschwächt (Nebennieren und Schilddrüse) kann es zu einer sehr ernsten Adipositas (krankhaftes Übergewicht) kommen.

HINWEIS: Man sollte in solchen Fällen auch an die Hypophyse denken. Und denken Sie bitte daran, auf alle fettigen und verarbeiteten Lebensmittel zu verzichten! Sie haben in Ihrer Ernährung nichts zu suchen!

Untergewicht

Untergewicht ist ebenfalls ein großes Problem, möglicherweise sogar mehr als Übergewicht, denn bei der darunterliegenden Ursache geht um Mangelernährung. Natürlich ist die Schilddrüsenüberfunktion eine wichtige Ursache, denn sie sorgt für einen schnellen Stoffwechsel, d. h. der Körper „verbrennt" Energie sehr schnell. Dieses Phänomen der Mangel- oder Unterernährung muss man verstanden haben, denn es kann zu vielen Problemen führen.

Unterernährung beginnt, wenn die Nieren den Zellabfall nicht mehr filtern können. Eine proteinreiche Ernährung ist die Hauptursache der Niereninsuffizienz. Wir Menschen ernähren uns nun schon seit Generationen von zu viel Protein, was eine ganze Reihe an weit verbreiteten gesundheitlichen Beschwerden nach sich gezogen hat.

Wie bereits erörtert, gehören die Nieren (und die Haut) zu den ausscheidenden Organen des Lymphsystems und des glymphatischen Systems (Entsorgungssystem für Abfallstoffe im zentralen Nervensystem). Das Lymphsystem hat überwiegend mit Säuren zu tun und enthält aus diesem Grund viele Lipide

(Schleim), mit Cholesterin als wichtigstes Lipid. Sie haben sicher nicht vergessen, dass die Lipide entzündungshemmend wirken und Säuren neutralisieren. Wenn Ihre Nieren dieses System nicht richtig filtern können, verschleimen die Zellzwischenräume. Grund dafür sind die Abfallprodukte, die sich zwischen den Zellen ansammeln. Findet diese Verschleimung im Verdauungskanal statt, hemmt sie die Aufnahme von Nährstoffen über die Darmzotten (Ausstülpungen in der Darmwand) in das Blut. Auch die Lipide können dann nicht von den Lymphkapillaren aufgenommen werden. DIE ZELLEN VERHUNGERN. Und nun Achtung: An diesen Prozessen sind immer auch die Nebennieren (die direkt oberhalb der Nieren sitzen) beteiligt, egal, ob jemand über- oder untergewichtig ist. Bei untergewichtigen Menschen liegt immer auch eine Nierenfehlfunktion vor.

Sie können sich sicher denken, welches Organsystem auch genetisch eine Rolle spielt. Richtig – **das Lymphsystem!** Wie bereits besprochen, ist das Lymphsystem in jede klinische Diagnose involviert, insbesondere bei Krebserkrankungen. Das Lymphsystem ist die Abwasserentsorgung Ihres Körpers und ein wesentlicher Teil Ihres Immunsystems. Es hat die Aufgabe, alle Säuren zu entsorgen. Außerdem – ganz nebenbei erwähnt – werden im Lymphsystem auch Fettsäuren zur Leber transportiert. Und es dient den Körpergeweben als Schmiere. Stellen Sie sich vor – das Lymphsystem ist mindestens sechsmal so groß wie das Kreislaufsystem mit seinen Blutgefäßen! Diese Informationen müssen Sie kennen. Hier liegt der Ursprung aller Entzündungen, hier kämpft der Körper gegen die saure Abwasserbrühe in den Zellzwischenräumen an.

Natürlich entsteht Untergewicht aus dem gleichen Grund wie Übergewicht. Zu dünn sein kann bedeuten, wegen einer Mangelernährung buchstäblich zu verhungern. Um das Problem zu lösen, muss der Körper entgiftet werden. Das wird ohne das große Lymphsystem – und dazu gehören Nieren und Nebennieren - nicht möglich sein. Der Entgiftungsprozess selbst kann vorübergehend zu mehr Gewichtsverlust führen, was aber ein essenzieller Teil der Entgiftung ist. Es gibt keinen anderen Weg.

Übergewicht und Untergewicht – die emotionale Komponente

Als Gesellschaft sind wir äußerst gefühlsbetont und co-abhängig geworden, also emotional und geistig geschwächt. Dieser Zustand hat gravierende Auswirkungen auf unser Gewicht, weil wir gelernt haben, Schmerzen und emotionale Schwächen mit Süßigkeiten und industriell verarbeiteten Lebensmitteln zu kompensieren, weswegen man auch von „Trostessen" spricht. Da wir alle im Grunde genommen Frugivoren sind, passen süße Nahrungsmittel auch zu unseren biologischen Bedürfnissen. Wir sollten uns aber von Einfachzucker ernähren (also von Obst, Beeren, Melonen und Gemüse) und nicht von komplexen Zuckermolekülen, die in der Regel als Fett gespeichert werden.

Ihr emotionaler Zustand wird auch von Ihren Nebennieren beeinflusst, denn sie entscheiden mit, ob Sie sich ängstlich und nervös, schüchtern, einsam oder isoliert fühlen. Über ihre Wirkung auf das autonome Nervensystem steuern die Nebennieren die Atmung, den Herzschlag und den Zuckerstoffwechsel. Schwache Nebennieren haben emotionale Schwächen und neurologische Beeinträchtigungen zur Folge. Außerdem hemmt eine Nebennierenschwäche den Kohlenhydratstoffwechsel und durch die reduzierten Impulse auf das autonome Nervensystem auch den Kontrollmechanismus für Übergewicht.

Die Schilddrüse wiederum ist dafür zuständig, wie Sie sich selbst sehen, sie beeinflusst Ihr Selbstbild. Lieben Sie sich selbst oder nicht? Eine Störung in diesem Bereich führt zu Gefühlen der Vereinsamung und der Isolation. Depressive Störungen stehen jedoch eher mit den Nebenschilddrüsen in Zusammenhang.

Häufig werden sowohl Übergewicht als auch Abmagerung von den oben beschriebenen Symptomen begleitet. Der schwergewichtigste Klient, den ich begleiten durfte, wog 317 kg. Er litt unter der gesamten Bandbreite emotionaler Störungen, aber als er lernte, was für seinen Weg zur Heilung wichtig war, begann er, all seine Themen zu bearbeiten. Bei unserem letzten gemeinsamen Termin hatte er sich auf 180 kg heruntergearbeitet.

Wenn Sie Ihr Leben verändern wollen, sollten Sie viel Zeit allein verbringen und herausfinden, wer Sie wirklich sind. Sie sind ein Ausdruck Gottes. Gott hat Sie erschaffen und aus diesem Grund sind Sie ein göttliches Wesen. In der Schöpfung dreht sich alles um Individualität. Lernen Sie, Ihre Einzigartigkeit zu genießen. Wir alle kommen allein in diese Welt, wir verbringen unser Leben allein – mit Ausnahme der Menschen, mit denen wir freiwillig unsere Zeit verbringen – und wir sterben allein. Tief im Inneren sind wir immer allein. Fangen Sie an, sich selbst zu lieben, denn Sie sind alles, was Sie haben, mit der Ausnahme von Gott.

Ihr Verstand ist das mächtigste Schaffenswerkzeug, über das Sie verfügen. Ihr Bild von sich selbst bestimmt Ihre persönlichen Erfahrungen. Wenn Sie schlank sein wollen, *dann sollten Sie sich als solches sehen.* Die Mehrzahl der übergewichtigen Menschen fühlt sich nicht schlank und kann es sich vor ihrem geistigen Auge auch nicht vorstellen. Sobald Sie aber anfangen, sich schlank zu fühlen, werden Sie sich auch als schlank sehen können. *Verändern Sie Ihre Ernährungsgewohnheiten und essen Sie rohes Obst und frische Salate. Sie werden sich leicht, schlank und giftfrei fühlen.* Die Ernährung, die ich in diesem Buch empfehle, wird Ihre Pfunde wegschmelzen lassen und gleichzeitig die Funktion Ihrer Zellen optimieren. So gewinnen Sie wieder an Vitalität.

Arbeiten Sie an Ihrem Hormonhaushalt, vor allem an Ihrer Schilddrüse und Ihren Nebennieren. Eine Rohkosternährung, ergänzt durch die heilende Wirkung der Pflanzen, kann so gut wie alles revitalisieren. Regenerieren Sie sich – es macht unglaublich viel Spaß. Werden Sie glücklich mit sich selbst und genießen Sie Gott in jedem Moment. Lassen Sie Wut, Neid, Eifersucht und Hass los. Lassen Sie die Liebe in Ihr Leben, denn alles Leben ist Gott.

Unterfunktion der endokrinen Drüsen

Unsere endokrinen Drüsen steuern buchstäblich alles, was in unserem Körper passiert. Die Hypophyse ist die wichtigste Drüse im Körper (ich würde sie mit einem Geschäftsführer vergleichen), weil sie alle anderen Drüsen beeinflusst. Wenn Ihre endokrinen Drüsen nicht richtig funktionieren, kann es zu ganz unterschiedlichen Symptomen kommen, die ich an dieser Stelle kurz auflisten will.

Hypophyse (Hirnanhangsdrüse): Klein- oder Riesenwuchs, Übergewicht, führt zu Störungen in allen anderen Drüsen, unregelmäßige und starke Menstruation bei Frauen, Bettnässen, Vitiligo (Weißfleckenkrankheit) usw.

Nebenschilddrüsen: (Insgesamt vier, die über der Schilddrüse sitzen): Schwäche in Knochen und Bindegewebe (Besenreiser oder Krampfadern, Leistenbrüche, Aneurysma, Prolaps des Kolons und anderen Organen), schlaffe Haut ohne Spannkraft, Depression, zu hoher oder zu niedriger Calciumspiegel, Herzrhythmusstörungen.

Schilddrüse: Lethargie (Müdigkeit), entweder zu langsame oder zu schnelle Verdauung, Übergewicht, Störungen im Calciumstoffwechsel.

Thymus: Die Bildung von T-Zellen ist gehemmt (Immunsystem), Wachstumsstörungen, reduzierte/kompromittierte Immunreaktion.

Bauchspeicheldrüse (Pankreas): Kohlenhydrate und Stärke werden nur schlecht verdaut, Blutzuckerprobleme wie z. B. Typ-1-Diabetes (die Insulinproduktion ist gestört); selbst der Abbau von Polypeptiden und Peptiden zu Aminosäuren ist gestört.

Nebennieren: Störungen im Mineralstoffwechsel (zu wenig Zink, Selen, Eisen usw.), Probleme im Zuckerstoffwechsel wie z. B. Typ-2-Diabetes, Übergewicht, vaginale Trockenheit und Beschwerden im autonomen Nervensystem wie Atemnot und Asthma, Herzrhythmusstörungen, Multiple Sklerose, Lou-Gehrig-Syndrom (ALS), M. Parkinson, Schwindel/Gleichgewichtstörungen. HINWEIS: Zahlreiche andere Körperfunktionen werden von den Nebennieren beeinflusst, darunter auch die Filtrationsrate der Nieren.

Eierstöcke (Frauen): Produzieren Östrogen und dessen Ausgangssubstanz, das (basische) Steroid Progesteron. Wird von der Hypophyse gesteuert, zu den möglichen Symptomen gehören starke Menstruationsblutungen, Aborte in der Schwangerschaft, Frühgeburten und Unfruchtbarkeit usw.

Prostata (Männer): Wirkt sich auf die Erektion und die Produktion von Spermien in den Hoden aus, Unterstützt die Produktion von Testosteron, zu den möglichen Symptomen gehören vorzeitige Ejakulation, Erektionsstörungen, häufiger Harndrang, langsamer Harnabgang usw.

Die Gefahren einer proteinreichen Ernährung

Oft werden zur Gewichtsregulation (Gewichtsabnahme oder -zunahme) proteinreiche Diäten eingesetzt. Eine proteinreiche Ernährung ist für uns jedoch toxisch, vor allem, wenn dieses Protein aus tierischen Nahrungsmitteln stammt. Unser

Körper muss viel Zeit und Energie in den Abbau dieser Proteinstrukturen (komplexe Aminosäuren) zu einfachen Aminosäuren investieren. Proteine müssen zuerst in einzelne Aminosäuren zerlegt werden, bevor der Körper sie verwerten kann und unser Körper ist nicht dafür geschaffen, komplexe Eiweißstrukturen zu verdauen. Die dafür notwendige Energie muss vom Körper erst gewonnen werden. Das geschieht durch den Abbau von Fettgewebe, d. h. der Körper muss selbst einen Weg finden, um die für den Proteinabbau nötige Energie zu gewinnen.

Proteine (Aminosäuren) gehören zu den stickstofflastigen chemischen Elementen, sie sind also Säurebildner. Aminosäuren sind die Bausteine und Transportmedien, die wir für Wachstums- und Reparaturvorgänge im Körper benötigen. **Sie eignen sich aber nicht als Treibstoff zur Energiegewinnung.** Sobald wir versuchen Aminosäuren anstelle von Kohlenhydraten als Energiequelle zu nutzen, kostet das den Körper zusätzlich Energie. Außerdem gehören Proteine zu den Stimulanzien, d. h. sie sind Säurebildner, fördern Entzündungen und machen krank. Aminosäuren sollten nie als Energiequelle genutzt werden. Darüber hinaus enthalten tierische Proteine Neurotransmitter, die unsere Nebennieren lahmlegen. Eine proteinreiche Ernährung (20 g oder mehr täglich) schädigen den Verdauungstrakt und die Nieren. Auch unser Muskelgewebe zersetzt sich unter diesen Bedingungen; das macht uns krank und kann tödlich für uns sein. Ja, tödlich! Jedes Jahr sterben Tausende Menschen an den Folgen einer proteininduzierten Azidose/Vergiftung. Wie gesagt, Proteine sind säurebildend und enthalten sehr viel Phosphor (Stickstoff) und Eisen. Beides verdrängt Elektrolyte – vor allem Calcium – aus dem Organismus. Aufgrund ihrer sauren und für den Körper harschen Eigenschaften wirken Eiweiße entzündungsfördernd und schleimbildend, was letztendlich zum Zelltod führt. Es ist sehr wichtig, die wahren physiologischen Bedürfnisse unseres Körpers zu kennen, damit wir besser verstehen können, welch verheerenden Auswirkungen eine proteinbetonte Ernährung hat. Proteinreiche Diäten, die viele Milchprodukte enthalten, sind bei weitem die wichtigste Ursache für Zell- und Gewebeversagen im Körper. Allopathisch ausgedrückt, sind Proteine die Krankheitsursache Nummer eins.

Im Einfachzucker liegt die Lösung

Zucker ist der ideale Treibstoff für unsere Zellen. Ohne ihn wären diese nicht lebensfähig. Wir sollten aber nur einfache, natürliche Zucker aus Obst und Gemüse zu uns nehmen. Die komplexen Zucker aus Getreide, Milchprodukten und verarbeiteten Nahrungsmitteln machen dick, sind säurebildend und haben eine stark verschleimende Wirkung.

Rohes Obst und Gemüse enthält sehr viele Nährstoffe, darunter Einfachzucker und Aminosäuren. Eine frische Rohkosternährung lässt die Pfunde purzeln, vor allem, wenn *ausschließlich* frisches, rohes Obst und Gemüse auf den Speiseplan kommen. Diese Form der Ernährung fegt den Körper durch und verbessert die Funktion von Schilddrüse und Nebennieren. Sie wissen ja, auf die Drüsen kommt es an! Jede einzelne Ihrer Billionen von Körperzellen wird von Ihren Drüsen gesteuert. Sie regulieren Ihre Verdauung, steuern den Zucker- und Fettstoffwechsel und nehmen so Einfluss auf Ihr Gewicht und Ihr Energieniveau.

Hinweis: Es gibt Menschen, die ihre Ernährung im Rahmen einer Gewichtsreduktion auf Rohkost umstellen und merken, dass sie zuerst einmal zunehmen. Das ist kein Grund zur Panik, denn dieses zusätzliche Gewicht besteht ausschließlich aus Wasser. Der Wasseranteil in rohem Obst und Gemüse beträgt 90 %. Wenn sich Wasser bei Ihnen im Gewebe ansammelt, dann nur, weil Ihr Körper übersäuert ist und sich säurehaltige Ablagerungen festgesetzt haben. Der Körper speichert Wasser, um diese Ablagerungen zu puffern und den pH-Wert auszugleichen. Dieser Zustand ist aber nur vorübergehend und wird nicht lange anhalten. Haben Sie etwas Geduld und begegnen Sie Ihrem neuen Abenteuer mit Leichtigkeit. Gesundheit und Vitalität dürfen Spaß machen. Genießen Sie die Zeit, wenn die Pfunde anfangen zu purzeln.

Zusammenfassung

Gesund werden ist ein natürlicher Vorgang und findet im ganzen Körper statt. Ihre Aufgabe ist es, Ihr Lymphsystem auf Vordermann zu bringen, Ihren Flüssigkeitshaushalt auszugleichen und Ihrem Körper beim Heilen zuzuschauen. Denken Sie bitte daran: Säuren zerstören und Basen bauen auf. Das trifft auf alle Zustände und Beschwerdebilder zu! Es hat viel mit Biochemie und der Anziehungskraft (Energie) des Lebens zu tun – zumindest in dieser Welt!

Mir waren schon immer die körperlichen und emotionalen Aspekte bei Gewichtsproblemen wichtig. An erster Stelle steht allerdings die Ernährung. Sie müssen **dringend** überdenken, was Sie essen und trinken. Auch müssen Sie lernen, nicht mehr in Krankheitskonzepten zu denken, sondern sich auf Gesundheit und Wohlbefinden zu fokussieren. Manche von Ihnen werden zum ersten Mal in dieser Art und Weise über ihre Gesundheit nachdenken.

Wenn Sie stark übergewichtig sind, sollten Sie abwägen und Ihre Ernährung gemäßigt umstellen. Sie dürfen auch gekochte Speisen essen, sollten aber von Anfang an auf Stärke verzichten. Die macht dick und begünstig eine Pilzfehlbesiedelung. Proteine und Milchprodukte *müssen* Sie ganz vom Speiseplan streichen. Wenn Sie nicht völlig auf Protein verzichten können, essen Sie zwei- bis dreimal pro Woche Fisch zusammen mit einer großen Portion Salat, bis Sie sich stark genug fühlen, Proteine komplett zu streichen.

Das Schöne an einer Rohkosternährung mit Obst und Gemüse ist, dass Sie so viel und so oft essen können, wie Sie wollen. Sie werden niemals hungern müssen! Ihr Körper kann unter Umständen ein Hungergefühl simulieren, aber das werden Sie überwinden. Wenn Ihnen das gelingt, sind Sie wahrlich im Land des Wohlbefindens angekommen. Nehmen Sie einen Schritt nach dem anderen. **Leben Sie im Moment.** Denken Sie von sich nicht als dick oder dünn, sonst werden Sie in diesen Denkmustern feststecken.

Genießen Sie Ihre Reise in die unglaubliche Welt der Vitalität und wahrer Gesundheit. Machen Sie Platz für Erneuerung und entfalten Sie Ihr wahres Selbst. Ich wünsche Ihnen auf Ihrer neuen Reise viel Glück und Liebe. Vergessen Sie nicht, Regeneration bedeutet Erneuerung.

UNTERGEWICHT

Nicht wenige Menschen sind viel zu dünn, weil ihre Verdauung nicht gut funktioniert. Sie haben Probleme mit der Bauchspeicheldrüse und können Nährstoffe nicht gut über den Darm aufnehmen. Wenn man Nahrungsmittel nicht gut verdauen kann, d.h. in ihre Einzelteile zerlegen und als Treibstoff nutzen, erstickt der Körper im wahrsten Sinne des Wortes. Das gleiche gilt auch, wenn sich Abfallprodukte im Verdauungstrakt ansammeln und dadurch keine Nährstoffe absorbiert werden können. Dann kann es passieren, dass selbst Menschen mit einer Schilddrüsenunterfunktion sehr dünn sind, obwohl man in diesen Fällen eher Übergewichtigkeit erwarten würde. Ursache für die Abmagerung sind in der Regel eine unteraktive Bauchspeicheldrüse und ein verschleimter Darm. Manchmal dauert es dann Jahre, bis das normale Gleichgewicht wiederhergestellt ist. Die Reise zu Gesundheit und Wohlbefinden lohnt sich aber allemal.

Viele Menschen, darunter sogar Ärzte, interpretieren Abmagerung als reinen Kräfteverlust und versuchen mit bestimmten Nahrungsmitteln das fehlende Gewicht wieder aufzuholen. Damit setzen sie ihre eigene Gesundheit oder die ihrer Patienten aufs Spiel. Zu den empfohlenen Lebensmitteln gehören meist Vollmilchprodukte und Getreide. Diese Nahrungsmittel schwächen die Zellen aber nur noch mehr, weil sie die Kongestion im Gewebe verstärken und säurebildend wirken.

Wenn man nun den Körper entgiftet, aber weiterhin abnimmt, sollte man sich fragen, warum das so ist. Die wichtigste Frage hier lautet: „Warum nehme ich ab, wenn ich mich doch gesünder ernähre und mein Körper durch meine Rohkosternährung nur hochwertige Aminosäuren bekommt?"

Eine der Antworten liegt in der Reaktion des Körpers. Sobald dieser stärker und gesünder wird, fängst er an, alle schwachen Zellen abzubauen und durch neue, gesunde Zellen zu ersetzen. Dann kann es passieren, dass Sie Finger- oder Zehennägel, Hautschichten, Muskelgewebe usw. im Zuge der Entgiftung verlieren, vor allem dann, wenn das entsprechende Körpergewebe zu schwach ist, um wiederhergestellt zu werden. Sie müssen sich deswegen keine Sorgen machen, denn alles wird nachwachsen – nicht genauso wie vorher, sondern viel kräftiger und gesünder.

Modul 5.9

Die Haut und ihre verschiedenen Beschwerdebilder

Die Haut ist das größte Organ Ihres Körpers. Ihre Aufgaben sind vielfältig und reichen von Temperaturregelung über Schutzfunktionen bis hin zum Absondern verschiedener Stoffe. Sie ist auch unser größtes Ausscheidungsorgan und wird deswegen oft die „dritte Niere" genannt. Ihre Haut sollte jeden Tag genauso viel ausscheiden wie Lunge, Nieren und Darm. Diese Ausscheidung findet in der Form von Schleimbildung, Toxinen (Säuren) und Gasen statt. Die Auswirkungen oder Abfallprodukte vieler Nahrungsmittel, die Sie essen, verursachen im Organismus Entzündungen und Kongestion. Hautbeschwerden sind nur die äußeren Anzeichen einer inneren Störung. Der Körper versucht, Abfallprodukte über die Haut auszuscheiden, was zu sehr unterschiedlichen Beschwerdebildern führen kann, darunter Schuppen, Pickel, Hautausschläge, Dermatitis, Schuppenflechte (Psoriasis) und Hautkrebs. Psoriasis und Hautkrebs sind von allen Hautbeschwerden die schwerwiegendsten mit deutlichen toxischen und parasitischen Komponenten.

Parasiten sind Opportunisten, sie sind überall dort zu finden, wo es ein toxisches Milieu und tote oder absterbende Zellen gibt. Das kann auch die verschiedenen Hautschichten und die Hautoberfläche betreffen. Wenn Sie wollen, können Sie diese Veränderungen als „Hautkrankheiten" bezeichnen, aber die darunterliegende Ursache bleibt immer gleich. Nur die Schwere der Symptome variiert. In der Regel verschreiben allopathische Mediziner zur Behandlung von Hautproblemen Glukokortikoide oder Steroide, was Toxine und Parasiten aber nur tiefer in den Organismus hineintreibt. Dann wird die Ausscheidungsfunktion der Haut noch mehr blockiert.

Je stärker sich diese Gifte in Nieren und Haut ansammeln, desto mehr wird auch die Leber belastet. Bei allen Hautbeschwerden, von einfachen Pickeln bis hin zur Dermatitis oder Psoriasis, müssen Sie Lymphsystem, Leber, Nieren und Darm entgiften. Verzichten Sie auf alle Milchprodukte und raffinierten Zucker, weil sie das Körpergewebe „verstopfen". Parasitische Pilze lieben dieses Milieu und stürzen sich mit Begeisterung auf den reichhaltig – toxisch – gedeckten Tisch. Es kommt zur Hefepilzbesiedelung, die wir in der Regel als Candida albicans kennen. Hefepilze gehören zu den Fungi, die sich in den meisten Fällen sehr leicht mit einer guten Heilkräuterrezeptur beseitigen lassen. Das funktioniert allerdings nur, wenn Sie sich entgiften und den Parasiten den Nährboden entziehen. Sonst kann es passieren, dass diese immer und immer wiederkehren.

Fieber ist einer der effektivsten Wege, auf denen der Körper über die Haut ausscheiden kann. Sobald die Körpertemperatur steigt, beginnt der Körper zu schwitzen und Toxine, giftige Abfallprodukte und Schleim werden an die Hautoberfläche „geschwemmt". Aus diesem Grund reagiert der Körper auf Parasitenbefall, Stimulation oder Entgiftung (Entsäuerung) mit Erkältungs- und Grippesymptomen. **Fieber und Grippesymptome sollten niemals unterdrückt werden**, denn sie sind keine Krankheitssymptome, sondern natürliche Ausscheidungsreaktionen des Körpers in der Bemühung, das gesunde Gleichgewicht wiederherzustellen.

Wenn Sie nicht genügend schwitzen, verstopfen Ihre Hautporen, die Haut wird trocken und entzündet sich. Viele Frauen kennen dieses Problem und versuchen mit Feuchtigkeitslotionen die Haut wieder weich und zart zu bekommen. Das ist aber kontraproduktiv, weil Cremes die Verstopfung in den unteren Hautschichten verstärken. Diese Kongestion in Verbindung mit der toxischen Belastung blockieren die Talgdrüsen und ausscheidenden Poren, die Haut wird trocken und schuppig. Hautgesundheit ist ein inneres und kein äußerliches Problem. Anders ausgedrückt, für eine strahlend schöne Haut muss der Körper innen gesund sein. Mit äußerlichen Anwendungen sollten Sie sehr zurückhaltend sein und nur mit reinem, kaltgepresstem Traubenkern- oder Olivenöl pflegen. Als Alternative kommen auch eine Mischung aus Tocopherol (Vitamin E) und Jojoba-Öl oder reine ätherische Öle in Frage.

Wenn Sie zu den Menschen mit Schilddrüsenunterfunktion gehören (das ist bei 60 bis 70 % der Bevölkerung so), werden Sie wahrscheinlich sehr wenig schwitzen. Die Schilddrüse steuert unsere Schweißproduktion und die meisten von uns schwitzen entweder zu viel oder zu wenig. Bewegungsmangel ist ein weiterer Grund, warum Menschen nicht genug ins Schwitzen kommen. In Kapitel 9 über gesunde Angewohnheiten schreibe ich über Trockenbürsten und kalte Schwitzanwendungen. Das sind nur zwei einfache Methoden, mit denen Sie die Ausscheidung über die Haut anregen können. Auch die Rohkosternährung spielt für gesunde, kräftige Hautzellen eine wichtige Rolle, so wie für alle anderen Zellen im Körper auch. Wenn Ihre Haut an Spannkraft verliert, schlaff und faltig wird, hat das nichts mit Altern zu tun. Die Haut ist schlicht und einfach schwach geworden.

Ihre Haut verdient genauso viel Pflege wie alle anderen Körperorgane. Bitte vergessen Sie nicht, dass Leber, Schilddrüse und Haut eng miteinander verknüpft sind, Sie müssen also die Leber entgiften, damit die Schilddrüse gut funktionieren kann. Ihren Schilddrüsenstatus können Sie mithilfe der Basaltemperatur zuverlässig überprüfen (siehe auch Anhang A).

Genießen Sie Ihre gesunde Haut. Entgiften Sie sich und regenerieren Sie Ihre Zellen. Ihr Körper wird es Ihnen für immer danken. Ich habe schon 80- und 90-jährige Menschen auf ihrem Weg zu Gesundheit und strahlend schöner, faltenfreier Haut begleiten dürfen. Der Körper ist eine wunderbar intelligente Maschine. Geben Sie gut auf ihn acht, denn nur er kann Sie hier auf Erden durchs Leben tragen.

Modul 5.10

Was Intellekt und Emotionen mit unseren Zellen zu tun haben

Bis jetzt haben wir uns überwiegend damit beschäftigt, welche Auswirkungen die Nahrungsmittel und Schadstoffe auf unseren Körper haben, die wir tagtäglich zu uns nehmen. Ich möchte aber auch auf die subtileren Prozesse eingehen, die auf Sie und Ihren Körper einwirken und Krankheiten verursachen können.

Die beiden mächtigsten Werkzeuge, mit denen Sie Ihr persönliches Erleben in der physischen Welt erschaffen, sind Ihr Intellekt/Verstand und Ihre Emotionen. Der physische Körper ist dabei nichts weiter als eine grobstoffliche Hülle, ein Transportmedium für das Bewusstsein. Die Ereignisse in Ihrem Leben würden sich nicht manifestieren, wenn die Abfolge dieser Ereignisse nicht bereits als Gedankenkette in Ihrem Kopf existierte. Sie sind der Urheber Ihrer eigenen Realität. Das Bedürfnis, bestimmte Ereignisse oder Dinge zu erschaffen, entsteht allerdings nur, weil wir von unseren Emotionen geleitet werden. Der Intellekt oder Verstand greift Bilder aus der Vergangenheit und der Gegenwart auf, verbindet sie miteinander und erschafft so die Zukunft. Es sind aber unsere Emotionen, die dafür sorgen, dass sich diese Bilder auch wirklich manifestieren. Je stärker Ihre Gefühle zu einem bestimmten Thema oder einem bestimmten Bild sind, desto mehr werden Sie „in die Erfahrung eintauchen". Es spielt dabei keine Rolle, um welche Angelegenheit es sich handelt. Zu diesen beiden Aspekten gesellt sich dann das Ego, also Ihr persönliches Empfinden von Individualität. Wenn Sie diese drei Komponenten addieren, stehen Sie mitten im „Spiel des Lebens".

Intellekt und Emotionen können uns positiv beeinflussen und für uns arbeiten oder sie können sich negativ auswirken und gegen uns arbeiten. In diesem Fall kontrollieren Sie uns und machen uns zu Sklaven. Ich empfehle Ihnen, Ihre Gedanken und Emotionen bewusst zu Ihrer eigenen Stärkung und Vitalität einzusetzen. Bitte vergessen Sie nicht, dass Ihr Verstand mit Bildern arbeitet. Das, was Sie sich vorstellen, wird auf die eine oder andere Art Realität. Setzen Sie diesen Vorgang zu Ihren Gunsten ein und stellen Sie sich als gesunden, vitalen Menschen vor. An dieser Stelle kommen auch Ihre Emotionen ins Spiel. Freuen Sie sich auf Ihr neues Leben, auf Ihre neu gewonnene Vitalität und strahlende Gesundheit. Machen Sie Ihre Emotionen zur treibenden Kraft hinter Ihrem Erfolg. Lesen Sie und umgeben Sie sich mit Büchern und Informationen über Rohkost und Entgiftung. Es ist absolut wichtig, dass wir als Seelenwesen unsere Körper kennen, denn sie tragen uns auf unserer Reise durch die Schöpfung. Sie müssen lernen, wie Sie Ihren Körper für Ihr höchstes Gut einsetzen können. Das, was Sie in Ihren Gedanken und Gefühlen erschaffen, wird zu Ihrer persönlichen Erfahrung werden. Wahre Gesundheit und Vitalität entstehen, wenn diese mentalen und emotionalen „Körper" in Einklang sind. Beide Körper beeinflussen sich gegenseitig. Ihre Gefühle, allen voran die negativen wie Wut, Hass und Eifersucht, können Ihren Körper krank machen. Diese Emotionen stauen sich in Leber und Nieren. Sie hemmen die gesunde Funktion der Bauchspeicheldrüse (Verdauung) und anderer Drüsen. Emotionen können den Verstand sogar dahingehend blockieren, dass unsere kognitive Wahrnehmung und unsere rationale Denk- und Entscheidungsfähigkeit stark beeinträchtigt sind. Wenn die Herzenergie erst einmal vollständig heruntergefahren ist, wird es sehr schwer, wieder gesund zu werden. In manchen Fällen führt dieser Zustand unweigerlich zum Tod.

Unter den Krebspatienten, denen ich nicht helfen konnte, waren einige, die ihr Herz aus dem einen oder anderen Grund verschlossen hatten und sich der Liebe nicht öffnen konnten. Bei manchen Menschen geht es um tiefsitzende und komplexe Themen. Hier können Meditation, persönliche Gebete und spirituelle Anleitung helfen. Man muss lernen, das Leben so zu nehmen, wie es ist. Beobachten Sie die Natur und umgeben Sie sich mit Blumen und Pflanzen, die eine sehr heilsame Energie besitzen. Lassen Sie sich umarmen von der liebevollen Energie der Natur. Sobald wir die Vergangenheit loslassen, können wir jeden Moment für das genießen, was er ist. Lassen Sie Hass, Wut und Rechthaberei los. Übergeben Sie diese an Gott. Ich sage gerne den Satz „Lass' los und überlass' es Gott.«

Liebe, Glück, Zufriedenheit, Freude, Gesundheit und ein geordneter Verstand halten die Herzenergie offen. Unzufriedenheit, Depressionen, Verzweiflung, Wut, Eifersucht, Jähzorn, Neid und negatives Denken fahren die Herzenergie herunter oder verriegeln sie komplett. Auch der Intellekt sollte gezügelt werden. Nicht umsonst sagt man, der Verstand sei ein guter Diener, aber ein schlechter und zuweilen sogar destruktiver Herr.

Unsere Gedanken halten uns davon ab, den jetzigen Moment zu genießen, das „ewige Jetzt", wie es auch genannt wird. Erinnern Sie sich noch daran, wie es damals war, als Kind, wo ein Moment eine Ewigkeit dauern konnte? Die Tage waren lang, abenteuerlich und gefüllt mit Spiel und Freude. Auf dem Weg ins Erwachsenenalter wurden diese zeitlosen Momente zunehmend ersetzt durch Gedanken und Begehrlichkeiten. Der Unterricht an den meisten Schulen ist wettbewerbsorientiert, fördert die Konkurrenz und hemmt unsere Fähigkeit, frei zu denken. Genauso verhält es sich mit unserer materialistischen und besitzorientierten Welt, die unsere Freiheit und unser Glück beschneidet. Diese Umstände haben unser Bewusstsein und unsere Gotteserfahrung geschmälert.

Wir haben den Kontakt zur Quelle wahrer Vitalität, Glückseligkeit und Wohlbefinden verloren.

Indem Sie Ihren physischen Körper entgiften, werden Sie eine Kettenreaktion in Gang bringen, die es Ihnen ermöglicht, auch Ihre Gedankengänge und Gefühle zu entrümpeln und neu zu ordnen. Sie können diesen Prozess unterstützen, indem Sie alte Denkmuster und hochkochende Emotionen, die sich während der Entgiftung zeigen, loslassen und vergessen. Es gibt mehrere Möglichkeiten, wie Sie das tun können.

Fangen Sie damit an, Ihre Gedanken zu beobachten. Nehmen Sie sich einen Schritt zurück und werden Sie zum Beobachter Ihrer eigenen Gedanken. Distanzieren Sie sich von den Meinungen und Emotionen anderer Menschen. Lösen Sie sich von zielorientierten Denkmustern. Lassen Sie los. Überlassen Sie alles dem großen Geist, Gott, dem Wind … oder was auch immer Ihrem Glauben entspricht. Lassen Sie Ihre negativen Emotionen und mentalen Ketten los. Dann werden Sie durchflutet von der größten und mächtigsten Heilenergie. Sie wird Ihren mentalen, emotionalen und physischen Körper durchdringen und Ihnen eine unglaubliche Ausstrahlung und ein Bewusstsein bringen, denen man nur selten begegnet. Genießen Sie jeden Moment Ihres Lebens. Gönnen Sie sich die Freiheit, Ihren Erfahrungsraum auszudehnen und zu wachsen. Brechen Sie aus Ihren alten, konditionierten Denkmustern und Gefühlswelten aus. Erfreuen Sie sich strahlender Gesundheit. Tun Sie es jetzt!

Drüsen, Emotionen und Gesundheit

An dieser Stelle ist es wichtig anzumerken, dass auch Sie aus dem Gleichgewicht geraten, sobald Ihre Drüsen nicht gut funktionieren. Das trifft vor allem auf das Trio Hypophyse, Schilddrüse und Nebennieren zu.

Bei einer hypoaktiven Schilddrüse sackt der Calciumstoffwechsel ab, was Depressionen verursachen kann, die von leichten depressiven Verstimmungen bis hin zu schwer depressiven, chronischen Zuständen alles abdecken. Die Nebennierenschwäche dagegen spielt bei Angststörungen eine große Rolle. In diesen Fällen reicht das Spektrum von Schüchternheit und Introvertiertheit, über emotionale Anspannung, chronische Nervosität und Ängste bis hin zu ausgeprägten Panikattacken, lähmende Angst und Rückzug aus der Realität. Bipolare Störungen, Schizophrenie und ähnliche Zustände gehören alle zu diesem Krankheitsspektrum, eben weil sie den Calciumstoffwechsel, die Serotoninproduktion und andere Neurotransmitter negativ beeinflussen. Das ist der Grund, warum Ihre physische Gesundheit für Ihren Verstand und Ihre emotionale Gesundheit so wichtig sind. Alle drei sind so eng miteinander verbunden, dass Sie sie als eine einzige, große Ausdrucksform erleben.

Zusammenfassung

Lernen Sie die Geheimnisse kennen, die Ihrer Psyche, Ihren Emotionen und Ihrem physischen Körper Gesundheit und Vitalität bringen. Machen Sie sich diese Werkzeuge zunutze, denn sie sind Ihre Ausdrucksformen, solange Sie auf dieser Erde sind. Entgiften Sie Ihren Körper und fegen Sie einmal ordentlich durch. Lassen Sie all Ihre Emotionen los und ersetzen Sie diese durch Liebe. Überwinden Sie Ihren Intellekt und schauen Sie in die Welt des Hier und Jetzt. Manifestieren Sie mit Ihren Gedanken nur das, was Sie brauchen und nicht das, was Sie begehren.

Modul 5.11

Körpersprache: Was will mein Körper mir sagen?

Nichts im Leben passiert ohne Grund. Alle Dinge existieren und verändern sich aus einem gegebenen Anlass. Wenn Sie einen langen Spaziergang machen, tun Sie das, weil Sie es in Ihren Gedanken und Gefühlen (Wunsch) so entschieden haben. Mit den Zellen in Ihrem Körper verhält es sich genauso. Sie agieren und reagieren auf Gedanken und Gefühle. Die Gedanken und Gefühle, mit denen Sie Ihre Zellen steuern, werden allerdings auf sehr subtile Art und Weise übertragen. Man könnte diesen Vorgang fast schon als unbewusst beschreiben.

Ihre Zellen funktionieren zwar automatisch, werden aber von Hormonen, Steroiden, Neurotransmittern, Serotonin usw. beeinflusst. Diese Stoffe rufen eine Reaktion im Gewebe (Zellen) hervor, die dann – abhängig von dem ursprünglichen Gedanken oder Gefühl – auf eine bestimmte Art und Weise agieren. Ein gutes Beispiel hierfür ist die Angst. Wenn Sie vor etwas Angst haben, schütten Ihre Nebennieren Adrenalin (Epinephrin) aus, um die Durchblutung – vor allem zum Herz – anzuregen und die Muskulatur in Bewegung zu versetzen. So bekommen Sie zusätzlich Kraft und Energie, um entweder wegzulaufen oder zu kämpfen. Die Nebennieren werden vom Gehirn darüber „informiert", dass sie Adrenalin ausschütten sollen, das Gehirn wiederum enthält seine Informationen über Ihr Bewusstsein.

Zellen reagieren auf Reize. Je nachdem, um welchen Reiz es sich handelt, kann das zu positiven oder negativen Reaktionen führen. Wie ich bereits an vielen Stellen dieses Buches geschrieben habe, kommt es sehr darauf an, was Sie essen, trinken, atmen und auf Ihre Haut auftragen. Alles wirkt sich entweder positiv oder negativ auf die Zellen, das Gewebe, die Organe und die Drüsen aus. Ein negativer Reiz kann die Funktion von bestimmten Zellen und ihrem Gewebe hemmen (Unterfunktion) und unter Umständen sogar abtöten.

Je schwächer die Zellen werden und vielleicht sogar absterben, desto mehr ist ihre Morphologie (Form und Funktion) davon betroffen. Dann bieten diese Zellen eine Angriffsfläche für Parasiten und/oder werden von Immunzellen zerstört und ausgeschieden.

Je weiter dieser Prozess des Zellenabbaus voranschreitet, desto mehr leidet der ganze Körper darunter. Es kommt zu einem Dominoeffekt und die Körperfunktionen verändern sich. Die verschiedenen Veränderungen haben eine Signalwirkung, sie sind wie Markierungen oder Zeichen, die sich aneinanderreihen und eine eigene „Sprache" bilden. Diese Körpersprache kann von Ihnen oder

Ihrem Therapeuten gelesen werden. Wenn Sie aufmerksam sind und die Sprache und Kommunikationswege Ihres Körpers kennen, werden Sie in der Lage sein herauszufinden, welche Organe oder Drüsen in Ihrem Körper geschwächt sind. Zu diesem Zweck arbeiten Sie am besten mit dem Fragebogen zu Ihrem Gesundheitsstatus am Ende des Kapitels in Modul 5.12. Der Frageboden wird Ihnen dabei helfen, verschiedene Vorgänge und Systeme im Körper besser nachvollziehen und die jeweiligen Schwächen erkennen zu können.

Die nun folgenden Auflistungen sind als Hinweise zur „Körpersprache“ oder zu den Nebenwirkungen gedacht, die ich in meiner mehr als 30-jährigen Erfahrung als Therapeut beobachtet habe. Manche davon würden Sie vielleicht als eigenständige Krankheit bezeichnen. Im Grunde genommen handelt es sich bei diesen Zuständen aber um die Auswirkungen einer Organ- oder Drüsenschwäche, in manchen Fällen sogar um ein Organversagen.

Die Sprache der Drüsen, Organe und Körpersysteme

Schilddrüse (endokrines System)

Unterfunktion oder Versagen der Schilddrüse äußert sich als:

- Übergewicht (wenn Sie zusätzlich eine Pankreasschwäche haben, können Sie bei einer Schilddrüsenunterfunktion auch untergewichtig sein)
- langsamer Stoffwechsel (kann zu Verdauungsstörungen führen)
- niedrige Körpertemperatur (kalte Gliedmaßen und Kälteempfindlichkeit)
- Haarausfall und Glatze
- verminderte Schweißsekretion, daher ungenügende Ausscheidung über die Haut (verursacht trockene Haut und andere Beschwerden)

Nebenschilddrüsen (endokrines System)

Ohne Parathormon kann Calcium nicht vom Körper verwertet werden. Störungen im Calciumstoffwechsel äußern sich als:

- Knochenabbau (Osteoporose, Wirbelsäulendegeneration und Bandscheibenvorfälle)
- Knochensporne (Calciumablagerungen)
- Arthrose (in diesem Fall liegt auch eine Nebennierenschwäche vor)
- Bindegewebsschwäche, die zum Prolaps (Vorfall) von Gewebe führt, z. B. Haut, Blase, Gebärmutter, Eingeweide oder andere Organe
- Krampfadern und Besenreiser
- Hämorrhoiden

- Depression
- Nervenschwäche
- Spasmen, Muskelkrämpfe, Konvulsionen
- Dehydrierung
- gerillte, brüchige oder weiche Fingernägel
- Anämie (zu wenig Calcium hemmt die Aufnahme von Eisen)
- Skoliose
- Bandscheibenrisse
- Hernien (Leistenbruch)
- Aneurysmen
- MKP (Mitralklappenprolaps im Herz)

Nebennieren (endokrines System)

Eng verknüpft mit Nervensystem, Entzündungen, Kohlenstoffwechsel, Wund- und Gewebeheilung. Schwäche oder Unterfunktion dieser Drüsen äußert sich als:

- „-itis“ (alle entzündlichen Zustände)
- fibrozystische Beschwerden
- Fibromyalgie, Sklerodermie und Ischiasbeschwerden
- Eierstockzysten
- starke Blutungen
- Endometriose und abnormale Zellen
- Prostatitis
- Prostatakrebs
- alle Krebserkrankungen bei Frauen
- MS und M. Parkinson
- Tremor
- Tinnitus (Ohrgeräusche)
- Atemnot
- Cholesterinplaques
- Dehydrierung
- Angststörungen, übermäßige Schüchternheit, emotionale Sensibilität und andere verwandte Zustände
- Schlafstörungen
- Gedächtnisstörungen
- frühe Pubertät, frühe Menarche, unregelmäßiger Menstruationszyklus
- Fruchtbarkeitsstörungen
- sexuelle Probleme (darunter verringerte oder gesteigerte Libido, Impotenz, Erektionsstörungen, Frigidität bei Frauen und Fruchtbarkeitsprobleme)
- zu wenig Energie (chronische Müdigkeit)
- fehlende Ausdauer

Bauchspeicheldrüse (Verdauungstrakt und endokrines System)

Eine Unterfunktion der Bauchspeicheldrüse (Pankreas) kann folgende Beschwerden verursachen:

- Flatulenz und Blähungen während der Verdauung
- unverdaute Nahrungsreste im Stuhl
- Untergewicht
- Muttermale auf der Haut
- niedriger Blutzucker (Hypoglykämie)
- hoher Blutzucker (Diabetes usw.)
- Sodbrennen
- Gastritis
- Enteritis (Schleimhautentzündung des Dünndarms)
- Übelkeit

Leber und Gallenblase (Hepatisches System/Blut - Ihre persönliche Chemiefabrik)

Wenn Leber oder Gallenblase toxisch, entzündet und voller Steine sind, können sich folgende Symptome zeigen:

- Blähungen und Sodbrennen
- Enteritis (Schleimhautentzündung des Dünndarms)
- schlechte Verdauung
- Anämie
- niedrige Stoffwechselrate für Aminosäuren
- niedrige Hämoglobin- und Albuminwerte
- toxische Zustände der Haut (führen zu Dermatitis, Ekzem, Schuppenflechte und andere)
- weißer Stuhlgang
- Leberflecken (Veränderungen in der Pigmentierung der Haut)
- Mangelernährung
- verringerte Produktion von Cholesterin = zu wenig Steroid wird gebildet = entzündungsfördernd
- geringe Widerstandsfähigkeit gegenüber Entzündungen
- die Schutzfunktion der Zellwand ist kompromittiert
- Gastritis
- Übelkeit nach dem Essen
- Verlust des Muskelgewebes (schlechte Proteinverwertung)
- niedriger Cholesterinspiegel
- Probleme mit dem Blutzucker (Hyper- oder Hypogöykämie)

Darm (Verdauungstrakt und ausscheidende Organe)

Ihr Verdauungstrakt (vom Magen bis zum After) ist der Dreh- und Angelpunkt Ihres Körpers. Ist er verstopft oder entzündet, kann er nicht mehr richtig arbeiten und der ganze Körper wird geschwächt. Er verhungert buchstäblich. Sobald die Verdauung versagt, kommt der gesamte Körper ins Stocken. Im Folgenden sind nur einige der Auswirkungen dieser Vorgänge aufgelistet:

- Mangelernährung und Unterversorgung
- Gastritis, Enteritis und/oder Colitis
- Divertikulitis (Ausstülpungen in der Darmwand, verursacht durch Ablagerungen)
- Blähungen
- Durchfall
- Obstipation/Verstopfung (steht auch in Verbindung mit einer Schwäche der Nebennierenrinde)
- Parasiten (Würmer und andere; sehr unfreundliche Zeitgenossen)
- Morbus Crohn
- Darmkrebs (jede zweite Krebserkrankung in den USA betrifft den Darm; in Deutschland ist es jede achte, Anm. d. Red.)
- Wenn der Verdauungstrakt toxisch ist, wird der ganze Körper vergiftet
- Blinddarmentzündung
- Lymphstau (hemmt die reguläre Ausscheidung über die Lymphe)
- Übelkeit nach dem Essen

Lymphsystem (Immunsystem und ausscheidende Organe; „Abwassersystem des Körpers")

Das Lymphsystem hat die Aufgabe, den Körper zu reinigen und zu schützen. Es ist genauso wichtig wie das Herz-Kreislaufsystem und das Blut. Das Lymphsystem wird meist stark vernachlässigt und verdient zusätzliche Aufmerksamkeit. Alle Krankheiten haben ihren Ursprung in einem überlasteten und geschwächten Lymphsystem. Die folgenden Symptome sind nur einige der zahlreichen Auswirkungen eines schwachen Lymphsystems:

- Erkältungen und grippeähnliche Symptome
- viele Kinderkrankheiten (Mumps, Masern usw.)
- die meisten kongestiven Atemwegsbeschwerden
- Verstopfung der Nebenhöhlen
- Ohrenschmerzen
- Schwerhörigkeit (die mit Röhrchen im Ohr behandelt werden muss)
- Halsentzündungen
- Zysten und Tumoren

- Beulen, Pickel usw.
- Lymphdrüsenkrebs
- Blinddarmentzündung
- kompromittierte Immunantwort
- zu wenige Lymphozyten (wenn die zum Lymphsystem gehörende Milz betroffen ist)
- niedrige Anzahl von Blutplättchen, das Blut kann nicht effektiv genug gereinigt werden
- Lymphödem, weil die Lymphdrüsen entfernt wurden oder nicht mehr funktionsfähig sind
- Schwellung der Lymphknoten
- Allergien
- Zellulitis
- Sehstörung, verschwommenes Sehen
- Katarakt und Glaukom
- Schnarchen
- Schlafapnoe
- geschwollene Mandeln (Tonsillitis)
- steifer Hals
- Degeneration der Wirbelsäule, weil die Lymphe im Nacken stagniert (insbesondere, wenn die Mandeln entfernt wurden)
- Schuppen

Nieren und Blase (ausscheidende Organe/Harnwege)

Diese Organe sind für die Ausscheidung absolut wichtig. Wenn Stoffwechselprodukte – hier sind die Endprodukte der Verdauung und des Zellstoffwechsels gemeint – nicht ausgeschieden werden können, sammeln sich toxische Produkte im Körper an. Der Körper vergiftet sich selbst, was die Zellen schwächt und zum Zelltod führen kann. Die folgenden Symptome sollten als Warnsignale des Körpers gedeutet werden, dass eine Nieren- und Blasenschwäche vorliegt:

- Ringe unter den Augen
- Sehstörungen
- Schwäche und Schmerzen im Lendenwirbelbereich
- Nierensteine (eine der Ursachen für Nebenschilddrüsenunterfunktion)
- Harnwegsinfekte (Brennen beim Wasserlassen)
- Harninkontinenz (unwillkürlicher Harnabgang)
- Schwierigkeiten beim Wasserlassen (kann auch bei Harnwegsinfekten auftreten)
- zunehmende Übersäuerung
- Dehydrierung

- Ödeme (Mitursache)
- Toxämie
- Kopfschmerzen
- Schwierigkeiten bei der Atmung

Herz- Kreislaufsystem

Viele der Beschwerden, die das Herz-Kreislaufsystem betreffen, wurden bereits in den Abschnitten über die verschiedenen Drüsen und deren Auswirkungen auf den Körper besprochen. Der Grund dafür ist, dass viele Vorgänge im Körper reflexartig passieren, d.h. die Ursache der Beschwerden ist in einem anderen Organsystem zu finden. Beispiele hierfür sind Mitralklappenprolaps und Herzrhythmusstörungen, deren Ursache in den Nebenschilddrüsen liegt, wo es zu Bindegewebsschwächen und Störungen in der Nervenfunktion kommen kann. Natürlich spielen auch die Nebennieren eine wichtige Rolle, weil sie auf die Nerven wirken, die die Herzfunktion steuern. Bei einer vorhandenen Nebennierenschwäche bilden sich Cholesterinplaques und die Übersäuerung gerät außer Kontrolle. All dies kann Schlaganfälle, Herzinfarkte und Blockaden in den Blutgefäßen begünstigen. Zu den Symptomen einer Schwäche im Herz-Kreislaufsystem gehören:

- Durchblutungsstörungen, die zum Zelltod führen (Ursache vieler unterschiedlicher Beschwerdebilder)
- graue Haare
- Gedächtnisstörungen
- Angina pectoris oder Schmerzen in der Brust
- Gefühl von „Schwere" oder einem „Gewicht" auf der Brust
- Petechien (blaue Flecken entstehen sehr schnell)
- Blut fließt zurück in die Herzkammern, weil die Herzklappen zu schwach sind (verursacht Brustschmerzen)
- hoher oder niedriger systolischer Blutdruck (steht in Bezug zu den Nebennieren)
- hoher diastolischer Blutdruck (der untere Wert)
- Müdigkeit (vor allem beim Sport)
- Atemnot, weil sich im Gewebe schon Wasser ansammelt, kongestives Herzversagen und Herzödem (Flüssigkeitsansammlung im Bereich des Herzmuskels); Wassersucht ist eine entzündliche Reaktion auf Übersäuerung
- fehlende Ausdauer (eng verknüpft mit der Nebenniere)
- Spasmen oder Krämpfe beim Sport
- trägt zum Lymphstau bei, macht das Lymphsystem träge
- alle Arten von Herzrhythmusstörungen (ursächlich sind in der Regel aber Schilddrüsenunterfunktion und Nebennierenschwäche)

Haut (Integument und ausscheidende Organe)

Die Haut ist unser größtes Ausscheidungsorgan. Sie sollte jeden Tag genauso viel entsorgen wie Nieren und Darm. Sind Leber, Darm und Lymphsystem aber überlastet, muss die Haut Überstunden leisten. Sie wird zu stark beansprucht, verstopft und wird zunehmend träge. Die meisten Hautbeschwerden sind auf dieses Szenario zurückzuführen. Außerdem kann die Haut nicht mehr so gut schwitzen, wenn eine Schilddrüsenunterfunktion besteht. Dann wird die natürliche Ausscheidung über die Haut zusätzlich erschwert. Bricht die natürliche Funktion der Haut ein, kommt es zu folgenden Beschwerden:

- Hautausschläge
- trockene Haut
- Ekzeme
- Beulen, Pickel usw. (stehen in Bezug zum Lymphsystem)
- Dermatitis
- Schuppenflechte (Psoriasis)
- rissige Haut

Lunge (Atemwege)

Über Lunge und Atmung nehmen wir Energie in unseren Körper auf. Sie ist unsere wichtigste Sauerstoffquelle. Ohne Sauerstoff würden wir sterben. Unter der Einwirkung von Sauerstoff werden Stoffe zu anderen Stoffen oder Verbindungen transmutiert. Die Transmutation ist der zentrale Vorgang in der Natur. Folgende Körpersymptome (Körpersprache) deuten auf eine Kongestion in der Lunge hin, begleitet von Toxizität und Übersäuerung:

- Bronchitis und Lungenentzündung
- Asthma
- Atemnot
- chronischer Husten
- C. O. P.D (chronisch obstruktive Atemwegserkrankung)
- Schmerzen in der Lungengegend
- Müdigkeit (auch in Verbindung mit Schilddrüsenunterfunktion und Nebennierenschwäche)
- niedrige Belastbarkeit (auch bei Schilddrüsenunterfunktion)
- Halsschmerzen (fängt hier an)
- zu viel CO_2
- Toxämie

Modul 5.12

Fragebogen zum Gesundheitsstatus

Nachdem wir uns in Modul 5.11 mit der Bedeutung der Körpersprache beschäftigt haben, werden Sie mithilfe dieses Fragebogens besser einschätzen können, welche Organe, Drüsen oder andere Systeme nicht so funktionieren, wie sie sollten. Sobald Sie Ihre persönlichen Schwächen kennen, können Sie meine Ernährungsempfehlungen aufgreifen und Ihre körperlichen Schwachpunkte gezielt mit spezifischen Kräuterrezepturen unterstützen. In *Kapitel 8, Modul 8.3* finden Sie spezifische *Kräuterrezepturen*, die für die einzelnen Organsysteme zusammengestellt wurden. Zuverlässige Bezugsquellen und Händler sind im Anhang gelistet.

Sie können den Fragebogen auch mit Ihrem Hausarzt oder naturheilkundlichen Therapeuten besprechen, da er viele Punkte abdeckt, die während einer Routineuntersuchung in der Regel nicht erfasst werden. So können Sie Ihren Hausarzt unterstützen und ihn/sie auf Probleme aufmerksam machen, die in Ihrer Krankengeschichte nicht bekannt sind. Nutzen Sie den Fragebogen als zusätzliches Werkzeug, um gemeinsam den für Sie besten Weg der Entgiftung und Regeneration zu finden.

SCHILDDRÜSE/NEBENSCHILDDRÜSE (ENDOKRINES SYSTEM)

Sind Sie übergewichtig?	Ja ______	Nein ______
Werden Ihre Hände und Füße schnell kalt?	Ja ______	Nein ______
Haben Sie Haarausfall, eine Glatze oder kahle Stellen?	Ja ______	Nein ______
Nehmen Sie leicht zu oder haben Probleme abzunehmen?	Ja ______	Nein ______
Sind Ihre Fingernägel gerillt, brüchig oder weich?	Ja ______	Nein ______
Haben Sie Krampfadern oder Besenreiser?	Ja ______	Nein ______
Haben oder hatten Sie Hämorrhoiden?	Ja ______	Nein ______
Leiden Sie unter Muskelkrämpfen?	Ja ______	Nein ______
Haben Sie eine Blasenschwäche oder Harnverhalt?	Ja ______	Nein ______
Haben Sie Herzrhythmusstörungen?	Ja ______	Nein ______
Leiden Sie an einem Mitralklappenprolaps (Herzgeräusche)?	Ja ______	Nein ______

Leiden Sie an Migräne oder Kopfschmerzen?	Ja ______	Nein ______
Haben oder hatten Sie einen Leistenbruch (Hernie)?	Ja ______	Nein ______
Haben Sie jemals an einem Aneurysma gelitten?	Ja ______	Nein ______
Leiden Sie unter Osteoporose?	Ja ______	Nein ______
Haben Sie eine Skoliose?	Ja ______	Nein ______
Reagieren Sie schnell gereizt?	Ja ______	Nein ______
Haben Sie wenig Energie?	Ja ______	Nein ______
Haben Sie Symptome einer Depression?	Ja ______	Nein ______
Wurde bei Ihnen eine niedrige Knochendichte gemessen?	Ja ______	Nein ______
Wurde bei Ihnen ein niedriger Calciumspiegel diagnostiziert?	Ja ______	Nein ______
Haben oder hatten Sie einen Kropf?	Ja ______	Nein ______
Leiden Sie an einer Wirbelsäulendegeneration oder einem Bandscheibenvorfall?	Ja ______	Nein ______
Wurden bei Ihnen oder einem Familienmitglied eine Hashimoto Thyreoiditis oder eine Riedel-Struma diagnostiziert?	Ja ______	Nein ______
Schwitzen Sie zu viel oder zu wenig?	Zu wenig ______	Zu viel ______

NEBENNIEREN (ENDOKRINES SYSTEM)

Nebennierenmark (Medulla)

Leiden Sie an MS, M. Parkinson oder einer Lähmung (Parese)?	Ja ______	Nein ______
Leiden Sie an Panikattacken oder sind übermäßig ängstlich und nervös?	Ja ______	Nein ______
Sind Sie sehr schüchtern oder leiden an einem Minderwertigkeitskomplex?	Ja ______	Nein ______
Haben Sie einen niedrigen Blutdruck (systolischer Wert niedriger als 118)?	Ja ______	Nein ______
Zittern Sie manchmal oder haben unruhige Beine usw.?	Ja ______	Nein ______
Haben Sie einen Tinnitus (Ohrgeräusche)?	Ja ______	Nein ______

Haben Sie manchmal Atemnot oder können nicht tief durchatmen?	Ja ______	Nein ______
Haben Sie Herzrhythmusstörungen?	Ja ______	Nein ______
Leiden Sie an Schlafstörungen?	Ja ______	Nein ______
Leiden Sie an einem Chronischen Müdigkeitssyndrom?	Ja ______	Nein ______
Werden Sie schnell müde?	Ja ______	Nein ______
Wurde bei Ihnen je die Diagnose M. Addison gestellt? Oder eine adrenogenitale Hyperplasie diagnostiziert?	Ja ______	Nein ______

Nebennierenrinde (Cortex)

War Ihr Cholesterinspiegel jemals zu hoch?	Ja ______	Nein ______
Haben Sie eine Schwäche im Lendenwirbelbereich?	Ja ______	Nein ______
Haben oder hatten Sie Beschwerden mit dem Ischiasnerv?	Ja ______	Nein ______
Leiden Sie an Arthritis (Gelenkentzündung) oder Bursitis (Schleimbeutelentzündung)?	Ja ______	Nein ______
Haben Sie irgendwo im Körper eine Entzündung („-itis")?	Ja ______	Nein ______

Bitte beschreiben Sie diese näher: ______________________________

____

____

NUR FÜR FRAUEN

Haben Sie einen unregelmäßigen Menstruationszyklus?	Ja ______	Nein ______
Haben Sie eine ungewöhnlich starke Monatsblutung?	Ja ______	Nein ______
Haben oder hatten Sie Eierstockzysten?	Ja ______	Nein ______
Haben oder hatten Sie Uterusmyome?	Ja ______	Nein ______
Haben oder hatten Sie Endometriose oder atypische Zellen?	Ja ______	Nein ______
Leiden Sie an fibrozystischen Beschwerden?	Ja ______	Nein ______

Leiden Sie an Fibromyalgie oder Sklerodermie? Ja ______ Nein ______

Haben Sie Schmerzen in den Brüsten, insbesondere vor/während der Regelblutung? Ja ______ Nein ______

Haben Sie eine verminderte oder gesteigerte Libido (sexuelles Verlangen)? Ja ______ Nein ______

Hatten Sie eine Hysterektomie (Entfernung der Gebärmutter)? Ja ______ Nein ______

Teilweise ______ Vollständig ______ Wann? ______________________

Wurden gleichzeitig andere Organe entfernt (z. B. die Gallenblase)? Ja ______ Nein ______

Wurde bei Ihnen eine Ausschabung vorgenommen? Ja ______ Nein ______

Hatten Sie schon einmal eine Fehlgeburt? Ja ______ Nein ______

Liegt bei Ihnen eine Fruchtbarkeitsstörung vor? Ja ______ Nein ______

Andere: ____

____

____

NUR FÜR MÄNNER

Leiden Sie an einer Prostatitis (häufiger Harndrang, vor allem nachts)? Ja ______ Nein ______

Wenn ja, wie oft?

Leiden Sie an Prostatakrebs? Ja ______ Nein ______

Ihr PSA-Wert: ______________

Haben Sie vergrößerte Hoden (Hypertrophie)? Ja ______ Nein ______

Ist Ihre sexuelle Lust vermindert oder erhöht? Ja ______ Nein ______

Haben Sie Erektionsprobleme? Ja ______ Nein ______

Leiden Sie an vorzeitiger Ejakulation? Ja ______ Nein ______

Andere: ____

____

BAUCHSPEICHELDRÜSE/PANKREAS

Leiden Sie an Blähungen nach dem Essen? Ja ______ Nein ______

Liegt Ihnen das Essen schwer im Magen? Ja ______ Nein ______

Haben Sie Sodbrennen? Ja ______ Nein ______

Haben Sie unverdaute Speisereste im Stuhl? Ja ______ Nein ______

Leiden Sie an Hypoglykämie (niedrigem Blutzucker)? Ja ______ Nein ______

Leiden Sie an Diabetes (hohem Blutzucker)? Ja ______ Nein ______

Typ 1-Diabetes ______ Typ 2-Diabetes ______

Sind sie zu schlank und nehmen nur schwer zu? Ja ______ Nein ______

Haben Sie eine Gastritis oder Enteritis? Ja ______ Nein ______

Haben Sie das Gefühl, Ihr Essen nicht gut zu verdauen (Durchfall)? Ja ______ Nein ______

Haben Sie Leberflecke oder Muttermale auf der Haut? Ja ______ Nein ______

VERDAUUNGSTRAKT

Ist Ihre Zunge belegt (weiß, gelb, grün oder braun), vor allem morgens? Ja ______ Nein ______

Haben Sie einen Leistenbruch? Ja ______ Nein ______

Leiden Sie an Gastritis? Ja ______ Nein ______

Haben Sie eine Colitis? Ja ______ Nein ______

Haben Sie eine Divertikulitis? Ja ______ Nein ______

Haben Sie ab und zu oder ständig Durchfall? Ja ______ Nein ______

Haben Sie manchmal oder ständig Verstopfung (Obstipation)? Ja ______ Nein ______

Wie oft haben Sie Stuhlgang? ______________

Hatten Sie je ein Magen- oder Darmgeschwür? Ja ______ Nein ______

Leiden Sie aktuell an/hatten Sie schon einmal eine Krebserkrankung im Verdauungstrakt: Magenkrebs, Darmkrebs usw.? Ja ______ Nein ______

Bitte beschreiben Sie diese näher: ______________

Haben Sie einen Morbus Crohn? Ja ______ Nein ______

Leiden Sie unter Blähungen oder Völlegefühl? Ja ______ Nein ______

Andere Erkrankungen des Magen-Darm-Trakts: ______________________

____

____

LEBER/GALLENBLASE/BLUT

Haben Sie Schwierigkeiten mit der Fettverdauung? Ja ______ Nein ______

Verursachen Fett oder Milchprodukte bei Ihnen Blähungen und/oder Schmerzen in der Magengegend? Ja ______ Nein ______

Ist Ihr Stuhlgang weiß oder hellbraun gefärbt? Ja ______ Nein ______

Leiden Sie an Schmerzen in der Mitte Ihres Rückens (insbesondere nach dem Essen)? Ja ______ Nein ______

Haben Sie Schmerzen im Bereich der rechten unteren Rippe? Ja ______ Nein ______

Haben Sie „Leberflecken" oder andere braune Flecken auf der Haut (außer Sommersprossen)? Ja ______ Nein ______

Haben Sie eine Pigmentierungsstörung der Haut? Ja ______ Nein ______

Haben Sie Hautprobleme? Ja ______ Nein ______

Wenn ja, welche? ______________________________________

Sind Sie anämisch (Blutarmut)? Ja ______ Nein ______

Haben oder hatten Sie eine Hepatitis? Ja ______ Nein ______

A ______ B ______ C ______

HERZ-KREISLAUFSYSTEM

Haben Sie graue Haare? Ja ______ Nein ______

Haben Sie Gedächtnisstörungen? Ja ______ Nein ______

Werden Ihre Beine nach einem Spaziergang müde oder krampfen? Ja ______ Nein ______

Bekommen Sie schnell blaue Flecken? Ja ______ Nein ______

Leiden Sie an Brustschmerzen oder Angina? Ja ______ Nein ______

Hatten Sie schon einmal einen Herzinfarkt (Myokardinfarkt)? Ja ______ Nein ______

Hatten Sie jemals eine Operation am offenen Herzen? Ja ______ Nein ______

Leiden Sie an Herzrhythmusstörungen? Ja ______ Nein ______

Welcher Art? ______________________________

Haben Sie Herzgeräusche oder einen Mitralklappenprolaps? Ja ______ Nein ______

Haben Sie manchmal ein Druckgefühl auf der Brust? Ja ______ Nein ______

Verspüren Sie manchmal ein Prickeln an unterschiedlichen Körperstellen und vor allem in der Herzgegend? Ja ______ Nein ______

Wo? ______________________________

Haben oder hatten Sie Bluthochdruck? Ja ______ Nein ______

Mein durchschnittlicher Blutdruck ist ______ zu ______.

HAUT

Haben Sie manchmal oder immer Hautausschläge? Ja ______ Nein ______

Haben Sie Hautunreinheiten? Ja ______ Nein ______

Leiden Sie an Ekzemen oder Dermatitis? Ja ______ Nein ______

Haben Sie eine Schuppenflechte (Psoriasis)? Ja ______ Nein ______

Leiden Sie an Juckreiz? Wo? ______________ Ja ______ Nein ______

Haben Sie trockene Haut? Ja ______ Nein ______

Ist Ihre Haut zu fettig? Ja ______ Nein ______

Haben Sie manchmal oder immer Schuppen? Ja ______ Nein ______

LYMPHSYSTEM

Sind Sie gegen etwas allergisch? Ja ______ Nein ______

Gegen was? ______________

Leiden Sie manchmal unter Grippe- oder Erkältungssymptomen? Ja ____ Nein ____

Haben Sie Probleme mit den Nebenhöhlen? Ja ____ Nein ____

Haben Sie manchmal Halsweh? Ja ____ Nein ____

Haben Sie geschwollene Lymphknoten? Ja ____ Nein ____

Haben oder hatten Sie Tumoren? Ja ____ Nein ____

Welche/n? Im Fettgewebe ____ gutartig ____ bösartig ____

Wo? ______________

Haben Sie zu wenige Blutplättchen (im Blut)? Ja ____ Nein ____

Arbeitet Ihr Immunsystem zu langsam oder ist träge? Ja ____ Nein ____

Hatten Sie schon einmal eine Blinddarmentzündung? Wurde Ihr Blinddarm entfernt? Ja ____ Nein ____

Wann? ______________

Haben Sie Pickel, Eiterbeulen oder Ähnliches? Ja ____ Nein ____

Hatten Sie schon einmal einen Abszess? Ja ____ Nein ____

Hatten Sie schon einmal eine Blutvergiftung? Ja ____ Nein ____

Haben oder hatten Sie eine Zellulitis? Ja ____ Nein ____

Hatten Sie jemals Gicht? Ja ____ Nein ____

Haben Sie Sehstörungen (verschwommenes Sehen)? Ja ____ Nein ____

Sind Ihre Augen morgens beim Erwachen verklebt? Ja ____ Nein ____

Schnarchen Sie? Ja ____ Nein ____

Hatten Sie jemals eine Schlafapnoe? Ja ____ Nein ____

Wurden Ihre Mandeln entfernt? Ja ____ Nein ____

In welchem Alter? ______________

NIEREN UND BLASE

Hatten Sie schon einmal eine Harnwegsinfektion? Ja ____ Nein ____

Hatten Sie schon einmal brennende Schmerzen beim Wasserlassen? Ja ____ Nein ____

Haben Sie eine schwache Blase (Nebenschilddrüsen)? Ja ______ Nein ______

Hatten Sie schon einmal Nierensteine? Ja ______ Nein ______

Haben Sie schwarze Ringe unter den Augen (vor allem morgens)? Ja ______ Nein ______

Kann Ihr Urin nicht frei fließen? Ja ______ Nein ______

Haben Sie Krämpfe oder Schmerzen im mittleren Bereich des Rückens entweder auf der einen oder anderen Seite der Wirbelsäule? Ja ______ Nein ______

Haben oder hatten Sie schon einmal eine Nierenentzündung (Nephritis)? Ja ______ Nein ______

Haben oder hatten Sie schon einmal eine Blasenentzündung (Cystitis)? Ja ______ Nein ______

LUNGE

Haben oder hatten Sie schon einmal eine Bronchitis? Ja ______ Nein ______

Haben oder hatten Sie schon einmal ein Emphysem? Ja ______ Nein ______

Haben oder hatten Sie schon einmal Asthma? Ja ______ Nein ______

Haben Sie eine chronisch obstruktive Lungenerkrankung (C. O. P. D.)? Ja ______ Nein ______

Benutzen Sie ein Asthmaspray oder müssen Sie inhalieren? Ja ______ Nein ______

Wie oft tun Sie das? ______________________________

Wie heißt das Gerät/Medikament? ______________________________

Wie hoch ist Ihre Sauerstoffsättigung? ______________________________

Haben Sie Schmerzen beim Atmen? Ja ______ Nein ______

Haben Sie Schmerzen, wenn Sie tief einatmen? Ja ______ Nein ______

Haben oder hatten Sie Lungenkrebs? Ja ______ Nein ______

Haben oder hatten Sie einen Pneumothorax (Lungenkollaps)? Ja ______ Nein ______

Rauchen Sie? Wenn ja, wie oft? Ja ______ Nein ______

______________________________ am Tag

Hatten Sie jemals eine Lungenentzündung (Pneumonie)? Ja ______ Nein ______

Sind Sie jemals mit giftigen Chemikalien in Kontakt gekommen, z. B. im Kohlebergwerk, oder haben Sie mit Asbest gearbeitet? Ja ______ Nein ______

Müssen Sie oft und viel husten? Ja ______ Nein ______

Haben Sie beim Husten Auswurf? Ja ______ Nein ______

Welche Farbe hat der Auswurf? ______________________

ANDERE BESCHWERDEN

Was sind Ihre wichtigsten gesundheitlichen Beschwerden oder Sorgen? Bitte nennen Sie alle Beschwerden, Probleme und Symptome, die nicht im Fragebogen erwähnt oder abgefragt wurden: ______________________

____

____

____

____

____

____

____

CHIRURGISCHE EINGRIFFE

Bitte tragen Sie alle Operationen und chirurgischen Eingriffe ein, die bei Ihnen durchgeführt wurden (z. B. Entfernung der Mandeln, Gallenblase oder Gebärmutter, Operation am offenen Herzen usw.):

Eingriff ______________________ Jahr __________

______________________ __________

______________________ __________

SYNTHETISCHE MEDIKAMENTE

Bitte notieren Sie hier alle chemischen Medikamente, die Sie zurzeit einnehmen:

Medikament ______________ Grund ______________

______________ ______________

______________ ______________

______________ ______________

______________ ______________

NATÜRLICHE NAHRUNGSERGÄNZUNGSMITTEL

Bitte notieren Sie hier alle Nahrungsergänzungsmittel, die Sie zurzeit einnehmen:
Nahrungsergänzungsmittel ______________________________

____

____

____

____

Vitamine & Minerale ______________________________

ALLERGIEN

Bitte tragen Sie alle Dinge ein, gegen die Sie allergisch sind: ______________

____

____

____

FAMILIÄRE VORBELASTUNGEN

Bitte tragen Sie alle Erkrankungen und Beschwerden in Ihrer Familie ein, die Ihnen bekannt sind:

Mutter ______________________________
Vater ______________________________
Großvater mütterlicherseits ______________________________
Großmutter mütterlicherseits ______________________________
Großvater väterlicherseits ______________________________
Großmutter väterlicherseits ______________________________
Schwester ______________________________
Schwester ______________________________
Schwester ______________________________
Bruder ______________________________
Bruder ______________________________
Bruder ______________________________
Andere ______________________________

____

____

____

____

6

Krankheiten ausleiten

So wird es gemacht: Entgiftung und Regeneration

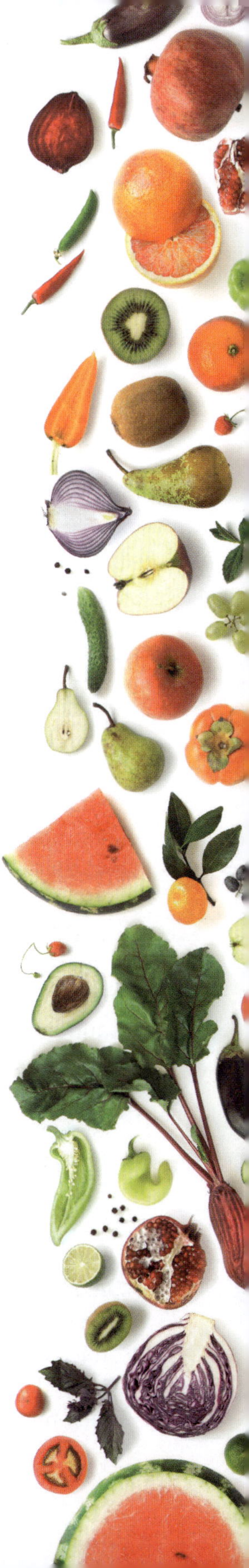

Die meisten modernen medizinischen Modelle setzen bei der Behandlung von Symptomen an. Das ist vor allem bei der allopathischen Medizin der Fall. Man bekämpft Fieber, Infekte, Zuckerkrankheiten, neurologische Störungen und Hautausschläge, um nur einige wenige zu nennen. Aus den Statistiken können wir erkennen, dass in den USA inzwischen jeder zweite Mann und jede dritte Frau an Krebs erkrankt. Durch unsere Krankheiten ist die menschliche Rasse inzwischen vom Aussterben bedroht und es ist offensichtlich, dass unsere Behandlungskonzepte nicht funktionieren. Wenn wir ausschließlich Symptome behandeln, werden diese nur unterdrückt oder kurzfristig behoben und kommen wieder, sobald die Behandlung abgesetzt wird. Oft sind die Symptome dann heftiger als zuvor, was wir bei den Krebserkrankungen besonders häufig sehen können. Eine chronisch degenerative Krankheit kann man nicht „behandeln", weil eine Behandlung die Beschwerden nur schlimmer macht.

Bei der Regeneration und Entgiftung hingegen wird die Ursache der Symptome beseitigt. Wenn Sie das Übel an der Wurzel packen, werden die Symptome von allein verschwinden. Regeneration bedeutet, nicht mehr voll funktionsfähiges Gewebe wiederaufzubauen; als Entgiftung bezeichnet man die Methode, mit der Entzündungen und Giftstoffe eliminiert werden, die für die Fehlfunktion des Gewebes in erster Linie verantwortlich sind. Fragen Sie sich immer, was die Ursache Ihrer Symptome sein könnte und lenken Sie Ihre Aufmerksamkeit auf diesen Bereich. Die Menschen sind viel zu sehr damit beschäftigt, hinter Folgeerscheinungen und Auswirkungen herzurennen.

Im letzten Kapitel haben wir uns ausführlich mir den drei Grundursachen aller Krankheitssymptome beschäftigt: 1. Übersäuerung (Azidose), die Entzündungen, Kongestion, Geschwüre und Atrophie (Gewebeschwund) verursacht; 2. toxische Belastung, die ebenfalls an Kongestion und Entzündung beteiligt ist, die Zellen beschädigt und zu Gewebeversagen führt; 3. Gewebeschwäche oder Gewebeversagen, bedingt durch genetische Faktoren, Übersäuerung und/oder Toxizität. Azidose (Übersäuerung oder Entzündung) und Toxizität sind die Hauptursachen für Gewebeversagen und können unzählige Symptome und Folgeerscheinungen mit sich bringen. Das ist besonders dann der Fall, wenn das „Gewebeversagen" im endokrinen System – also in den Drüsen – stattfindet. Diese drei Ursachen sind für 99,9 % aller Krankheiten verantwortlich.

In meinen 30 Jahren praktischer klinischer Erfahrung bin ich noch keinem Beschwerdebild begegnet, das sich nicht durch Regeneration und Entgiftung deutlich verbessern ließ und zuweilen vollständig geheilt werden konnte. Diese zwei Konzepte ergänzen sich gegenseitig. Es versteht sich von selbst, dass der Körper sich ohne Entgiftung nicht regenerieren kann. Sie sind die zwei Eckpfeiler der Gesundheit und Vitalität.

Ich habe gesehen, wie Knochen und Wirbelsäulen wieder stark werden, sich aufrichten und von Verkrümmungen (Skoliose), alten Brüchen und ähnlichen Beschwerden erholen. Ich durfte auch Zeuge sein, wie ein vollständig durchtrenntes Rückenmark nach mehr als zehn Jahren wieder zusammenwächst. Ich habe beobachtet, wie alle möglichen Drüsen und Gewebetypen sich neu ausrichten.

Ihr Körper ist ein lebendiger Organismus mit einem eigenen Bewusstsein. Er kann sich selbst nach Operationen und großen Wunden wieder reparieren, warum sollte er es nicht auch nach neurologischen Schäden oder Atrophien können? Die Wahrheit lautet, dass er es kann! Aber nicht, wenn er von dem Fleisch lebloser Tiere und anderen gekochten, toten Nahrungsmitteln „leben" muss.

Zur Regeneration gehören drei wichtige Komponenten: **entsäuern**, **entgiften** und **energetisieren**. Diese drei Faktoren arbeiten zusammen und sind unzertrennlich. Die Entsäuerung ist für die Wiederherstellung gesunden Gewebes unerlässlich, weil sie entzündungshemmend wirkt. Sie fördert die Bildung von Elektrolyten und garantiert somit die richtige Ionisierung, Oxidation und Neutralisation. Die gesunde Zellatmung ist gewährleistet und Nährstoffe können im Körper effektiv verteilt werden.

Es versteht sich von selbst, dass eine Entgiftung alle schädlichen Hindernisse, Reizstoffe und Stimulanzien, wie z. B. Schleim, Schwermetalle, Chemikalien und Pestizide, aus dem Körper entfernt. So kann eine gesunde Verdauung wiederhergestellt werden und damit auch die optimale Absorption, Verwertung und Ausscheidung.

Ebenfalls unerlässlich für eine robuste Gesundheit ist die Energetisierung der Zellen mit lebendiger Nahrung. Ohne die Kraft *lebendiger*, nährstoff- und schwingungsreicher Nahrungsmittel können Sie weder entsäuern noch entgiften.

Nur durch Entgiftung kann im Körper eine echte Homöostase hergestellt werden, die Sie in unglaubliche Höhen führen wird. Vitalität und strahlende Gesundheit sollten immer das große Ziel sein. Nur dann ist das Leben aufregend, voller Freude und sprüht vor Energie.

Nehmen Sie sich Zeit für sich selbst und geben Sie sich mit nichts weniger als vollkommener Gesundheit zufrieden – frei von Krankheiten. Der Weg in die Regeneration ist nicht immer einfach. Sie können Höhen und Tiefen haben, je nachdem wie hoch Ihre toxische Belastung ist und wo Ihre persönlichen

Schwachpunkte liegen. Aber nur die Regeneration wird Ihnen nachhaltige Gesundheit, Vitalität und ein langes Leben bringen.

Bis hierhin haben wir uns hauptsächlich mit Informationen beschäftigt, die sich auf Sie und Ihren Körper beziehen – zu welcher Spezies Ihr physischer Körper gehört und welche Nahrung am besten für Sie geeignet ist. Wir haben uns damit beschäftigt, wie Ihr Körper auf physischer, emotionaler und mentaler Ebene funktioniert. Wir haben über Nahrungsmittel und ihre biochemischen Komponenten gesprochen und erörtert, welche Nahrungsmittel und Gifte Ihnen schaden. Auch die verschiedenen Krankheitssymptome haben Sie kennengelernt, Ihre Ursache und welche Auswirkungen Sie haben.

Nun kommen wir zum Kern der Sache: Was können wir gegen unsere gesundheitlichen Beschwerden tun? Wie können wir die Reise zu vollkommener Gesundheit beginnen? Im nächsten Kapitel werden wir uns mit *Naturheilkunde und der Wissenschaft der Entgiftung* beschäftigen und uns dann im Detail dem Entgiftungsvorgang zuwenden. Sie werden dieses Kapitel wahrscheinlich öfter zur Hand nehmen und die Anleitungen, Hinweise und Warnungen lesen wollen, die Sie durch den überlebenswichtigen Entgiftungsprozess begleiten werden.

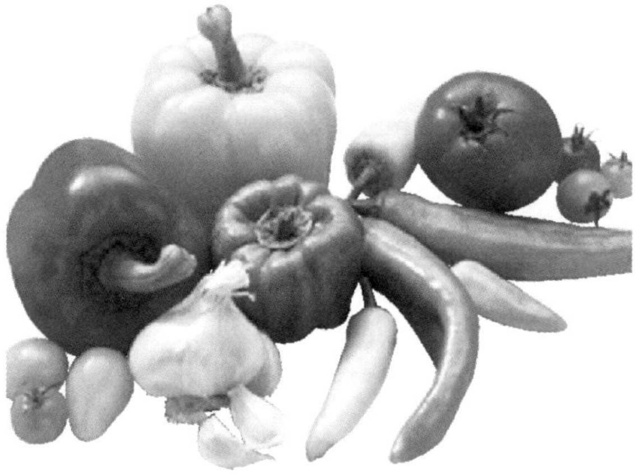

Modul 6.1

Naturheilkunde und die Wissenschaft der Entgiftung

Die Naturheilkunde ist eine der größten wissenschaftlichen Disziplinen überhaupt, denn sie beschäftigt sich mit dem Studium und der Anwendung natürlicher Vorgänge. Zu ihren Grundfesten gehören Gesundheit und Vitalität, gleichzeitig umfasst sie alle Aspekte der Natur, die zur Regeneration gehören.

In der Natur müssen alle Lebensformen irgendeine Form von Nahrung zu sich nehmen, um gesund zu bleiben. Die meisten Geschöpfe der Natur ernähren sich intuitiv. Wir Menschen haben einen Großteil unserer Intuition verloren und ernähren uns hauptsächlich so, wie die Gesellschaft es vorschreibt. In der heutigen Welt ist das Geld die treibende Kraft und viele Produkte und Nahrungsmittel werden verkauft, weil man Geld damit verdienen will. Das alles geschieht auf Kosten unserer Gesundheit. Unsere Spezies gehört zu den gebrechlichsten und kränksten, die es auf diesem Planeten gibt. Die Naturheilkunde ist aus dem Wunsch heraus entstanden, die natürliche Intuition wiederzufinden, damit wir Menschen uns guter Gesundheit und eines langen Lebens erfreuen können.

Wir haben bereits gesehen, dass unser Körper wie ein Motor funktioniert, der auf Treibstoff angewiesen ist und von Zeit zu Zeit gereinigt und überholt werden muss. Wenn Sie den falschen Treibstoff verwenden, kann der Motor nicht richtig laufen und wird irgendwann zusammenbrechen. Das Gleiche gilt für Ihren Körper. Weil die meisten Männer und Frauen sich dazu entschieden haben, ihrem Körper schlechten Treibstoff zuzuführen – d. h. Nahrungsmittel, die im Körper viele Rückstände hinterlassen – müssen sie ihren Körper regelmäßig entgiften oder unter den Konsequenzen leiden. **Krankheiten sind nichts anderes als Anzeichen und Symptome, die das Bedürfnis des Körpers nach einer Reinigungs- und Aufbaukur widerspiegeln**. Frische, naturbelassene Nahrungsmittel und vor allem Obst regen den Körper zur Selbstreinigung an. Sie geben dem Körper nicht nur Nahrung, sondern reinigen den Körper von innen heraus.

Die Entgiftung ist Wissenschaft und Kunst zugleich; sie ist eine notwendige Reaktion auf den Konsum toxischer und ungesunder Nahrungsmittel, die sich im Körper ansammeln und ihn verstopfen. In der Natur finden ständig entgiftende Vorgänge statt, sie gehören zum natürlichen Kreislauf dazu. Jeder lebende Organismus durchläuft in der ein oder anderen Form Entgiftungsprozesse. Wenn sich der Körper von giftigen Stoffen, Schleim und Übersäuerung befreit, kann es zu Symptomen kommen, die manche Ärzte als Krankheit bezeichnen würden. Aus diesem Grund wurde uns beigebracht, dass wir uns vor diesem natürlichen Vorgang zu fürchten haben.

Alles Lebendige auf dieser Erde nimmt Energie auf, verarbeitet sie und scheidet die End- und Nebenprodukte dieses Stoffwechsels wieder aus. Die meiste Zeit geschieht das ganz automatisch. Jetzt ist der Mensch aber die einzige Spezies auf dem Planeten, die sich *freiwillig dazu entschieden hat*, Nahrungsmittel zu essen, die nicht artgerecht sind. Wir Menschen verändern *bewusst* die chemische Zusammensetzung unserer Nahrung, indem wir sie kochen oder anderweitig verarbeiten. Dabei werden die Beschaffenheit der Nahrungsmittel und deren Verstoffwechselung im Körper umgebaut. Viele Nahrungsmittel werden dadurch für den Körper praktisch ungenießbar, weil sie zu harsch sind, schleimbildend wirken und Entzündungen fördern. Manche Nahrungsmittel wie verarbeitetes Getreide und Milchprodukte wirken im Gewebe wie Klebstoffe. Andere wiederum enthalten tödliche Chemikalien und Schwermetalle. Hierzu zählen Fleisch und industriell verarbeitete Lebensmittel. Zu diesem hochgiftigen Cocktail gesellen sich noch Luftverschmutzung und schädliche Inhaltsstoffe in unseren Kosmetikprodukten. Auch über die Innenraumluft unserer Wohnungen und Häuser nehmen wir viele Giftstoffe auf. Umweltgifte spielen ebenfalls eine wichtige Rolle, wie z. B. der saure Regen, der uns durch die säurehaltigen Emissionen der Fabriken das Leben schwer macht. Inzwischen hat fast jeder unserer Atemzüge eine säurebildende Wirkung.

All diese toxischen und schleimbildenden Stoffe verändern die Ausscheidungsprozesse in unserem Körper. Anders formuliert, gekochte und verarbeitete Nahrungsmittel verlangsamen die Ausscheidung von Giftstoffen aus dem Organismus. In den meisten Fällen werden die durch schlechte Ernährung entstehenden Giftstoffe im Gewebe eingelagert oder bilden Ablagerungen (Plaques). Die Zellatmung kann nur noch bedingt stattfinden, die Zellen selbst werden hypoaktiv und können ihren natürlichen Funktionen nicht mehr nachgehen.

Viele Krankheitssymptome sind nichts weiter als Anstrengungen des Körpers, die angestauten Giftstoffe und den überschüssigen Schleim loszuwerden. Manche dieser Gifte haben Sie vielleicht schon aufgenommen, als Sie noch *im Bauch Ihrer Mutter* waren. Die meisten schwangeren Frauen essen Milch, Fleisch und andere toxische Nahrungsmittel, weil sie glauben, dass es gut für die Knochen und Muskeln ihres Babys sei. Dabei verstärken diese Nahrungsmittel eine bestehende toxische Belastung und Übersäuerung nur noch weiter und damit auch vorhandene Schwächen im Gewebe. Das Gleiche passiert natürlich auch im heranwachsenden Baby.

Der Körper versucht sich kontinuierlich selbst zu reinigen und zu stärken, indem er sich entgiftet. Das passiert durch Schwitzen (Fieber), Erbrechen, Durchfall, häufiges Wasserlassen, Erkältungen, Grippeerkrankungen und die täglichen Ausscheidungen. Je toxischer ein Mensch wird, desto stärker werden die purgierenden (entschlackenden) Reaktionen. Nehmen wir als Beispiel eine einfache Bronchitis. Als Sie zum ersten Mal eine Bronchitis hatten, sind Sie sicherlich zu Ihrem Hausarzt gegangen, der/die Ihnen ein Antibiotikum verordnete und vielleicht auch ein sehr hoch dosiertes Vitamin C. Danach waren Ihre Symptome weg. Nun haben die Medikamente aber weder die Entzündung noch die Kongestion geheilt, sie haben lediglich die Symptome, sprich die Ausscheidungsreaktion des Körpers, beseitigt. Behandlungsergebnisse wie dieses erzeugen die Illusion, dass die Krankheit geheilt wurde. Wenn der Körper aber das nächste Mal versucht, sich selbst zu entgiften, könnten Sie vielleicht schon Symptome einer Lungenentzündung haben. Das ist so, weil es sich bei Bronchitis und Lungenentzündung nicht um Krankheiten handelt, sondern um entzündliche und/oder kongestive Vorgänge, von denen sich der Körper befreien will. Wenn Sie den Entgiftungsprozess in der Lunge und den Bronchien beim ersten Mal nicht aktiv unterstützen, kann es passieren, dass die Symptome schlimmer werden und tiefer gehen.

Im Laufe Ihres Lebens hat Ihnen wahrscheinlich noch nie jemand gesagt, dass Ihre Ernährung der Grund für die Kongestion im Körper ist. Sie haben sich so ernährt wie immer und die Verschleimung und Verstopfung der Gewebe in Ihrem Körper weiter vorangetrieben. Nach einer Weile gelangt der Körper an einen Punkt, an dem diese Kongestion unbedingt beseitigt werden muss. In diesem Fall gehen die Entgiftungsprozesse dann sehr tief.

Wenn Sie Ihren Körper ständig davon abhalten, sich selbst von den Giften und verschleimenden Nahrungsmitteln, die Sie tagtäglich aufnehmen, zu reinigen und zu entgiften, kann es passieren, dass Ihre Lymphknoten anschwellen. Über kurz oder lang entstehen Tumore, weil Toxine und Schleim viel zu lange im Körper bleiben.

Im Zuge dieser Reinigungszyklen wird der ganze Körper aktiviert. Wir bezeichnen diesen Vorgang als **„Heilkrise“**, zu deren Anzeichen Fieber, Schwitzen, Husten, Schleimabsonderung, Durchfall, Hautausschläge und vieles mehr gehören (siehe auch Modul 6.6 *Die Heilkrise*). Während einer Heilkrise funktioniert Ihr Immunsystem auf Hochtouren und auch die ausscheidenden Organe (inklusive Haut) arbeiten hart. Aus diesem Grund sollten Sie niemals nur „behandeln“, sondern Ihren Organismus entgiften und regenerieren. Der Entgiftungsprozess gibt dem Körper die Gelegenheit, sich gründlich zu reinigen. Leider können viele Menschen, darunter auch Ärzte und Therapeuten, diesen Gedankengang nicht nachvollziehen und die Symptome nicht so deuten, wie sie sollten.

Zur echten Naturheilkunde gehört die Wissenschaft der Entgiftung und der Zellregeneration dazu. Weil bei uns zurzeit aber eine „Behandlungsmentalität“ herrscht, nehmen viele Menschen einfach natürliche Nahrungsergänzungsmittel ein (Vitamine, Minerale und Heilkräuter), um bestimmte Symptome zu beheben.

Ich setze Heilkräuter **ausschließlich** dazu ein, die natürlichen Entgiftungsprozesse des Körpers zu unterstützen und die Zellfunktion in den geschwächten Geweben, Organen und Drüsen zu optimieren. Heilkräuter sind außerdem sehr nährstoffreich, weil sie nicht wie viele Gemüsearten überzüchtet sind.

> *In der Medizin ist der gesunde Menschenverstand so etwas wie der Meister seines Handwerks.*
>
> *– Anonym*

Modul 6.2

Heilungshindernisse und Entgiftung

Wenn wir uns an dieser Stelle noch einmal dem Thema Übersäuerung zuwenden, sollten wir uns vor Augen führen, welche Auswirkungen sie nicht nur auf die Zellen hat, sondern auch auf die Nähr- und Inhaltsstoffe, die wir essen, trinken und einatmen. Das Wort, das mit dem Begriff „Azidose" assoziiert werden kann, ist **„anionisch"**, was so viel bedeutet wie ein **Zustand der Koagulation** (Verklumpung oder Verklebung). In anderen Worten: Wenn Ihr Körper übersäuert, weil Sie Ungesundes essen, trinken und/oder einatmen, setzt eine Kettenreaktion in Gang, die zu Entzündungen im Gewebe führt und Nährstoffe im Blut und im Gewebe bindet.

Ziel des Verdauungsvorgangs ist es, Nahrungsmittelkomponenten (wie Proteine oder komplexe Zucker) in ihre einfachsten Bestandteile zu zerlegen (Aminosäuren, Einfachzucker usw.), damit diese von den Zellen verwertet werden können **(katabole Vorgänge).** Sobald Sie das verstanden haben, werden Sie nachvollziehen können, dass eine „Bindung" oder „Verklumpung" dieser einfachen Elemente oder Verbindungen nicht sinnvoll ist, weil sie von den Zellen dann nicht mehr aufgenommen werden können. Sie werden zu „freien Radikalen", also Hindernissen, die „blockieren". Diese freien Radikale verhalten sich wie Terroristen, die Ihre Körperzellen buchstäblich sabotieren.

Zusätzlich zu all dem reagiert Ihre Mukosa (Darmschleimwand) auf Stimulanzien, Fremdproteine und harsche Nahrungsmittel mit einer vermehrten Schleimproduktion, die das Gewebe zusätzlich verstopft. Auch dieser Schleim wird zu einem ernstzunehmenden Heilungshindernis. Die meisten von uns kennen die Symptome nur zu gut: verstopfte Nebenhöhlen, Sehstörungen und andere kongestive Beschwerden.

Schmerzen sind ein Zeichen solcher Blockaden oder Hindernisse. Schmerz ist eine reflexartige Reaktion, bei der die normalerweise in den Kommunikationswegen des Körpers frei fließende Energie blockiert wird und sich staut. Zusätzlich schickt der Körper extra Energie an die Stellen, die geheilt werden müssen, weil Energie die stärkste Heilkraft besitzt. Das wiederum kann die Energieblockaden aber weiter verstärken. Wie bereits erörtert, verursachen säurebildende Elemente eine Übersäuerung, die entzündungsfördernd wirkt und so Energieblockaden schafft. Mithilfe von Akupunktur, Akupressur und heilsamer Berührung können diese „aufgestauten" Blockaden „gelöst" werden und die Energie wieder frei fließen. Sind die Blockaden erst einmal gelöst, werden in den meisten Fällen auch die Schmerzen verschwinden. Außerdem werden die Durchblutung und der Lymphfluss zu den betreffenden Stellen angeregt.

Ihre Aufgabe ist es, die Heilungshindernisse und die Übersäuerung zu beseitigen. Wenn Sie das nicht tun, bleibt die Ursache bestehen und nur die Symptome wie Schwellung, Schmerzen usw. werden „behandelt". Diese sind aber nichts anderes als natürliche Verteidigungsmechanismen des Körpers in Reaktion auf eine bestimmte Ursache. Entgiftung ist die einzig logische Antwort, die zu einer dauerhaften und nachhaltigen Heilung führt. Eine Entgiftung kann aber nur stattfinden, wenn der Säure-Basen-Haushalt des Körpers stimmt. Ein basisches Milieu neutralisiert die Übersäuerung. Eine Entgiftung wiederum stellt nicht nur das natürliche Säure-Basen-Gleichgewicht her, sondern gibt dem Körper zusätzliche Energie, die er für sein großes Reinemachen benötigt.

Mentale und emotionale Entgiftung

Echte Entgiftung muss auf allen Ebenen stattfinden. Wir haben in diesem Buch immer wieder darüber geschrieben, welche Macht Ihre Gedanken und Emotionen auf Ihre Gesundheit ausüben. Wenn Sie erfolgreich sein wollen auf Ihrer Suche nach echter Gesundheit und Vitalität, müssen Sie neben Ihrem physischen Körper *auch* Ihre Gedanken/Emotionen entgiften.

Alle Materie besteht aus Atomen, den Grundbausteinen unseres Universums. Durch die Bewegung dieser Atome entsteht elektromagnetische Energie, die wiederum eine magnetische Anziehungskraft besitzt. Bewegung kreiert zwei gegensätzliche Pole oder Kräfte, die jeweils positiv und negativ sind. Die Energie bewegt sich zwischen diesen beiden Polen hin und her. Diese Zwillingskonstellation wird in der chinesischen Medizin *Yin* (negativ) und *Yang* (positiv) genannt. Positive und negative Energieformen sind im Grunde genommen ein und dasselbe, wirken sich auf Sie und Ihren Körper aber ganz unterschiedlich aus.

Ein Beispiel: Die emotionalen Zustände von Wut und Liebe wirken sich sehr unterschiedlich auf Ihre Gedanken und Ihren Körper aus. Wut verursacht Stress und zieht die Blut- und Lymphgefäße in Ihrem Körper zusammen. Sie fährt Leber und Bauchspeicheldrüse herunter, die Verdauung wird blockiert. Die Nebennieren werden überlastet und schütten zu viele Hormone und Neurotransmitter aus. All diese Vorgänge führen zu Übersäuerung. Liebe ist anders, Liebe bewirkt das Gegenteil. Sie regt nicht nur die Durchblutung und den Lymphfluss an, sondern fördert die Verdauung und wirkt stimulierend auf die Nieren. Sie macht den Körper basisch. Wut hemmt und zieht zusammen, die Liebe dagegen öffnet und dehnt aus. Man könnte auch sagen, dass Wut krank macht[1] und Liebe heilt.

1 Das englische Wort für Krankheit lautet „disease" und beschreibt einen Zustand des Unwohlseins („dis-ease"). (Anm.d.Ü.)

Vom spirituellen Standpunkt aus betrachtet, ist jede unserer Emotionen ein integraler Bestandteil der Schöpfung, denn das Ganze ist nichts als die Summe seiner Teile. Jede Emotion ist da, damit wir etwas von ihr lernen. Sie selbst können entscheiden, ob eine Emotion zu einem bestimmten Zeitpunkt gut oder schlecht ist für Sie und dementsprechend reagieren. Alternativ können Sie den Fluss dieser Emotionen und ihr Gegenteil dazu auch einfach beobachten und sich nicht von ihnen leiten lassen – außer Sie möchten das ganz bewusst tun. Sie müssen entscheiden, was Sie im Leben und in Ihrem Körper haben möchten.

Ich möchte Ihnen ein kleines Geheimnis verraten. Sobald Sie beginnen, Ihren physischen Körper zu entgiften und ihn damit auf eine höhere energetische Ebene bringen, werden Sie automatisch *alle* Ebenen entgiften. Ihre Gedanken und Emotionen kleben buchstäblich an Ihren Zellen fest und verursachen subtile Hindernisse, die Sie ein ganzes Leben lang mit sich herumtragen können (manchmal auch mehrere Leben lang). Wenn Sie also im Laufe der Entgiftungskur anfangen zu weinen oder zu schreien, ist das der Grund. Lassen Sie alles raus. Beobachten Sie Ihre Gedanken und Gefühle und halten Sie nichts fest. Lassen Sie Ihre Blockaden los. Auf diese Weise kann die Energie wieder fließen und die Liebe als dominante Kraft Ihr Leben bestimmen. Das ist der wahre Weg zu Vitalität und Spiritualität.

Modul 6.3

Wie können wir unseren Körper entgiften?

Als Spezies sind wir definitiv basisch. Säurebildende Nahrungsmittel verursachen Entzündungen und Kongestionen im Körper und versetzen ihn in einen anionischen Zustand. Diese Reaktion lässt Nährstoffe, Blutzellen usw. verkleben, was die Bildung von Lipiden und Steinen aller Art begünstigt. Folglich können die Nährstoffe nicht mehr von den Zellen aufgenommen werden, was die Zellen letztendlich verhungern lässt.

Die entzündungsfördernde Wirkung einer Übersäuerung ist für den Körper so schädlich, dass er versucht, durch Steroide, Elektrolyse, Wasseransammlung, Lipide (Cholesterin) und vieles mehr dagegen anzukämpfen. Extra- und intrazellulär kommt es unter diesen Umständen jedoch zur Dehydrierung.

Der erste Schritt besteht aus einer Ernährungsumstellung von sauer zu basisch. Der Verzehr von basenbildenden Nahrungsmitteln wie Obst und Gemüse bringt die Entgiftung in Gang und rehydriert das Gewebe. Wenn Sie diesen Reinigungsprozess beschleunigen wollen, sollten Sie alles Obst und Gemüse roh verzehren, d. h. nicht kochen oder anderweitig verarbeiten. Wenn Sie eine echte Tiefenreinigung machen und die Entgiftung noch schneller in Gang bringen möchten, sollten Sie sich ausschließlich von rohem, frischem Obst ernähren. Früchte haben von allen Nahrungsmitteln die stärkste adstringierende Wirkung und sind vollgepackt mit Antioxidantien. Fruchtzucker wird vom Körper zwar nur langsam „verbrannt“, entfaltet aber eine große Wirkkraft. Er wird den Zellen schneller als alle anderen Nahrungsmittel Energie zuführen, die Verdauung dabei aber nicht übermäßig belasten. Außerdem besitzt Obst die höchste elektrische Spannung von allen Nahrungsmitteln, die es gibt. Die energetische Ladung in Früchten ist so hoch, dass sie in der Lage sind, die Nervenfunktion und die Aktivität des endokrinen Systems zu beschleunigen.

Lassen Sie sich Zeit

Weil rohe Früchte ungeheuer stark entgiften und die Vitalität sehr schnell wiederherstellen können, ist es wichtig für Sie zu wissen, dass **man auch zu schnell entgiften kann**. Dann können extreme Entgiftungssymptome auftreten. Folgende, sehr ernste, Entgiftungssymptome habe ich selbst beobachtet: multiple Abszesse in der Mundhöhle, Tumor-ähnliche Schwellungen am ganzen Körper, Aufplatzen der Haut mit Eiterungen und sogar Ausspucken von Tumoren. Das passierte aber nur, weil der Klient sehr schnell von der typischen Ernährung mit Milchprodukten, Fleisch und giftigen Zusätzen auf eine sehr stark entgiftende Ernährung mit ausschließlich frischem, rohem Obst umstieg. Eine Obst-basierte Ernährung löst die Toxine und den Schleim im Körper und schwemmt diese in einem zuweilen äußerst heftigen Entgiftungsprozess aus dem Körper. Dieser Vorgang kann sehr deutliche Entgiftungssymptome mit sich bringen. Wenn Sie sich anfangs aber für eine gemischte Rohkosternährung entscheiden und in den ersten Wochen Obst und Gemüse essen, wird sich der Körper langsamer entgiften. Der Organismus wird dadurch weniger belastet.

Einer der besten Wege, gründlich und tiefgreifend zu entgiften, ist das Wasserfasten. **Es gibt jedoch Abstriche – ich empfehle das Wasserfasten nicht bei chronischen und schon gar nicht bei degenerativen Zuständen, wo der Patient bereits sehr geschwächt in die Fastenkur geht.**

Eine Entgiftung ist nicht immer angenehm. Ein Großteil der schwierigen Fälle sind Patienten mit Krebs, HIV oder Rückenmarksverletzungen, die sich in einem stark toxischen Zustand befinden. Sie wissen ja, dass der Körper konsequent alles ausscheidet, was nicht dorthin gehört. Das kann so weit gehen, dass geschwächtes Gewebe (wie z. B. Fingernägel) und selbst Muskelgewebe abgestoßen werden. Das hört sich schlimmer an, als es ist, aber es ist gut zu wissen, was der Körper alles tun kann, um sich selbst zu reinigen. Er kann sich buchstäblich in Stücke reißen, um Toxine und Schwächen loszuwerden. Ich kann Ihnen aber versichern, dass er sich auf wunderbare Weise auch wieder regenerieren *wird*. Wenn Ihr Haus einen Brandschaden hätte, würden Sie alles verbrannte Material auch erst restlos entfernen müssen, bevor Sie das Haus wieder neu aufbauen. Mit Ihrem Körper ist es genauso. Viele Ärzte haben Angst vor dieser Situation, obwohl es ein ganz natürlicher Vorgang ist. Die Natur eliminiert alles, was schwach ist und ersetzt es durch Starkes. Das Gleiche passiert mit unseren Zellen. Wenn Sie toxische Ablagerungen in Ihrem Körper haben, kann es sein, dass Sie während einer Entgiftung Herzrasen bekommen. Das geschieht zwar relativ selten, kann aber durchaus vorkommen. Vergessen Sie nicht, dass Sie sehr wahrscheinlich schon im Bauch Ihrer Mutter mit Giftstoffen in Berührung gekommen sind. Sie können nicht davon ausgehen, dass diese Giftstoffe über Nacht verschwinden. Abgesehen davon habe ich erlebt, dass Lymphome innerhalb von 45 Tagen, Magenkrebs innerhalb von 59 Tagen und Diabetes innerhalb von 60 Tagen geheilt wurden.

Der Körper wird auch seine eigene Diaphorese (Schwitzen) herstellen, indem er die Körpertemperatur anhebt, damit sich die Blutgefäße erweitern, der Organismus ins Schwitzen kommt und Parasiten abgetötet werden können. Die gute Nachricht ist, dass dieser Vorgang nicht sehr lange dauert. Je gesünder Sie innerlich sind, desto weniger muss der Körper entgiften und entschlacken. Sie müssen vielleicht nur ein bis zwei Entgiftungszyklen durchlaufen, bis ein Großteil Ihrer Krankheitssymptome überwunden sind.

Für den Rest Ihres Lebens

Das Leben ist ein einziger kontinuierlicher Prozess des Konsumierens und Eliminierens. Sie werden für den Rest Ihres Lebens auf die eine oder andere Art entgiften; das wird vor allem dann der Fall sein, wenn Sie regelmäßig Obst und Gemüse essen. Der Körper wird immer tiefer und tiefer wühlen, sich reinigen und die natürlichen, gesunden Funktionen wiederherstellen. Ein Großteil dieser Vorgänge wird sehr subtil sein und Sie werden es kaum merken. Ab und zu werden Sie vielleicht etwas Schleim absondern, eine milde Erkältung haben oder gelegentlich einen leichten Schmerz spüren.

Der Körper ist ein großartiges Geschöpf und besitzt eine außerordentliche Intelligenz. Selbst wenn Sie ein Genie in Chemie, Biochemie und Physik wären, könnten Sie immer noch nicht verstehen, wie der menschliche Körper eigentlich funktioniert. Hinterfragen Sie immer, warum Ihr Körper das tut, was er gerade macht. Es gibt immer einen Grund, warum Ihr Körper in einer bestimmten Situation auf bestimmte Art und Weise reagiert. Unsere Aufgabe ist es, die Sprache des Körpers zu entschlüsseln, damit wir auch wirklich verstehen, was er tut und warum. (Siehe Kapitel 5, Modul 5.11 *Körpersprache: Was will mein Körper mir sagen?*) Eine gute Beobachtungsgabe und ein gesunder Menschenverstand bringen Sie in der Regel weiter als alle Wissenschaften zusammen. Genaue Beobachtung und gesunder Menschenverstand waren zwar einst die Grundpfeiler solider wissenschaftlicher Erkenntnisse, die heute aber einseitig praktiziert werden und sich den Gesetzen der Marktwirtschaft und politischen Interessen unterordnen.

Um wirklich von den wahren Vorteilen der Naturheilkunde oder einer natürlichen Entgiftung profitieren zu können, sollten Sie sich folgende Frage stellen: „Was kann ich selbst tun, um die Ursache meiner Beschwerden zu beheben? Kann es mir dabei helfen, gesund zu werden, meine Vitalität zu steigern und mein Leben zu verlängern?“ Und noch wichtiger: „Kann es meine spirituelle Entwicklung oder mein spirituelles Erwachen unterstützen?“ Strahlende Gesundheit und Vitalität – wo sich Körper, Emotionen, Intellekt und Seele in Harmonie miteinander befinden – bedeutet auch echte Spiritualität.

Erinnern Sie sich? Wahre Naturheilkunde bedeutet, die Natur zu studieren und herauszufinden, wie Gesundheit in der Natur wiederhergestellt wird. Wenn wir Menschen erst einmal verstanden haben, wie die Natur wirklich funktioniert, werden wir auch wahrhaft gesund sein können. Die Entgiftung ist der goldene Schlüssel, ein Sesam-öffne-dich zu den Geheimnissen der Natur, der uns zeigt, wie wir uns regenerieren und echte Vitalität erreichen können. Machen Sie es nicht zu kompliziert und konzentrieren Sie sich auf das Wesentliche.

Entgiftung ist gleichzusetzen mit einem gesunden Säure-Basen-Haushalt. Aus diesem Grund werden wir uns im nächsten Kapitel mit diesem Thema und der Rolle der Ernährung auseinandersetzen.

Modul 6.4

Die Bedeutung säure- und basenbildender Nahrungsmittel für die Entgiftung

Es ist wichtig, dass Sie sich mit gesunder Ernährung gut auskennen. Sie wissen bereits, dass einer der wichtigsten Aspekte in der Ernährung der Säure-Basen-Haushalt ist und dass dieser von den unterschiedlichen Nahrungsmitteln beeinflusst wird. Nahrungsmittel lassen sich in zwei Kategorien einteilen: Nahrungsmittel, die im Körper eine saure Reaktion hervorrufen und Nahrungsmittel, die eine basenbildende Wirkung haben. Das hat aber nicht unbedingt etwas mit dem pH-Wert des Nahrungsmittels selbst zu tun.

Der Körper kann sich am besten in einem basischen Milieu entgiften. Basenbildende Nahrungsmittel sind für eine Entgiftung deswegen besonders gut geeignet. Je basischer Sie sich ernähren, desto tiefer und gründlicher können Sie entgiften. In der Regel gehört Obst zu den besten basenbildenden Nahrungsmitteln. Auch basische Inhaltsstoffe können als Nährstoffe für den Körper dienen. Sie wirken als echte, regenerierende Substanzen für den Körper.

Säurebildende Nahrungsmittel verlangsamen, hemmen oder bringen den Entgiftungsprozess zum Erliegen. Im Körper wirken sie entzündungsfördernd und verschleimend und führen mit der Zeit zu einem Gewebeversagen. Säuren können sich in freie Radikale verwandeln, die das Gewebe zerstören, solange sie nicht von antioxidativen Radikalfängern (basisch) gebunden und ausgeschieden werden. Nichtsdestotrotz spielen Säuren eine wichtige Rolle in der Ionisierung und der Oxidation.

Lassen Sie sich nicht in die Irre führen. Nahrungsmittel sind entweder gesund, nahrhaft und aufbauend oder sie machen Ihren Körper kaputt. Es gibt Nahrungsmittel, die stark verschleimen, Kongestionen verursachen und Entzündungen fördern. Das hat Hypoaktivität und ein Versagen auf Zellebene, im Gewebe, in Organen und in den Drüsen zur Folge. Machen Sie Ihre Nahrung zur Medizin. Ernähren Sie sich gesund und Sie werden auch gesund bleiben. Lassen Sie sich nicht von falscher Ernährung krank machen. Lassen Sie uns den Unterschied zwischen den beiden Nahrungsgruppen einmal näher beleuchten.

Basenbildende Nahrungsmittel

Ich vergleiche basenbildende Nahrungsmittel gerne mit der Jahreszeit Winter. Sie haben eine kühlende Wirkung und beruhigen entzündetes Gewebe, heilen Geschwüre und verbessern die Zellfunktion. Nach der Verdauung bleiben hauptsächlich die Minerale Calcium, Magnesium, Natrium und Kalium zurück, was im Körper überwiegend basische Vorgänge und Zustände auslöst.

Wir Menschen sind eine überwiegend basische Spezies. Der Großteil unserer Körperflüssigkeiten ist basisch (oder sollten es sein), darunter das Blut, Speichel, Urin, Gelenkflüssigkeit, Nervenwasser und Verdauungsenzyme (mit der Ausnahme der Verdauungsenzyme im Magen). Sobald diese Körperflüssigkeiten sauer werden, baut der Körper ab und wird krank. Dieser Zustand kann bis zum Tod führen. Der Magen ist unsere einzige Körperhöhle, in der ein saures Milieu herrschen darf, denn hier beginnt die Eiweißverdauung. Die Verdauungsenzyme in Mund, Bauchspeicheldrüse und Darm sind hingegen basisch.

Basenbildende Nahrungsmittel haben in der gesunden Ernährung absolute Priorität, damit der Körper richtig entgiften kann. Ein basisches Milieu ist der Schlüssel zu Gesundheit und Regeneration. Ein gutes Beispiel für die Bedeutung eines gesunden Säure-Basen-Haushalts finden wir in der Notfallmedizin. In jeder Notaufnahme und jeder ambulanten Notfallversorgung ist der Tropf mit physiologischer Kochsalzlösung ein wichtiges Instrument. Natrium gilt als der große „Basenbildner" und kann eine Übersäuerung umkehren. Die Übersäuerung ist der Grund Nummer eins für unsere Beschwerden. Übersäuerung ist gleichzusetzen mit Schmerzen, Schwellungen und Entzündungen.

Rohes Obst und Gemüse wirkt ähnlich wie Kochsalzlösung, ist aber deutlich mehr energetisierend und nahrhaft. Sie können keinen gesunden Säure-Basen-Haushalt herstellen, wenn Sie sich nicht von lebendiger Rohkost ernähren. Basische Nahrungsmittel wie frisches Obst und Gemüse sind die eigentliche, von der Natur so gewollte, Nahrung für uns Menschen. Sie sollten sich mindestens zu 80 – 90 % basisch ernähren.

Säurebildende Nahrungsmittel

Diese Lebensmittel vergleiche ich gern mit dem Element Feuer. Säurebildende Nahrungsmittel enthalten sehr viel Schwefel, Phosphor und Stickstoff und bilden im Großen und Ganzen die Gruppe der Proteine (reich an Aminosäuren). Zu diesen Nahrungsmitteln gehören Fleisch, Eier, Getreide, Bohnen, Nüsse, Saaten, pasteurisierte Milchprodukte und gekochte Tomaten, um nur einige wenige zu nennen.

Die meisten tierischen Nahrungsmittel sind zu harsch für unsere Mukosa und reizen die Körperzellen. Im Körper wird eine Immunreaktion ausgelöst, das Lymphsystem und die Mukosa beginnen vermehrt Schleim und Lymphzellen zu produzieren. Fremdproteine können überall im Körper eine Verschleimung auslösen, die zu einer Kongestion im Gewebe führt. Je mehr säurebildende Lebensmittel wir verzehren, desto mehr Schleim wird produziert. Je stärker die Verschleimung, desto mehr sammelt sich im Gewebe an. Das geht so lange, bis unsere Lunge, unsere Nebenhöhlen, Ohren oder unser Hals „gesättigt" sind. Auch im Darm kann sich dieser Schleim ansammeln. Parasiten nisten sich ein, die Zahl der weißen Blutkörperchen steigt und Entzündungen breiten sich aus. Als Resultat kann der Körper nicht mehr richtig funktionieren. Kongestion und Entzündungen begünstigen zudem den vorzeitigen Zelltod.

Das mit Abstand beste Beispiel für eine solche Konstellation von Kongestion und Entzündung sind die Milchprodukte. Die darin enthaltenen Proteine sind für den Körper so harsch, dass viele Menschen spüren, wie sich Schleim in Lunge, Nebenhöhlen, Ohren oder Hals ansammelt, sobald sie Milch oder Milchprodukte verzehren. Die resultierende Kongestion beeinträchtigt an diesen Stellen die Gewebefunktion, wenn der Schleim entweder an Ort und Stelle abgelagert wird oder aber tiefer in die Gewebestrukturen eindringt. Ein Großteil dieses Schleims und der darin enthaltenen Toxine werden im Lymphsystem gespeichert oder gefiltert, die Lymphknoten tragen einen großen Teil der Last. (In den USA ist der Lymphdrüsenkrebs einer der häufigsten Krebserkrankungen.) Der Körper versucht ständig, diese Kongestion zu beseitigen, indem er Symptome produziert (z. B. Erkältungen, Grippe, Bronchitis, Niesen und Husten). Der konventionelle medizinische Ansatz deutet diese Entgiftungssymptome als „Krankheit" und versucht, sie mit toxischen Medikamenten zu unterdrücken. Diese Medikamente machen das Ganze nur noch schlimmer, weil sie die Ausscheidungsreaktionen des Körpers unterdrücken. Schleim und/oder Gifte können dann nicht mehr ausgeschieden werden. Das Immunsystem wird in seinem Kampf gegen diese Angriffe von außen unterdrückt und überlastet. Sie wissen ja: Das, was Sie nicht ausscheiden können, sammelt sich im Körper an. So entstehen chronisch degenerative Beschwerden, von harmlosen Eiterpickeln bis hin zu Geschwülsten.

Viele Menschen ernähren sich überwiegend von säurebildenden Nahrungsmitteln. Die Konsequenzen sind beachtlich. Ist Ihnen aufgefallen, wie weit verbreitet Entzündungen („-itis"), Geschwüre, kongestive Beschwerden und natürlich die Krebserkrankungen heutzutage sind? Weil diese Nahrungsmittel sehr viel Stickstoff oder Phosphor enthalten, entziehen sie unserem Körper Calcium und andere Elektrolyte. Denn unser Organismus muss diese basischen Minerale dafür einsetzen, die Säuren so gut wie nur möglich zu puffern.

Unsere Ernährung sollte nicht mehr als 10 – 20 % säurebildende Nahrungsmittel enthalten. Eine basische Ernährung ist wegen der höheren Temperaturen im Frühling, Sommer und Herbst besonders wichtig. Im kalten, eher basischen, Winterklima dürfen Sie den Anteil an säurebildenden Nahrungsmitteln etwas erhöhen.

Bitte denken Sie immer daran, dass Gegenteile sich anziehen, um ein harmonisches Ganzes zu bilden. Wenn es draußen heiß ist (sauer) sollten Sie mehr kühlende (basische) Nahrungsmittel essen und umgekehrt. In Kapitel 7, *Modul 7.2*, finden Sie eine Tabelle mit basischen/säurebildenden Nahrungsmitteln, die Ihnen bei der Entscheidungsfindung hilft. In diesem Kapitel werde ich auch näher darauf eingehen, wie man zwischen basischen und säurebildenden Nahrungsmitteln unterscheiden kann. Bitte denken Sie immer daran, dass wir Menschen als Homo sapiens zu den basischen Arten gehören und nur eine basenbildende Ernährung zu uns passt. Für unsere Gesundheit und Vitalität ist das ausschlaggebend. Säurebildende Lebensmittel hingegen bringen nichts als Krankheit und Verzweiflung. Sie haben die Wahl.

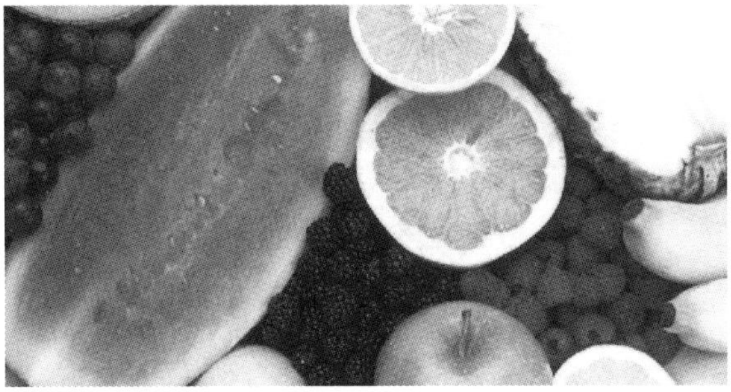

Modul 6.5

Was Sie während einer Entgiftung erwartet

Es ist nicht ungewöhnlich, dass man während einer Entgiftungskur viele unterschiedliche Symptome entwickelt. Dazu gehören Erkältungs- und Grippesymptome, Veränderungen im Stuhlgang, verschiedene Schmerzen, Müdigkeit, Schwellungen, Juckreiz und sogar Erbrechen. In diesem Kapitel werde ich die möglichen Symptome im Detail erörtern. An manchen Stellen werde ich Empfehlungen geben, wie der Entgiftungsprozess angekurbelt oder die Nebeneffekte einer sogenannten „Heilkrise“ gelindert werden können. Im Allgemeinen ermutige ich Sie, etwas Geduld mitzubringen und sich nicht von diesen möglichen Nebenwirkungen vom Weg abbringen zu lassen.

Erkältungs- und Grippesymptome

Sobald der Körper beginnt, das Lymphsystem „auszuputzen“, werden Nebenhöhlen, Lunge und fast alle anderen Körpersysteme aktiv in den Prozess miteinbezogen. **Dieser natürliche Vorgang darf nicht unterbrochen werden.** Es ist der einzige Weg, die Funktionskraft der Zellen zu erhöhen und den Körper auf den Weg der Regeneration zu bringen.

Sie werden feststellen, dass Ihr Körper sehr viel Schleim absondern wird. Dieser Schleim kann durchsichtig und klar oder gelb, grün, braun oder gar schwarz gefärbt sein. Unter Umständen kann sich Blut im Schleim befinden. Das ist kein Grund zur Panik. Das Blut war schon eine ganze Weile da. Kongestion ist ein säurebildender Vorgang und kann Entzündungen und Blutungen im Gewebe auslösen. Auch der Hals kann weh tun. Das bedeutet aber lediglich, dass Schleim und Giftstoffe aus dem Gewebe geschwemmt werden. Versuchen Sie nicht, diesen Prozess mit Hustensaft zu unterdrücken. Wenn Sie sich sehr unwohl dabei fühlen, können Sie auf natürliche schleimlösende Mittel, wie z. B. Rot-Ulmenextrakt, zurückgreifen.

Die Effekte dieses Reinigungsvorgangs können eine große Bandbreite abdecken, von leichtem Unwohlsein mit laufender Nase und etwas Husten bis hin zu schweren Symptomen, die auf Absonderungen aus den Bronchien und dem Lungengewebe zurückgehen. Unter Umständen können die Symptome dieser Tiefenreinigung sehr unangenehm sein und Angst machen. Vertrauen Sie Ihrem Körper, denn er weiß, was er tut.

So gut wie jede Körperöffnung wird involviert sein – Haut, Ohren, Nase, Mund und Verdauungstrakt. Auch die Nieren werden mit Hochdruck arbeiten. Wenn Ihr Körper sehr stark mit Toxinen belastet ist und Sie zu schnell entgiften, kann es sogar sein, dass Ihre Haut aufplatzt und Ihr Körper sich auf diese Art und Weise von den Giftstoffen befreit. Eine meiner Patientinnen z. B. entgiftete so schnell, dass ihre Haut oberhalb des Nabels aufplatzte und eine kleine Geschwulst herausfiel. Das Gleiche habe ich bei Querschnittsgelähmten beobachten können, deren toxische Belastung meist sehr hoch ist, weil sie sich nicht bewegen können. Auch bei ihnen platzte die Haut auf und fing an zu nässen, um Giftstoffe auf diesem Weg auszuscheiden.

Auch Gliederschmerzen können auftreten, aber auch hier dürfen Sie entspannt bleiben. Bleiben Sie im Energiesparmodus, damit Ihr Körper sich von Grunde auf entgiften und reinigen kann. Heißen Sie diese „heilenden" und „purgierenden" (reinigenden) Vorgänge willkommen, denn sie sind für das körperliche und seelische Wohlbefinden unabdingbar. Manchmal kann es mehrere Monate dauern, bis der Körper mit Entgiftungssymptomen reagiert. Halten Sie durch und entgiften Sie weiter.

Viele Menschen sind mit Sulfonamiden (Antibiotika) behandelt worden und haben deswegen Schwefelrückstände im Körper. Sulfonamide hemmen das Lymphsystem im großen Stil und auch die Schwefelrückstände müssen vom Lymphsystem erst ausgeschieden werden, bevor es wieder frei fließen und effektiv arbeiten kann. Ihr Lymphsystem ist ein wichtiges Transportmedium für Ihre Immunzellen und bildet das Abwassersystem des Körpers. Sie können sicher nachvollziehen, dass das Lymphsystem in Bewegung bleiben muss, um gut funktionieren zu können. Haben Sie Geduld und bleiben Sie dran. Sobald Sie entgiftet haben und die Lebenskraft wieder Ihren Körper durchflutet, werden Sie sich reich beschenkt fühlen.

Entgiftung wird immer auf die eine oder andere Art stattfinden, auch wenn Sie mehr Energie haben und Ihr Körper bereits basisch ist. Lassen Sie es zu, dass der Körper sich regelmäßig selbst reinigt.

Veränderungen im Stuhlgang

Sie sollten jeden Tag mindestens einmal Stuhlgang haben, das ist das absolute Minimum. Zwei- oder dreimal täglich wären noch besser. Optimale Darmgesundheit bedeutet, eine halbe Stunde nach jeder Mahlzeit Stuhlgang zu haben. Viele Menschen müssen unnatürlich oft auf die Toilette (drei- bis sechsmal am Tag), weil sie unter einem Reizdarmsyndrom leiden. „Reizdarmsyndrom" steht synonym für entzündliche Vorgänge im Verdauungstrakt.

Wenn sie sehr weichen oder dünnflüssigen Stuhlgang (z. B. Durchfall) haben, können Sie diesen mit einer guten Kräuterrezeptur regulieren. Rot-Ulmenextrakt, Eibischwurzel und/oder Kamille eignen sich sehr gut, denn sie machen den Kot fester, wirken entzündungshemmend und leiten die Giftstoffe aus, die den Durchfall in erster Linie verursachen. Auch Rezepturen mit Heilerde und medizinischer Holzkohle sind akzeptabel.

Eine Rohkosternährung ist unerlässlich, damit das Gewebe im Verdauungstrakt heilen kann. Nur durch eine gesunde Ernährung mit frischen, rohen Nahrungsmitteln kann sich der Darm selbst reparieren und stärken. Wenn Sie das Gefühl haben, die vielen Ballaststoffe einer Rohkosternährung nicht zu vertragen, können Sie Ihre Verdauung mit der oben beschriebenen Kräuterrezeptur regulieren und eventuelle Beschwerden abfedern. Das wird aber nur vorübergehend notwendig sein, weil es nicht lange dauern wird, bis die Entzündung im Verdauungstrakt zurückgeht.

Die meisten Menschen leiden unter dem entgegengesetzten Problem: **Obstipation**. Es gibt viele Gründe, warum eine Verstopfung für den Körper schlechte Nachrichten bedeutet. Zum einen verbleibt die Nahrung zu lange im Darm, d. h. mehr Giftstoffe können vom Körper aufgenommen werden. Außerdem kommt es vermehrt zu Fermentationsprozessen. Setzen sich die Nahrungsreste im Darm ab, beginnt die Darmschleimhaut darunter zu leiden und wird zerstört. Halten Sie Ihren Verdauungstrakt mit viel frischem Obst und Gemüse in Bewegung und verwenden Sie bei Bedarf Heilkräuter, um Ihren Stuhlgang zu regulieren.

Eine optimale Kräutermischung stellt die gesunde Peristaltik (Darmbewegung) wieder her und kräftigt den gesamten Verdauungstrakt. (Siehe Anhang C unter *Ressourcen* für Händler und Bezugsquellen.) Eine gute Kräutermischung stärkt den ganzen Verdauungskanal ohne einen Gewöhnungseffekt herzustellen. Zudem wird sie in der Lage sein, ernährungsbedingte Entzündungen und Geschwüre zu heilen.

Kamillen- oder Pfefferminztee eignen sich für eine entzündete Darmschleimhaut besonders gut, denn sie haben eine beruhigende Wirkung auf die glatte Muskulatur. Auch 60 ml Aloe vera Saft, dreimal täglich eingenommen, wirkt

EINIGE WICHTIGE DEFINITIONEN

- Eine Entzündung der Magenschleimhaut bezeichnet man als Gastritis.
- Enteritis ist der Fachbegriff für eine Entzündung des Dünndarms.
- Als Colitis bezeichnet man eine Entzündung des Dickdarms oder des Kolons.
- Eine Entzündung der kleinen Ausstülpungen in der Darmschleimhaut nennt man Divertikulitis. Sie wird durch die ASE (Amerikanische Standard Ernährung) begünstigt.

unterstützend, kann aber unter Umständen abführend wirken. Rot-Ulmenrinde und Eibischwurzel haben eine stark entzündungshemmende Wirkung auf die Darmschleimhaut. Um ein Dekokt (Abkochung) herzustellen, nehmen Sie pro Tasse Wasser einen Teelöffel Teedroge und lassen das Ganze etwa acht Minuten lang köcheln. Lassen Sie das Dekokt weitere fünf Minuten stehen, anschließend absieben und trinken. Trinken Sie täglich drei bis sechs Tassen davon. HINWEIS: In Fällen schwerer Obstipation müssen Sie eventuell auf ein stärkeres Abführmittel zurückgreifen. Diese eignen sich aber nur zur kurzfristigen Behandlung, weil sie ein gewisses Gewöhnungs- oder Suchtpotenzial mit sich bringen. In diesen Fällen kann ich Darmspülungen nur wärmstens empfehlen. (Mehr darüber in Modul 6.12.)

Gliederschmerzen

Im Zuge des Entgiftungs- und Heilvorgangs kann es zu Gliederschmerzen kommen. Schwachstellen im Körper machen sich in der Regel in der Form von Schmerzen bemerkbar. Der Körper zieht, zupft und schiebt das Gift heraus. Die betroffenen (degenerativen) Stellen können darauf mit Schmerz reagieren. Diese Schmerzen sind normal und kein Grund zur Beunruhigung. In den meisten Fällen verschwinden sie innerhalb von wenigen Stunden oder maximal einer Woche wieder. Im Anschluss an diese Krise (Heilkrise) werden Sie feststellen, dass die betroffene Körperstelle stärker und kräftiger ist als zuvor.

Schmerzen treten als Resultat entzündlicher Vorgänge auf, die durch Übersäuerung verursacht werden. Entzündungen reizen oder schwächen das Nervensystem. Schmerzen entstehen auch überall da, wo die Energie durch Toxine, Splitter, Gerinnsel, Cholesterin, kristalline Ablagerungen (Harnstoff, Calcium usw.) und chemische Medikamente blockiert wird. In der wissenschaftlichen Naturheilkunde wissen wir aber, dass nicht das Symptom, sondern die Ursache behoben werden muss.

Schmerzen sind das Warnsignal des Körpers, ein Zeichen, dass wir innehalten und unseren Körper auf sanften Wegen entgiften müssen. Wenn Sie Schmerzsymptome mit unnatürlichen Mitteln maskieren, ignorieren Sie die dahinterliegenden Ursachen und bereiten den Weg für zukünftige degenerative Beschwerden. Unter diesen Umständen schreitet die Degeneration im Gewebe ungehindert voran.

Es gibt unterschiedliche Schmerzqualitäten, abhängig vom Grad der Entzündung oder der Abbauvorgänge im Gewebe. Bei bestimmten Beschwerden wie Knochenkrebs und anderen Krebserkrankungen oder Herpes Zoster usw. muss man unter Umständen auf Schmerzmittel zurückgreifen, weil starke Schmerzen für Seele und Körper eine ungeheure Belastung darstellen, die zum Tod führen kann. Schmerzmittel können aber Obstipation verursachen und der Patient sollte seine Darmgesundheit mit einer guten Kräuterrezeptur unterstützen. Eine gute Darmperistaltik hat immer oberste Priorität, vor allem während der Entgiftungsphase, weil in dieser Zeit der Darm durch die auszuscheidenden Giftstoffe besonders stark belastet wird.

Was tun bei Schmerzen während der Entgiftung

Bei Schmerzen haben sich warme und kalte Umschläge im Wechsel bewährt. Auch die äußerliche Anwendung von Arnica- oder Rizinusöl kann sinnvoll sein. Wenn diese Methoden nicht ausreichen, sollte eine engmaschige Beobachtung durch einen erfahrenen Therapeuten erfolgen. Denken Sie bitte immer daran, dass Schmerzen durch ein saures Milieu entstehen. Seien Sie immer bestrebt, einen gesunden Säure-Basen-Haushalt herzustellen.

Erbrechen

Nur wenige Menschen müssen sich während der Entgiftung übergeben. Die Ausnahme bilden Situationen, in denen der Organismus sehr stark mit chemischen Medikamenten belastet oder allgemein sehr toxisch ist. Vor allem Medikamente sammeln sich in der Magenschleimhaut an. Erbrechen ist ein natürlicher Vorgang, mit dem Giftstoffe und Schleim auf schnellstem Wege aus dem Magen herausgeholt werden können. Es gibt auch Menschen, die Würmer oder andere Parasiten erbrechen, die sich im oberen Verdauungstrakt eingenistet haben. Dies ist jedoch nur sehr selten der Fall.

Was man gegen das Erbrechen tun kann

Erbrechen ist der natürliche Reinigungsvorgang des Körpers, wenn sich im Magen zu viel Schleim, Toxine oder Parasiten angesammelt haben. Ingwer, Minze oder Kamillentee beruhigen den Magen und wirken krampflösend. Außerdem unterstützen sie die Leber- und Verdauungsfunktion ganz allgemein, was ebenfalls Erleichterung bringt.

Fieber (Thermotherapie)

Ein Fieber erlaubt es dem Körper, Giftstoffe wie Eiter, Schleim, Parasiten und unerwünschte Zellen schnell und effektiv zu beseitigen, denn die Haut ist das größte ausscheidende Organ des Körpers. Nach Angaben der American Medical Association scheidet der Körper unter normalen Umständen jeden Tag einen ganzen Liter Abfall- und Nebenprodukte über die Haut aus. Während einer Entgiftung ist es in der Regel deutlich mehr.

Bei den meisten Erwachsenen steigt das Fieber nicht höher als 39,5 °C. Bei einer Entgiftung sollten Sie viel reines Wasser und frisch gepresste Obst- und

Gemüsesäfte trinken. Wichtig ist, dass Ihr Körper nicht dehydriert. Sie können sich auch mit einer kalten Dusche, einem kühlen Bad oder kühlen Umschlägen auf Stirn oder Nacken abkühlen.

Kinder können höher fiebern und ein Fieber zwischen 40 und 40,5 °C ist keine Seltenheit und kein Grund zur Panik. Auch hier ist es wichtig, auf eine ausreichende Flüssigkeitszufuhr zu achten. Durch die hohe Körpertemperatur und den Anstieg der weißen Blutkörperchen werden in den akuten Fieberphasen besonders viele Parasiten abgetötet.

Es ist bekannt, dass bei 41,1 °C Krebszellen absterben und ab 43,3 °C auch gesunde Zellen zugrunde gehen. Verantwortlich für den Anstieg der Körpertemperatur sind Schilddrüse und Hypothalamus durch die zelluläre Freisetzung von Interleukin-1, das wiederum die Ausschüttung des Prostaglandins E2 (PGE2) durch den Hypothalamus anregt und somit die Diaphorese (Schwitzen). Die Blutgefäße weiten sich und die Schweißdrüsen fangen an zu schwitzen. Mit dem Schweiß werden Toxine auf die Hautoberfläche geschwemmt und anschließend entweder abgewaschen oder von Hausstaubmilben gefressen (oxidiert). Für die Ausscheidungsaktivitäten des Körpers sind diese beiden Vorgänge entscheidend. Fieber regt die Immunfunktion an, indem mehr weiße Blutkörperchen und Interferon gebildet werden. So kann die Immunreaktion erheblich gesteigert werden, weil das Immunsystem seine stärksten Geschosse auffährt.

Unser Körper besitzt eine eigene Intelligenz. Unsere Aufgabe besteht darin, diese Intelligenz zu lesen und zu verstehen. Es gibt keinen Grund, sich vor natürlichen Vorgängen zu fürchten, die der Körper selbst einsetzt, um gesund zu bleiben. Fieber ist nur einer der Mechanismen, mit denen der Körper dies erreichen kann. Haben Sie keine Angst vor Fieber – versuchen Sie, seine Bedeutung zu verstehen! Einzig und allein die Gefahr einer möglichen Dehydrierung geben Anlass zur Sorge. Die meisten Menschen sind so stark übersäuert, dass sie im Prinzip immer dehydriert sind. Bilden Sie sich weiter und lernen Sie so viel wie nur möglich über die vielfältigen Wege der Natur. Es wird Ihnen auf Ihrem Weg zu Gesundheit und Vitalität eine große Hilfe sein.

Wie man ein Fieber während der Entgiftung für sich einsetzen kann

Wenn Sie hohes Fieber haben, müssen Sie sehr viel trinken, am besten geeignet sind gefiltertes Wasser und frisch gepresste Frucht- und Gemüsesäfte. Zusätzlich können Sie auf Stirn und Nacken kalte Kompressen auflegen oder ein kühles Bad nehmen. Unter keinen Umständen sollten Sie diese natürliche Reaktion Ihres Körpers unterdrücken. HINWEIS: Um die Flüssigkeitszufuhr zu optimieren, können Sie eine Elektrolytlösung in das Trinkwasser oder den Saft geben. Dies ist vor allem für sehr geschwächte Menschen sinnvoll.

FAKTEN ZUM THEMA DEHYDRIERUNG

- Übersäuerung und Dehydrierung begünstigen sich gegenseitig.
- Der Verzehr von überwiegend gekochter Nahrung führt zur Dehydrierung.
- Dehydrierung schränkt die Funktionsfähigkeit des Gewebes ein und lässt das Gewebe absterben.

Entzündungen allgemein

Eine Entzündung muss nicht immer um jeden Preis ausgemerzt werden. Mit der Ausschüttung von Histamin erzeugt der Körper Entzündungen, damit sich während einer Heilkrise oder durch einen Reizfaktor die Blutgefäße erweitern, die betroffene Körperstelle besser durchblutet und Immunfaktoren dorthin transportiert werden können. Heiße und kalte Umschläge können unterstützend angewendet werden. Außerdem gibt es zahlreiche Heilpflanzen mit entzündungshemmender Wirkung, darunter die Wilde Yamswurzel, Eibischwurzel, Rot-Ulmenrinde und Beinwell (Blätter und Wurzeln).

Sodbrennen

Sodbrennen entsteht, wenn Magen und Darm übersäuert sind. Werden Nahrungsmittel falsch kombiniert, kommt es zu Fermentation und Fäulnisprozessen im Darm, die ein saures Milieu (Übersäuerung) schaffen. Ein weiterer Grund ist der Verzehr von säurebildenden Nahrungsmitteln und vor allem Fleisch, weil in diesem Fall zu viel Salzsäure gebildet wird. Auch ein Zuviel an Getreide und/oder gekochten Tomaten kann heftiges Sodbrennen verursachen. Ein Mangel an Verdauungsenzymen aus der Bauchspeicheldrüse sorgt allgemein für eine schlechte Verdauung und kann Blähungen und Sodbrennen begünstigen.

Eine Unterproduktion von Natriumbicarbonat durch die Bauchspeicheldrüse, zu wenig Gallenflüssigkeit und/oder eine eingeschränkte Leber- und Gallenfunktion spielen ebenfalls eine Rolle. Häufig ist der Gallengang durch Gallensteine blockiert und die Gallenflüssigkeit kann nicht frei fließen. Kommt eine Schwäche des Schließmuskels zwischen Speiseröhre und Mageneingang hinzu, kann der saure Mageninhalt in die Speiseröhre zurückfließen und Sodbrennen verursachen.

Die in diesem Buch empfohlene Entgiftungs- und Stärkungskur verursacht kein Sodbrennen. Es kann jedoch vorübergehend zu einer leichten „Erstverschlimmerung" dieser Beschwerden kommen. Der Grund dafür liegt in der energetischen Beschaffenheit roher, naturbelassener Nahrungsmittel.

Was Sie gegen Sodbrennen während der Entgiftung tun können

Ingwertee ist ein hervorragendes Mittel gegen Sodbrennen. Sollte es bei Ihnen zu Sodbrennen kommen, müssen Sie besonders darauf achten, Ihre Nahrungsmittel richtig zu kombinieren. Sollte Ihnen ein Ausrutscher passiert sein und Sie haben etwas Falsches gegessen, kann ein Apfel Abhilfe schaffen. Äpfel enthalten sehr viele und sehr effektive Verdauungsenzyme, die den Verdauungsvorgang enorm unterstützen können. Auch ein Tee mit den folgenden Heilkräutern kann helfen: Kamillenblüten, Enzianwurzel, Rot-Ulmenrinde oder Eibischwurzel wirken heilend auf die gereizte Magenschleimhaut. Aber auch hier gilt: basisch, basisch, basisch! Nur so können Sie wirklich gesund werden.

Kongestion in der Lunge

Auch die Lunge wird versuchen, sich von Schleim und Toxinen zu befreien. Bei Lungenkrankheiten mit Beteiligung der Nebennieren (z. B. Asthma, Emphysem und chronisch obstruktive Lungenerkrankungen) können Krämpfe in den Atemwegen zu Problemen führen. Hier kann es zu erschwerter Atmung bis hin zu Atemnot kommen. In diesen Fällen spielen krampflösende Heilpflanzen eine wichtige Rolle, denn sie können die Krämpfe lösen, ohne die Ausscheidungsvorgänge über die Atemwege zu unterbinden.

Wenn man eine Lungenerkrankung heilen möchte und der Patient nicht auf das Inhaliergerät oder Asthmaspray verzichten will, wird man nur begrenzt helfen können. Als Ersatz für Inhaliergeräte empfehle ich die Verwendung von krampflösenden Heilkräutern. Bei fortgeschrittenen Lungenerkrankungen muss das Asthmaspray unter Umständen aber auch weiterhin periodisch eingesetzt werden. Es gibt Patienten, die vier oder mehr verschiedene Sprays nehmen müssen und die nicht einfach abgesetzt werden können. Das wäre viel zu gefährlich. Aktuelle Forschungsergebnisse deuten allerdings darauf hin, dass Asthmasprays potenziell krebserregend sein können.

Das Hauptproblem mit Sprays oder Inhaliergeräten ist ihre lymphunterdrückende Wirkung. Sie erweitern nicht nur die Atemwege, sondern unterdrücken auch die Fähigkeit der Lunge, zu expektorieren (Auswurf zu produzieren). Pflanzliche krampflösende Mittel erweitern dagegen nicht nur die Atemwege und machen diese frei, sondern fördern den Auswurf von Schleim und anderen Nebenprodukten. Ein Expektorans ist ein Mittel, das die Kongestion im Lungengewebe löst und ausscheidet. Dieser Vorgang ist wichtig für den Sauerstoffaustausch in der Lunge. Es gibt viele Heilpflanzen, die eine regenerierende Wirkung auf das Lungengewebe haben, darunter Beinwellwurzel, Vogelmiere, Eibischwurzel und Yerba Santa.

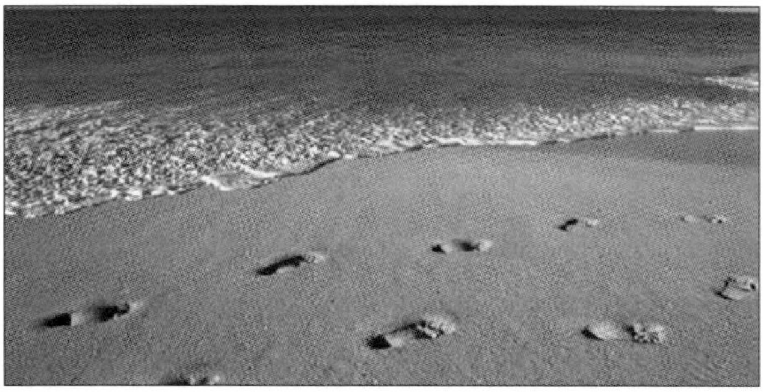

Asthmatiker und andere Patienten mit chronischen Lungenerkrankungen müssen umsichtig entgiften. Für sie ist es besser, sich anfangs zu 70 % von Rohkost und zu 30 % von gekochten Nahrungsmitteln zu ernähren. Dieses Mengenverhältnis sorgt dafür, dass der Entgiftungsprozess langsam und behutsam beginnt.

Denken Sie bitte immer auch an Ihre Nebennieren. Sie spielen eine wichtige Rolle bei allen Formen von krampfhaften Lungenbeschwerden. Eine Nebennierenschwäche führt dazu, dass nicht genügend Neurotransmitter gebildet werden und schwächt somit auch die Versorgung der Lunge durch das Nervensystem. In der Folge kann das Nervensystem überreizt werden und höchst empfindlich reagieren. Wenn dann noch eine Schilddrüsenunterfunktion mit einem entsprechend schlecht funktionierenden Calciumstoffwechsel besteht, kommt das Lungengewebe noch mehr ins Krampfen. Dann müssen Sie Ihre Lunge reinigen und Ihre Nebennieren stärken. Überprüfen Sie anhand Ihrer Basaltemperatur, ob Ihre Schilddrüse gut funktioniert (Calciumstoffwechsel). Sollten Sie unter einer chronischen, fortgeschrittenen Lungenerkrankung leiden, möchte ich Ihnen nahelegen, einen erfahrenen Therapeuten zu konsultieren, der Sie auf diesem Weg begleiten kann.

Was Sie bei Asthma und Lungenkongestion während der Entgiftung tun können

Für Asthmapatienten und Menschen mit einer stark verschleimten Lunge empfehle ich Rizinusbrustwickel in Kombination mit heißen Cayennepfeffer-Kompressen. (Eine Anleitung für Rizinuswickel finden Sie in Kapitel 10.) Trinken Sie eine Tasse Pfefferminztee und nehmen Sie anschließend alle zehn Minuten einen Teelöffel Lobelia-Tinktur[2] ein (maximal sechs Teelöffel). In niedrigen Dosierungen wirkt Lobelia inflata krampflösend, in höheren Dosierungen wird die Pflanze als Emetikum eingesetzt, d. h. sie verursacht einen Brechreiz. Empfindliche

2 Teedroge und Tinktur der Lobelia inflata (Indianertabak) sind in Deutschland rezeptpflichtig. Bitte sprechen Sie mit Ihrem Arzt über eine mögliche Einnahme. Alternativ können Sie eine Teemischung aus Königskerze (*Verbascum thapsus*), Thymian (*Thymus vulgaris*), Engelwurz (*Angelica archangelica*) und Spitzwegerich (*Plantago lanceolata*) herstellen und trinken. Die Kräutermischung können Sie auch in einem Dampfbad inhalieren.

Menschen können auf die Einnahme von Lobelia mit Brechreiz reagieren. Durch das Erbrechen zieht sich auch die Lunge zusammen und wirft den Schleim aus.

Heiße und kalte Kompressen im Wechsel sind ebenfalls wohltuend – legen Sie zuerst zwei Minuten lang eine heiße Kompresse auf die Brust, gefolgt von einer kalten Kompresse, die auch zwei Minuten lang auf der Haut bleibt. Wiederholen Sie diese Reihenfolge zwei- bis dreimal. Die äußeren Anwendungen können Sie mit einer innerlichen Einnahme krampflösender Heilkräuter ergänzen, damit sich die Atemwege noch besser öffnen und der Schleim ausgeworfen werden kann.

Erschöpfung und Energiemangel

Sobald die Giftstoffe abgebaut und vom Gewebe in den Blutkreislauf eingespeist werden, können vorübergehend Symptome auftreten, die von dem jeweiligen Gift oder Toxin verursacht werden. Als Faustregel gilt, dass je älter der Patient, desto größer die Belastung durch Giftstoffe. Kommen andere Faktoren hinzu, wie Unterfunktionen der Drüsen, ein träges Immunsystem, Depressionen, chronische Lungenerkrankungen, Schilddrüsen- und Nebennierenschwäche oder Probleme mit der Nahrungsverwertung, kann der Energieabfall während einer Entgiftung beträchtlich sein. Auch Schwankungen im Blutzucker können das Energieniveau verändern. In diesen Zeiten sollte man besonders viel Wert auf Ruhe legen, vor allem, wenn man ganz auf Stimulanzien (z. B. Kaffee, Tee und raffinierten Zucker) verzichtet.

Wir leben in einer Gesellschaft, die sich vollkommen auf stimulierende Nahrungsmittel als Energiespender verlässt. Dadurch werden unsere eigentlichen Energiezentren – die Drüsen – geschwächt. Wenn wir nun aufhören, diese Stimulanzien zu konsumieren, kann es passieren, dass der Körper mit einem starken Energieabfall reagiert und wir uns sehr müde fühlen. Dieser Zustand wird aber nicht lange anhalten, wenn wir uns ausschließlich von energetisch lebendigen Nahrungsmitteln und Säften ernähren. Sie müssen verstehen, dass die amerikanische Standardernährung (ASE) den Körper schwächt. Sie ist nicht gesund. Die Lebensmittel, von denen sich die meisten Menschen ernähren, sind entzündungsfördernd und pures Gift für unseren Körper. Wenn Sie nun zusätzlich zu diesen schweren Ernährungsfehlern auch noch stimulierende Substanzen einnehmen, ist das Gewebeversagen quasi vorprogrammiert.

Die meisten Patienten mit Chronischem Erschöpfungssyndrom haben *kein* Epstein-Barr-Virus. Es stimmt, dass dieses Virus Erschöpfung und Müdigkeit verursacht, gleichzeitig kann es aber auch sehr leicht ausgemerzt werden. (In der Tat ist jedes Virus ein Organismus. Viren sind so klein, dass man sie nur mit einem Elektronenmikroskop sehen kann. Es gibt eine ganze Reihe von Wissenschaftlern, die davon ausgehen, dass „Viren“ nichts anderes als Proteinstrukturen sind, die Immunreaktionen auslösen, und keine einzellige Lebewesen wie wir es von den Bakterien kennen.)

Der wahre Grund für die allgegenwärtigen Erschöpfungszustände unserer Gesellschaft heißt Schilddrüsen- und Nebennierenschwäche. Sobald diese beiden Drüsen zu schwach werden, treten Müdigkeit, Depression und Angstzustände auf. Wenn Sie ein Chronisches Erschöpfungssyndrom wirklich hinter sich lassen wollen, müssen Sie diese Drüsen stärken. Das wird nicht von heute auf morgen passieren, aber langfristig und mit etwas Ausdauer wird es Ihnen gelingen. Der Schlüssel zum Erfolg liegt in der Rohkosternährung kombiniert mit heilenden Kräuterrezepturen.

Was Sie gegen Müdigkeit und Erschöpfung während der Entgiftung tun können

Sobald Sie auf alle Stimulanzien verzichten, kann es zu einem beträchtlichen Energieabfall kommen. Das ist besonders bei Menschen mit einer Schilddrüsenunterfunktion oder Nebennierenschwäche der Fall. Diese beiden Drüsen sind wichtige Energiezentren, die unter Übersäuerung und toxischer Belastung besonders leiden. Stimulierende Substanzen wirken sich negativ auf Schilddrüse und Nebenniere aus und machen sie schwächer, nicht stärker. Wenn Sie täglich Kaffee, Tee usw. konsumieren, werden Sie nicht merken, dass Sie eigentlich keine Energie haben. Den Großteil der Energie in unserem Leben ziehen wir aus künstlich stimulierter Zellaktivität.

Energie sollte ein dynamischer Vorgang sein und nicht künstlich angeregt werden müssen. Trinken Sie drei bis sechs Gläser (300 ml) Möhren-, Spinat- und Selleriesaft täglich und Sie werden merken, wie Ihr Energiepegel steigt. Essen Sie so viel frisches, reifes Obst wie nur möglich. Weitere Energielieferanten sind die Ginseng-Wurzel (Panax ginseng), Gelee Royal, Alfalfa-Sprossen, Gerstengras und/oder ein ausgewogenes Nahrungsergänzungsmittel mit Superfoods. (Siehe Anhang für zuverlässige Bezugsquellen und Händler.) Auch Zeit und Ruhe gehören zu den besten Heilern unserer Zeit.

Schwellungen und Juckreiz

Während der Entgiftung können am ganzen Körper Schwellungen auftreten. Selbst Tumoren können größer werden, bevor sie sich auflösen. Ein Großteil der Schwellungen wird sich nach kurzer Zeit wieder von selbst zurückbilden. Sie können den Entgiftungsprozess unterstützen, indem Sie besonders viel frisches Obst essen.

Juckreiz ist meist ein weiteres großes Thema. Oft liegt hier eine Candida-Infektion oder andere Pilzerkrankung zugrunde. Hautrötungen und Juckreiz können dabei an jeder beliebigen Körperstelle auftreten.

Was Sie gegen den Juckreiz während der Entgiftung tun können

Die topische (äußerliche) Anwendung von Angelika-Wurzel, Aloe vera oder Vogelmiere kann den Juckreiz lindern. Bei hartnäckigem Juckreiz muss die zugrundeliegende Pilzinfektion abgetötet und das Lymphsystem besonders gut gereinigt werden. Das gelingt am besten mit Rohkosternährung und spezifischen Kräuterrezepturen, die das Lymphsystem stärken und Parasiten beseitigen.

Weitere mögliche Nebenwirkungen einer Entgiftung

Im Rahmen einer Entgiftung können zahlreiche, zum Teil sehr unterschiedliche, Symptome auftreten. Die folgende Liste ist bei Weitem nicht vollständig: starke Regelblutungen; häufiges und tiefes Husten; häufiges Wasserlassen; Kopfschmerzen; Durchfall; Taubheitsgefühle; Kribbeln in Armen, Beinen, Händen und Füßen; Hautausschläge und Blähungen.

Während einer Entgiftungskur können alte Symptome von früheren Krankheiten oder Schwachstellen auftauchen und wieder verschwinden, sobald der Körper diesen bestimmten Bereich geheilt hat. Bei diesen Symptomen handelt es sich um alte, toxische Beschwerden, die früher unterdrückt worden sind. Der Körper kann nun aber Wege finden, um die betroffene Körperstelle zu stärken und die normale Funktion im Gewebe wiederherzustellen. Eine meiner Klientinnen – eine amische Frau – war mehr als 20 Jahre vor ihrer Entgiftungskur mit dem Giftsumach in Berührung gekommen und hatte den Hautausschlag mit einer medizinischen Salbe „geheilt" (angeblich). Während der Entgiftungskur kam der Hautausschlag genau an derselben Stelle wieder, an der sie das ursprüngliche Kontaktekzem behandelt hatte. Selbst ich war von dieser Reaktion erstaunt. Es ist durchaus möglich, Gifte auszuschwemmen, die man seit der Kindheit in sich trägt. Auch Gifte, die wir als Ungeborene im Bauch unserer Mutter aufgenommen haben, können in späten Jahren noch ausgeleitet werden.

Medikamente ausschleichen oder absetzen

Wenn Sie chemische Medikamente einnehmen müssen und diese während der Entgiftungsphase reduzieren oder ganz absetzen möchten, sollten Sie einige Punkte beachten. Ich persönlich empfehle folgende Vorgehensweise:

ERSTENS – die Entgiftungskur normalisiert den Blutzuckerspiegel. Wäre ich Diabetiker, würde ich meinen Blutzucker täglich kontrollieren und mein Insulin entsprechend anpassen. Das alles würde ich in Absprache mit meinem Hausarzt tun.

ZWEITENS – das Entgiftungsprogramm senkt den Blutdruck, wenn er zu hoch ist und erhöht ihn, wenn er zu niedrig sein sollte. Wenn ich Medikamente gegen Bluthochdruck einnehmen müsste, würde ich meinen Blutdruck regelmäßig messen. Ich würde darauf achten, dass mein Blutdruck nicht zu stark abfällt. Das könnte zu Kreislaufbeschwerden, Gleichgewichtsproblemen oder schlimmeren Beschwerden führen. Dieses Risiko sollten Sie nicht eingehen.

DRITTENS – ich würde meine Medikamente immer langsam absetzen. Eine Ausnahme bilden Medikamente gegen Bluthochdruck und Diabetes, die man unter Umständen schneller absetzen kann und sollte. Das ist ohne Nebenwirkungen möglich.

Es gibt Medikamente, die ein großes Suchtpotenzial haben und die abhängig machen können. Das trifft vor allem auf Medikamente gegen neurologische Störungen und Glukokortikoide wie Prednisolon zu. Ziehen Sie bitte immer Ihren Arzt oder Ihre Ärztin zu Rate. Viele Ärzte können nichts mit dem Konzept der Entgiftung und der Regeneration anfangen und sind daher zögerlich. Es gehört nicht zur ärztlichen Ausbildung und die meisten Ärzte blocken alles ab, was sie nicht kennen. Diese Haltung führt dazu, dass viele Patienten eigene Wege gehen und sie ist auch einer der Beweggründe für dieses Buch. Sie sollten sich jedoch bei allen drastischen Veränderungen des Lebensstils – ganz besonders, wenn Sie Medikamente absetzen o. Ä. – ärztlichen Rat einholen; schauen Sie sich um und suchen Sie sich einen Arzt, der zu Ihnen und Ihren Wünschen und Bedürfnissen passt. Bei vielen Fragen könnte auch ein Heilpraktiker helfen. Vergessen Sie nicht: Sie haben die Wahl. Führen Sie ein gesundes Leben, ganz ohne Chemie.

Hinweis: Wechselwirkungen zwischen Medikamenten und Heilkräutern treten äußerst selten auf, können aber nicht ganz ausgeschlossen werden. Gehen Sie in sich und schauen Sie, wie Sie sich fühlen. Hören Sie auf Ihren Körper. Sie werden wissen, ob das, was Sie einnehmen, miteinander harmoniert oder nicht. Setzen Sie Ihren gesunden Menschenverstand ein und arbeiten Sie eng mit Ihrem ganzheitlichen Arzt zusammen.

Zusammenfassung

Bei den meisten Menschen kommt es erst gar nicht zu den oben beschriebenen Symptomen. Als Faustregel gilt: Je toxischer der Mensch, desto stärker wird die „Heilkrise" in Erscheinung treten. Denken Sie bitte immer daran, dass die Heilkrise ein wichtiger Bestandteil der Entgiftung ist und eine sehr positive Wirkung auf den Körper hat. Mögliche Symptome oder Beschwerden gehören zur Reinigung dazu, denn die angestauten Toxine und Stoffwechselprodukte müssen ausgeschieden werden.

Eine Heilkrise ist in der Regel sehr kurzlebig. Alles was es braucht, ist Zeit und ein wenig Geduld. Achten Sie auf eine Ernährung mit Rohkost, die hauptsächlich aus frischem Obst und frischen Säften bestehen sollte. Obst enthält sehr viele Antioxidantien und wirkt adstringierend auf den Organismus, was den Entgiftungsprozess des Körpers unterstützt. Wenn Sie weder Hunger noch Appetit verspüren, können Sie sich auf Säfte und Wasser beschränken. Gönnen Sie Ihrem Körper diese Ruhepause. Achten Sie aber darauf, dass der Körper genügend Flüssigkeit bekommt und lassen Sie ihn nicht austrockenen.

Wenn Sie sich zu 80 % oder mehr von frischem, rohem und ungekochtem Obst und Gemüse ernähren, können Sie sicher sein, dass all Ihre Symptome auf die Entgiftungsvorgänge im Körper zurückzuführen sind. Ernähren Sie sich 50/50, deuten die Symptome eher auf eine Übersäuerung hin. Das kann die Heilkrise unnötig in die Länge ziehen.

Sie können auch auf bewährte Heilkräuterrezepturen zurückgreifen, um den Entgiftungsprozess zu unterstützen. Auch Ruhe und eine positive Einstellung sind förderlich. Sollte die Heilkrise länger als zwei bis drei Wochen dauern und Sie eine Pause brauchen, können Sie den Anteil an gekochten Nahrungsmitteln wieder anheben. Das Energieniveau des Körpers wird heruntergefahren und die Entgiftung kommt zum Stillstand. Ich lege Ihnen aber sehr ans Herz, den Entgiftungsprozess so lange wie möglich durchzuhalten. Eine Entgiftung führt *immer* zu Gesundheit und Vitalität. **Am Ende wird Ihnen die Entgiftungskur strahlende Gesundheit, Vitalität und ein erhöhtes spirituelles Bewusstsein bringen.**

Modul 6.6

Die „Heilkrise“

Im Folgenden möchte ich einige Beispiele aufführen, was im Rahmen einer „Heilkrise“ während der Entgiftung auftreten kann. In den 30 Jahren meiner klinischen Erfahrung habe ich so viele unterschiedliche Formen von „Heilkrisen“ gesehen, dass ich an dieser Stelle nicht alle erwähnen kann. Ich werde mich hier auf Symptome beschränken, die sehr oft auftreten. Manche davon kenne ich selbst sehr gut, weil ich sie im Rahmen meiner eigenen Entgiftungsanstrengungen erlebt habe.

Ich habe die Nebenwirkungen dieser Entgiftungsvorgänge in drei Kategorien eingeteilt: leicht, mäßig und stark. Jede dieser drei Kategorien kann zu unterschiedlichen Zeiten auftreten, was aber nicht zwingend so sein muss. Die wenigsten Menschen leiden während der Entgiftung unter starken Nebenwirkungen, die sehr viel mit dem Grad der toxischen Belastung des Organismus zu tun haben. Auch das energetische Niveau und die persönliche körperliche Verfassung des Patienten spielen eine Rolle.

Leichte Entgiftungssymptome

- Erkältungs- und Grippesymptome
- leichtes Fieber (37,2 bis 37,7 °C)
- Husten mit oder ohne Auswurf
- klare oder gelbliche Absonderungen aus Nase oder Hals (Lunge oder Bronchien usw.; der Schleim kann blutig sein)
- leichte Gliederschmerzen
- Schleim im Stuhlgang
- Schleim im Urin
- Energieabfall (das Energieniveau kann schwanken)
- Hautausschläge und Juckreiz
- Krankheitssymptome, die kurzzeitig schlimmer werden
- verklebte Augen
- leichte Kopfschmerzen
- leicht verschwommenes Sehen
- leichter Schwindel
- Gewichtsverlust (ungefähr 1,5 bis 3 kg pro Woche im Durchschnitt; die exakte Menge ist abhängig davon, wie stark die Schilddrüsenunterfunktion ist und kann auch nur wenige Hundert g betragen)
- Frösteln

- Gefühle kommen hoch, wie z. B. Weinen, Wut oder sogar Lachen; die Gefühle sind aber nicht sehr stark
- vorübergehendes Nasenbluten
- vorübergehende Blutungen aus dem Anus (Hämorrhoiden oder Fissuren)
- etwas Blut im Urin

Mäßige Entgiftungssymptome

- Symptome, die einer Bronchitis oder Lungenentzündung entsprechen
- reichlich Absonderungen grünlichen oder braunen Schleims aus Nase und Hals (Lunge, Bronchien usw.)
- Gelenkschmerzen
- reichlich Absonderungen aus den Nieren (die Farbe des Urins wechselt zu braun, orange oder dunkelgelb usw.)
- Schmerzen in alten Verletzungen oder in geschwächten Körperstellen
- leichte Lähmungserscheinungen in den Gliedmaßen
- chronische Müdigkeit
- Nasenbluten
- Zusammenkrampfen der Lunge bei Asthma/Emphysem/Chronisch Obstruktiver Lungenerkrankung
- Tumoren werden vorübergehend größer
- Krankheitssymptome werden vorübergehend schlimmer
- Geschwüre auf der Haut
- die Haut nässt und sondert Toxine ab, insbesondere an Händen und Füßen
- blaue Flecken
- Kollaps geschwächter Muskulatur (Muskelgewebe, das durch tierisches Protein gebildet wurde)
- sehr starke Absonderung von Schleim aus Augen und Ohren
- Erbrechen
- Durchfall
- Zellulitis, „Knötchen"
- Schwindel bis hin zu starkem Vertigo
- leichtes Herzrasen
- die Zähne lockern sich (leicht)
- Aphthen im Mund (leicht)
- Migräne
- hohes Fieber (39,4 bis 40,5 °C)
- tiefer Husten (manchmal auch trocken); Heilkräuter können unterstützend eingenommen werden, um den Schleim zu lockern und auszuwerfen (expektorieren)
- Depression oder Angstzustände
- Gefühle brechen hervor (Weinen, Wut, Lachen usw.)

- schwere Gedanken (keine Gedankenklarheit)
- starker Juckreiz
- Amalgamfüllungen werden vom Körper abgeschoben
- Blutungen aus dem Anus von aktuellen oder alten Hämorrhoiden und Fissuren

Sie können eine oder auch mehrere der oben beschriebenen Entgiftungssymptome haben, müssen sich deswegen aber keine Sorgen machen. Die Symptome sind ein wichtiger Teil des Entgiftungsprozesses und ich freue mich immer sehr, wenn meine Patienten dunkelgrünen Schleim absondern. Es ist ein exzellentes Zeichen und sagt mir, dass das Entgiftungsprogramm richtig durchgeführt wird und dem Patienten guttut.

Es ist immer sinnvoll, eine Entgiftungskur von einem erfahrenen Arzt oder evtl. Heilpraktiker begleiten zu lassen, der die Symptome richtig deuten kann.

Starke Entgiftungssymptome

- Lähmungserscheinungen an verschieden Körperstellen (können überall auftreten)
- Absonderung von schwarzem Schleim aus der Lunge
- reichlich braune Absonderungen oder blutiger Urin in Verbindung mit Nierenschmerzen
- reichlich schwarze Absonderungen aus dem Darm in Verbindung mit Durchfall
- Geschwulste, die überall am Körper auftauchen können
- vorübergehende Blindheit
- vorübergehende Taubheit
- starker Schwindel (Vertigo)
- starke Müdigkeit
- sehr viele Aphthen in der Mundhöhle
- Abstoßen von Finger- oder Zehennägeln
- starker Gewichtsverlust (das ist meist bei einer Pankreasschwäche der Fall)
- starke Atemnot (hier sollten Sie ein Asthmaspray oder Inhaliergerät benutzen)
- vorübergehende, starke Depression, die sich bessert, wenn Gefühle in Form von Weinen, Wut oder Lachen freigesetzt werden
- geistige Verwirrung
- rissige Haut
- Zähne werden locker (sehr stark)
- alte, unterdrückte Symptome kehren wieder (wie z. B. in dem „Giftsumach-Fall“)

Bei den wenigsten Menschen kommt es zu diesen sehr heftigen Entgiftungssymptomen. Die Schwere des Entgiftungsvorgangs ist immer abhängig von der individuellen Konstitution und dem Grad der toxischen Belastung. Auch die Belastung durch Medikamente spielt hier eine Rolle. Nur wenige Menschen, die die Entgiftungs-Bemühungen ihres Körpers konsequent unterdrückt haben (mit Glukokortikoiden, wie z. B. Prednisolon), werden tiefgreifende Nebenwirkungen erfahren. Schwere Entgiftungserscheinungen treten in der Regel besonders häufig bei chronisch geschwächten Menschen auf, die schon von Geburt an unter einer hohen toxischen Belastung leiden, eine Krebserkrankung haben, HIV-positiv und/oder von einer anderen ernsten Erkrankung betroffen sind.

Entgiftungssymptome – zwei Fallbeispiele

An dieser Stelle möchte ich Ihnen zur Veranschaulichung zwei Fallbeispiele vorstellen.

Fall 1

Eine 36-jährige Frau mit Bauchspeicheldrüsenkrebs. Es handelte sich um eine fortschreitende Erkrankung, die die Bauchspeicheldrüse fast vollständig zum Erliegen gebracht hatte. Die Patientin konnte kaum noch etwas verdauen. Alles, was sie aß, kam nahezu unverändert wieder heraus. Ihre Gastrin-Werte waren sehr hoch. Während der Entgiftungskur entwickelten sich an beiden Beinen der Patientin mindestens 40 Geschwulste, jedes ungefähr so groß wie ein Golfball. Ihr Arzt sagte ihr, es sei der Krebs, der Metastasen im ganzen Körper bildet. Die Patientin aber hielt ihre Obst-Diät durch und nach ungefähr drei Wochen waren die Geschwulste wieder verschwunden.

Einen Monat später ging sie zum Zahnarzt, weil einer ihrer Zähne wackelte. Der Zahnarzt diagnostizierte einen Abszess und zog den Zahn. Als die Patientin feststellte, dass auch ein zweiter Zahn locker geworden war, riet ihr der Zahnarzt, auch diesen zu entfernen. Zum Glück kam sie zu mir in die Sprechstunde bevor der Zahn gezogen wurde. Ich erklärte der Patientin, dass der lockere Zahn zur „Heilkrise" gehörte und dass sie noch ein wenig Geduld haben solle.

Eine Woche später waren fast alle Zähne locker und die Mundhöhle voller Abszesse. Sieben Tage später waren die Aphthen jedoch weg und die Zähne wieder fest. Die Patientin berichtete, dass sich ihr Mund gesünder und „sauberer" anfühlte als jemals zuvor. Auch ihr Geschmackssinn hatte sich dramatisch gebessert. Elf Monate später war der Krebs spurlos verschwunden, die Patientin erfreut sich auch heute noch bester Gesundheit.

Fall 2

Eine 32 Jahre alte Patientin mit Querschnittslähmung der Halswirbelsäule in Höhe C3-C4. Sie hatte einen Frontalzusammenstoß mit dem Auto gehabt und war seit zwölf Jahren vollständig gelähmt. Neben den üblichen Entgiftungserscheinungen (Ausscheidungen) hatte sie sehr heftige Gefühlswallungen. Manchmal rief sie mich mitten in der Nacht tränenüberströmt an, nur um in der nächsten Nacht hysterisch lachend mit mir zu telefonieren. Diese Gefühlsausbrüche kamen und gingen über einen Zeitraum von ungefähr zwei Monaten. Ihre Pflegeassistentin hätte mir am liebsten den Hals umgedreht! Ich versicherte den beiden aber, dass es sich hier lediglich um eine Art „emotionalen" Entgiftungsprozess handelte. Bei dem Autounfall, den sie als junge Frau überlebt hatte, war der Fahrer des anderen Wagens ums Leben gekommen. Zwölf Jahre lang hatte die Patientin ihre Gefühle, die mit einem solchen Ereignis einhergehen, unterdrückt. Um es kurz zu machen: Innerhalb von elf Monaten waren ihre neurologischen Funktionen wiederhergestellt, sie konnte alle Körperteile wieder frei und mit bewusster Kontrolle bewegen. Auch ihr sensorisches Empfinden wurde wiederhergestellt. Der Entgiftungsprozess hatte es der jungen Frau ermöglicht, ihre tiefsitzende Trauer zum Ausdruck zu bringen. Im Anschluss wurde sie emotional stabiler, was auch ihren körperlichen Heilungsprozess beschleunigte.

Diese Fallbeispiele sind nur zwei von Tausenden, die ich in den dreißig Jahren meiner Heilarbeit beobachten konnte. Sie gehören zu den extremen Heilungsverläufen, die einen gewissen „Wow"-Faktor besitzen und spektakulär verlaufen. In den meisten Fällen hat man es aber eher mit leichten Verläufen zu tun, bei denen man denkt „Oh, das war aber gar nicht so schlimm …".

Die meisten von Ihnen werden wahrscheinlich nur leichte bis mäßige Symptome durchlaufen.

Ganz unabhängig davon, wie Ihre persönliche Heilkrise aussieht, sollten Sie niemals das eigentliche Ziel aus den Augen verlieren: vollständige Gesundheit. Es lohnt sich, dieses Ziel zu verfolgen und die ein oder andere Unannehmlichkeit dafür in Kauf zu nehmen.

EIN BESONDERER HINWEIS

Alle, die mehrere chemische Medikamente einnehmen müssen, sollten diese nur unter der Aufsicht ihres Arztes absetzen oder ausschleichen. Die Vorteile einer Reduzierung dieser Medikamente werden sich ganz von selbst zeigen, sobald sich Ihr Blutzucker auf einen gesunden Wert einpendelt und Ihr Blutdruck normalisiert hat. Bluthochdruck ist ein Anzeichen für Übersäuerung und Blockaden im Körper. Die meisten Menschen mit Bluthochdruck haben eigentlich niedrigen Blutdruck. Sobald sie mit der Entgiftung beginnen, wird sich auch der Blutdruck verändern. Der systolische Wert kann dann bis auf 100, 90 oder gar 80 abfallen, je nachdem, wie groß die Nebennierenschwäche ist.

Sie müssen keine Angst vor einer Heilkrise oder einer Entgiftung haben. Sie gehört zur Natur wie der morgendliche Sonnenaufgang und ist ein Grund zur Freude. Heißen Sie die Symptome willkommen. Jedes einzelne wird Sie auf dem Weg zu Gesundheit und Vitalität voranbringen.

Was auf die Entgiftung folgt

- mehr Energie – drastischer Energieanstieg, sehr dynamisch
- bessere Tiefenatmung (größeres Lungenvolumen)
- Tumoren werden kleiner oder verschwinden völlig
- Lymphschwellungen gehen zurück
- ehemals schwache Körperstellen werden stärker und kräftiger
- bessere Durchblutung
- graue Haare bekommen ihre natürliche Farbe wieder
- die Haut hat mehr Spannkraft und wird weicher
- das Denken wird klarer
- besseres Gedächtnis
- Krankheitssymptome verschwinden
- der Blutzucker normalisiert sich
- der Blutdruck stellt sich auf normale Werte ein
- der Bezug zu Gott und der Natur wird tiefer
- Freude, Wohlbefinden und ein Gefühl von Glück und Zufriedenheit
- Hautprobleme verschwinden (z. B. Pickel, Hautausschläge usw.)
- die Verdauung funktioniert besser
- verbesserte Nierenfunktion
- die Stimme wird stärker
- Herzrhythmusstörungen verschwinden
- die Sehkraft wird stärker
- allgemeines Wohlbefinden und strahlende Gesundheit stellen sich ein
- der Alterungsprozess wird umgekehrt
- sie werden nie krank und „fangen" sich nichts „ein"
- und vieles, vieles mehr.

Was Sie während eine Heilkrise meiden sollten

DEHYDRIEREN – achten Sie darauf, immer genügend Flüssigkeit zu sich zu nehmen. Frisches Mineralwasser und frisch gepresste Frucht- und Gemüsesäfte eignen sich am besten.

ÜBERANSTRENGEN – während einer Heilkrise sollten Sie Energie sparen.

PESTIZIDE – Pestizide können Atemnot verstärken und eine Unterfunktion der Drüsen und des Nervensystems noch begünstigen.

ZU WEIT GEHEN – wenn Sie merken, dass die Entgiftung zu schnell passiert und Sie den Reinigungsprozess verlangsamen oder vorübergehend unterbrechen wollen, können Sie wieder einen kleinen Anteil gekochter Speisen in Ihre Ernährung aufnehmen. Versuchen Sie, diesen Anteil so gering wie möglich zu halten, indem Sie z. B. etwas gedünstetes Gemüse oder Vollkornreis essen. Das wird das Energieniveau des Körpers für kurze Zeit senken und das starke „Reinigungsprogramm" herunterfahren. Nehmen Sie die Entgiftungskur wieder auf, sobald es Ihnen möglich ist.

FIEBER ÜBER 39,5 °C **–** sowohl bei Erwachsenen als auch bei Kindern kann man hohes Fieber mit kalten Umschlägen oder Waschungen unter Kontrolle halten. Bei Kindern ist hohes Fieber nicht ungewöhnlich und kann bis auf 40,5 °C steigen. Kühlen Sie das Kind mit kalten Wickeln, Umschlägen oder Waschungen. Hier sollte man immer abwägen, denn der Grat zwischen den Bemühungen des Körpers sich zu entgiften und zu heilen und ihn freidrehen zu lassen ist schmal. Ein leichtes Fieber ist kein Grund zur Sorge und man sollte hier nicht unnötig eingreifen. Bei hohem Fieber müssen die Körperfunktionen eng überwacht werden, damit man Situationen unter Kontrolle hält, die ernsthafte Nebenwirkungen haben können.

Bitte denken Sie immer daran, dem Körper ausreichend Flüssigkeit zuzuführen und viel zu trinken, am besten Wasser oder frische Säfte. Aber übertreiben sollten Sie es auch nicht – auf die Balance kommt es an.

UNGEDULD – sobald Sie sich basisch ernähren und Ihren Körper energetisieren, wird er beginnen, sich selbst zu reinigen. Sie sollten immer daran denken, dass es Ihr Körper ist, der diesen Vorgang steuert. Sie können die Entgiftung mit Heilkräutern unterstützen und auf diese Weise das Lymphsystem stärken, Parasiten abtöten und die Drüsen und andere Organe in ihrer Funktion unterstützen. Allerdings bestimmt der Körper, in welchem Rhythmus er entgiften will und Sie sollten ein wenig Geduld mitbringen.

ZU VIEL ESSEN – die meisten Tiere hören auf zu fressen, wenn sie krank sind. Auch Ihr Körper ist dafür gemacht, sich selbst zu heilen und zu entgiften, denn Gott hat allen seinen Kreaturen diese Möglichkeit gegeben. Ihre Aufgabe besteht darin, sich gesund zu ernähren.

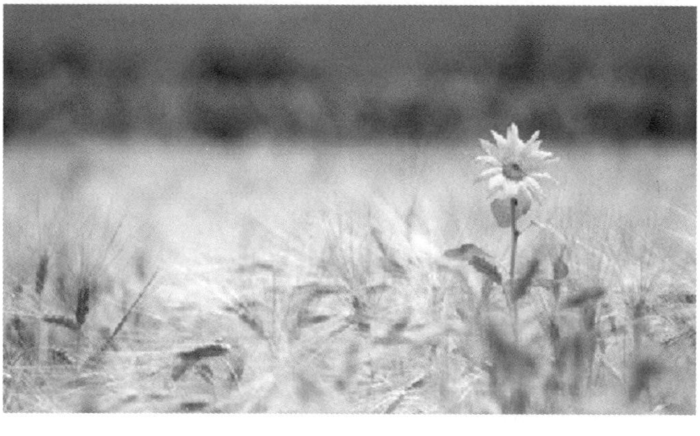

Klug und mit gesundem Menschenverstand entgiften

Sie müssen klug vorgehen, wenn Sie Ihren Körper beim Entgiften unterstützen wollen. Auch hier ist der Unterschied zwischen Helfen und Hindern sehr gering. Setzen Sie Ihren gesunden Menschenverstand ein. Jeder Mensch ist anders. Ein Asthmatiker wird anders entgiften als eine Frau mit Gebärmutterkrebs.

Den Weg zur Heilung kann man getrost als glorreich bezeichnen. Er ist Teil eines „Loslassens", das Ihnen auf vielen Ebenen Freiheit schenken, aber nur von wenigen Menschen verstanden wird. Umarmen Sie das Leben, die Gesundheit und Gott mit allen Sinnen!

Wenn Sie während der Entgiftung Symptome haben, mit denen Sie sich nicht sicher fühlen und die Ihnen Sorge bereiten, sollten Sie umgehend ärztliche Hilfe aufsuchen. Wenn es sein muss, auch in der Notaufnahme. Ich habe viele Jahre im Rettungsdienst gearbeitet und weiß, wie hilfreich die notärztliche Versorgung sein kann. Es ist nur schade, dass das Notfallpersonal nichts über Entgiftung und Heilkrisen weiß. In diesen Zeiten, die zum Glück sehr selten sind, können Sie noch einmal in Modul 6.5 nachlesen.

WAS SIE WÄHREND DER ENTGIFTUNG IN IHRER HAUSAPOTHEKE HABEN SOLLTEN

Eine kleine, gut sortierte Hausapotheke kann helfen, Sie wohlbehalten durch die Entgiftungskur zu bringen.

RIZINUSWICKEL
Anleitung für Rizinuswickel siehe Kapitel 10.

OLIVENÖL
Kann wie und als Ersatz für Rizinusöl eingesetzt werden.

CAYENNEPFEFFER
Öffnet die Hautporen und/oder erweitert die Blutgefäße; gut bei hohem Blutdruck oder in Kombination mit Rizinuswickeln.

ENGELWURZ, KÖNIGSKERZE UND/ODER THYMIAN
Expektorans für die Lunge (fördert den Auswurf).

ZUM WARMHALTEN
Wärmflasche; Moorpackung oder Kirschkernkissen; um die Aufnahme von Heilkräutern über die Haut zu optimieren.

KRAMPFLÖSENDE KRÄUTERTINKTUR
Bei Spasmen, Konvulsionen, Krämpfen und Schmerzen.

SCHMERZLINDERNDE KRÄUTERREZEPTUR
Vorzugsweise als Tinktur.

ROT-ULMENRINDE- UND/ODER EIBISCHWURZEL-TEE
Gegen Sodbrennen.

ARNICAÖL
Zur äußeren Anwendung bei steifen Muskeln, Muskelschmerzen, Muskelzerrungen oder -dehnungen.

KRÄUTERSALBE ZUR WUNDHEILUNG
Für beste Ergebnisse sollte die Salbe eine Mischung aus verschiedenen Kräutern enthalten, z.B. Beinwell, Zinnkraut, Lobelie, Ringelblume usw. Gut bei Muskelschmerzen und -zerrungen, Gelenkschmerzen und Wunden.

SPITZWEGERICH-TINKTUR UND -SALBE
Hilft bei Insektenstichen, Schlangenbissen und Bissen durch andere giftige Tiere.

HEAL ALL-TEE
Siehe Bezugsquellen im Anhang; hilft bei Tumoren, Schlangenbissen, Abszessen, Infektionen und allem anderen.

SANFTES ABFÜHRMITTEL FÜR DEN DARM

ALOE VERA
Ein Alleskönner bei Verbrennungen, pilzbedingtem Juckreiz, Verdauungsstörungen usw.

TEEBAUMÖL
Antiseptisches ätherisches Öl; wirkt besonders gut gegen juckende Pilzerkrankungen der Haut.

HEILKRÄUTERREZEPTUR GEGEN PARASITEN
Hilft bei bakteriellen Infektionen, E-coli, Candida usw.

Modul 6.7

Fasten während der Entgiftungsphase

Schon seit Urzeiten ist das Fasten in der Geschichte des Menschen verankert. Auch Tiere haben Zeiten, in denen sie nichts fressen. Fasten ist ein natürlicher Instinkt und hat viel mit Ruhe und Energiemanagement zu tun. 1972 habe ich mich sechs Monate lang ausschließlich von Orangen ernährt und diese Zeit war eine der prägendsten in meinem Leben. Ich hatte so viel Energie, dass mich eine außerkörperliche Erfahrung nach der anderen mitten in das Herz Gottes brachte.

Prinzipiell gibt es zwei Arten des Fastens. Das „Zwangsfasten" findet notgedrungen statt, wenn wir krank sind und nichts zu uns nehmen können. Man hat keinen Appetit, der Körper lehnt alles Essen ab oder scheidet es gleich über den einen oder anderen Weg aus. Der Körper versucht durch diesen Mechanismus die Energie vom Verdauungstrakt abzuziehen und sie in die Immunreaktion, das Lymphsystem und die Drüsen zu stecken. So bleibt ihm genügend Energie, den Eindringling, die Obstruktion oder die entstandene Kongestion zu bekämpfen.

Die zweite Form des Fastens ist das „bewusste" Fasten mit dem Zweck, den Körper gezielt zu entschlacken und Gesundheit wiederherzustellen. Bewusstes Fasten fördert die Selbstdisziplin und stärkt das Selbstvertrauen. Diese beiden Tugenden sollte man auf dem Weg in die Gesundheit stets pflegen.

Beide Formen des Fastens sind für den Körper so etwas wie Energiemanagement. Die meisten Menschen ernähren sich zum größten Teil von Nahrungsmitteln, die dem Körper Energie rauben und nicht zuführen. Vitalität und Gesundheit sind Energie, Krankheit dagegen ein Mangel an Energie. Beim Fasten kann sich der Körper ausruhen, weil er sich nicht um Verdauung und Stoffwechsel „kümmern" muss. Er nutzt die freigewordene Energie dafür, sich zu reinigen, Säuren und Toxine auszuscheiden und sich selbst zu heilen.

Wenn wir uns herkömmlich ernähren und viel Fleisch, Getreide, Milchprodukte usw. essen, bedeutet das eine große Belastung für den Verdauungstrakt und die ausscheidenden Organe. Bei einer Fastenkur kommen Bauchspeicheldrüse, Magen, Leber, Darm und sogar die Nieren zur Ruhe und die Energie steht dem Immun- und Lymphsystemen und den Drüsen zur Verfügung. **Die eine oder andere Form des Fastens ist unabdingbar, wenn man gesund werden will.**

Es gibt viele unterschiedliche Möglichkeiten des Fastens. Ich möchte Ihnen vier davon vorstellen und Ihnen außerdem zeigen, wie man eine Fastenkur richtig beendet.

Fasten – vier verschiedene Möglichkeiten

Das Rohkostfasten

Rohkostfasten ist keine echte Fastenkur, weil Sie ja immer noch Nahrung zu sich nehmen. Für viele Menschen, die sich überwiegend von schweren und gekochten Speisen ernähren, kommt eine Rohkosternährung einer Fastenkur gleich. Bitte vergessen Sie nicht: Kein anderes Tier kocht seine Nahrung vor dem Verzehr. Versuchen Sie jeden Tag ausschließlich Rohkost zu essen und nehmen Sie jeden Tag so, wie er kommt. Je länger Sie das Rohkostfasten durchhalten, desto besser, aber fünf, zehn, 30 oder 60 Tage am Stück sind ein guter Start. Bei dieser Fastenkur dürfen Sie frisches, rohes Obst, Fruchtsäfte, Gemüse und Gemüsesäfte zu sich nehmen, aber keine Nüsse oder Saaten.

Das Obstfasten

Diese Fastenkur kann ich besonders empfehlen. Da wir alle Frugivoren sind, entspricht diese Form der Ernährung unserer Anatomie und Physiologie. Wir sind dafür gemacht. Trauben sind hier das Grundnahrungsmittel und sollten vorzugsweise aus biologischem Anbau stammen. Trauben aus konventionellem Anbau müssen vor dem Verzehr gründlich gewaschen werden, weil sie meist sehr stark mit Pestiziden belastet sind. Aber auch andere Obstsorten in beliebiger Kombination eignen sich sehr gut. Nur eines sollten Sie beachten (mehr darüber im nächsten Kapitel): „Essen Sie Melonen allein oder gar nicht." Sie können auch ausschließlich Trauben essen oder Wassermelone oder Äpfel, je nach Ihren persönlichen Vorlieben. Ich habe schon vielen Seelen auf Ihrem Weg aus der Krebserkrankung helfen können und alles, was es brauchte, war eine Fastenkur mit Trauben und Traubensaft. Essen Sie, soviel Sie möchten. Bei unserer Fastenkur werden keine Kalorien gezählt.

Das Saftfasten

Diese Fastenkur für Fortgeschrittene lässt den Verdauungstrakt besonders gut zur Ruhe kommen. Eine Saftkur ist eine hochenergetische Form des Fastens, die nicht nur das Lymphsystem und somit den Entschlackungsvorgang in Bewegung bringt, sondern auch die Entgiftung über die Nieren anregt. In Säften sind immer noch Glukose und Fruktose enthalten, die den Zellen Energie geben. Es spielt keine Rolle, ob Sie sich für eine Obst- oder eine Gemüsesaftkur entscheiden, wobei Fruchtsäfte stärker entgiften. Frisch gepresster Traubensaft ist besonders effektiv.

Zu jeder Regel gibt es Ausnahmen. Die Patientin mit Pankreaskrebs, die ich während des Fastens begleitete, konnte überhaupt keine Nahrung mehr verdauen. Ich habe sie gleich zu Beginn auf eine Fastenkur nur mit Fruchtsaft gesetzt und erst später Gemüsesäfte eingeführt. Nach einer Weile konnte sie dann rohes Obst und anschließend auch Gemüse essen. Der Grund für mein

Vorgehen ist einfach: Die Bauchspeicheldrüse hatte aufgehört zu verdauen. Sobald sie etwas aß, kam es unverdaut auf der anderen Seite wieder heraus. Ich musste etwas finden, was dieser Patientin Energie gab, die Bauchspeicheldrüse aber so wenig wie möglich belastete. In dieser Situation sind frisch gepresste Fruchtsäfte die beste Option. Nach kurzer Zeit ergänzte ich die Fastenkur um Gemüsesäfte, die schwerer verdaulich sind. Zum Glück war die Bauchspeicheldrüse der Patientin wieder stark genug, um sie zu verwerten. Zusätzlich unterstützte ich die verschiedenen Drüsen und anderen Organe der Patientin mit flüssigen Kräuterextrakten, mit dem Schwerpunkt auf der Bauchspeicheldrüsenfunktion. Später dann wurde rohes Obst in den Speisenplan aufgenommen. Im Vordergrund standen auch hier die gute Bekömmlichkeit und die energiespendenden Eigenschaften vieler Früchte. Nach elf Monaten war der Krebs verschwunden!

Wasserfasten

Das Wasserfasten ist der Inbegriff einer Fastenkur. Trinken Sie ausschließlich durch Umkehrosmose gereinigtes oder destilliertes Wasser. Bei dieser Variante des Fastens wird die Energie vollständig vom Verdauungstrakt abgezogen und zum Immun-, Lymph- und Drüsensystem umgeleitet. Das Wasserfasten wirkt auf den Körper hochgradig entgiftend und entschlackend. In seiner unendlich großen Weisheit wird er mit allen verfügbaren Kräften dafür sorgen, dass Schleim, Gifte und Entzündungen ausgeschwemmt werden.

In der Regel gibt das Wasserfasten viel Energie. Bei sehr geschwächten oder kranken Menschen muss man aber den Organismus stärken, indem man ihm Energie von außen zuführt. **Wasserfasten kann ich für sehr geschwächte oder kranke Menschen deshalb nicht empfehlen.** Vor allem für Krebspatienten ist diese Form des Fastens nicht geeignet, weil man dem Körper dabei keine Energie zuführt, sondern die bereits vorhandene Energie nutzt.

Auch wenn das Fasten den meisten Menschen viel Energie gibt, sollte man bei fortgeschrittenen Beschwerden oder großer Schwäche auf Rohkost zurückgreifen. Vor allem Obst ist ein großer Energiespender. Der Verzehr von nährstoffreichem Obst und Fruchtsäften hebt das Energieniveau der einzelnen Zellen und des gesamten Organismus an und wirkt gleichzeitig entgiftend. Bei sehr geschwächten Menschen kann das Wasserfasten den Körper zu sehr belasten und unter Umständen sogar tödlich sein. Eine Fastenkur ist erst dann empfehlenswert, sobald der Patient wieder zu Kräften gekommen ist.

Vorbereitung auf das Fasten

Wenn Sie „alles ganz perfekt machen“ wollen und eine Saft- oder Wasserfastenkur durchführen möchten, sollten Sie sich in Vorbereitung darauf in der Woche davor ausschließlich von Rohkost ernähren. In den beiden Tagen direkt vor der

Kur nur noch von Obst. Das bringt den Körper in Bewegung, löst faulige Ablagerungen im Darm und „spült" Leber und Nieren durch.

Fasten macht Spaß und kann viel Selbstvertrauen bringen. Immer und immer wieder konnte nachgewiesen werden, dass Fasten für die Entgiftung und Entschlackung des Körpers eine wichtige Rolle spielt. **Wenn Sie über einen längeren Zeitraum ausgiebig fasten möchten, empfehle ich die Begleitung durch einen erfahrenen Experten auf diesem Gebiet.**

Wann Sie das Fasten brechen sollten

Ihre Intuition oder innere Stimme wird Ihnen sagen, wann der beste Zeitpunkt gekommen ist, das Fasten zu brechen. Sie kennen Ihren Körper besser als irgendjemand sonst. Hören Sie auf ihn. Sie werden wissen, wann Sie genug gefastet haben. (Sie sollten aber auch ehrlich und fair mit sich selbst sein und wissen, dass sich das Verlangen zu essen einschleichen kann, obwohl Sie gar nicht hungrig sind.) Nach ungefähr drei Tagen verschwindet das Hungergefühl, weil der Körper beginnt, seine Energie ausschließlich zur Entgiftung und zum Entschlacken einzusetzen. Wenn Sie danach wieder Hungergefühle verspüren, ist das ein gutes Zeichen, dass jetzt der Zeitpunkt gekommen ist, das Fasten zu brechen. Achten Sie darauf, in der ersten Zeit nach der Kur nur Obst zu essen.

Auch anhand der Zunge kann man festlegen, wie lange gefastet werden soll. Diese Methode setzte ich schon seit vielen Jahren ein. Zu Beginn einer Fastenkur setzt sich auf der Zunge ein dicker Belag ab, der weiß, gelb, grün oder braun sein kann. Je größer die toxische Belastung, desto dicker und dunkler der Belag. Umgekehrt verhält es sich genauso: Je gesünder Sie sind, desto weniger Belag auf der Zunge. Wenn Sie es schaffen, so lange zu fasten, bis Ihre Zunge wieder rosa ist, haben Sie Fantastisches für Ihren Körper geleistet und gründlich entgiftet.

Entgiftung kann sich über Jahre hinziehen. Das hört sich schlimmer an, als es ist. Machen Sie Ihre Gesundheit zum Hobby. Arbeiten Sie mindestens ein Jahr lang intensiv an Ihrer Gesundheit und setzen Sie anschließend auf einen gesunden, ausgeglichenen Lebensstil. Werden Sie ein neuer Mensch – gesünder, strahlend, leicht und mit einem neuen Bewusstsein. Je mehr Sie sich spirituell weiterentwickeln, desto mehr sollten Sie versuchen, Ihre Ernährung und Ihren Lebensstil an Ihr spirituelles Bewusstsein anzupassen. Je bewusster Sie leben, desto gesünder und energetisch hochwertiger werden Sie sich ernähren wollen. Sorgen Sie dafür, dass Ihr Körper Schritt halten kann. Genießen Sie die Reise zu Gesundheit, Vitalität und Spiritualität; es gibt nichts Vergleichbares.

Wie man eine Fastenkur richtig beendet

Das Fastenbrechen spielt eine wichtige Rolle. Wie Sie eine Fastenkur beenden hängt davon ab, wie lange Sie gefastet und welche Art des Fastens Sie hinter sich haben. Als Faustregel gilt: **Für jede drei Fastentage sollten Sie anschließend ein bis zwei Tage lang nur frisches, rohes Obst essen.**

Das ist nach einer Saft- oder Wasserfastenkur besonders wichtig. Je länger Sie gefastet haben, desto länger sollten Sie die Kur mit Obst ausklingen lassen. Erst später sollten Sie auf Gemüse umsteigen. Ich kenne einige Fälle, die tödlich endeten, weil der/die Fastende eine Fastenkur nicht richtig beendete. Unter den Fällen war ein Mann, der seine Fastenkur mit gekochten Kartoffeln beenden wollte. Kartoffeln enthalten viel klebrige Stärke und ich kann gut nachvollziehen, dass der Darm des Mannes unter der Belastung zusammenbrach.

Versuchen Sie immer, Ihren Darm in Bewegung zu halten. Wenn Sie eine Wasser- oder Saftfastenkur durchführen, ist dies nicht immer möglich. In Modul 6.9 werde ich näher erörtern, was bei einer guten Darmhygiene zu beachten ist.

BITTE KAUFEN SIE SICH EINEN ENTSAFTER

N.W. Walker war ein großer Verfechter des Entsaftens und wurde 107 alt. Muss man noch mehr sagen? Fangen Sie heute an und kosten Sie ein Glas Gemüsesaft mit Möhren, Spinat und Sellerie.

Rohe Obst- und Gemüsesäfte sind wahre Kraftwerke, vollgepackt mit Nährstoffen. Ein Glas Möhrensaft enthält die Nährstoffe von sechs bis acht Möhren, also sechs- bis achtmal so viel wie in einer einfachen Möhre stecken. Ich bezeichne diese Säfte als „hochelektrisierte" Getränke, weil sie energetisch so hochwertig sind und sehr viele Aminosäuren enthalten.

Trinken Sie jeden Tag zwei bis vier Gläser Ihres Lieblingssaftes.

Lesen Sie N.W. Walkers Buch *Frische Frucht- und Gemüsesäfte.*

Modul 6.8

Zwei fantastische Saftkuren

Fastenkur mit Limonade

LIMONADE SELBST HERSTELLEN

- 2 Esslöffel Zitronen- oder Limettensaft (entspricht ungefähr dem Saft einer halben Zitrone)
- ½ bis ¾ Esslöffel echter Ahornsirup (keinen Zuckersirup mit Ahorngeschmack)
- Eine Messerspitze Cayennepfeffer (optional)

Geben Sie Saft, Sirup und Cayennepfeffer in ein Glas (250 ml) und füllen Sie das Glas mit warmem/heißem Wasser auf (destilliert oder mit Umkehrosmose gefiltert). Sie können als Alternative auch kaltes Wasser verwenden. Nehmen Sie bitte ausschließlich frische Zitronen oder Limetten, ersatzweise können Sie auch gefrorenen Saft verwenden.

Eine Messerspitze Cayennepfeffer kann das Rezept abrunden und versorgt Sie mit extra Vitamin C und B. Außerdem wirkt Cayennepfeffer wärmend und stärkt die Lebenskraft. Wenn Sie den scharfen Geschmack des Cayennes nicht gewöhnt sind, können Sie mit einer kleinen Messerspitze beginnen und die Menge langsam erhöhen. Alternativ können Sie auch ganz auf ihn verzichten. Reine Zuckerhirse, Melasse oder Honig können als – wenn auch nicht gleichwertigen Ersatz – für Ahornsirup verwendet werden. Sie können auch gleich einen ganzen Liter Limonade herstellen und über den Tag verteilt trinken.

FÜR 1 LITER LIMONADE BENÖTIGEN SIE:

800 ml gefiltertes Wasser
150 ml frisch gepresster Zitronensaft
50 ml reiner Ahornsirup
Die Zutaten gut miteinander verrühren und kühl stellen.

ANLEITUNG ZUM VERZEHR

Trinken Sie so viel von dieser Limonade, wie es Ihnen beliebt. **Sie sollten aber neben der Limonade keine anderen Getränke oder Speisen zu sich nehmen**. Sie können beliebig lange fasten, von einem bis zehn Tage ist alles erlaubt.

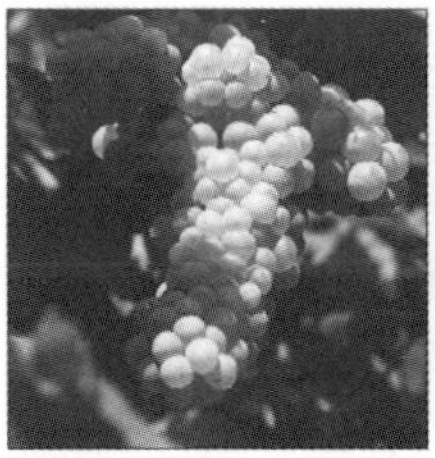

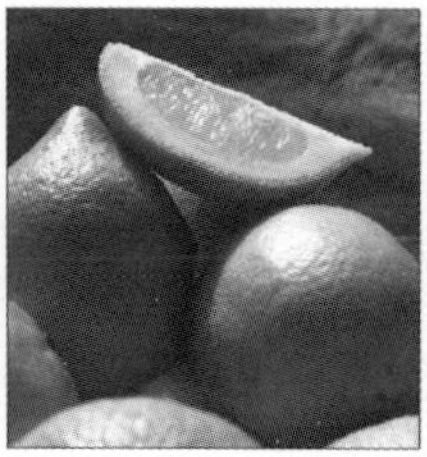

Fastenkur mit Traubensaft

TRAUBENSAFT SELBST HERSTELLEN:

- Sie benötigen einen Entsafter oder eine Saftpresse.
- Entsaften Sie 1 kg Trauben (mit Stielen und Kernen).
- Alle Traubensorten eignen sich für eine Saftkur, aber die dunklen, roten Trauben sind die besten. Bitte verwenden Sie ausschließlich Trauben aus biologischem Anbau.

ANLEITUNG ZUM VERZEHR

Trinken Sie von diesem Saft so viel und sooft wie Sie möchten. Trauben haben stark antioxidative und adstringierende Eigenschaften, die den Körper entgiften. Eine Fastenkur mit Traubensaft oder ganzen Trauben ist eine ausgezeichnete Entgiftungskur. Ich habe Klienten zum Teil mehr als 20 Tage nur mit Trauben fasten lassen. Eine fünf- bis zehntägige Kur mit Trauben oder Traubensaft ist eine reine Wohltat für den Körper und schmeckt ausgezeichnet.

Trauben und Zitronen sind das Beste, was die Natur in puncto Lymphreiniger und Tumorkiller zu bieten hat. Ich habe mit eigenen Augen gesehen, wie Lymphome innerhalb von 45 Tagen und Magenkrebs in 59 Tagen verschwinden. Und das alles mit Saftkuren in Kombination mit Heilkräutern und Rohkosternährung.

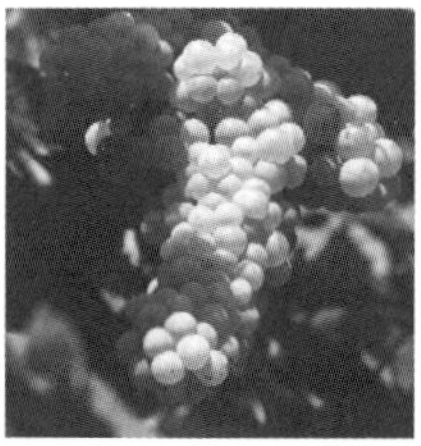
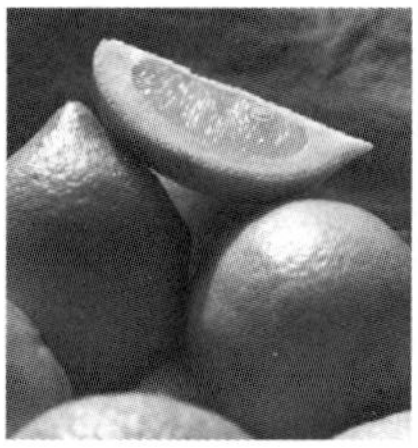
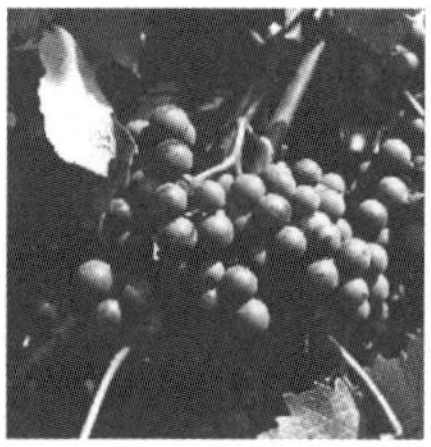
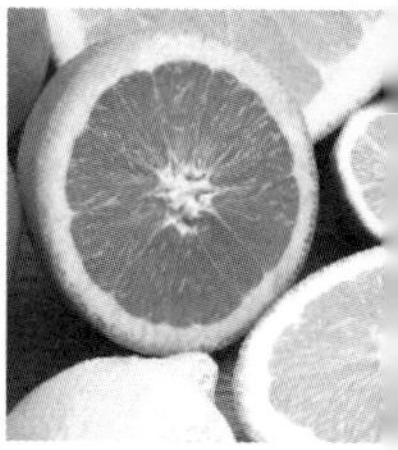

Modul 6.9

Gesundes Darmmanagement

Ein ungesunder Darm ist für den Großteil aller gesundheitlichen Probleme verantwortlich. Zum Thema Darmgesundheit unterrichte ich nun schon seit 35 Jahren. Mein guter Freund Dr. Bernard Jensen engagierte sich über 60 Jahre lang für gesundes Darmmanagement. Er begleitete über 300.000 Klienten auf ihrem Weg in die Gesundheit und kam zu dem Schluss, dass „man sich immer zuerst um die Darmgesundheit kümmern muss, bevor wirkliche Heilung stattfinden kann." In der Tat beschäftigte sich die Naturheilkunde in ihren Anfangstagen *ausschließlich* mit diesem Thema und leitete alles andere davon ab.

In der Regel sprechen Menschen nicht gern über ihren Darm und alles, was damit zu tun hat. Nun ist es aber so, dass Gesundheit buchstäblich über die Verdauung (Magen-Darm-Trakt) geht und ein gesunder Darm die besten Chancen bietet, sich einer toxischen Belastung und Schwächung des Nervensystems zu entziehen.

Der Verdauungstrakt ist der Dreh- und Angelpunkt unseres Körpers und für diesen genauso wichtig wie die Nabe für ein Rad. Er ist eines der wichtigsten Organsysteme unseres Körpers. Wir sollten uns immer fragen, wie wir dieses System – das für uns so wichtig ist wie unser Herz – am besten sanieren und regenerieren können. Ohne Verdauung, Aufnahme *und* Ausscheidung ist kein Leben möglich. Über diesen Schlauch – vom Mund bis zum After – gelangen die chemischen Bestandteile unserer Nahrung und deren Energie in den Körper. Über den Dickdarm scheiden wir Abfallprodukte aus, was ebenfalls für unseren Körper überlebenswichtig ist. Die richtige Ausscheidung der Abfallprodukte unserer Verdauung und unseres Stoffwechsels spielt eine ebenso große Rolle wie unsere Nahrungsaufnahme.

Wie wir bereits in Kapitel 2 gesehen haben, ist der Dünndarm in drei Abschnitte unterteilt: Im ca. 25 cm langen Zwölffingerdarm wird ausschließlich verdaut; im Leerdarm – um die 2 m lang – wird die Nahrung weiter verdaut und zum Teil schon absorbiert; der Krummdarm ist bis zu 9 m lang und dient ausschließlich der Absorption. Der Dickdarm – oder Kolon – ist 1,5 m lang und wird in mehrere Abschnitte unterteilt: Blinddarm, aufsteigendes Kolon, Querkolon, absteigendes Kolon, Kolon sigmoideum und Enddarm. Jeder dieser Abschnitte steht in enger Wechselbeziehung zu verschiedenen Organen und Drüsen im restlichen Körper und kann sich positiv oder negativ auf diese auswirken. Als Sie noch im Bauch Ihrer Mutter waren, haben sich im Embryonalstadium Kolon und Rückenmark als erstes ausgebildet. Alle genetischen Schwächen äußern sich zuerst im Kolon und werden anschließend auf ein Organ, eine Drüse, ein Nerv oder irgendeine andere Gewebestruktur im Körper übertragen. Es ist Ihr Darm, der am meisten unter einer säurebildenden (d.h. toxischen) Ernährung leidet. Viele dieser ungesunden Nahrungsmittel und Getränke wirken entzündungsfördernd auf den Darm und schwächen dessen Struktur. Manche Lebensmittel verkleben den Darm, andere wiederum haften sich an die Darmwand an. Viele Nahrungsmittel sind so harsch, dass die Darmwand zum eigenen Schutz große Mengen an Schleim produzieren muss. Dieser Schleim sammelt sich an den Darmwänden und zwischen den Schleimhautausstülpungen an. All diese Prozesse führen dazu, dass der Verdauungstrakt Nahrungsmittel nicht mehr richtig verdauen und Nährstoffe nicht mehr adäquat aufnehmen kann.

Darüber hinaus spielt der Verdauungstrakt auch für das Lymphsystem eine gewichtige Rolle. Das Lymphsystem ist die Abwasserentsorgung Ihres Körpers und muss Wege finde, über die Abfallprodukte ausgeschieden werden können. Das passiert hauptsächlich über die Nieren, den Verdauungstrakt und über die Haut. Wenn sich zu viel „Müll" in Haut, Nieren oder Darm ansammelt und nicht ausgeschieden werden kann, läuft das „Abwasser" in das Lymphsystem zurück. Sie können sich sicherlich lebhaft vorstellen, was passiert, wenn in Ihrem Haus ein Abwasserrohr verstopfen würde. Das ganze Abwasser aus der Toilette würde nach oben steigen und schließlich überlaufen. Die meisten Menschen würden das kaum tolerieren und sich spätestens jetzt um ein neues Haus bemühen.

Der Verdauungstrakt wird vom autonomen Nervensystem gesteuert, indem die sympathischen und parasympathischen Nerven Neurotransmitter hin- und herschicken, die wiederum in den Nebennieren gebildet werden. Eine Nebennierenschwäche kann also das Nervensystem schwächen und in der Folge auch Verstopfung (Obstipation) verursachen. Oft wird die Verbindung zwischen Nebennieren und Nervenschwäche (mit Obstipation) übersehen. Im Zuge einer Darmsanierung zahlt es sich immer aus, gleichzeitig die Nebennieren zu stärken.

Ich kann nicht genug betonen, wie wichtig eine starke und gesunde Verdauung ist. Bitte vergessen Sie nie, dass die Nahrung im Verdauungstrakt in ihre Einzelteile zerlegt wird, die Ihren Zellen als Treibstoff und Baumaterial dienen. Nachdem der Speisebrei verdaut wurde, werden die Nährstoffe über die Darmschleimhaut der Darmzotten absorbiert. Die Aufnahme der Nährstoffe aus der verdauten Nahrung ist genauso wichtig wie der Verdauungsvorgang selbst. Wie bereits erörtert, kann die adäquate Aufnahme der Nährstoffe in die Zellen durch zu viel Abfall im Darm blockiert werden. Toxische Abfallprodukte im Darm sammeln sich in der Form von „Schleimpfropfen" an der Darmwand an. Diese Schleimpfropfen wirken entzündungsfördernd und machen die Darmwand kaputt.

Schleimpfropfen entstehen meist als Nebenprodukte raffinierter Stärke, Zucker und Milchprodukten. Wenn sich dieser zähe Schleim schichtweise an die Darmwand anhaftet, können die für den Körper lebenswichtigen Nährstoffe nicht mehr aufgenommen werden. Dieser kann dann nicht mehr funktionieren und sein enormes Potenzial nicht ausschöpfen. Außerdem tummeln sich in der entstehenden Schleimschicht sehr viele schädliche Parasiten, die dem Körper die letzten Reste der für ihn so wichtigen Nährstoffe rauben.

Natürlich sind wir auf bestimmte Parasiten (die unsere Darmflora bilden) angewiesen, um unsere Verdauung optimieren und bestimmte Nährstoffe aufnehmen zu können. Ein gutes Beispiel hierfür sind die B-Vitamine, die von der Darmflora in Reaktion auf Stärke gebildet werden. Unser gesamter Darm wird von nützlichen Organismen besiedelt, die den Verdauungsprozess unterstützen und den Ab- und Umbau in wichtige Nährstoffe fördern. Allerdings gibt es auch zahlreiche destruktive Parasiten, die sich in unserem Verdauungstrakt ausgesprochen wohl fühlen. Besonders der Verzehr von Fleisch begünstigt Würmer aller Art (Spul-, Maden-, Bandwürmer usw.). Auch proteolytische (Protein abbauende) Mikroorganismen florieren unter diesen Bedingungen. Es ist also ausgesprochen wichtig, den Darm zu sanieren (reinigen) und die Entzündung zu beseitigen. Das geschieht im Idealfall im Rahmen einer Entgiftungskur.

Wenn Sie sich gesund ernähren, werden Sie ungefähr eine halbe Stunde nach jeder Mahlzeit Stuhlgang haben. Regelmäßiger Stuhlgang – und damit meine ich zwei- bis dreimal am Tag – ist wichtig. Sobald die Verdauung träge wird, fängt der Nahrungsbrei im Darm an zu fermentieren und bildet giftige Stoffe. Diese Giftstoffe und die dadurch entstehenden Gase werden direkt in den Blutkreislauf aufgenommen. Das kann zu Kopfschmerzen, Denkstörungen (Brain Fog), Blähungen, Bauchmerzen und sogar Herzrhythmusstörungen führen. Ich kenne Klienten, die nur einmal im Monat ihren Darm entleeren. Der Darm muss sich aber täglich entleeren!

Durchfall ist ebenso schlimm wie Verstopfung – Nahrung, die den Darm zu schnell passiert, ist für den Körper ebenso schädlich wie Nahrung, die im Verdauungstrakt stecken bleibt. Manche Menschen bezeichnen die Diarrhö als eine umgekehrte Form der Verstopfung. Bei Durchfall kann die Nahrung nicht richtig abgebaut und aufgenommen werden, bei Verstopfung fermentiert und gärt sie im Darm. Das wiederum begünstigt die Bildung von Alkoholen, Übersäuerung, Blähungen und Entzündungen. Beides – Durchfall und Obstipation – lässt die Körperzellen verhungern.

Vier Möglichkeiten, den Darm zu reinigen

Darmreinigung mit Kräutern

Eine gute Kräuterrezeptur (also die Kombination von verschiedenen Heilkräutern, die Sie während der Darmsanierung täglich einnehmen) unterstützt die Beseitigung der Schleimpfropfen im Darm, tötet schädliche Parasiten ab, wirkt entzündungshemmend und stärkt die Darmwand.

Bei der Zusammenstellung einer geeigneten Rezeptur für Magen und Darm habe ich großen Wert auf eine sanfte, reinigende Wirkung gelegt. Die Rezeptur sollte nicht nur die Entzündung beseitigen, sondern auch alle vorhandenen Schleimpfropfen. Sie sollte gründlich wirken und auch evtl. vorhandene Ausstülpungen in der Darmwand (Divertikel) reinigen, die durch solche Ablagerungen entstehen. Ich wollte eine Kräutermischung, die den Verdauungstrakt stärkt, die Ausstülpungen entfernt und die Blähungen und/oder Magenkrämpfe behebt, unter denen wir alle mehr oder weniger leiden. Die meisten handelsüblichen Produkte enthalten leider zu viel Cayennepfeffer, Aloe vera, Kreuzdorn (Rhamnus) oder andere, stark abführende und anregende Kräuter, die abhängig machen und in der Regel schlecht vertragen werden. Häufig verursachen sie Blähungen, Bauchkrämpfe und machen die Schleimansammlung nur noch schlimmer. Die Mischungen sind schwierig zu dosieren und verursachen sehr viel Unwohlsein. Zudem können sie eine gewisse Abhängigkeit fördern, d. h. der Körper gewöhnt sich an die stimulierende Wirkung der Pflanzen – wie bei anderen Dingen auch – und reagiert mit Verstopfung, sobald man versucht, die Kräuter abzusetzen.

Eine gute Kräutermischung für den Darm macht nicht abhängig. Sie wirkt sanft abführend, reinigend, entzündungshemmend und aufbauend – und das alles gleichzeitig. Darüber hinaus regt sie das Lymphsystem an und fördert die Durchblutung der Darmwand. (Siehe Kapitel 8, Modul 8.3 zu Kräuterrezepturen für Magen und Darm; Bezugsquellen für hochwertige Kräuterrezepturen siehe Anhang.)

Darmspülung

Auch eine Darmspülung kann die Reinigung über das Kolon (Dickdarm) unterstützen. Hier ist es allerdings erforderlich, dass auch der Dünndarm miteinbezogen wird – aus diesem Grund empfehle ich die Einnahme einer entsprechenden Kräutermischung. Eine Darmspülung ist so etwas wie ein „hoher" Einlauf, mit der gleichen ausspülenden Wirkung. Meist werden Darmspülungen von qualifizierten Massage-Therapeuten und Heilpraktikern durchgeführt. (Ich bin der Meinung, jede Notaufnahme sollte für Darmspülungen ausgestattet sein, mitsamt einem ausgebildeten und in der Darmspülung erfahrenen Therapeuten.) Eine Darmspülung eignet sich hervorragend, um Ablagerungen im Dickdarm zu lösen und einen übersäuerten Organismus zu entlasten. Darüber hinaus kann sie Blähungen, Rückenschmerzen, Ischiasbeschwerden, Nierenkoliken,

Kopfschmerzen und Fieber lindern, um nur einige wenige Beschwerdebilder zu nennen. Ein weiterer Vorteil ist, dass man mit einer Darmspülung auch Ausstülpungen im Darm (Divertikel) reinigen kann.

Die Darmspülung ist eine sehr sanfte Methode, die aber unter Umständen heftige Nachwirkungen mit sich bringen kann, weil durch das Ausspülen des Dickdarms Ablagerungen gelöst werden können, die schon mehrere Jahre dort festkleben. Ich habe Ausscheidungen gesehen, die mehr als 50 Jahre im Körper festgesteckt hatten und erst durch eine Spülung beseitigt werden konnten.

Vor vielen Jahren beschäftigte ein befreundeter Chiropraktiker eine Krankenschwester, die in Darmspülungen ausgebildet war. Eine ihrer Patientinnen war nach einer Darmspülung schon wieder zu Hause, als sie im Enddarm Schmerzen spürte. Die Patientin wartete einige Stunden ab, beschloss aber dann doch, den Schmerzen auf den Grund zu gehen und suchte die Rettungsstelle auf. Dort wurde eine Krebserkrankung im Enddarm diagnostiziert. Der Tumor war natürlich nicht das Resultat der Darmspülung, sondern ein Produkt der ungesunden Lebensführung der Patientin. Der Krebs wurde durch die Darmspülung lediglich „enttarnt". Das war auch gut so, denn so konnte sie etwas dagegen tun. Hätte sie die Darmspülung nicht gehabt, hätte sich der Krebs im Körper unerkannt ausbreiten können, bis eine Heilung unmöglich geworden wäre.

Wenn man wie in diesem Fallbeispiel die Entzündung bloßlegt, kann das für die Betroffenen sehr unangenehm und schmerzhaft sein. Aus diesem Grund empfehle ich in der Regel die Einnahme einer guten Kräuterrezeptur für den Darm, die nicht nur abführend, sondern auch entzündungshemmend wirkt und das Gewebe stärkt. Eine regenerierende Rezeptur löst und entfernt die Ablagerungen an der Darmwand langsam und vorsichtig, damit die Heilung sanft und weniger traumatisch verlaufen kann.

Darmspülungen eignen sich hervorragend zur Beseitigung von Blockaden im Darm, solange es sich dabei nicht um Tumoren oder festsitzende Adhäsionen handelt. Sie sind eine Wohltat für den Dickdarm. Zu meinen persönlichen Favoriten gehört Dr. Jensens Colema Board®. Mit diesem Konzept habe ich schon beachtliche Erfolge erzielen können, weil es die Schleimpfropfen im Darm sehr effektiv beseitigt. Das Colema Board® wird mit dem einen Ende auf die Toilette gelegt, das andere Ende ruht auf einem Stuhl. Für die Darmspülung legen Sie sich auf das Brett und führen mit Wasser in Körpertemperatur, das von einem 20- Liter-Behälter zugeführt wird, einen „hohen Einlauf" durch. Die ganze Prozedur hat den Vorteil, dass sie deutlich entspannter verläuft als mit einem gewöhnlichen Klistier. Sie können sich einfach hinlegen und sich langsam und sanft mit warmem Wasser ausspülen lassen.[3]

3 Als Ersatz für das Colema Board® kann ein klassisches Irrigator- und Klistierset verwendet werden.

Dr. Jensen hat ein unschlagbares Programm zur Darmsanierung entwickelt (siehe auch sein Buch *Tissue Cleansing Through Bowel Management*, 1981). Sein Verfahren reinigt nicht nur das Kolon, sondern auch den Dünndarm, während konventionelle Darmspülungen ausschließlich auf den Dickdarm wirken. Wenn Sie genügend Selbstdisziplin besitzen, lässt sich eine Darmspülung mit dem Colema Board® bequem zu Hause durchführen. Weiterführende Informationen finden Sie auf www.colema-boards.com.

Ich habe keinerlei Einwände gegen professionelle Darmspülungen. Um das Beste aus einer Darmsanierung herauszuholen, sollten Sie Ihre Ernährung mindestens vier Wochen vorher auf Rohkost umstellen und zusätzlich eine gute Kräutermischung für den Darm einnehmen. Drei bis fünf Darmspülungen sollten in jedem Fall ausreichen.

Einläufe

Einläufe sind ein altbewährtes Mittel bei Verstopfungen, können aber auch bei anderen Beschwerden wie Hämorrhoiden oder Krebserkrankungen eingesetzt werden. Die Anwendungsmöglichkeiten sind vielfältig, aber alle Arten von Einlauf unterstützen die Darmreinigung und bringen den Darm und die Ausscheidung in Bewegung.

NIEDRIGER EINLAUF – diese Form des Einlaufs dient im Allgemeinen der Reinigung und Stärkung des absteigenden Dickdarms, des Kolon sigmoideum und des Enddarms. Dafür benötigt man einen halben bis ganzen Liter lauwarmes Wasser (Körpertemperatur) und einen Klistierbeutel (in Apotheken und Sanitätshäusern erhältlich; auch unter dem Namen Einlaufbeutel bekannt).

Folgende Heilkräuter können allein oder in Kombination in einem wässrigen Auszug (Tee) zubereitet und anstelle von reinem Wasser zur Spülung verwendet werden, denn sie reinigen und stärken die Darmschleimhaut: Faulbaum (Cascara sagrada oder Rhamnus purshianus), Eibischwurzel, Rot-Ulmenrinde, Spitzwegerich-Kraut, Beinwellwurzel, Klettenwurzel (Arctium lappa), Enzian usw.; siehe auch *Anleitung zur Durchführung eines Einlaufs* weiter unten.

HOHER EINLAUF – will man auch die höher liegenden Abschnitte des Kolons – d. h. Querkolon, aufsteigendes Kolon und Blinddarm – erreichen, muss man einen hohen Einlauf durchführen. Was den hohen Einlauf von einem niedrigen Einlauf unterscheidet, ist die Art und Weise der Anwendung und die Wasser-/Flüssigkeitsmengen, die zum Einsatz kommen. Je mehr Flüssigkeit, desto höher kann man spülen. Die gleichen Kräuter wie oben beschrieben können als wässriger Auszug dafür verwendet werden. Bei sehr geschwächten Patienten kann anstelle von Wasser oder Kräutertees auch mit frischen grünen Säften gespült werden (z. B. Weizengras, Spinat, Kelp, Alfalfa, Gerstengras usw.). Frische Säfte werden von der Darmwand schnell absorbiert und geben dem Körper einen enormen

Energieschub. Auch Chlorophyll kann der Flüssigkeit für den Einlauf zugesetzt werden, um Entgiftung und Heilung einen deutlichen Impuls zu geben.

KAFFEEEINLAUF – viele Menschen schwören wegen der stimulierenden Wirkung auf Leber und Darm auf Einläufe mit Kaffee. Ich empfehle sie allerdings nur für schwere Fälle von Verstopfung, bei denen der Darm vollständig „blockiert" ist und Stuhlgang nicht mehr möglich ist. Regelmäßige Kaffeeeinläufe sind meist kontraproduktiv, weil sie den Darm langfristig schwächen und Entzündungen in Leber und Nieren begünstigen können.

Darüber hinaus haben Einläufe mit Kaffee eine ungünstige Wirkung auf das Nervensystem, das entweder mit Überreizung oder Schwäche reagiert. Ein gestörtes Nervensystem wiederum hat Folgen für den restlichen Körper, die sich u. a. als nervöse Beschwerden, schwere Obstipation oder Durchfall, Blähungen, Ödeme und Übersäuerung äußern können.

ANLEITUNG ZUR DURCHFÜHRUNG EINES EINLAUFS

1. Besorgen Sie sich aus dem Handel ein Klistier.
2. Füllen Sie den Klistierbeutel mit 500 bis 1.000 ml Wasser oder Teezubereitung in Körpertemperatur. Die Flüssigkeit sollte immer Körpertemperatur haben, unabhängig davon, um welche Zubereitung es sich handelt.
3. Hängen Sie den Beutel oberhalb der Liegefläche, auf der Sie während des Einlaufs ruhen werden, auf. Der Abstand sollte mindestens einen halben m betragen.
4. Legen Sie sich zu Beginn des Einlaufs auf Ihre linke Seite.
5. Geben Sie etwas Gleitmittel oder pflanzliche Heilsalbe auf die Spitze des Schlauchs, damit dieser gut eingeführt werden kann.
6. Lassen Sie das Wasser/den Tee langsam in Ihren Dickdarm fließen; machen Sie ab und zu eine Pause, in der Sie zur Ruhe kommen und tief atmen.
7. Drehen Sie sich ein paar Minuten auf den Rücken, das Wasser fließt weiterhin in das Kolon. Anschließend drehen Sie sich auf Ihre rechte Seite.
8. Sie können den Einlauf unterstützen, indem Sie Ihren Unterleib im Bereich des Dickdarms sanft massieren. So können sich Schleimpfropfen und andere Ablagerungen besser lösen.
9. Versuchen Sie, die Flüssigkeit vor dem Ausscheiden für eine Weile im Darm zu halten.
10. Wiederholen Sie diesen Vorgang bis der Klistierbeutel leer ist.

Bitte seien Sie umsichtig. Machen Sie nur bei Bedarf Einläufe und das sollte nicht zu oft sein. Langfristig betrachtet kann die Darmgesundheit mit Rohkost und Heilkräutern sehr viel effektiver wiederhergestellt werden als mit Einläufen allein.

Heilerde

Eine vierte Möglichkeit der Darmsanierung bietet die Heilerde, deren Verwendung in Europa viel üblicher ist als hier in Amerika. In vielen Ländern – ich will Portugal einmal als Beispiel aufführen – werden in Heilerde getränkte Kompressen auf das Abdomen gelegt. Die Wirkung ist ähnlich wie bei einer Darmspülung. Der Arzt für Naturheilkunde Dr. John Christopher hat zu seinen Lebzeiten ein fantastisches Pulver mit Bentonit, Heilerde und medizinischer Holzkohle zusammengestellt (*Intestinal Corrective®*), das Toxine und Verunreinigungen im Darm bindet und ausscheidet. Die Rezeptur hat sich in Fällen von Reizdarmsyndrom und unkontrollierbarem Durchfall besonders bewährt.

Zusammenfassung

Unser Darm (Verdauungstrakt) ist überlebenswichtig. Nicht ohne Grund hat Gott ihn als eine der ersten Strukturen erschaffen, wenn die Zelle zum Embryo heranwächst. In diesem frühen Stadium wird das Rückenmark zusammen mit dem Gewebe geformt, aus dem später der Verdauungstrakt entsteht. Unser Überleben hängt davon ab, dass dieses Gebilde gut und richtig funktioniert. Nährstoffe, Bausteine und Treibstoff für unsere Zellen werden alle über die Darmwand aufgenommen. Darüber hinaus ist der Verdauungstrakt an der Bildung von weißen Blutkörperchen, verschiedenen Vitaminen und Aminosäuren beteiligt. Die synergistische Beziehung, die der Verdauungsapparat mit dem Lymphsystem eingeht, haben wir noch nicht vollständig verstanden. Aber dass er eine essenzielle Rolle für jede einzelne Zelle im Körper spielt (über das Lymphsystem), dürfte Hinweis genug sein, dass ohne gesunde Verdauung Leben nicht stattfinden kann. Sie sollten Ihren Verdauungstrakt ausschließlich mit lebendiger, energetisch hochwertiger und gut verdaulicher Nahrung „füttern“.

Ärzte schütten Medikamente, von denen sie wenig wissen, zur Heilung von Krankheiten, von denen sie noch weniger wissen, in Menschen, von denen sie gar nichts wissen.

– Voltaire, französischer Satiriker (1694 – 1778)

7

Essen für die Vitalität

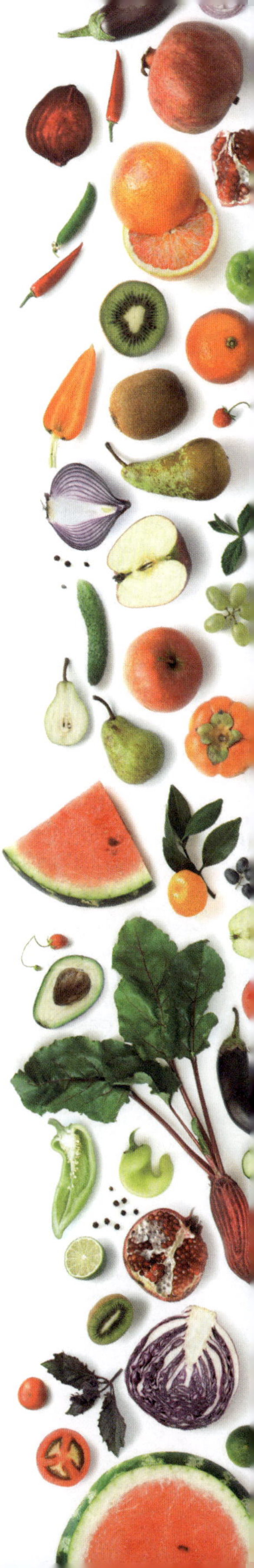

Bis hierher haben wir uns damit beschäftigt, wie der Körper funktioniert und Krankheiten entstehen. Wir haben gelernt, wie man richtig entgiftet und sich anschließend wieder regeneriert. Wir haben unsere eigene Spezies unter die Lupe genommen und gesehen, welche Nahrungsmittel am besten zu uns passen. Auch konnten wir erforschen, wie sich unsere Nahrung auf unseren Körper und seine Gewebe auswirkt.

In diesem Kapitel möchte ich erörtern, was genau Sie essen sollten und wie. Es ist schließlich auch wichtig zu wissen, *welche Nahrungsmittel man miteinander kombinieren kann und welche nicht.* Die richtige Nahrungsmittelkombination ist eine hohe Kunst und dient der optimalen Verwertung unserer Nahrung.

Ich werde Ihnen auch eine Auswahl an Menüs vorstellen, damit Sie sofort mit der Entgiftung beginnen und den ersten Schritt in Richtung Gesundheit machen können. Die Menüs sind auf Ihre individuellen Bedürfnisse abgestimmt – ganz gleich, ob Sie zu den abenteuerlustigen Menschen voller Tatendrang gehören oder die Sache etwas zögerlicher angehen möchten.

Darüber hinaus möchte ich den erstaunlichen Gesundheitswert von rohen Obst- und Gemüsesäften erörtern, das Thema Bohnen, Soja und Getreide ansprechen und was sie für Entgiftung und Regeneration bedeuten.

Auf den letzten Seiten des Kapitels habe ich eine Auswahl an köstlichen Rezepten mit Rohkost und schonend gedämpftem Gemüse für Sie zusammengestellt. Sie werden Ihnen Kraft geben auf Ihrem Weg und sorgen für bunte und gesunde Abwechslung auf dem Teller.

Modul 7.1

Welche Nahrungsmittel darf ich essen?

Folgende Obst- und Gemüsesorten, Nüsse und Saaten sind für eine Rohkosternährung geeignet. Bitte kaufen Sie – so weit wie möglich – Produkte aus biologischem Anbau.

Fast alle Früchte und Beerenobst

Trauben
Bananen
Erdbeeren
Mangos
Orangen
Grapefruit
Äpfel
Pfirsiche
Birnen
Ananas
Alle getrockneten Früchte (nicht geschwefelt)
Blüten sind ebenso akzeptabel

NICHT GEEIGNET sind Cranberrys, getrocknete Zwetschgen und unreife Früchte.

Gemüse

Blattsalat
Spinat
Möhren
Sellerie
Grüne Paprikaschoten
Salatgurken
Sprossen
Avocado
Grünes Blattgemüse
Kürbis
Grüne Bohnen
Erbsen
Rohe Tomaten
Kelp, Rotalgen und anderes Meeresgemüse

Verschiedenes

Pekannüsse
Mandeln
Sonnenblumenkerne
Sesam
Kürbiskerne
Kokosnuss
Piniennüsse

HINWEIS – Essen Sie von diesen Nahrungsmitteln nicht zu viel. In großen Mengen sind sie echte Energieräuber, übersäuern und können den Entgiftungsprozess behindern oder ganz zum Erliegen bringen.

Modul 7.2

Basen- und säurebildende Nahrungsmittel im Überblick

Alle Nahrungsmittel haben säurebildende und basenbildende Eigenschaften. Es ist aber nicht die organische Materie, die für saure oder basische Rückstände in Ihrem Körper sorgt. Das macht die anorganische Materie. Sie bestimmt, ob unsere Körperflüssigkeiten und -gewebe basisch oder sauer sind. Kalium, Natrium, Magnesium und Calcium gehören zu den basischen Elektrolyten. Phosphor, Sulfur und Mangan sind säurebildende Elemente.

Es gibt verschiedene Wege, auf denen man herausfinden kann, ob ein Lebensmittel eher säurebildend oder basenbildend ist. Allgemein lässt sich formulieren, dass Nahrungsmittel, die mehr säurebildende als basische Elemente enthalten, auch im Körper säurebildend wirken. Umgekehrt verhält es sich genauso. Wenn ein Nahrungsmittel überwiegend basische Elemente enthält, ist auch seine Wirkung basisch.

Im Labor kann man mittels **Trituration** feststellen, ob ein Nahrungsmittel sauer oder basisch ist. Das Verfahren besteht aus zwei Stufen. Zuerst wird die entsprechende Menge eines Nahrungsmittels zu Asche verbrannt, was dem Verdauungsvorgang gleichkommt. Anschließend werden 100 g Asche mit ca. einem Liter destilliertem Wasser vermischt und eine wässrige Lösung hergestellt. Diese Lösung kann man dann auf ihren Säuregehalt untersuchen.

Eine weitere Methode zur Bestimmung des Säure- oder Basengehalts eines Nahrungsmittels ist die Analyse des Stickstoffgehalts oder der Proteide (chemische Verbindungen, die eine Proteinstruktur enthalten). Stickstoff ist ein starker Säurebildner. Aus diesem Grund gelten alle Lebensmittel mit hohem Stickstoffgehalt (d. h. Proteine) als säurebildend. Diese Methode ist allerdings veraltet und nicht ganz so akkurat, weil man festgestellt hat, dass pflanzliche Materie mehr Stickstoff und Proteide freisetzt als Fleisch.

Zur Ausarbeitung der folgenden tabellarischen Übersicht zu den basischen und säurebildenden Nahrungsmitteln wurden beide Methoden herangezogen. Sie soll Ihnen auf Ihrem Weg zu basischer Gesundheit eine Orientierungshilfe bieten. Bitte vergessen Sie nicht, dass Sie sich zu 80 % von basischen und nur zu 20 % von säurebildenden Nahrungsmitteln ernähren sollten, wenn Sie wirklich gesund sein wollen. Ab 90 % basischem Anteil in der Ernährung ist Ihnen eine strahlende Gesundheit garantiert.

Machen Sie es nicht allzu kompliziert. Ich werde oft gefragt, was man denn *zusätzlich* einnehmen kann. Ich antworte in der Regel mit einer Gegenfrage und will von meinen Klienten wissen, was sie denn weglassen können. Sie mögen es vielleicht nicht glauben, aber je einfacher Sie sich ernähren, desto gesünder werden Sie sein. Diese Aussage treibt die meisten Ernährungswissenschaftler auf die Palme. Das ist so, weil die Wissenschaft sich im Allgemeinen mit Mangel und Defiziten beschäftigt und diese mit hoch dosierten Aminosäuren, Vitaminen und Mineralen ausgleichen will. Diese hochdosierten Supplemente können die Symptome beheben, aber nicht die Ursache. Die Symptome kehren einfach wieder, sobald man die Nahrungsergänzung absetzt. Das würde ich nicht als echte Wiederherstellung der Gesundheit oder Heilung bezeichnen. Man hat einfach die Symptome behandelt und die Ursache ignoriert. Der Schlüssel zur Gesundheit liegt nicht in hoch dosierten Nährstoffen. Das können nur die kraftspendenden, synergistisch wirkenden, naturbelassenen Nahrungsmittel, die roh, reif und ganz verzehrt werden. Unsere Wissenschaftler und pharmazeutischen Betriebe haben noch nicht verstanden, wieviel Macht in der Rohkost steckt. Sie kann den Körper nicht nur entgiften, sondern auch wiederaufbauen.

Schauen Sie sich nur einmal die Ernährungsgewohnheiten der meisten Herbivoren wie Elefanten, Pferde und Kühe an. Sie ernähren sich überwiegend von Gras und Blättern. Oder die Silberrücken-Gorillas, deren Speiseplan ebenfalls sehr einfach ist: süße Früchte, Wurzeln, Beeren und Blüten. Selbst der Grizzlybär ernährt sich zu 70 % von Gras und gehört trotzdem zu den stärksten Tieren unseres Planeten.

Aus eigener Erfahrung kann ich Ihnen berichten, dass ich mich nie so kraftvoll und eins mit Gott und der Natur gefühlt habe wie während der sechs Monate, in denen ich mich ausschließlich von Orangen ernährte. Haben Sie Vertrauen in Gott und die Natur und Ihre Intuition wird Ihnen die Wahrheit zeigen.

Die folgende Tabelle soll Ihnen einen schnellen Überblick über die basischen und säurebildenden Nahrungsmittel geben. Wenn Sie entgiften wollen, sollten Sie sich in dieser Zeit **ausschließlich** von rohem Obst und Gemüse ernähren.

Basenbildende Nahrungsmittel

Obst

Äpfel	Grapefruit	Nektarinen	Sultaninen
Aprikosen	Trauben	Orangen	Sapote
Bananen	Guave	Passionsfrucht	Erdbeeren
Beerenobst	Kumquats	Papaya	Tamarindenfrucht
Kirschen	Zitronen, reif	Birnen	
Kokosnuss, frisch	Limetten	Pfirsiche	Clementinen/Satsumas
Rosinen	Loquat	Ananas, frisch	
Datteln	Mangos	Granatapfel	
Feigen	Melonen, alle	Kaktusfeige	

Gemüse

Alfalfa-Sprossen
Mandeln
Artischocke
Spargel
Avocado
Bambussprossen
Bohnen, grün
Busch- und Wachsbohnen
Limabohnen
Rote und gelbe Beete
Rüben
Gemüsepaprika, alle Farben
Brokkoli
Rosenkohl
Kohl, weiß und rot
Möhren
Sellerie
Blumenkohl
Mangold
Esskastanien
Chicorée
Schnittlauch
Blattkohl
Maiskolben
Salatgurke
Löwenzahn
Dill
Sauerampfer
Aubergine
Endiviensalat
Knoblauch
Meerrettich
Grünkohl
Kohlrabi
Lauch
Kopfsalat
Okra
Oliven
Zwiebel
Petersilie
Pastinake
Erbsen
Kürbis
Rettich und Radieschen
Rhabarber
Sauerkraut
Krauser Ampfer
Spinat
Sprossen
Süßkartoffel
Tomaten, nur orangene
Steckrüben
Brunnenkresse
Weiße Kartoffeln

Verschiedenes

Apfelessig
Buttermilch, roh
Kelp und Rotalge
Pseudogetreide – Amaranth, Hirse, Quinoa
Milch, roh
Miso
Melasse
Olivenöl
Gewürze, naturbelassen
Kräutertee
Chinesischer Tee
Molke
Wein, biologisch
Joghurt, roh

Säurebildende Nahrungsmittel

Alkoholische Getränke
Spargelspitzen (nur weißer Spargel)
Aspirin
Gerste
Bananen, grün
Bohnen, getrocknet
Blaubeeren
Brot
Kuchen und Kekse
Süßigkeiten
Zucker, raffiniert
Joghurt
Frühstückscerealien
Käse, alle
Schokolade und Kakao
Kaffee
Cola und andere Erfrischungsgetränke
Farbstoffe, künstliche
Würzmittel und -soßen
Mais, gekocht
Maisstärke
Cranberry
Kräcker
Pudding
Tapioka
Tee, indisch
Tabak
Gemüsekonserven
Essig
Milchprodukte
Salatdressings
Doughnuts
Eier, Eiweiß
Geschmacksverstärker
Mehlprodukte
Obstkonserven
Kichererbsen
Gelatine
Getreide, die meisten Sorten
Cerealien
Soßen
Grütze und Maismehl
Eiscreme
Marmeladen und Gelees
Sprudelwasser
Sojabohnen
Sojaprodukte
Spaghetti
Linsen
Mayonnaise
Fleisch, einschl. Fisch, Meeresfrüchte und Geflügel
Hafermehl
Öle, raffinierte
Oliven, eingelegt
Nüsse
Nudeln
Pasteten
Erdnüsse
Pfeffer, schwarz
Zwetschgen, getrocknet
Reiswaffeln
Reise, weißer und Vollkornreis
Salz

Und denken Sie bitte daran …

Freude, Lachen, Zufriedenheit und Glück, Ruhe und Schlaf sind alle basenbildend. Kummer, Wut, Hass, Neid, Tratsch, Angst und Schlafmangel sind säurebildend.

Modul 7.3

Die Bedeutung der richtigen Nahrungsmittelkombination

Im Laufe dieses Buches habe ich Sie auf eine vereinfachte Reise durch den Körper und seine zahlreichen Organsysteme geführt. Wir haben gesehen, wie und warum Krankheiten entstehen. Sie wissen nun, wie wichtig ein ausgeglichener Säure-Basen-Haushalt ist. Im Zuge dessen haben wir auch die zwei Säulen der Biochemie näher erörtert – die Säuren und die Basen – und die Rolle der Übersäuerung im Krankheitsgeschehen untersucht. Sie haben gelernt, wie kraftvoll die Wirkung einer Rohkosternährung auf das Gewebe sein kann.

Den gängigen Ernährungsempfehlungen zufolge spielt es keine Rolle, wie wir unsere Nahrungsmittel kombinieren, solange wir mit jeder Mahlzeit Proteine, Kohlenhydrate und Fette zu uns nehmen. Die Philosophie dahinter ist schlichtweg lächerlich und unwissenschaftlich, wie die weit verbreitete Übersäuerung, die Blähungen und die Verdauungsbeschwerden zeigen. Dieser Ansatz entspricht nicht den Fakten, die wir aus der Chemie kennen. In der Tat wird uns die Chemie auch in Sachen Nahrungsmittelkombination wohlwollend beiseite stehen. Vor allem für Diabetiker ist es wichtig, zur Regulierung des Blutzuckers Lebensmittel richtig zu kombinieren.

Zu diesem Thema gibt es bereits viele sehr gute Bücher und ich empfehle Ihnen, sich in das Gebiet etwas mehr zu vertiefen. (Siehe auch: *Food Combining Made Easy* von Herbert Shelton und *Proper Food Combining Works* von Lee DuBelle.)

In der Chemie haben wir gelernt, dass sich Säuren und Basen (alkalisch) gegenseitig neutralisieren, wenn man sie zusammenbringt. Auf unseren Körper übertragen bedeutet das, dass die Verdauung in diesem Fall durch Fermentation und Fäulnisprozesse stattfindet und nicht, wie ursprünglich gedacht, durch Verdauungsenzyme. Dies führt dazu, dass die Nahrung nicht richtig verdaut wird und viele unerwünschte chemische Prozesse in Gang gesetzt werden, die allesamt Mangelernährung und Übersäuerung begünstigen. Sie hungern unsere Körperzellen aus. Proteinreiche Nahrungsmittel fallen in diese Kategorie, vor allem, wenn man sie mit Kohlenhydraten kombiniert.

Die ersten beiden wichtigsten Ratschläge diesbezüglich lauten a) kombinieren Sie niemals Proteine (säurebildend) und Kohlenhydrate (basisch) und b) essen Sie Obst oder Melone getrennt von allen anderen Nahrungsmitteln. Auf diese beiden Ratschläge werde ich später noch näher eingehen.

Wenn Sie Lebensmittel richtig kombinieren, werden Sie sich ein für alle Mal von Sodbrennen, Magengeschwüren, Blähungen und Verdauungsbeschwerden befreien können, die durch falsche Ernährung entstehen. Denken Sie daran, dass je weniger Lebensmittelkategorien Sie miteinander kombinieren, desto besser wird Ihre Verdauung funktionieren. Wenn ich von Ihnen verlangen würde, an zehn unterschiedliche Dinge gleichzeitig zu denken, wären Sie überfordert, weil sich unser Verstand nur auf eine Sache voll und ganz konzentrieren kann. Daran sollten Sie immer denken, wenn Sie bei Ihrer Menüplanung besonders viel in eine einzige Mahlzeit hineinpacken wollen. Die einfachen Dinge sind immer die besten. Es geht nicht darum, wie viel Sie essen, sondern darum, ob Sie das, was Sie gegessen haben, auch wirklich verdauen, absorbieren, verwerten und wieder ausscheiden können.

Weder Ihr Leben noch Ihre Ernährung sollten kompliziert sein. Seien Sie glücklich und zufrieden, wenn Sie etwas essen. Essen Sie nicht, wenn Sie wütend oder traurig sind, weil diese Emotionen die Magensäureproduktion anregen und den Verdauungsvorgang neutralisieren. Das führt zu Übersäuerung. Bleiben Sie entspannt und genießen Sie Ihre Mahlzeit. Kauen Sie Ihr Essen gut, weil die erste Phase der Verdauung im Mund stattfindet. Versuchen Sie auch, während der Mahlzeiten nichts zu trinken, weil die Flüssigkeit die Verdauungsenzyme verdünnt und damit schwächt.

Die zwei wichtigsten Tipps zum Thema Nahrungsmittelkombination

Kombinieren Sie niemals Proteine (säurebildend) mit Kohlenhydraten (basenbildend)

Als wir über die chemischen Grundlagen der Verdauung sprachen, haben Sie gelernt, dass saure und basische Verdauungsenzyme nicht kompatibel sind, weil sie sich in der Regel neutralisieren. Das unterbricht den natürlichen Verdauungsvorgang und macht den Weg frei für Fermentation und Vergärungsprozesse.

Die Verdauung der Kohlenhydrate beginnt im Mund mit den Verdauungsenzymen Amylase, Ptyalin und anderen basischen Enzymen. Proteinhaltige Nahrungsmittel – dazu gehören Fleisch und Nüsse – werden erst später im unteren Magen verdaut. Das geschieht unter der Einwirkung von HCL (Salzsäure), was wiederum die Produktion von Pepsin anregt. Beide sind von Natur aus sauer.

Wenn sich im Magen proteinreiche Nahrungsmittel mit Kohlenhydraten verbinden, ist das Problem vorprogrammiert. Man merkt es an den Blähungen und dem Völlegefühl, die sich kurz nach der Mahlzeit einstellen. Durch die Fermentationsprozesse in den Kohlenhydraten (Zucker) entsteht Alkohol. Dieser

Alkohol kann Ihr Energieniveau entweder heben oder drücken. Darüber hinaus wirkt er säure- und schleimbildend, fördert Entzündungen und begünstigt die toxische Wirkung der Proteine. Besonders hart trifft es dann Leber, Bauchspeicheldrüse und Nebennieren. Für Diabetiker ist es fast unmöglich, unter diesen Umständen den Blutzucker effektiv zu regulieren.

Essen Sie Obst und Melonen immer getrennt von anderen Nahrungsmitteln

Obst und Melonen werden sehr schnell verdaut. Wenn man sie mit Nahrungsmitteln kombiniert, die nur langsam verdaut werden, bleibt der Zucker aus den Früchten im Magen. Der unverdaute Zucker beginnt zu vergären und bildet Alkohol. Dieser fermentierte Alkohol kann den Alkoholspiegel im Blut so stark nach oben treiben, dass es die Fahrtüchtigkeit beeinträchtigen kann. Selbst Flugzeugabstürze, Kollisionen und Festnahmen wegen Alkohol am Steuer sind in diesem Zusammenhang bekannt.

Obst und Melonen bilden eine gute, gesunde Mahlzeit. Sie geben viel Energie und haben eine entschlackende Wirkung, was für die Entgiftung sehr wichtig ist.

Zum Thema Lebensmittelkombinieren sind schon viele Regeln aufgestellt worden, wie z. B. „Essen Sie pro Mahlzeit nur eine Sorte Protein" oder „Bestimmte Obstsorten können mit bestimmten Proteinen kombiniert werden". Es ist ein sehr weitläufiges Thema und sprengt den Rahmen dieses Buches. Weiterführende Informationen finden Sie unter den Literaturempfehlungen am Ende des Buches.

Je einfacher Sie sich ernähren, desto besser ist es für Ihre Verdauung. Je besser Sie Ihre Nahrung verdauen, desto mehr Energie werden Sie haben. Das folgende Diagramm soll Ihnen einen kurzen Überblick geben, welche Nahrungsmittel Sie miteinander kombinieren können (und welche nicht).

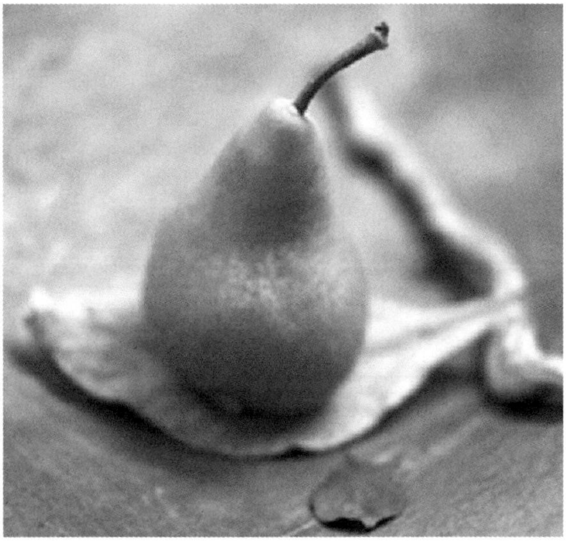

NAHRUNGSMITTEL EINFACH UND RICHTIG MITEINANDER KOMBINIEREN

Melonen
Cantaloupe-Melone
Honigmelone
Papaya
Wassermelone
Melonen sollten Sie allein essen oder gar nicht.

NEIN

OBST

Sauer	Säuerlich	Süß
Zitrusfrüchte	Äpfel	Bananen
Ananas	Kirschen	Datteln
Erdbeeren	Trauben	Feigen
Saures	Mangos	Rosinen

Obst allgemein

Essen Sie mehr Obst. Obst spendet viel Energie, ist nahrhaft und hat antioxidative und adstringierende Eigenschaften. Obst stärkt Nerven und Gehirn, sollte aber nicht mit anderen Nahrungsmitteln kombiniert werden.

NEIN NEIN

GEMÜSE

Avocado	Blumenkohl	Grüne Bohnen	Rettich und Radieschen
Rote und gelbe Beete	Kohl	Kräuter	Romanasalat
Gemüsepaprika	Sellerie	Grünkohl	Spinat
Brokkoli	Salatgurken	Erbsen	Sprossen
Möhren	Grünes Blattgemüse	Zwiebeln	Zucchini

Gemüse ist sehr nahrhaft und enthält Ballaststoffe, Aminosäuren und Minerale. Es eignet sich hervorragend dazu, einen geschwächten Körper wiederaufzupäppeln. Gemüse ist ein gutes Nahrungsmittel für Muskeln und Bewegungsapparat, besser als Obst.

JA JA

KOHLENHYDRATE/STÄRKE

Brot*
Cerealien*
Mais
Kartoffeln
Kürbis

Stärke wirkt sehr schleimbildend, ist schwer verdaulich und verklebt den Darm. Essen Sie so wenig wie möglich davon und wenn, dann nur im Winter.

NEIN

PROTEINE

Milchprodukte*
Käse, roh
Fleisch*
Nüsse
Saaten

Proteine sind hoch konzentrierte Nahrungsmittel. Sie sollten davon nicht zu viel essen, abhängig von der Jahreszeit und dem Ort, an dem Sie leben.

*Für den menschlichen Verzehr nicht geeignet

Modul 7.4

Menüs für das Entgiftungswunder

Das folgende Diätprogramm basiert auf über 30 Jahren klinischer und persönlicher Erfahrung. Ich nenne es das „Entgiftungswunder", weil es Tausenden von Menschen geheilt und zu Kräften gebracht hat. Manchmal spreche ich auch von der „bunten Regenbogendiät Gottes", weil Gemüse und Früchte in allen Farben des Regenbogens darin vertreten sind. Jedes Nahrungsmittel und seine Farbe nähren, energetisieren und heilen den Körper auf einzigartige Art und Weise. Obst nährt Nervensystem und Gehirn, während Gemüse die Muskeln und das Skelett „füttern". Nüsse und Saaten sind strukturgebende Nahrungsmittel.

Je mehr rohe, nicht erhitzte und verarbeitete Nahrungsmittel Sie essen, desto gesünder und vitaler werden Sie sein. Fordern Sie Ihre Selbstdisziplin heraus. Versuchen Sie es mit einer 100 % Rohkosternährung, d. h. essen Sie keine gekochten Nahrungsmittel. Es macht einen enormen Unterschied für das Energieniveau, das Sie erreichen können. Das Mindeste, das Sie anstreben sollten, ist 80 % Rohkost und 20 % gekochte Speisen.

Folgende Punkte sollten Sie berücksichtigen, bevor Sie Ihre Ernährung umstellen:

1. Von tierischen Nahrungsmitteln rate ich ab. Sie sind für uns pures Gift und stark säurebildend. Sie stärken den Körper nicht, sondern machen ihn krank. Wenn Sie Fleisch essen möchten, dann höchstens dreimal pro Woche und auch nur zum Mittagessen. So bleibt genug Zeit für den Verdauungsprozess, der sich im sauren Bereich abspielt. Es gibt Stimmen, die sagen, dass der Körper nach 14:00 Uhr kein HCL (Salzsäure) mehr produziert. Ich persönlich kenne keine wissenschaftlichen Belege, die diese These untermauern würden. Unbestritten ist aber, dass eine leichte, basische Mahlzeit am Abend den Heilungsprozess besser unterstützt, Ihnen mehr Energie gibt und Ihnen außerdem zu einem gesünderen Schlaf verhilft.
2. Essen Sie niemals Fleisch zusammen mit Stärke. Wenn Sie gerne schwere Mahlzeiten essen, empfehle ich Ihnen das Fleisch durch gebackene Ofenkartoffel zu ersetzen. Sie können Butter verwenden oder natürliche Öle wie z. B. Olivenöl, aber kein Salz, keinen Schmand oder Käse. Eine gebackene Süßkartoffel ist besser als eine herkömmliche Kartoffel.
3. Wenn Sie sich nach einer heißen Mahlzeit sehnen, schlage ich eine selbstgemachte Gemüsesuppe vor (ohne Tomaten), gedämpftes oder gedünste-

tes Gemüse und einen Salat. (Rezepte für Suppen finden Sie am Ende des Kapitels.)

4. Kaufen Sie nur reifes, am Strauch gereiftes, Obst und Gemüse aus biologischem Anbau. Ihre Nahrung sollte keine giftigen Chemikalien enthalten oder bestrahlt sein. Wir können es nicht zulassen, dass unsere Nahrungsgrundlage weiter zerstört wird oder wir werden alle sterben. In einer Welt, in der schon bald jeder zweite Mensch an Krebs erkrankt, ist es an der Zeit, dass jede/r einzelne von uns aufsteht und seine/ihre Gesundheit in die eigenen Hände nimmt. Niemand anderes wird es für Sie tun.
5. In den ersten zwei, drei Monaten der Entgiftung sollten Sie ganz oder zumindest zum größten Teil auf Protein verzichten. Dazu gehören Fleisch, Bohnen und Nüsse. Nun sind Nüsse reich an Aminosäuren und ich empfehle ich Ihnen, auf Nüsse zurückzugreifen, wenn Sie diese Art von Nahrungsmittel brauchen.

Die ersten fünf Tage

Nehmen Sie jeden Tag so, wie er kommt. Versuchen Sie, am ersten Tag ausschließlich rohes Obst und Gemüse zu essen. Am nächsten Tag versuchen Sie es noch einmal. Das tun Sie am besten so lange, bis Sie **fünf Tage hintereinander** nur rohes Obst und Gemüse gegessen haben. Kochen Sie sich dann ein wenig Gemüse und sehen Sie den Unterschied zwischen Rohkost und gekochten Speisen. Der Unterschied ist wie Tag und Nacht.

An manchen Tagen werden Sie vielleicht nur Obst essen wollen. Das ist fantastisch. Obst wirkt stärker entgiftend als alle anderen Nahrungsmittel. Die hohe energetische Schwingung aller Früchte macht aus ihnen ein Superfood für Nerven und Gehirn.

Eine weitere Methode, die sich meiner Erfahrung nach gut bewährt hat, ist die Rohkosternährung von Montag bis Freitag. Wenn Sie am Wochenende das Bedürfnis verspüren, etwas Gekochtes zu essen, können Sie am Samstag und/oder am Sonntag gedämpftes Gemüse mit Reis essen. Bringen Sie etwas Regelmäßigkeit in Ihre Ernährungsroutine, denn der Körper liebt alles, was zyklisch ist. Er ist ein großer Fan von Regelmäßigkeit. In der Tat kann er ohne Routine und Regelmäßigkeit nicht funktionieren.

Mit der Zeit möchten Sie vielleicht auch regemäßige Fastenkuren in Ihre Routine einbauen, was den Entgiftungsprozess beschleunigen wird. Geben Sie beim Fasten alles. Je länger Sie durchhalten, desto gesünder werden Sie sein. Sie können sich gesunde Essgewohnheiten antrainieren und dadurch selbst wieder in Schwung bringen.

Ich habe viel Wert auf einfache, aber effektive Menüs für ihr persönliches „Gesundheitsprogramm" gelegt. Genießen Sie das Gefühl der Reinheit und Vitalität, die rohe Nahrungsmittel mit sich bringen. Sie werden die Reise zu strahlender Gesundheit, Langlebigkeit und Spiritualität nicht bereuen.

Wieviel sollte ich essen und wie oft?

Diese Frage ist ein Dauerbrenner. Meine persönliche Meinung hierzu lautet: **Wir sollten nicht mehr als ein bis drei verschiedene Nahrungsmittel gleichzeitig essen, dafür aber sooft wie wir wollen, aber nur, wenn wir auch wirklich hungrig sind.** In unserer Gesellschaft ist es üblich, nur drei Mahlzeiten am Tag zu essen: Frühstück, Mittagessen und eine Mahlzeit am Abend. Das führt aber leider dazu, dass wir pro Mahlzeit zu viel essen und zu viele unterschiedliche Nahrungsmittel miteinander kombinieren. Das überlastet unseren Darm und unsere Verdauungsorgane, begünstigt Mangelernährung und hemmt die Aufnahme von Nährstoffen. Aus diesem Grund „leben" die meisten Menschen unseres Kulturkreises von Fermentation und Fäulnisprozessen.

FINANZIELLER ENGPASS? MACHEN SIE IHRE ERNÄHRUNG ZU IHRER MEDIZIN

Finanzielle Engpässe haben die meisten von uns schon erlebt. Meine Antwort auf dieses weit verbreitete Problem ist einfach: „Sie werden immer essen müssen." Aber Ihre Gesundheit hat viel mit dem zu tun, was Sie essen. Geben Sie Ihr Geld lieber für Obst und Gemüse aus und nicht für teures Fleisch. Ihre Gesundheit sollte immer an erster Stelle stehen.

Für Krankheiten muss man deutlich tiefer in die Tasche greifen als für das Gesund werden. Ich erinnere mich an einen jungen Mann, der wegen Magenkrebs zu mir kam. Die Diagnose wurde in einer Krebsklinik in Tampa, Florida gestellt und war noch ganz frisch. Der behandelnde Onkologe hatte dem Mann mitgeteilt, dass sie zwei Drittel seines Magens entfernen müssten, plus Chemotherapie und – wenn ich mich recht erinnere – auch Bestrahlung. Die Kosten würden sich auf ca. 100.000 $ belaufen und er hatte nur eine Überlebenschance von 25 %. Allein für die Diagnose und den Bericht musste er 5.000 $ bezahlen. Bei mir hat es 59 Tage gedauert, bis der junge Mann vom Krebs geheilt war. Die Kosten der Behandlung lagen bei 1.800 $. Wenn Sie also der Meinung sind, Naturheilkunde sei teuer, sollten Sie das noch einmal überdenken.

Kaufen Sie nur das, was Sie brauchen und nicht das, was Sie begehren. Wenn Sie etwas Geld übrighaben, kaufen Sie hochwertige Heilkräuter oder pflanzliche Kräutermischungen, die Ihnen helfen werden. Krankheit kann Ihnen den letzten Cent rauben, Gesundheit dagegen wird Sie reich beschenken.

Modul 7.5

Das vitale Menü für die Entgiftung

Dieses Menü ist für **eine vierwöchige Übergangszeit konzipiert, in der die Umstellung von einer stark toxischen zu einer reineren, basischen Ernährung stattfindet. Es unterstützt die Entgiftung und regt die Regeneration des Organismus an**. Während dieses Menü speziell für diejenigen entworfen wurde, die mit diesem Ansatz noch nicht vertraut sind und/oder alle, die häufig auswärts essen, ist es kein „Muss". Sie können auch auf die Übergangsphase verzichten und gleich auf Rohkost umstellen. Das gilt auch für Patienten, die sich in professioneller Behandlung z. B. wegen Krebs, MS, Parkinson, Wirbelsäulenverletzungen, Alzheimer usw. befinden. Sie können jederzeit auf Rohkost umschwenken, wenn es die Situation erfordert (siehe auch Modul 7.6: **Das Entgiftungsmenü für Mutige**). Bitte vergessen Sie nie, dass SieIhr Leben selbst gestalten können. Haben Sie Spaß und essen Sie gesund.

Tagesmenü

Sie dürfen frei wählen und müssen sich nicht auf meine Menüvorschläge begrenzen. Sie können jederzeit direkt auf Rohkost umstellen, wenn Sie schneller entgiften wollen. Sie werden Ihre Gesundheit dann auch schneller wiederherstellen können.

Frühstück

Wählen Sie eine Option.

1. Obst
2. Melone

Sie können sich für nur eine Obstsorte oder Melone entscheiden oder mehrere Obst- oder Melonensorten miteinander kombinieren. Das Obstfrühstück kannauch mit Trockenobst oder Kokosnuss ergänzt werden.

Saft zwischen den Mahlzeiten

Trinken Sie 250 bis 300 ml frisch gepressten Frucht- oder Gemüsesaft.

Mittagessen

Wählen Sie eine Option.

1. Großer Salat, mit einer Beilage von: **
   Gemüse, roh oder leicht gedämpft
   Gemüsesuppe ohne Tomate
   Gemüse, im Wok gedünstet
2. Obst
3. Melone

Saft zwischen den Mahlzeiten

Trinken Sie 250 bis 300 ml frisch gepressten Frucht- oder Gemüsesaft.

Abendessen

Wählen Sie eine Option.

1. Großer Salat, mit einer Beilage von: **
   Gemüse, roh oder leicht gedämpft
   Gemüsesuppe ohne Tomate
   Gemüse, im Wok gedünstet
2. Obst
3. Melone

Snacks

Zwischen den Mahlzeiten sollten Sie ausschließlich frisches Obst, Trockenobst und frisch gepresste Obst- und Gemüsesäfte zu sich nehmen.

** Kombinieren Sie bei den Mahlzeiten keine Proteine mit Kohlenhydraten. Entscheiden Sie sich für das eine oder das andere.

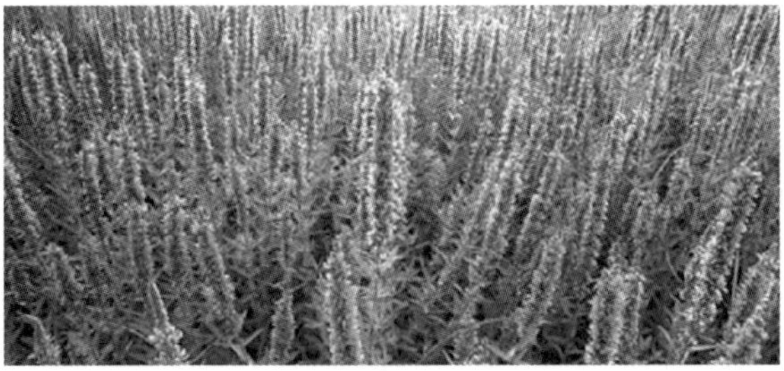

Modul 7.6

Das Entgiftungsmenü für Mutige

Diese Variante ist für fest Entschlossene konzipiert, die es ernst meinen mit dynamischer Gesundheit und Vitalität. Auch chronisch kranke Menschen und insbesondere diejenigen, die unter degenerativen Erkrankungen wie Krebs, Diabetes, MS, M. Parkinson, Rückenmarksverletzungen oder Lou-Gehrig-Krankheit leiden, sollten sich an dieses Protokoll halten.

Versuchen Sie, so viele Produkte aus biologischem Anbau wie möglich zu kaufen. Sollte das nicht möglich sein, empfehle ich Ihnen, Obst und Gemüse sehr, sehr gründlich zu waschen! Dazu geben Sie am besten zwei Esslöffel Wasserstoffperoxid und den Saft zweier frisch gepresster Zitronen in eine mit Wasser gefüllte Spüle. Sie können dem Wasser auch eine Messerspitze Salz zugeben. Lassen Sie Obst und Gemüse ungefähr fünf Minuten lang „einweichen" und säubern Sie es bei Bedarf mit einer Gemüsebürste.

Achten Sie beim Essen auf eine entspannte Haltung, seien Sie glücklich und zufrieden. Versuchen Sie, während der Mahlzeiten nicht zu trinken. Machen Sie ihre Essgewohnheiten nicht allzu kompliziert, es soll schließlich Spaß machen.

Tagesmenü

Frühstück

Wählen Sie eine Option.

1. Obst
2. Melone

Sie können sich für nur eine Obstsorte oder Melone entscheiden oder mehrere Obst- oder Melonensorten miteinander kombinieren. Das Obstfrühstück kannauch mit Trockenobst oder Kokosnuss ergänzt werden.

Saft zwischen den Mahlzeiten

Siehe Empfehlungen für Säfte.

Mittagessen

Wählen Sie eine Option.

1. Großer Salat
2. Obst
3. Melone

Den Salat können Sie mit jedem beliebigen rohen Gemüse zusammenstellen. (*Siehe auch* Rezeptvorschläge in Modul 7.9).

Saft zwischen den Mahlzeiten

Siehe Empfehlungen für Säfte.

Abendessen

Wählen Sie eine Option.

1. Großer Salat
2. Obst
3. Melone

Den Salat können Sie mit jedem beliebigen rohen Gemüse zusammenstellen. (*Siehe auch* Rezeptvorschläge in Modul 7.9).

Snacks

Zwischen den Mahlzeiten sollten Sie ausschließlich frisches Obst, Trockenobst und frisch gepresste Obst- und Gemüsesäfte zu sich nehmen.

Empfehlungen für Säfte

Gemüsesäfte:
Möhren, Spinat, Petersilie, Löwenzahnblätter. (*Siehe* Modul 7.7 für weitere Rezeptvorschläge.)

Fruchtsäfte:
Trauben, Äpfel, Birne, frisch gepresster Orangen- oder Zitronensaft. Ananassaft (aus der Flasche) empfehle ich nicht. Auch Cranberry-Saft und Zwetschgensaft eignen sich nicht.

Modul 7.7

Rohe Obst- und Gemüsesäfte

Den höchsten Nährwert und die höchsten energetischen Schwingungen auf diesem Planeten findet man in rohen Früchten, rohem Gemüse, Heilkräutern, Algen, Nüssen und Saaten. Diese Nahrungsmittel sind für uns Menschen gedacht. Es ist absolut wichtig, dass mindestens 80 % Ihrer Ernährung aus frischem, rohem und reifem Obst und Gemüse bestehen sollte. Diese Lebensmittel sind Träger der Lebensenergie. Sie enthalten viele Enzyme, Vitamine, Minerale (Zellsalze), Aminosäuren, Antioxidantien, einfachen Zucker, Wasser, elektrische Schwingung und vieles mehr. Da wir im Grunde genommen aber Frugivoren sind, passen Obst und Nüsse am besten zu uns. Sie erinnern sich: Der Verdauungstrakt des Menschen ist nur zwölfmal so lang wie unsere Wirbelsäule, bei Herbivoren sind es 30-mal so viel. Herbivoren haben auch mehrere Mägen, weil Gemüsefasern schwerer verdaulich sind als die von Früchten.

Fruchtfasern sind für unseren Verdauungstrakt immer noch am einfachsten zu verdauen und hält unsere Darmwand sauber. Früchte haben auch eine höhere energetische Schwingung als Gemüsepflanzen und können das Nervensystem besser regenerieren. Außerdem regen sie die Darmperistaltik an. Gemüse hingegen enthält mehr Minerale, Chlorophyll und Aminosäuren, die einen geschwächten Körper ganz hervorragend aufbauen können. Ihnen ist bestimmt schon aufgefallen, dass kleine Kinder zuerst Obst essen und erst im Laufe der Zeit zu „Gemüsefans“ werden. Inzwischen gibt es in unserem Kulturkreis wohl kaum einen Menschen, der noch nichts von Gemüse- oder Obstsäften gehört oder diese gekostet hat. Das haben wir in großen Teilen Norman N. Walker, Paul Bragg, Herbert M. Shelten, Bernard Jensen und Jim Carrey alias „The Juice Man“ zu verdanken. Sie gehören zu den Pionieren der Gesundheitsvorsorge mit gesunden Säften.

Wenn Sie in irgendeiner Form geschwächt sind oder Mangelerscheinungen haben – insbesondere im Verdauungstrakt – haben rohe Säfte sehr viel zu bieten. Das gilt auch für alle, die keine Ballaststoffe mögen, aber die Nährstoffe trotzdem haben möchten. Das Entsaften entfernt Fasern und Ballaststoffe und liefert alles andere in flüssiger, hoch konzentrierter Form. Sie können vielleicht eine Möhre essen, aber in einem Glas Saft steckt die Kraft von fünf oder sechs Möhren zusammen. Die Bedeutung des Entsaftens bei Krebserkrankungen, Verletzungen und anderen Krankheiten und Mangelzuständen erschließt sich von selbst.

Sie werden gesünder, wenn Sie frisch gepresste, rohe Säfte trinken. Sie sollten aber auch wissen, dass die Ballaststoffe aus rohem Obst und Gemüse für einen gesunden Darm unerlässlich sind. Als raffiniertes Getreide in Kombination mit gekochten Speisen und Fleisch in den USA zum Grundnahrungsmittel avancierte, kletterten die Darmkrebserkrankungen in diesem Land von Platz vier auf Platz eins. Aktuell steht der Lungenkrebs an erster Stelle, gefolgt von Darmkrebs.

Vor 30 Jahren musste ich mich gegen die Vorwürfe aus der etablierten Medizin gegen mein Ernährungsprogramm wehren. Die Kritik lief darauf hinaus, dass meine Ernährungsempfehlungen Beschwerden wie Gastritis, Enteritis, Colitis oder Divertikulitis schlimmer machen würden. Man hatte nicht erkannt, dass die Ursache für diese entzündlichen Zustände – einschließlich Ausstülpungen in der Darmwand – auf einen Mangel an Ballaststoffen zurückzuführen war. Heutzutage wissen die meisten Ärzte, wie wichtig die Ballaststoffe aus Obst und Gemüse wirklich sind. Die im Getreide enthaltenen Ballaststoffe hingegen sind für unseren Verdauungstrakt zu harsch. Das haben wir in den 1960er und 1970er Jahren gelernt, als viel zu viel Kleie gegessen wurde.

Zum Thema Säfte gibt es viele gute Bücher auf dem Markt. Ganz besonders empfehlen kann ich *Frische Frucht- und* Gemüsesäfte: *Vitalstoffreiche Drinks für Fitness und Gesundheit* von N.W. Walker; *Das neue Saftbuch: Ihr Leitfaden, um gesund zu leben* von Michael T. Murray und *Der Fruchtsaft-Doktor: Gesundheit und ein langes Leben mit der Kraft der Vitamine* von meinem guten Freund Dr. Bernard Jensen. Machen Sie es nicht zu kompliziert, aber bleiben Sie neugierig und genießen Sie die wunderbaren Kräfte, die in diesen Säften stecken.

Ich empfehle Ihnen, neben der Rohkosternährung täglich mindestens zwei bis vier 300 ml-Gläser Obst- oder Gemüsesaft zu trinken. Idealerweise sollten diese direkt vor dem Verzehr gepresst werden. Ich weiß aber, dass das in unserer modernen Gesellschaft so gut wie unmöglich ist. Viele Menschen pressen Ihre Säfte deswegen jeden Morgen und stellen die Saftmenge für den Tag kühl. Länger als zwei Tage sollten die Säfte nicht gelagert werden.

Bitte lesen Sie noch einmal in Kapitel 6, Modul 6.7 und 6.8 über das gesunde Fasten mit Säften nach. Das wird Ihnen die enormen Vorteile der frischen Obst- und Gemüsesäfte nahebringen. Denken Sie immer daran, dass Obstsäfte großartige Nahrung für Nerven, Gehirn und Drüsen sind. Darüber hinaus entgiften sie den Organismus. Gemüsesäfte geben dem Körper Struktur und wirken Wunder für Knochen, Muskeln und Bindegewebe.

Ihr Körper wird Zyklen durchlaufen, in denen er ausschließlich nach Obst und Obstsäften verlangt. Dann wiederum wird es Zeiten geben, in denen er nur Gemüse und Gemüsesäfte haben möchte. Hören Sie auf Ihren Körper und lassen Sie sich von dessen Vorlieben leiten. Ihr Körper weiß, was er braucht und was er tut. Wir machen den großen Fehler, dass wir oft nicht richtig hinhören. Die Menschen hören weder auf Gott noch auf ihren eigenen Körper. Wir glauben, dass wir von unserem Intellekt und unseren Emotionen gesteuert werden. Diese sind aber nichts als Werkzeuge, die wir einsetzen können, um unser Leben zu gestalten. Unser Intellekt und unsere Emotionen sind konditioniert – durch

Tradition, soziale Regelwerke und Glaubenssysteme, unsere Schulbildung und vieles andere. Heutzutage gibt es große Konzerne und Verbände, die sehr viel Geld verdienen und unsere Gesundheit kontrollieren wollen. Sie lehren und verkaufen uns einen ungesunden, toxischen Lebensstil. Befreien Sie sich davon und kehren Sie zurück zu Gottes Weg der Vitalität und Lebendigkeit.

Das Entsaften ist Kunst und Wissenschaft zugleich. Lesen und lernen Sie darüber, so viel Sie können. Eigentlich ist es sehr einfach. Genießen Sie das Gefühl der Lebendigkeit, das Ihnen die Säfte bringen. Sie werden nicht mehr ohne sie leben können. Besorgen Sie sich einen Entsafter, der leicht zu reinigen ist und legen Sie los.

SÄFTE - VITALE KRAFTPAKETE

Zu den besten Einzel-Fruchtsäften überhaupt gehören Trauben- und Apfelsaft. Beide enthalten sehr viel Calcium, reinigen Leber und Nieren und nähren das Nervensystem und die Drüsen.

TRAUBENSAFT

Trauben können mit Kernen und Stielen entsaftet werden.
Wirkung: tötet Tumoren ab; regt den Lymphfluss an; eliminiert freie Radikale; entgiftet - auch von Schwermetallen und Mineralen; stärkt das Herz und die Blutgefäße.

APFELSAFT

Wirkung: Apfelsaft enthält viele wertvolle Enzyme zur Unterstützung der Verdauung; liefert Aminosäuren; eliminiert freie Radikale; stärkt den Körper.

KOMBINIERTE GEMÜSESÄFTE

Die folgenden Gemüsesäfte sind - richtig kombiniert - Kraftpakete für Leber, Nieren und Nebennieren. Darüber hinaus sind sie reich an Elektrolyten, darunter Calcium, Magnesium, Kalium und Natrium. Sie enthalten sehr viel Chlorophyll (das „Blut" der Pflanzen, auch „grünes Blut" genannt), das Lymphsystem und Blut reinigt. Chlorophyll ist eines der besten Substanzen zur Entgiftung von Schwermetallen und Chemikalien, die die Natur zu bieten hat.

- Möhren + Rote Beete + Petersilie
- Möhren + Rote Beete + Spinat
- Möhren + Alfalfa-Sprossen + Petersilie
- Möhren + Spinat + Sellerie + Petersilie
- Weizengras + Alfalfa-Sprossen
- Der Saft aus Kohl und anderen Gemüsesorten aus der Familie der Kreuzblütler ist bei Krebserkrankungen sehr hilfreich.

Modul 7.8

Bohnen und Getreide – gut oder schlecht?

Bohnen und Getreide könnte man als Nahrungsmittel im Winterschlaf bezeichnen. Sie enthalten Stoffe, die bestimmte Enzyme blockieren und verhindern, dass die Bohne oder das Korn keimt. So können sie lange gelagert werden, ohne zu verderben. Obwohl sich die beiden Nahrungsmittelgruppen unterschieden – Bohnen gehören zu den Proteinen und Getreide zu den Kohlenhydraten – sind sie beide säurebildend und können vom Körper nur schwer verdaut werden. Ich sage immer, dass diese Nahrungsmittel dem Körper durch die aufwändige Verdauung, Verwertung und Ausscheidung mehr Energie nehmen als geben. Kurz gesagt, sie sind Energieräuber.

Warum füttern wir also unsere Schweine und Kühe mit Getreide? Die Antwort ist einfach: um sie zu mästen. Und diese Nahrungsmittel machen das Gleiche mit Ihnen. Getrocknete Bohnen und Getreidekörner sind stark konzentriert und können nur mit Mühe verdaut werden. Außerdem können die enzymhemmenden Stoffe unter Umständen in den Enzym-Haushalt des Körpers eingreifen.

Wenn Sie wirklich gesund, vital und fit sein wollen, sollten Sie nicht gekeimte Bohnen und Getreide meiden. Sollten Sie nicht völlig darauf verzichten möchten, achten Sie bitte darauf, dass Sie die beiden Nahrungsmittelgruppen nicht zusammen verzehren, denn Protein und Stärke vertragen sich nicht. Sie sind auch eher für kältere Klimazonen und Jahreszeiten geeignet. In Kombination schwächen die beiden Nahrungsmittelgruppen den Organismus, weil Sie Fermentation und Fäulnisprozesse begünstigen (siehe auch *Die Bedeutung der richtigen Nahrungsmittelkombination* in Modul 7.3). Wildlebende Tiere fressen

SPROSSEN FÜR DAS LEBEN

Wenn Sie **Bohnen oder Getreide** keimen lassen, setzen Sie deren „Lebenskraft“ – sprich Enzyme – frei. Der Nährstoffgehalt wird ausgewogener und die Nährstoffe können vom Körper besser verwertet werden. Sprossen enthalten sehr viel Chlorophyll, das auch als „grünes Blut“ bekannt ist, weil es in seiner Zusammensetzung dem menschlichen Blut ähnlich ist. Es ist nicht nur ein guter Energielieferant, sondern besitzt eine antioxidative Wirkung und befreit den Körper von giftigen Metallen und Schleim. Meine Leseempfehlung (englisch): *Love Your Body* und *Survival into the 21st Century* von Viktoras Kulvinskas; *Sprouts* von Kathleen O'Bannon, CNC.

so etwas nicht. Täten sie es trotzdem, wären sie viel zu träge und leichte Beute für starke Raubtiere.

Gesundheit ist Energie und Energie entsteht im Lebendigen, nicht im Tod. Je mehr „lebendige" Nahrung Sie zu sich nehmen, desto mehr werden Sie merken, welche Auswirkungen der Verzehr von Bohnen und Getreide auf Ihr Energieniveau und Ihre Beweglichkeit hat. Wir müssen über den eigenen Tellerrand hinausschauen und unsere kulturell geprägten Vorstellungen von Ernährung hinterfragen, um zu erkennen, dass der Tisch in der Natur für uns reich gedeckt ist.

Die Jahreszeiten beeinflussen uns sehr stark, das ist vor allem in den nördlichen Klimazonen so, wo sich das Wetter drastisch ändern kann. In den warmen, „sauren" Sommermonaten sollten wir uns überwiegend basisch ernähren. Im kalten – „basischen" – Winter ist das Verlangen nach säurebildenden Nahrungsmitteln wie Bohnen und Getreide größer. Das ist ein ganz natürlicher Vorgang. Trotzdem sollten Sie darauf achten, nur wenig von diesen Nahrungsmitteln zu essen. Vergessen Sie bitte nicht, dass der Organismus die Körpertemperatur von selbst regelt, sobald das Drüsensystem gesund ist und gut funktioniert.

Die Schilddrüse ist ein gutes Beispiel für die „eingebaute Thermostatfunktion" des Körpers. Da diese Drüse den gesamten Stoffwechsel reguliert, kann sich eine Schwäche in dem Organ nachteilig auf das Temperaturempfinden des Körpers auswirken. Bohnen und Getreide sind zwar von Natur aus wärmespendend, schwächen langfristig betrachtet aber die Schilddrüse. Das kann dann das Gegenteil bewirken und den Körper kalt werden lassen, insbesondere in den Gliedmaßen.

Der Mythos Soja

Wie mit allem im Leben, muss man auch hier hinter die Kulissen schauen und herausfinden, was es mit der Propaganda bezüglich der angeblichen gesundheitlichen Vorteile der Sojabohne auf sich hat. Sobald Sie die Grundlagen der Gesundheit, wie ich sie in diesem Buch beschreibe, verinnerlicht haben, wird es Ihnen leichter fallen, die Fakten von den Unwahrheiten zu trennen. Orientieren Sie sich am besten an den Fakten und Wahrheiten, die ich Ihnen in diesem Buch als Vorlage an die Hand gebe.

Fragen Sie sich immer, wer von bestimmten Informationen profitieren könnte und bringen Sie mehr darüber in Erfahrung. Die aktuelle Modeerscheinung „Soja" verdient definitiv Ihre Aufmerksamkeit. Für mich ist der Hype um die Sojabohne nichts weiter als ein furchtbarer, präzise kalkulierter Mythos. Zum besseren Verständnis werden wir uns die Fakten zum Thema Soja einmal näher anschauen.

Die Eigenschaften und Wirkungen roher Sojabohnen:

- säurebildend
- enthalten sehr viel Phytinsäure (hemmt die Aufnahme von Mineralen, insbesondere Zink)

- stecken voller Enzymhemmer
- sind nur schwer verdaulich
- 85 % aller Sojabohnen sind genetechnisch verändert (in den USA werden sie unter dem Namen Round-up Ready Soy Beans® vertrieben [auch in der EU wurde 2020 eine genetisch veränderte Sojabohne für Lebens- und Futtermittel zugelassen; Anm. d. Ü.]). In diesen Bohnen sind DNA und andere Strukturen so verändert, dass sie gegen bestimmte Herbizide und Bakterien resistent sind und der Ertrag höher ist
- enthalten sehr viel Hämagglutinin, ein Stoff, der die Verklumpung der roten Blutkörperchen begünstigt
- starkes Allergen
- enthalten große Mengen an Aluminium; das Metall ist ein starkes Nervengift und auch toxisch für das Gehirn

Die Fakten über gekochte und verarbeitete Sojabohnen:

- mehr als 80 % der in den USA verwendeten Öle und Fette stammen von verarbeiteten Sojabohnen, weltweit sind es 32 %
- über 80 % aller Margarineprodukte in den USA enthalten Sojaöl, auch in Deutschland ist die Tendenz steigend
- wie alle Bohnen enthalten auch Sojabohnen sehr viel Phytinsäure und hemmen die Wirkung der Enzyme im Körper. Sie müssen bei hohen Temperaturen verarbeitet werden, damit sich die darin enthaltenen, die Stoffwechselfunktion blockierenden, Stoffe aufspalten

So werden Sojaöl und Sojaprotein gewonnen:

1. KOCHEN

Dazu sind Temperaturen zwischen 107 und 121 °C notwendig, was bedeutet, dass

- alle Nährstoffe zerstört werden
- sich die Eiweiße an Minerale binden
- sich die Eiweiße an Lipide und Kohlenhydrate binden
- freie Radikale entstehen
- Transfette gebildet werden (diese verhärten und behindern die Funktion der DNA; verändern DNA)
- sie schneller ranzig werden (wirkt toxisch auf die lebenswichtige Funktion der Bakterien)
- sie sehr stark säurebildend sind
- möglicherweise vermehrt Acrylamide gebildet werden (krebserregende Verbindungen)

2. PRESSEN

Die Kaltpressung oder Extraktion durch Lösungsmittel beinhaltet:

- die Einwirkung von Luft und Licht, es kommt zur Oxidation und freie Radikale werden gebildet
- Fette werden ranzig und bauen weiter ab (zudem werden die Fette mehr in transparenten Behältern gelagert, was diese Prozesse weiterhin begünstigt)
- die Fette werden erst nach dem Kochen kalt gepresst
- durch die Extraktion mit Lösungsmitteln entstehen zahlreiche giftige und krebserregende Verbindungen, insbesondere von Lysinoalanin
- bei der Extraktion mit Lösungsmitteln kommen zum Einsatz: alkalische Seifen, Hexan (wird auch zur Verarbeitung von Erdöl verwendet), Phosphorsäure und Natriumhydroxid (Hauptbestandteil des Abflussreinigers Drano®)

3. HYDROGENISATION

- Hierbei wird das Öl auf über 200 °C erhitzt und mit Wasserstoffgas versetzt (unter der Beteiligung eines katalysierenden Metalls). Dieser Vorgang dauert fünf Stunden
- Tötet nicht nur ab, sondern macht aus einem Nahrungsmittel buchstäblich ein „tödliches Gift"

Wie Sie sehen, ist Soja kein Nahrungsmittel, sondern ein Gift. Das trifft vor allem auf verarbeitete Sojaprodukte zu. Wenn Soja überhaupt östrogen-ähnliche Eigenschaften haben sollte, werden diese die unerwünschten Nebenwirkungen noch verstärken, vor allem bei den 80 % aller Frauen, die östrogendominant sind.

Soja ist kein Nahrungsmittel, sondern eine Erfindung von chemisch orientierten, bio-technologisch aktiven Riesenkonzernen, die sich als Lebensmittelproduzenten ausgeben. Es ist eine Schande, dass es Firmen gibt, die zuerst an Profit denken und sich nicht um Gott und das Leben scheren.

Mehr als 60 % aller Lebensmittel, die in den USA produziert werden, enthalten Soja in der ein oder anderen Form. Das können Geschmacksstoffe, pflanzliches Fett oder hydrolisierte und strukturgebende Proteine sein. Von Sojaöl bis zu Sojaprotein ist alles vertreten.

Sojaprodukte sind überall und die meisten Menschen nehmen Soja zu sich: als Proteinpulver, Sojamilch, Sojariegel und sogar als Babynahrung. Mit Sojaprodukten werden 100 Milliarden amerikanische Dollar pro Jahr umgesetzt, der Marktanteil ist also beachtlich. Was sagt es uns, dass man uns Soja als Wundermittel präsentiert?

Vergessen Sie nicht: Wenn ein Nahrungsmittel weder Obst, Gemüse, Nuss oder Saat ist, dann können Sie mit gutem Gewissen darauf verzichten. Die Wahrscheinlichkeit ist groß, dass dieses Nahrungsmittel für Sie schädlich ist.

HINWEIS – eine sehr gute Website zu diesem Thema finden Sie in englischer Sprache auf www.thedoctorwithin.com

Modul 7.9

Rezepte für Genießer

Diese kleine Auswahl an Rezepten für rohe Gerichte und schonend zubereitete Frischkost soll Ihnen einen Eindruck vermitteln von der köstlichen, aber trotzdem einfachen Vielfalt, die Sie in Ihrer Küche entfalten können. Die Kombinationsmöglichkeiten für Salate, Suppen, gedämpfte und sautierte Gemüsegerichte kennen keine Grenzen. Sie können die Obst- und Gemüserezepte nach Ihrem persönlichen Geschmack zusammenstellen. Machen Sie es dabei nicht allzu kompliziert. Schwere Sahnesoßen und Beilagen wurden erfunden, um den faden Geschmack zu Tode gekochter Lebensmittel zu übertünchen. Genießen Sie den bunten Regenbogen der Farben, Energien, Düfte und Geschmäcker, die die Natur uns bietet. Denn diese Nahrungsmittel sind wirklich für uns gemacht.

Rohkost Menü

Meistersalat

Sie können alle oder mehrere der folgenden Zutaten kombinieren:

Romana Salatblätter
Erbsen, frisch
Spinat
Salatgurken
Oliven
Gemüsepaprika (alle Farben)
Tomaten
Zwiebeln
Spargel
Avocado
Kohl (rot oder weiß)
Grüne Bohnen
Möhren
Mais, frisch
Dunkelgrünes Blattgemüse, alle Sorten

Stellen Sie Ihren Salat nach Lust und Laune zusammen, er darf alle Farben des Regenbogens enthalten. Richten Sie den Salat mit einer kleinen Menge Dressing an (*Siehe* Rohes Dressing für den Salat auf der folgenden Seite) Wenn Sie Ihren Salat gern mit Öl essen, verwenden Sie bitte nur Olivenöl, Kokosöl oder

Traubenkernöl aus biologischem Anbau. Lassen Sie den natürlichen Geschmack der rohen Zutaten auf der Zunge zergehen.

Würzige Beilage

2 Tassen frische Maiskörner direkt vom Kolben
¼ Tasse süße Gemüsezwiebel, gehackt
¼ Tasse rote Gemüsepaprika, gehackt

Vermischen Sie alle Zutaten miteinander. Wenn Sie eine cremige Konsistenz wünschen, können Sie das Gemüse auch durch den Mixer laufen lassen.

Rohes Dressing für den Salat

Avocado
Knoblauch
Salatgurken
Olivenöl (optional)
Gemüsepaprika (alle Farben)
Süße Gemüsezwiebel
Apfelessig

Geben Sie alle Zutaten in einen Mixer. So lange mixen, bis eine cremige Konsistenz erreicht ist. Die gewünschte Menge über den Salat geben.

Guacamole

2 Tassen gewürfelte Avocado (ohne Schale)
4 Lauchzwiebeln, gehackt
Frisch gepresster Zitronensaft nach Geschmack (ca. eine halbe Zitrone)
½ Tasse Tomaten
¼ Tasse Gemüsepaprika (alle Farben), gewürfelt

Würfeln oder hacken Sie alle Zutaten einzeln bis zur gewünschten Größe. Anschließend alles gut miteinander vermischen.

Gemüsesandwich

Salatblätter (Romana Salat oder anderes Blattgemüse)
Schwarze Oliven
Sprossen
Tomate
Avocado*
Süße Gemüsezwiebel
Eingelegtes Gemüse

Gemüsepaprika (alle Farben)
Salatgurken
Natürliches Brot, z. B. aus gekeimtem Getreide oder Hirse**

*Sie können die Avocado auch zerdrücken und wie Mayonnaise verwenden. Auch ein selbstgemachtes Salatdressing schmeckt ganz hervorragend zum Sandwich.

**Wir empfehlen Hirsebrot, weil es im Körper basischer wirkt als alle anderen Getreidesorten. Diese sind eher säurebildend.

Regenbogen Obstsalat

Obstsalat schmeckt köstlich und wird von allen Altersgruppen gern gegessen. Dennoch gibt es bestimmte Obstsorten, die sich nicht miteinander kombinieren lassen. **Als Faustregel gilt, dass sich säurehaltige Obstsorten, wie z. B. Orangen und Ananas, nicht gut mit süßem Obst wie Bananen vertragen**. Hier einige Vorschläge für köstliche Salatvariationen. Sie dürfen Ihrer Kreativität freien Lauf lassen.

Bananen, Pfirsiche
Bananen, Blaubeeren
Bananen, Erdbeeren
Bananen, Mangos
Bananen, Äpfel, Erdbeeren, Trauben
Bananen, Blaubeeren, Äpfel, Trauben
Bananen, Erdbeeren, Äpfel
Bananen, Äpfel, Trauben

Melonen

Sie erinnern sich an den Spruch „Melonen muss man allein essen oder gar nicht.“ Alle Melonensorten darf man aber miteinander kombinieren.

Wassermelone
Cantaloupe-Melone
Honigmelone
Papaya

Mandelmilch

1 Tasse rohe Mandeln
½ Tasse Ahornsirup
3 ½ bis 4 Tassen gefiltertes Wasser
½ Teelöffel Mandelextrakt (oder Vanilleextrakt)

Für eine würzige Variante nach indischer Art können Sie folgende Zutaten untermischen:

¼ Teelöffel Kardamom, gemahlen
¼ Teelöffel Muskatnuss, gemahlen
½ Teelöffel Zimt, gemahlen

Geben Sie alle Zutaten in einen Mixer und mixen Sie drei Minuten lang auf höchster Stufe. Wenn Sie eine geschmeidige Konsistenz wünschen, können Sie die Flüssigkeit durch ein Passiertuch oder einen Nussmilchbeutel laufen lassen.

Mandelmilch gehört zu den Proteinen und sollte nicht mit Kohlenhydraten kombiniert werden. Wenn Sie lieber eine stärkehaltige Milch wünschen, können Sie Reismilch verwenden.

Bananeneiscreme

4 bis 6 Bananen
1 bis 1 ½ Tassen Apfelsaft
1 Teelöffel Vanille
½ Tasse rohe Mandeln

Für die Zubereitung von gefrosteten Köstlichkeiten benötigen Sie tiefgefrorene Früchte und frischen Fruchtsaft. Ich empfehle in der Regel frisches Obst und frischen Saft aus biologischem Anbau. Zur Not können Sie den frischen Saft aber auch durch Orangensaft aus dem Glas ersetzen.

Schälen Sie vier bis sechs Bananen und frieren Sie diese in einem Beutel über Nacht ein. Geben Sie zwischen einer und eineinhalb Tassen Apfelsaft und einen Teelöffel Vanille in einen Mixer. Nun geben Sie die gefrorenen Bananen stückweise zu, während Sie mixen (bitte Stück für Stück in den Mixer werfen) bis eine cremige Konsistenz erreicht ist. Je mehr Banane Sie zugeben, desto dicker wird die Eiscreme. Alternativ können Sie auch die Mandeln zuerst im Mixer zerkleinern und anschließend Apfelsaft, Vanille und gefrorene Bananen zugeben.

Dattel-Kokos-Bällchen

2 Tassen Datteln
1 Tasse Rosinen
¼ Tasse Kokosnuss
1 Tasse Nüsse – Pekannüsse oder Mandeln (optional)

Die Steine aus den Datteln entfernen. Datteln und Rosinen in einen Mixer geben und pürieren. Die Nüsse grob hacken. Alle Zutaten miteinander vermischen und kleine Kugeln formen. In Kokosraspeln oder fein gehackten Nüssen wälzen und kühl stellen.

Tiefgefrorene Bananen

Bananen
Sesamsamen
Honig
Carob-Pulver (optional)

Die Bananen schälen und im Honig wälzen. Anschließend mit Sesamsamen bestreuen oder mit Carob-Pulver bestäuben. Die Bananen auf einen Teller legen, zudecken und einfrieren.

Smoothies

½ Tasse Blaubeeren
2 Bananen
4 Datteln
Traubensaft aus biologischem Anbau (frisch oder aus der Glasflasche)
Zerstoßenes Eis (4 bis 6 Würfel)

Geben Sie Saft, Datteln, Eis, Bananen und Blaubeeren in einen Mixer und pürieren Sie alles bis zu der gewünschten Konsistenz. Sie können Obst und Fruchtsäfte beliebig kombinieren. Smoothies mit Obst sind wie Milchshakes, nur sehr viel gesünder.

Gekochtes Menü

Gemüsesuppe

Möhren
Maiskörner, frisch
Perlzwiebeln
Grüne Bohnen (optional)
Erbsen
Knoblauch (optional)
Blumenkohl
Kartoffeln (nur wenige)

Verwenden Sie für diese köstliche Suppe nur gefiltertes Wasser. Sie können die Suppe gegen Ende des Kochvorgangs oder auch später mit Herbamare® oder einer ähnlichen natürlichen Würze abschmecken. [Im Handel erhältlich sind auch verschiedene Gewürzmischungen ohne Salz; Anm. d. Red.] Frische, rohe

Kräuter und Gewürze sollten immer bevorzugt werden. Verwenden Sie weder Salz noch Pfeffer, weil diese den Organismus reizen und die Schleimbildung fördern.

Blumenkohlsuppe

2 Tassen gehackter Blumenkohl
3 Tassen gefiltertes Wasser
1 große, süße Gemüsezwiebel
2 Esslöffel Olivenöl
½ Tasse Gemüsepaprika (rot oder gelb)

Die Zwiebel in dem Olivenöl glasig sautieren. Das Wasser mit dem Blumenkohl und der Gemüsepaprika zum Kochen bringen und zehn Minuten lang köcheln lassen. Die sautierte Zwiebel zugeben und umrühren. Zwei Tassen dieser Suppe in einem Mixer cremig schlagen, wieder in den Topf geben, umrühren und genießen!

Kürbis-Möhren-Suppe

1 süße Gemüsezwiebel, gehackt
1,3 kg Butternut-Kürbis
10 Möhren, gehackt
4 – 5 Knoblauchzehen, gehackt
3 - 4 Esslöffel Olivenöl
1 Handvoll Petersilie, gehackt

Die Zwiebel in zwei Esslöffeln Olivenöl glasig sautieren und beiseitestellen. Die Möhren und den Kürbis in einen Topf geben und mit Wasser auffüllen. Das Gemüse sollte vollständig bedeckt sein. Zum Kochen bringen und bei mittlerer Hitze köcheln lassen, bis Möhren und Kürbis bissfest sind. Die sautierte Zwiebel zugeben. Knoblauch und Petersilie hinzufügen und eine weitere Minute köcheln lassen. Den Topf vom Herd nehmen und heiß servieren.

Gedämpftes Gemüse

Brokkoli
Blumenkohl
Gemüsepaprika (alle Farben)
Zwiebeln
Spargel
Zuckererbsen (optional)
Grüne Bohnen (optional)

Das Gemüse in einen Dampfgarer oder einen Topf mit Dämpfeinsatz* geben. Fünf bis sieben Minuten lang dämpfen. Sie können das Gemüse auf einem Bett mit Vollkornreis servieren oder mit einer Zwiebel- oder Gemüsesoße.

*Der Dämpfeinsatz ist eine kostengünstige Alternative zum Dampfgarer und ist überall im Küchenfachhandel erhältlich. Sie können der Topfgröße angepasst werden. Achten Sie darauf, keine Utensilien aus Aluminium zu kaufen.

Sautiertes Gemüse

3 Esslöffel Olivenöl

Eine Auswahl an klein geschnittenem Gemüse, je nach Geschmack (auch Bohnensprossen)

Das Olivenöl in einer Pfanne erhitzen. Das Gemüse hinzugeben (Ihrer Fantasie sind hier keine Grenzen gesetzt). Ca. fünf bis zehn Minuten sautieren, aber nicht überkochen. Mit Kräutern und Gewürzen Ihrer Wahl abschmecken.

Rundkörniger Vollkornreis

1 Tasse rundkörniger Vollkornreis

2 Tassen Wasser

Den Reis gründlich waschen und mit den zwei Tassen Wasser in einen Topf geben. Zum Kochen bringen und bei niedriger Hitze zugedeckt 45 Minuten köcheln lassen, bis das Wasser vollständig vom Reis aufgesogen wurde.

Hirse

Hirse sollte nur einmal pro Woche gegessen werden. Kochen Sie die Hirse wie auf der Verpackung angegeben, Sie können sich auch an der Zubereitung von Hafermehl orientieren. Nehmen Sie ausschließlich Reismilch. Nach Belieben mit Honig, Endmolasse oder Ahornsirup süßen.

> *Ihre Ernährung bestimmt zum größten Teil darüber, wie lange Sie leben werden, wie viel Freude Sie im Leben haben werden und wie groß Ihr persönlicher Erfolg sein wird.*
>
> — *Dr. Kirschner,* Live Food Juices

8

Die Kraft der Heilkräuter

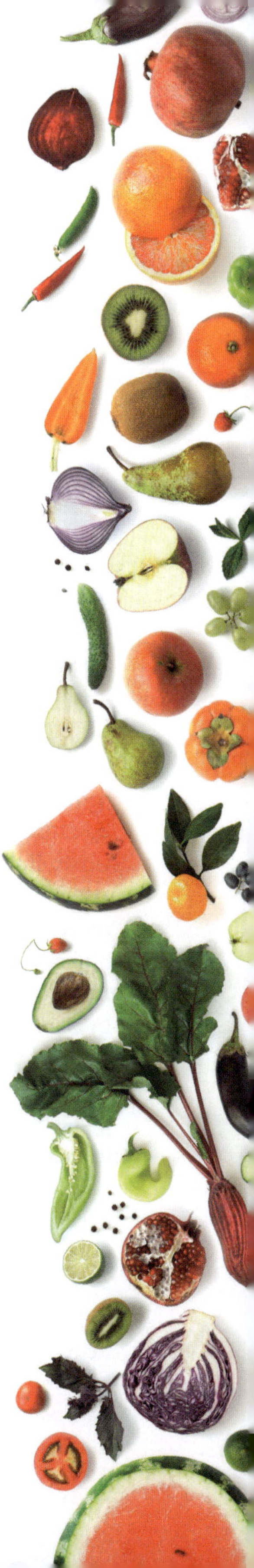

Als ich vor mehr als 27 Jahren begann, mit Heilkräutern und speziellen Kräutermischungen zu arbeiten, konnte ich in meiner Klinik buchstäblich über Nacht viel bessere Erfolge erzielen. Ich konnte beobachten, dass Entgiftung und Heilung tiefer gingen und echte Regeneration möglich war. Es wurde echte Vitalität hergestellt. Davor hatte ich mit Nahrungsergänzungsmitteln gearbeitet und in vielen Fällen eine *Besserung* erzielen und zuweilen sogar Symptome vollständig eliminieren können. Das Problem war, dass die Symptome wieder auftraten, sobald die Nahrungsergänzungsmittel wieder abgesetzt wurden.

Inzwischen nehmen die Heilkräuter (Phytotherapie) einen zentralen Platz in der Wiederherstellung menschlicher Gesundheit ein. Kein künstliches Nahrungsergänzungsmittel und kein chemisches Medikament können die Heilkraft der Heilpflanzen ersetzen. Nichts kann den Entgiftungs- und Regenerationsprozess so effektiv anregen wie unsere Heilpflanzen. Wo chemische Medikamente unterdrücken und Giftstoffe im Körper festhalten, ziehen die Heilkräuter Giftstoffe aktiv aus dem Organismus und entgiften ihn dadurch. Darüber hinaus stärken sie die Körperzellen. Ein weiterer Vorteil liegt darin, dass Heilpflanzen nicht künstlich gekreuzt oder gezüchtet werden und so ihre Nährstoffe erhalten bleiben. Es macht sie zu sehr mächtigen, energiegeladenen Heilern. Aus spiritueller Sicht tragen die Heilpflanzen noch das „ursprüngliche Bewusstsein“ in sich. Wenn sich das Bewusstsein oder die „Bewusstheit“ einer Heilpflanze mit dem Bewusstsein einer menschlichen Zelle verbindet, wird diese Kraft auf die Zelle übertragen und sie kann wieder so funktionieren, wie es *ursprünglich* gedacht war. Die Erbinformation und die Zellaktivität verändern sich und Zellen, Gewebe und Drüsen gewinnen an Vitalität. Durch ihre stark entgiftenden Eigenschaften regen die Heilpflanzen die Selbstheilungskräfte des Körpers an, beseitigen vorhandene Blockaden und regen den Blut-, Lymph- und Energiefluss (Nerven) zu den Zellen an.

Diese ursprüngliche Kraft (Bewusstsein) der Heilpflanzen kann in Kombination mit den Nähr- und Wirkstoffen den Unterschied zwischen Leben und Tod bedeuten. Genetisch betrachtet sind unsere Zellen an einem Punkt angelangt, an dem sie nicht mehr auf eine „Behandlung“ reagieren. Die Belastung durch Umweltgifte und toxische Substanzen in unseren Nahrungsmitteln und aus der Luft ist so hoch, dass buchstäblich unsere ganze Umgebung übersäuert und geschwächt ist – unsere Wohngebäude, unsere Denkmäler, unser Wasser, die Tiere und vor allem wir selbst. In den letzten 100 Jahren hat der Mensch geschafft, was kein anderes Tier in Milliarden von Jahren zustande gebracht hat: unsere Erde zu zerstören. Wenn Sie diese Entwicklung überleben wollen, müssen Sie Ihre Einstellung ändern und sich für die Entgiftung entscheiden. Der Ansatz, etwas „zu behandeln", funktioniert nicht mehr. Wenn Sie Ihren Körper nicht entgiften und das natürliche basische Milieu wiederherstellen, ist die Wahrscheinlichkeit, wieder gesund zu werden, sehr gering. Ihr Körper wird buchstäblich an der toxischen Last sterben.

Mit diesem Buch will ich Ihre persönliche Einstellung zu dem Konzept Krankheit und Behandlung ändern. Mein Lebenswerk besteht darin, Krankheiten nicht zu behandeln, sondern den Körper zu entgiften und zu regenerieren. Das trifft besonders auf die chronischen und degenerativen Krankheiten, wie Diabetes (Typ 1), Krebs, Arthritis und MS zu. Diese Beschwerden kann man nicht einfach „behandeln". Hier muss man die geschwächten Organe und Drüsen wieder stärken und aufbauen.

Seit Urzeiten verwenden wir Heilpflanzen als Nahrung und zur Behandlung von Krankheiten bei Menschen und Tieren. Heilkräuter sind – anders als die meisten unserer Gemüsesorten – nicht überzüchtet. Ihre Wirk- und Nährstoffe sind unverändert und ihre energetische Schwingung ist viel höher als die unserer modernen Gemüsesorten. Der Vorteil der Heilpflanzen liegt darin, dass sie noch ihre kraftvollen Wirkstoffe enthalten, also die aktiven Verbindungen, die unsere Gesundheit wiederherstellen können. Dazu gehören Säuren, Alkaloide, Saponine, Flavonoide, Cumarine (natürliche Gerinnungshemmer), Gerbstoffe (mit adstringierenden Eigenschaften), Antioxidantien (immunstimulierend), Bitterstoffe und viele mehr. Eine Auflistung der wichtigsten Heilkräuter und ihrer Wirkung finden Sie in Modul 8.2 unter *Power-Kräuter – ein Überblick* über *die wichtigsten Heilpflanzen.*

Die aufbauenden und stärkenden Kräfte der Heilkräuter entgiften und verbessern den Transport von Nährstoffen in die Zellen. Dadurch wird die Reaktionsfähigkeit der Zellen und des Gewebes gestärkt und Blut- und Lymphzirkulation werden angeregt. Gleichsam verbessert sich die Nährstoffzufuhr zu den Zellen und der Abtransport aller anfallenden Abfallprodukte.

Heilkräuter sind „gewebsspezifisch", d. h. jede Heilpflanze wurde von Gott für einen bestimmten Zweck und für bestimmte Gewebsstrukturen im Körper geschaffen. Das Schöne an der Apotheke Gottes ist, dass jede Heilpflanze in mehreren Organen gleichzeitig wirken kann. Gute Beispiele hierfür sind Süßholzwurzel, Sägepalme und Mönchspfeffer. Diese Heilpflanzen wirken nicht nur auf die endokrinen Drüsen, sondern entfalten auch im restlichen Körper eine vielfältige Heilwirkung. Sie stärken die Blutgefäße, verbessern die Funktion der männlichen und weiblichen Geschlechtsorgane und haben entzündungshemmende Eigenschaften. Antiparasitische Pflanzen wie die Schalen der schwarzen Walnuss und vom Lapacho-Baum töten nicht nur Parasiten ab, sondern wirken anregend auf die Immunfunktion und die endokrinen Drüsen. Zudem besitzen sie ein breites Wirkspektrum und töten viele unterschiedliche Parasiten ab, darunter Hefepilze, Mykosen, Schimmelpilze, Bakterien, Viren, Egel, Würmer u. a. Antibiotika hingegen töten Bakterien zwar ab, fördern aber gleichzeitig die Besiedelung durch ungesunde Hefepilze. Sie enthalten anorganisches Sulfur, das sich im Körper ansammelt und das Gewebe schädigt. Antiparasitische Heilpflanzen hingegen regen die Zellbildung an und kräftigen die Gewebestruktur. Das wirklich Schöne an den pflanzlichen Heilmitteln ist, dass sie den ganzen Körper positiv beeinflussen. Das ist eine ihrer wichtigsten Eigenschaften.

Über die Jahre habe ich enorme Mengen an Heilkräutern verwendet (oft auch in hohen Dosierungen bei einzelnen Klienten) und habe in meiner 30-jährigen Berufserfahrung nur positive Ergebnisse gesehen. Inzwischen ist unsere Klinik weltweit bekannt für ihre Erfolge, wo andere versagen. Wir haben keine negativen Wechselwirkungen zwischen Heilpflanzen und chemischen Medikamenten feststellen können, aber die Möglichkeit besteht natürlich immer. Selbstverständlich sollte das ultimative Ziel die Medikamentenfreiheit des Patienten sein.

Ich bin der Ansicht, dass Heilpflanzen roh oder als Tinktur eingenommen werden sollten. Dadurch können sie optimal absorbiert werden und die Verdauung wird nicht belastet. Die Ausnahme bilden Wurzeln, Knollen und Rinde, die gekocht werden können und trotzdem noch wunderbar kräftigend für Leber, Bauchspeicheldrüse und Verdauungstrakt sind. Das Abkochen von Heilkräutern zerstört die wasserlöslichen Inhaltsstoffe, darunter die Vitamin C-haltigen Verbindungen (Flavonoide), die B-Vitamine und andere. Außerdem kann das Auskochen oder Erhitzen der Kräuter Fette saturieren, d. h. die Inhaltsstoffe der Pflanzen gehen Verbindungen mit Fetten ein. Allgemein kann man sagen, dass man mit Abkochungen allenfalls Symptome lindern kann, damit im Körper eine schnelle Reaktion erzielt wird. Ein Großteil der aktiven Wirkstoffe der Heilpflanzen werden durch Erhitzen jedoch zerstört.

Ich setze Heilpflanzen zur Entgiftung und zur Stärkung des Organismus ein. Das geschieht über die Zufuhr von Nährstoffen und die Anregung energetischer Schwingungen und nicht über harsche Stimulation. Schließlich sind wir alle Lebewesen, die für ihre Gesundheit auf lebendige Nahrung und Heilpflanzen angewiesen sind. Die Kraft der rohen Heilpflanzen ist hundertmal größer als die Wirkung gekochter Kräuter.

Vergessen Sie bitte nie, dass Heilpflanzen auch Nahrungsmittel sind. Sie enthalten Proteine (Aminosäuren), Kohlenhydrate (Stärke und Zucker) und Fette. Darüber hinaus sind sie reich an Ballaststoffen (Zellulose), die für unsere Darmgesundheit wichtig sind. Um es in den unsterblichen Worten des großen

Naturheilkundlers und Vater der Medizin zu formulieren: „Eure Nahrungsmittel sollen eure Heilmittel, und eure Heilmittel sollen eure Nahrungsmittel sein."

In den religiösen und spirituellen Schriften vieler Kulturen und Traditionen werden die Bedeutung und heilenden Kräfte der Pflanzen erwähnt. Gott hat keine künstlichen Medikamente erschaffen, sondern Heilpflanzen.

Der Umgang mit Heilpflanzen bereitet viel Freude. Es ist erstaunlich zu beobachten, wie sie den Körper reinigen und die Gesundheit wiederherstellen.

Es gibt nur wenige Heilpflanzen, bei deren Anwendung man vorsichtig sein sollte, wie z. B. der Gelbe Chinarindenbaum (Cinchona calisaya). Diese Heilpflanze darf man nur in sehr kleinen Dosen einnehmen, weil sie in hoher Dosierung giftig ist. Potente Heilpflanzen dieser Art sollten Sie nicht verwenden.

In diesem Kapitel werde ich kurz auf die weit verbreiteten und traditionellen Anwendungen der Heilpflanzen eingehen (Modul 8.1), um in Modul 8.2 einige der effektivsten und wirkungsvollsten Arzneien im Detail zu besprechen, die uns die Natur zu bieten hat. Diese Heilpflanzen haben sich in der klinischen Anwendung seit vielen Jahren bewährt. Die Ergebnisse, die durch ihre stärkende Wirkung erzielt werden können, grenzen an Wunder. Wir Menschen haben noch viel zu lernen, was die Heilkraft der Pflanzen betrifft.

In Kombination kann die Heilwirkung einzelner Heilkräuter deutlich gesteigert werden. Solche Rezepturen wirken stärker auf den Körper als jede einzelne Pflanze für sich. Bei der Zusammenstellung heilpflanzlicher Rezepturen gibt es viel zu beachten, darunter Kompatibilität, synergistische Wirkungen und spezifische Organbezüge. In Modul 8.3 stelle ich Ihnen ideale Rezepturen für zehn wichtige Beschwerdebilder vor, darunter zur Stärkung der Nebennieren, zur Beseitigung von Parasiten und zur Kräftigung der Nieren- und Blasenfunktion. Die Heilkräuter können als wässriger Auszug oder als Tinktur eingenommen werden.

In Modul 8.4 sind die Anwendungsgebiete nach Organsystemen gelistet (z. B. Herz-Kreislaufsystem, Verdauung usw.) mit Empfehlungen für entgiftende Heilkräuter und Adjuvantien (stärkende Pflanzen) für jedes dieser Systeme. Abrunden werde ich das Kapitel in Modul 8.5 mit wichtigen Überlegungen zu der Wirkweise pharmazeutischer Antibiotika im Vergleich mit den antiparasitischen Heilkräutern aus der Natur.

Ich wünsche Ihnen viel Freude mit den Heilkräutern und ihrer heilenden und kräftigenden Wirkung, die wir alle in der heutigen Welt bitter nötig haben. Durch die Verwendung von Heilpflanzen zur Entgiftung und Stärkung des Körpers können wir alle strahlende Gesundheit und Vitalität erreichen. Alles, was wir hierfür brauchen, ist Herz und Verstand. Haben sie keine Angst vor dem, was Gott uns gegeben hat. Er hat es für uns erschaffen. Ihre Aufgabe ist es, die Heilpflanzen kennenzulernen und zu wissen, welches Kraut Sie für ein bestimmtes Beschwerdebild einsetzen müssen. Die Heilpflanzenlehre ist sehr einfach. Lassen Sie sich nicht von Menschen beeinflussen, die sich nicht mit Heilkräutern auskennen und Ihnen einreden wollen, dass Heilpflanzen schädlich für Sie sind. Man könnte genauso gut sagen, Gott sei böse. Gott hat für jede Krankheit ein Kraut wachsen lassen, egal ob ein Knochen geheilt oder ein Nerv wieder aufgepäppelt werden muss. Pflanzen sind die größten Heiler in und aus der Natur, ein Geschenk Gottes. Das ist vor allem dann der Fall, wenn wir sie mit einer Rohkosternährung kombinieren.

In der Juni-Ausgabe 1992 der Zeitschrift *Food and Drug Law Journal* stand folgende Aussage: „Die Ergebnisse einer umfassenden Überprüfung zur Unbedenklichkeit von Pflanzen und ihrer Extrakte, durchgeführt von der *Herbal Research Foundation* (einem Zusammenschluss führender Experten für Pharmakognosie, Pharmakologie und Toxikologie) haben bestätigt, dass es keine stichhaltigen Beweise für die Annahme gibt, pflanzliche Extrakte gehörten zu den wichtigsten Auslösern toxischer Reaktionen. Das ergab eine Auswertung von Daten der *American Association of Poison Control Centers* und des *Center of Disease Control*." (McCaleb, R.S.)

Modul 8.1

Weitverbreitete und traditionelle Anwendungen der Heilpflanzen und ihrer Extrakte

Jedes Land besitzt seine eignen, fantastischen und heimischen Heilpflanzen. Ich empfehle immer, die Heilpflanzen zu verwenden, die in dem Land einheimisch sind, in dem Sie leben. Diese Pflanzen wirken stärker auf den Körper, weil ein Organismus sich immer an seine Umgebung anpasst und eins wird mit dem Umfeld, in dem er sich befindet.

Weltweit kommen tausende von Heilpflanzen zum Einsatz. Ich möchte Sie dazu ermutigen, so viel zu lernen, wie Sie können und zwischen 50 bis 100 Ihrer besten heimischen Heilpflanzen zu studieren. Diese Pflanzen werden Ihnen alles geben, was Sie brauchen und Sie werden sich nicht überwältigt und überfordert fühlen angesichts der Fülle an Heilkräutern, die es gibt. Nun gibt es zu jeder Regel auch Ausnahmen. Auch wenn Sie in den USA oder im europäischen Raum leben, sollten Sie die erstaunlichen Heilpflanzen aus China, Brasilien oder Indien – nur um Beispiele zu nennen – nicht aus den Augen verlieren. Ich spreche hier von wertvollen Heilkräutern wie Ginseng, Ginkgo biloba, Ingwer, den vielen medizinischen Pilzen oder dem Lapacho-Baum. Wenn ich Heilpflanzen aus anderen Ländern einsetze, lege ich großen Wert auf Qualität. Ich nehme nur das Beste, was jedes Land zu bieten hat.

Heilpflanzen sollten immer aus biologischem Anbau oder Wildsammlung stammen. Leider ist die Nachfrage nach Heilpflanzen so groß, dass viele wildwachsende Heilpflanzen darunter leiden. Wir müssen uns für den nachhaltigen Anbau von Heilpflanzen einsetzen, so wie wir das auch bei biologisch angebautem Obst und Gemüse tun. Landwirtschaftliche Betriebe dieser Art sind unsere einzige Hoffnung, um unsere Spezies wieder zu stärken und uns alle zu retten.

Heilkräuter können als Tee, in Kapselform oder als Tinkturen eingenommen werden. Ich persönlich bevorzuge Tinkturen und Tees. Das ist besonders bei Patienten mit schwacher Verdauung wichtig, die ihre Nahrung nicht gut absorbieren können.

Die Zubereitung von Kräutertees

Kräutertees lassen sich sehr einfach zubereiten. Für eine Tasse Tee benötigen Sie einen gehäuften Teelöffel der gewünschten Heilpflanze. Geben Sie das Kraut in eine Teekanne aus Glas oder einen Topf und füllen das Gefäß mit einer Tasse (ca. 250 ml) gefiltertem Wasser (Umkehrosmose) auf. Ich bevorzuge Teekannen aus Glas, denn selbst bei Teekannen oder Töpfen aus Edelstahl wird während des Erhitzens Kupfer freigesetzt und gelangt so in das Essen oder den Tee. Wenn Sie mehrere Heilkräuter miteinander kombinieren möchten, sollten Sie für jedes Kraut einen gehäuften Teelöffel Tee und eine Tasse Wasser rechnen.

Blätter und Blüten lässt man drei bis sechs Minuten lang leicht köcheln und weitere fünf bis zehn Minuten ziehen. Knollen, Wurzeln und Rhizome werden zehn bis fünfzehn Minuten lang gekocht und müssen anschließend noch zehn bis fünfzehn Minuten ziehen. Wenn der Tee zu stark geworden ist, können Sie ihn mit etwas Wasser verdünnen. Trinken Sie drei- bis sechsmal täglich eine Tasse. Tees können auch für Spülungen, Einläufe oder Kompressen verwendet werden, je nachdem, welche Wirkung erzielt werden soll.

Die Herstellung von Tinkturen

Zur Herstellung von Tinkturen werden Heilpflanzen in Alkohol, Essig oder Glycerin mazeriert. Die wirksamsten – weil stärksten – Tinkturen entstehen, wenn man einen Teil Heilpflanze, drei bis vier Teile reinen Alkohol (unvergällter Weingeist) und drei bis vier Teile gefiltertes Wasser miteinander vermischt. Geben Sie die Mischung in ein Glas mit Schraubdeckel und stellen Sie dieses ca. 30 Tage lang an einen kühlen, dunklen Ort. Setzen Sie die Tinktur bei Neumond an und filtern Sie die fertige Tinktur bei Vollmond ab. Die angesetzte Tinktur muss jeden Tag geschüttelt werden und am letzten Tag sollte sie mindestens vier Stunden lang in der Sonne stehen. Wenn an diesem Tag keine Sonne scheinen sollte, warten Sie noch ein paar Tage oder filtern Sie die Tinktur einfach ohne das abschließende Sonnenbad. Lassen Sie die Tinktur durch eine Presse oder ein sauberes Baumwolltuch laufen und drücken Sie so viel Flüssigkeit aus wie möglich. Anschließend kann die fertige Tinktur in einer Flasche aus dunklem Glas aufbewahrt werden. Nehmen Sie eine Pipette voll (ca. 20 Tropfen) drei bis sechsmal täglich ein.

Es gibt so viele Möglichkeiten, Heilpflanzen zum Wohle der eigenen Gesundheit einzusetzen, dass ich mit diesem Buch nicht alle abdecken kann. Über die Heilwirkungen der Pflanzen gibt es eine ganze Reihe von ausgezeichneten Büchern, einige davon sind im Literaturverzeichnis genannt.

Leider gibt es auch viele Bücher, die nicht das Papier wert sind, auf dem sie geschrieben wurden. Sie wurden von selbsternannten Kräuterkundigen oder Personen geschrieben, die eigentlich nichts über Pflanzenheilkunde wissen und nur Informationen aus zweiter Hand kopieren. Oft geben diese Bücher nur irreführende Informationen wieder, die von den großen Pharmafirmen in die Welt gesetzt wurden zu dem Zweck, die Menschen zu verunsichern und die Angst vor der wahrhaft göttlichen Medizin und Nahrung zu schüren. Haben Sie keine Angst vor dem, was die Natur uns schenkt. Bilden Sie sich weiter und lernen Sie, was andere schon in vielen tausend Jahren praktiziert haben.

Seien Sie bereit, für Ihr persönliches Recht auf eine von Gott gegebene Ernährung zu kämpfen. Schätzungen zufolge sterben jedes Jahr mehr als zwei Millionen Menschen (manche Quellen gehen von fünf Millionen aus) an den Folgen der Medikamente und Eingriffe, die von herkömmlichen Medizinern und der Pharmaindustrie propagiert werden. Diese Sterberaten sind vermeidbar. Nur selten hören wir, dass ein Mensch an den Folgen einer Behandlung mit Heilkräutern verstirbt. Wenn es doch einmal passiert, dann meistens, weil sie falsch angewendet wurden. Machen Sie sich startbereit … lernen Sie … experimentieren Sie … lassen Sie Ihre Ängste los … finden Sie wieder ins Leben zurück.

Modul 8.2

Power-Kräuter – ein Überblick über die wichtigsten Heilpflanzen

Die folgenden Heilkräuter gehören zu den besten Heilpflanzen, die Sie auf der nördlichen Halbkugel finden werden. Sollten Sie beim Studieren des Textes auf Begriffe stoßen, die Ihnen nicht bekannt sind, können Sie diese im Glossar nachlesen.

Acker-Schachtelhalm

- Der Schachtelhalm oder Zinnkraut ist eine wunderbare Heilpflanze zur Stärkung der Knochen und des Bindegewebes.
- Enthält sehr viel Kieselsäure, die von der Leber zu Calcium umgewandelt wird.
- Die Pflanze hat eine starke Heilwirkung auf alle Gewebestrukturen des Körpers.
- Ist ein sehr gutes Heilkraut für die Harnwege (Nieren und Blase).
- Stärkt alle prolabierten Zustände im Körper, z. B. in Blase, Darm, Gebärmutter, Venen, Haut usw.
- Hat leicht antiparasitäre Eigenschaften.
- Eines der besten Mittel, um die Produktion von Blutplättchen in der Milz anzuregen.
- Eine sehr gute Heilpflanze für Prostatitis und Schwäche der Prostata.
- Wirkt entgiftend.
- Die harntreibenden Eigenschaften unterstützen die Durchspülung der Nieren.
- Kräftigt die Fingernägel (bitte auch die Schilddrüse/Nebenschilddrüsen untersuchen).

Wissenschaftlicher Name: *Equisetum arvense.*
Verwendete Pflanzenteile: die ganze Pflanze.
Wirkung: Umstimmungsmittel, entzündungshemmend, antiparasitär (leicht), krampflösend (leicht), bekämpft Tumore, adstringierend, windtreibend, regt das Zellwachstum an, schweißtreibend, Emmenagogum (leicht), Galaktagogum, blutstillend, löst Harnsteine auf, nährend, Tonikum, wundheilend.

Alfalfa

- Ein großartiges basisches Kraut für den Körper.
- Enthält sehr viel Chlorophyll und hat einen hohen Nährwert.
- Reich an Mineralen und Spurenelementen.
- Reinigt den Körper.
- Verbessert die Funktion der endokrinen Drüsen, insbesondere die der Nebennieren und der Hypophyse.
- Wirkt entwässernd und entfernt Kohlendioxid aus dem Körper.
- Hilfreich bei Alkohol-, Zigaretten- und Betäubungsmittelmissbrauch.
- Unterstützt die Ausscheidung von giftigen Chemikalien und Schwermetallen (Blei, Aluminium, Quecksilber usw.) aus dem Körper.
- Bindet sich an anorganische Minerale und scheidet sie aus (Chelation).
- Bekämpft Infektionen und wirkt natürlich desodorierend.
- Stärkt den Körper.
- Der hohe Chlorophyllgehalt hat eine verjüngende Wirkung auf das Blut.
- Zieht Schleim (Katarrh) aus dem Gewebe.

Wissenschaftlicher Name: *Medicago sativa.*
Verwendete Pflanzenteile: die ganze Pflanze (Blätter, Samen und Blüten).
Wirkung: adstringierend, harntreibend, nährstoffreich.

Aloe vera

- Bei der inneren Anwendung heilt Aloe Geschwüre und Entzündungen im Verdauungstrakt.
- Aloe und die Große Klette sind die zwei großen Heilpflanzen für Verbrennungen. Aloe heilt Verbrennungen ersten, zweiten, dritten und sogar vierten Grades und unterstützt die Regeneration der Haut.
- Wird als Abführmittel bei schwerer Verstopfung eingesetzt, sollte aber nicht dauerhaft eingenommen werden.
- Aloe vera ist auch als Erste-Hilfe-Pflanze bekannt und hilft bei Wunden aller Art.

Wissenschaftlicher Name: *Aloe vera Linn.*
Verwendete Pflanzenteile: das gelartige Fleisch der sukkulenten Blätter; die pulverisierten Blätter.
Wirkung: Emmenagogum (in hohen Dosierungen), Umstimmungsmittel, Anthelminthikum, antiarthritisch, antimykotisch, antibakteriell, entzündungshemmend, antiseptisch, adstringierend, bitter, bitteres Tonikum, abführend, regt die Zellbildung an, Cholagogum, löst Blutgerinnsel auf, Demulzens, hemmt die Eiterbildung, regt den Menstruationsfluss an, Emolliens, Insektizid, Laxativum, nährend, Purgativum, fördert die Wundheilung, Stomachikum, Tonikum, wurmaustreibend, wundheilend.

Amerikanische Weiß-Eiche

- Ein weiteres wunderbares Heilmittel aus der Apotheke Gottes.
- Die Rinde der amerikanischen Weiß-Eiche ist großartig zur Reinigung des Körpers.
- Besitzt stark adstringierende Eigenschaften.
- Regt den Lymphfluss an und wirkt abschwellend auf die Lymphdrüsen.
- Wirkt reinigend auf jedes Gewebe, bestens geeignet für Mundspülungen, Kompressen und Umschläge, Duschen, Einläufe und Abszesse.
- Bei atypischen Zellen in der Vagina kann die Rinde als Scheidendusche angewendet werden.
- Regt das Zellwachstum an und kräftigt die Zellen.
- Ausgezeichnet bei inneren und äußeren Blutungen.
- Wirkt harntreibend und steigert die Urinproduktion.
- Tötet und leitet kleine Würmer aus (Madenwürmer usw.).
- Nützlich zur Ausleitung von Gallen- und vor allem Nierensteinen.
- Reinigt und stärkt das Verdauungssystem.
- Hervorragendes Mittel bei prolabierten Zuständen, darunter Darm, Gebärmutter, Blase, Blutgefäße usw.
- Gut bei allen Beschwerden der Mundhöhle und des Zahnfleischs.
- Starke Wirkung auf Zahnschmelz und Knochen; regt das Wachstum an.
- Wird zusammen mit Spitzwegerich bei Schlangenbissen eingesetzt.
- Bei Geschwüren, Eiterbeulen, Gangrän, Tumoren und Ähnlichem.
- Kann bei allen Hautbeschwerden gegeben werden, einschließlich Ekzem, Dermatitis und Schuppenflechte.
- Gut für Hämorrhoiden und Läsionen.
- Stärkt Arterien, Venen und Kapillaren; hat sich vor allem bei Krampfadern und Besenreisern bewährt.

Wissenschaftlicher Name: *Quercus alba: fagaceae.*
Verwendete Pflanzenteile: die innere Rinde, Galle, Eicheln.
Wirkung: Anthelminthikum, Antiemetikum, antiphlogistisch, stark adstringierend, antiseptisch, Gegengift, harntreibend und Steine auflösend, fiebersenkend, blutstillend, leicht anregende Wirkung, Tonikum.

Astragalus

- Astragalus ist eine ausgezeichnete Heilpflanze zur Anregung des Zellwachstums (stärkt die Zellen).
- Ich schätze diese Pflanze sehr für ihre Wirkung auf die Nebennieren.
- Hervorragendes Tonikum für das Immunsystem; darüber hinaus stärkt es das Knochenmark, die endokrinen Drüsen (Thymusdrüse usw.) und die Milz.

- Hilft bei Atemnot.
- Stärkt das Nervensystem.
- Regt den Energiefluss zu den Zellen an, insbesondere in die Milz und den Verdauungstrakt (hier vor allem zum Magen).
- Wirkt kräftigend auf prolabiertes Gewebe, z. B. Uterus, Magen, Darm und Blase.
- Besitzt leicht harntreibende Eigenschaften und stärkt die Lungenfunktion.
- Strafft und kräftigt Gewebe.

Wissenschaftlicher Name: *Astragalus membranaceus.*
Verwendete Pflanzenteile: die Wurzel.
Wirkung: schweißhemmend, regt die Zellbildung an, Diuretikum.

Baldrian

- Baldrian hat im Laufe der Jahre schon viele Nerven beruhigt.
- Kräftigt das Nervensystem ohne Bewusstseinstrübung.
- Hilft bei Angstzuständen (Nebennieren), nervöser Anspannung, Muskelkrämpfen, epileptischen Anfällen und Depression (Schilddrüse).
- Hat eine leicht kräftigende Wirkung auf die Herzfunktion – wirkt regulierend bei Herzrasen.
- Nützlich bei Hyperaktivität.
- Senkt stress- und anspannungsbedingten Bluthochdruck.
- Stärkt Nerven und Gehirn.
- Hilft bei Blähungen, Kolik und Verdauungsbeschwerden durch einen nervösen Magen.

Wissenschaftlicher Name: *Valeriana officinalis.*
Verwendete Pflanzenteile: die Wurzel, Rhizom und auch das Kraut.
Wirkung: analgetisch, krampflösend, reguliert die Körpertemperatur, aromatisch, karminativ (windtreibend), kathartisch, schweißtreibend, harntreibend (löst Steine auf), Nerventonikum mit beruhigender Wirkung, Stimulans, Tonikum.

Beinwell

- Wird seit Jahrhunderten als wertvolle Heilpflanze geschätzt.
- Schon der Name lässt eine starke Affinität zu den Knochen erkennen.
- Stärkt das Bindegewebe. Gut für Hämorrhoiden, Krampfadern, Besenreiser, prolabierte Zustände (Gebärmutter, Darm, Blase usw.). Bei Muskelabbau, Osteoporose, Hernien, Aneurysmen usw.

- Ein sehr mächtiges Heilkraut zur Wundheilung.
- Nützlich bei Prellungen, Verstauchungen, Knochenbrüchen usw.
- Besitzt gute adstringierende Eigenschaften, entgiftet und reinigt.
- Bringt das Lymphsystem in Bewegung.
- Sehr wohltuend bei Atemwegsbeschwerden, es fördert den Auswurf und wirkt antibakteriell.
- Beinwell ist ein gutes Tonikum für den ganzen Organismus, stärkt die Zellen und das Gewebe.
- Wirkt blutstillend vor allem im Verdauungstrakt, den Harnwegen und in der Lunge.
- Beinwell kann den Blutzucker unterstützend regulieren.
- Soll die Verdauung von Proteinen fördern, indem es die Ausschüttung von Pepsin anregt.
- Ein großartiges Tonikum für die Lunge.
- Als Kompresse angewendet, ist der Beinwell eine ausgezeichnete Heilpflanze zur Versorgung von Verletzungen.
- Regt die Neubildung von Epithelzellen an.

Hinweis: Wegen seiner Pyrrolizidin-Alkaloide gilt Beinwell als leberschädigend. Die jahrhundertelange, traditionelle Anwendung dieser Heilpflanze hat dies nicht bestätigt. Leberschäden entstehen nur dann, wenn man das Alkaloid extrahiert und isoliert in hohen Dosierungen einnimmt. In der echten Kräuterheilkunde verwenden wir keine Wirk- oder Inhaltsstoffe in Isolation.
Wissenschaftlicher Name: *Symphytum officinale.*
Verwendete Pflanzenteile: die Wurzel und Blätter.
Wirkung: Umstimmungsmittel, entzündungshemmend, leicht antiseptisch, adstringierend, regt das Zellwachstum an, Demulzens, enthält ätherisches Öl, Expektorans, blutstillend, enthält Inulin und Schleimstoffe, nährend, Hustenmittel, zu den wichtigsten Inhaltsstoffen gehören Stärke und Gerbstoffe, styptisch, Yin-Tonikum, wundheilend.

Bockshornklee

- Der Bockshornklee ist ein ausgezeichnetes Expektorans.
- Er lockert, verflüssigt und entfernt Schleim (Phlegma) vor allem aus den Bronchien und der Lunge.
- Unterstützt die Auflösung von Cholesterin und anderen Lipiden.
- Ein ausgezeichnetes Antiseptikum, reinigt das Blut.
- Bockshornklee ist ein antiparasitäres Mittel mittlerer Stärke.
- Besitzt leicht harntreibende Eigenschaften.
- Hervorragend bei Diabetes (wirkt regulierend auf Blutzucker und Insulin).

Wissenschaftlicher Name: *Trigonella foenum-graecum.*
Verwendete Pflanzenteile: die Samen.
Wirkung: Umstimmungsmittel, antiparasitär, Aphrodisiakum, aromatisch, adstringierend, windtreibend, Demulzens, löst Verhärtungen auf, Detergens, entgiftend, Emolliens, Expektorans, Galaktagogum, Laxativum, nährend, Stimulans, Stomachikum, Tonikum.

Brennnessel

- Sehr nährstoffreiche Pflanze mit einem breiten Wirkspektrum.
- Brennnesseln wirken im Körper basenbildend.
- Verbessern die Durchblutung.
- Spezifische Heilpflanze für Arthritis und Rheuma.
- Großartiges Mittel für die Gelenke.
- Nützlich bei entzündlichen und schmerzhaften Zuständen.
- Eine der wenigen Heilpflanzen für die Schilddrüse.
- Hat eine stark entgiftende Wirkung auf die Haut.
- Die basischen Eigenschaften der Pflanze neutralisieren Säuren (wie z. B. Harn- und Schwefelsäure).
- Leicht blutstillend.
- Versorgt den Körper mit Nährstoffen, insbesondere Kalium und Eisen (enthält aber auch noch zahlreiche andere Minerale).
- Hilfreich bei Durchblutungsstörungen, weil es die Blutgefäße erweitert.
- Regt die Urinbildung an und spült Nierensteine aus.
- Wirkt abschwellend.
- Ausgezeichnete Heilpflanze in der Schwangerschaft, nach Fehlgeburten, wirkt nährend.
- Gut bei Bronchitis, Asthma, Emphysem und chronisch obstruktiven Atemwegserkrankungen (C. O. P. D.).
- Brennnesseln wirken auswurffördernd (lösen den Schleim) und krampflösend.
- Gut bei Blutarmut.
- Ausgezeichnetes Mittel zur Blutreinigung und Regulierung des gesamten Organismus.

Wissenschaftlicher Name: *Urtica dioica.*
Verwendete Pflanzenteile: die Blätter.
Wirkung: adstringierend, harntreibend, Expektorans, Galaktagogum, blutstillend, nährend, Tonikum.

Cayennepfeffer

- Wird bei Bluthochdruck eingesetzt, weil er die Blutgefäße erweitert.
- Regt die Durchblutung an; ausgezeichnetes Mittel bei Erkältungen und kalten Zuständen.
- Regt den Lymphfluss an, wirkt aber auch schleimbildend. Cayennepfeffer und andere scharfe Chilischoten sollten wegen ihrer stark stimulierenden Eigenschaften nicht langfristig eingenommen werden.
- Die langfristige Einnahme kann die Darmschleimhaut zu sehr reizen.
- Wird zur Ausheilung von Geschwüren gegeben.
- Wird äußerlich in Kombination mit Rizinusöl als Penetrationsverstärker bei Umschlägen eingesetzt; verbessert so die Aufnahme von Ölen und Kräutern über die Haut.
- Stoppt innere und äußere Blutungen (blutstillend).
- Ein Muss bei Schlaganfällen und Herzinfarkten.
- Gut gegen Schock.

Wissenschaftlicher Name: *Capsicum annuum.*
Verwendete Pflanzenteile: die Frucht.
Wirkung: Umstimmungsmittel, antirheumatisch, antiseptisch, krampflösend, adstringierend, Karminativum, als Gewürz, Emetikum, Expektorans, blutstillend, scharf, regt die Durchblutung an, Sialagogum, Stimulans, Stomachikum, Sudorifikum, Tonikum.

Doldenwinterlieb[4]

- Eine wunderbare basische Heilpflanze für die Harnwege.
- Reinigt und entfernt Ablagerungen aus Blase und Nieren.
- Ein ausgezeichnetes Diuretikum.
- Gut für Harnwegsinfekte.
- Wirkt bei Nierenleiden blutdrucksenkend.

Wissenschaftlicher Name: *Chimaphila umbellata.*
Verwendete Pflanzenteile: die Blätter, Stängel und oberirdischen Pflanzenteile.
Wirkung: Umstimmungsmittel, adstringierend, harntreibend.

Echte Bärentraube

- Eine stark antiseptische Heilpflanze mit Wirkung auf die Harnwege; spült Blase und Nieren durch.

4 Die Pflanze gehört in Europa zu den stark gefährdeten Arten.

- Große Wirkung auf die Bauchspeicheldrüse; unterstützt die Regulierung des Blutzuckers.
- Hält Leber und Milz gesund.
- Unterstützt die Ausscheidung von Nierensteinen.
- Eine großartige Heilpflanze für die Prostata (vor allem bei Prostatitis und Prostatakrebs).
- Hervorragend geeignet für alle kongestiven Zustände im Körper (insbesondere in Blase, Nieren, Leber, Gallenblase, Bauchspeicheldrüse und Milz).
- Harntreibend.
- Stärkt Leber, Nieren, Blase, Gebärmutter, Prostata und Milz.
- Nützlich bei Bettnässen.
- Kann als Scheidenspülung bei Infektionen und anderen Beschwerden der Vagina eingesetzt werden.
- Beruhigt, kräftigt und strafft die Schleimhäute der Harnwege (alle Organe, vor allem Blase und Nieren).
- Wird bei Zystitis, Nephritis, Inkontinenz und Geschwüren der Harnwege eingesetzt.
- Wird als harntreibendes Mittel bei Herzinsuffizienz (kardiales Ödem) gegeben.
- Nützlich bei Hämorrhoiden.

Wissenschaftlicher Name: *Arctostaphylus uva-ursi.*
Verwendete Pflanzenteile: die Blätter.
Wirkung: antiseptisch, adstringierend, harntreibend.

Eibisch

- Eine großartige entzündungshemmende Heilpflanze mit beruhigender Wirkung auf den Verdauungstrakt (Magen und Darm).
- Spezifisch für Gastritis, Enteritis, Colitis, Divertikulitis, Geschwüre und Krebserkrankungen des Verdauungstraktes.
- Enthält große Mengen Schleimstoffe, die sich schützend über die Darmschleimhaut legen und freie Radikale abwehren.
- Neutralisiert überschüssige Magensäure und verbessert dadurch die Verdauung.
- Exzellent bei Zystitis und Harnwegsinfekten.
- Ein wunderbar unterstützendes Heilkraut bei Prostatitis.
- Regt die Wundheilung an, insbesondere bei Verbrennungen.
- Gut für Bronchitis und Halsschmerzen.
- Großartiges Mittel bei Entzündungen in den Blutgefäßen, der Leber und der Bauchspeicheldrüse.

- Ist verdauungsfördernd mit leicht anregender Wirkung auf den Verdauungstrakt.
- Reich an Calcium und Kalk. Ein ausgezeichnetes Mittel für die Knochen.
- Wurde erfolgreich bei Gangrän eingesetzt.
- Besonders nützlich bei Husten, Kehlkopfentzündung, geschwollenen Mandeln (Tonsillitis), Verschleimung der Atemwege und entzündlichen Zuständen.
- Ausgezeichnete Arznei bei Arthritis und Rheuma.
- Nützlich bei Diabetes.
- Ergibt eine ausgezeichnete Spülung für gereizte Augen.
- Hervorragendes Mittel für alle Beschwerden der Vagina.
- Hilfreich bei Eiterbeulen, Abszessen und anderen Hautbeschwerden.
- Sehr nützlich als Mundspülung bei geschwollenem, entzündetem und infiziertem Zahnfleisch.

Wissenschaftlicher Name: *Althea officinalis.*
Verwendete Pflanzenteile: die Wurzel (größte Heilkraft), die Blätter und Blüten.
Wirkung: absorbierend, wirkt auf das Komplementsystem, entzündungshemmend, Demulzens, harntreibend, Emolliens, regt das Immunsystem an, senkt den Blutzuckerspiegel, Laxativum, enthält Schleimstoffe, nährend, schützend, wundheilend.

Engelwurz

- Stärkt das Immunsystem und den Verdauungstrakt, gut bei Erkältungen.
- Appetitanregend und verdauungsfördernd.
- Die Engelwurz ist ein typisches Amarum aromaticum, deren ätherische Öle und Bitterstoffe die Verdauung anregen.
- Wirkt krampflösend und hustenstillend.
- Eine hervorragende Heilpflanze bei Appetitlosigkeit, Leberschwäche und Blähungen.
- Kann bei allen Erschöpfungszuständen eingenommen werden, die von Verdauungsbeschwerden begleitet werden.
- Regt die Verdauungssäfte an und wirkt so tonisierend auf den ganzen Organismus.
- Besitzt leicht antiparasitäre Eigenschaften.
- Wirkt schweißtreibend bei Erkältungskrankheiten.
- Traditionelles Mittel gegen Luftschlucken.

Wissenschaftlicher Name: *Angelica archangelica.*
Verwendete Pflanzenteile: die Wurzel, Wurzelstock.

Wirkung: Appetitanregend, verdauungsförderndes Magenmittel, krampflösend, blähungstreibend, wirkt desinfizierend auf den Darm, regt die Gallen- und Pankreassekretion an, leicht harntreibend, krampflösendes Hustenmittel, fördert den Auswurf, antiparasitär.

Enzian

- Gehört zu den besten Bitterarzneien der Natur; kräftigt den Verdauungstrakt.
- Stärkt den gesamten Organismus.
- Eines der besten Heilkräuter zur Anregung der Verdauung.
- Regt die Funktion von Leber und Bauchspeicheldrüse an.
- Regt die Produktion der Magensäfte an, wirkt gleichzeitig kräftigend und tonisierend auf den Magen.
- Besitzt antiparasitäre Eigenschaften; tötet Würmer und Plasmodien ab.
- Stärkt Leber, Milz und Bauchspeicheldrüse.
- Hat eine tonisierende Wirkung auf die Nieren.
- Verbessert die Durchblutung.
- Revitalisiert den Körper: gut bei Müdigkeit, Erschöpfung und Energiemangel (Anämie).
- Nützlich für alle Schwächezustände bei Frauen.
- Wird bei Verdauungsbeschwerden, Blähungen und Völlegefühl eingesetzt.
- Kann bei Benommenheit und Schwindel usw. gegeben werden.
- Gut bei Infektionen und toxischen Zuständen.
- Kann gegen giftige Bisse und Malaria eingesetzt werden.

Wissenschaftlicher Name: *Gentiana lutea.*
Verwendete Pflanzenteile: die Wurzel.
Wirkung: Umstimmungsmittel, lindert Sodbrennen, Anthelminthikum, appetitanregend, entzündungshemmend, hebt periodisch auftretende Zustände auf, fiebersenkend, antiseptisch, krampflösend, Gegengift, Bittertonikum, Cholagogum, Emetikum (in hohen Dosierungen), Emmenagogum, leberanregendes Mittel, leicht abführend, Stimulans, Stomachikum, Tonikum, Sialagogum.

Falsche Einhornwurzel (Helonias)

- Gehört zu den besten Heilpflanzen der Natur; wirkt vor allem auf die männlichen und weiblichen Geschlechtsorgane und die Keimdrüsen.
- Stärkt die Nebennieren.
- Wird bei prolabiertem Gewebe eingesetzt, z. B. Gebärmutter, Darm, Hämorrhoiden, Venen usw.
- Revitalisiert und regeneriert das Gewebe, vor allem in den Geschlechtsorganen.

- Verbessert die Fruchtbarkeit.
- Kräftigt die Schleimhäute, insbesondere die der Harnwege.
- Hilfreich bei Diabetes.
- Wird für Beschwerden der und Schwäche in den Eierstöcken, in der Gebärmutter und in der Prostata eingesetzt.
- Kann Fehlgeburten verhindern.
- Hilfreich bei Unfruchtbarkeit.
- Wirkt straffend auf eine schlaffe Vagina.

Wissenschaftlicher Name: *Chamaelirium luteum.*
Verwendete Pflanzenteile: der Wurzelstock und Rhizom.
Wirkung: Anthelminthikum (treibt Würmer aus), regt die Zellbildung an, harntreibend, Emetikum (in hohen Dosierungen), Emmenagogum, oxytozisch, Sialagogum (nur die frische Pflanze), Stimulans, Tonikum, wirkt tonisierend auf die Gebärmutter.

Frauenmantel

- Eines der besten Heilkräuter für Frauenleiden.
- Wird traditionell bei Wechseljahresbeschwerden eingesetzt.
- Wirkt hervorragend bei PMS und Menstruationsbeschwerden.
- Durch den hohen Gehalt an Gerbstoffen ist der Frauenmantel ein ausgezeichnetes entzündungshemmendes Mittel.
- Hilfreich bei Schleimhautentzündungen, besonders der weiblichen Geschlechtsorgane.
- Gute Heilpflanze gegen Bindehautentzündungen und Augenschwellungen.
- Durch die adstringierenden Eigenschaften zur Behandlung von leichtem Durchfall geeignet.
- Frauenmantel-Tee ist eine gute Blutreinigungskur zur Beseitigung von Hautunreinheiten bei jungen Mädchen.
- Wirkt durchspülend bei leichten Nierenbeschwerden.
- Hat eine straffende Wirkung auf das Bindegewebe.
- Regt den Stoffwechsel an.
- Kann zur Behandlung von Weißfluss auch äußerlich angewendet werden.

Wissenschaftlicher Name: *Alchemilla vulgaris.*
Verwendete Pflanzenteile: das Kraut.
Wirkung: adstringierend, entzündungshemmend, beruhigend, fördert die Wundheilung, wirkt der Narbenbildung entgegen, verdauungsfördernd, blutreinigend, leicht krampflösend, antioxidativ, wirkt regulierend während der Wechseljahre.

Gewöhnliche Mahonie oder Berberitzenwurzel

- Ausgezeichnetes Mittel zur Blutreinigung.
- Hat eine starke Wirkung auf Leber, Milz, Haut und Blut.
- Eines der besten Heilkräuter für die Leber. Wirkt anregend, kräftigend und reinigend.
- Spezifisches Mittel für Hautbeschwerden wie Schuppenflechte, Ekzem und Dermatitis.
- Steigert die Immunantwort.
- Reich an Eisen; unterstützt die Bildung von roten Blutkörperchen und Hämoglobin.
- Hervorragend geeignet für anämische Zustände, Gelbsucht und Hepatitis A, B und C.
- Hat eine recht starke antimikrobielle Wirkung. Wirkt nachweislich bei verschiedenen Pilzen und Bakterien, darunter Staphylokokken, Streptokokken, Chlamydien, Salmonella typhi, Corynebacterium, Vibrio cholerae, Trichomonas vaginalis, Shigellen, Giardien, Treponema pallidum, Pseudomonas, Pneumokokken und Candida albicans.
- Besitzt auch eine deutlich antiparasitäre Wirkung.
- Wirkt auch gegen Protozoen.
- Nerventonikum.
- Mildes Laxativum.

Wissenschaftlicher Name: *Mahonia aquifolium* (veraltet Berberis aquifolium).
Verwendete Pflanzenteile: die Wurzelrinde und das Rhizom.
Wirkung: Umstimmungsmittel, hebt periodisch wiederkehrende Zustände auf, antiskorbutisch, antiskrofulös, antisyphilitisch, ausleitend, harntreibend, regt die Leberfunktion an, Nerventonikum, leichtes Stimulans, Tonikum.

Ginkgo biloba

- Eine der besten Heilpflanzen für Nerven und Gehirn.
- Verbessert die Durchblutung des Gehirns.
- Wird überall auf der Welt gegen Gedächtnisstörungen und Schwindel eingesetzt.
- Stärkt das Herz-Kreislaufsystem.
- Regt die Durchblutung von Gewebe an.
- Nützlich bei Asthma.
- Gut gegen Tinnitus (Klingeln in den Ohren).
- Die Wirksamkeit bei Fibromyalgie wurde bestätigt.
- Sehr gutes Mittel bei Hämorrhoiden, Besenreisern und Krampfadern.
- Nützlich bei Karpaltunnelsyndrom.
- Eines der besten Stärkemittel der Natur, mit besonderer Wirkung auf das Nervensystem.

Wissenschaftlicher Name: *Ginkgo biloba.*
Verwendete Pflanzenteile: die Blätter - regen die Durchblutung an, wirken schmerzlindernd, sind gut für das Gehirn und haben eine adstringierende Wirkung auf die Lunge. *Samen* – gelten als adstringierendes Mittel für die Lunge, lösen nächtliche Pollutionen, regulieren übermäßigen Weißfluss und wirken energiesteigernd.
Wirkung: Adaptogen, basenbildend, hemmt den Alterungsprozess, antimykotisch, entzündungshemmend, Antioxidans, leicht krampflösend, adstringierend, Bittertonikum, leichtes Herztonikum, leichtes Expektorans, stärkt die Nerven, leichtes Sedativum, Tonikum, gefäßerweiternd, wundheilend.

Goldrute

- Die Goldrute hat ein breites Spektrum unterschiedlicher Wirkstoffe, darunter Flavonoide, Saponine und Gerbstoffe.
- Sie ist ein ausgezeichnetes Heilkraut für die Harnwege und Nieren.
- Das Saponin Virgaureasaponin hebt die Leistungsfähigkeit der Nieren.
- Hervorragend geeignet zur Behandlung von Blasen- und Nierenentzündungen.
- Eine der besten Heilpflanzen zur Durchspülungstherapie der Harnwege.
- Regt den Stoffwechsel an.
- Bei Haut- und Leberleiden kann die Goldrute unterstützend gegeben werden.
- Hilfreich bei Albuminurie.
- Zur Durchspülung bei Harnsteinen und Nierengrieß.
- Darf nicht bei Ödemen infolge von Herzversagen gegeben werden.
- Eine wichtige Heilpflanze in der Behandlung von rheumatischen Beschwerden und Gicht.
- Durch die ausleitende Wirkung kann die Goldrute bei Hauterkrankungen eingesetzt werden.
- Auch bei Asthma und Zahngeschwüren findet die Pflanze Verwendung.

Wissenschaftlicher Name: *Solidago virgaurea.*
Verwendete Pflanzenteile: das Kraut.
Wirkung: adstringierend, auswurffördernd, entzündungshemmend, harntreibend, wundheilend, regt den Stoffwechsel an, antibakteriell, fungizid, krampflösend, schmerzlindernd, immunstimulierend, ausschwemmend.

Gotu Kola

- Eines der besten Heilkräuter für Gehirn und Nerven, die es in Gottes Apotheke gibt.
- Eine wunderbare Heilpflanze für Rückenmarksverletzungen.
- Regt die Zellbildung an (kräftigt die Zellen).
- Verbessert die Sauerstoffzufuhr zu den Zellen.
- Stärkt das Immunsystem.
- Hilft bei Wechseljahresbeschwerden.
- Unterstützt das Abnehmen.
- Wird bei Depressionen und Nebennierenschwäche eingesetzt.
- Regt die Durchblutung der unteren Gliedmaßen an.
- Stärkt die Wände der Blutgefäße und ist deswegen ein hervorragendes Mittel für Krampfadern, Besenreiser, Hämorrhoiden, Veneninsuffizienz und andere Gefäßerweiterungen.
- Kann möglicherweise auch bei Geschwüren angewendet werden.

Wissenschaftlicher Name: *Centella asiatica.*
Verwendete Pflanzenteile: die ganze Pflanze oder die Wurzel.
Wirkung: Adaptogen, Umstimmungsmittel, fiebersenkend, krampflösend, Aphrodisiakum, adstringierend, regt die Zellbildung an, Diuretikum, stärkt das Nervensystem, Sedativum, mildes Stimulans, Tonikum für Nerven und Gehirn.

Große Klette

- Viele bezeichnen die Blätter der Großen Klette als eines der besten Mittel bei Verbrennungen, darunter Verbrennungen ersten, zweiten, dritten und vierten Grades.
- Hervorragend zur Reinigung und Stärkung von Blut und Leber.
- Wirkt abschwellend, insbesondere bei Schwellungen an den Gelenken.
- Eine großartige Pflanze zur Unterstützung der Entgiftung.
- Die Große Klette entgiftet den gesamten Organismus und treibt den Schleim aus.
- Wirkt harn- und schweißtreibend.
- Die Nummer eins unter den Heilpflanzen für Hautbeschwerden aller Art.
- Wirkt anregend auf die Nierenfunktion und entfernt saure Ablagerungen aus dem Körper, insbesondere Schwefel-, Phosphor- und Harnsäure.

Wissenschaftlicher Name: *Arctium lappa.*
Verwendete Pflanzenteile: die Blätter, Wurzel und Samen.
Wirkung: Umstimmungsmittel, entzündungshemmend, antiskorbutisch, abführend, adstringierend (leichte bis mittlere Wirkung), Demulzens, lipotrop, regt die Ausscheidung an, schweißtreibend, Stomachikum, Tonikum, Sedativum.

Heidelbeere

- Ein ausgezeichnetes Tonikum für die Blutgefäße (Arterien, Kapillaren und Venen); hervorragend bei Krampfadern.
- Die in der Heidelbeere enthaltenen Flavonoide hemmen Entzündungen in den Wänden der Blutgefäße und helfen bei Arteriosklerose (Einlagerung von Fetten in den Wänden der Arterien).
- Hemmt die Koagulation der Blutplättchen im Blut.
- Nützlich bei Ödemen und Diarrhö.
- Heidelbeeren wirken straffend auf die Haut.
- Unterstützendes Prophylaktikum gegen Katarakt; schützt die Augen vor diabetisch bedingten Veränderungen.
- Wird oft Rezepturen zur Regulierung des Blutzuckers beigemischt.
- Eine ausgezeichnete entzündungshemmende Pflanze für alle Organsysteme.
- Wirkt unterstützend bei Stress, Nervosität und Ängsten.
- Ein hervorragendes Mittel bei Nachtblindheit und anderen Sehschwächen.

Wissenschaftlicher Name: *Vaccinium myrtillus.*
Verwendete Pflanzenteile: die Blätter und Früchte.
Wirkung: Antidiabetikum, Antidiarrhoikum, adstringierend, entzündungshemmend.

Heilziest

- Der Heilziest gehört zu den besten Heilpflanzen für das Nervensystem.
- Stärkt besonders die Nerven des Gesichtes und des ganzen Kopfes.
- Ein Tonikum für das Verdauungssystem.
- Ein großartiges Mittel zur Reinigung von Blut und Leber.
- Gut bei kongestiven Leberkrankheiten, wie z. B. Gelbsucht.
- Ein ausgezeichnetes Heilkraut für die Milz, reinigt und kräftigt das Organ.
- Bekannt für seine würmeraustreibenden Eigenschaften.
- Hilft bei Kopfschmerzen, Konvulsionen und Krämpfen.
- Wird bei Störungen des Nervensystems eingesetzt, z. B. Multiple Sklerose, M. Parkinson und Lähmungen.
- Gutes Mittel für Neuralgien.
- Wohltuend in Zeiten von Stress und nervöser Anspannung.

Wissenschaftlicher Name: *Betonica officinalis.*
Verwendete Pflanzenteile: das ganze oberirdische Kraut.
Wirkung: Umstimmungsmittel, schmerzlindernd, Anthelminthikum, antiskorbutisch, krampflösend, Gegengift, abführend, aromatisch, adstringierend, bitteres Tonikum, windtreibend, fiebersenkend, nervenstärkend, beruhigend, Stomachikum.

Helmkraut

- Eines der besten Heilkräuter für Gehirn, Rückenmark und Nerven.
- Stärkt Gehirn und Nerven.
- Ein sehr gutes Tonikum für das Nervensystem mit beruhigenden und krampflösenden Eigenschaften.
- Hilft bei Krämpfen, Konvulsionen und Ähnlichem.
- Gut gegen Schlaflosigkeit und Unruhe.
- Ein spezifisches Mittel gegen Multiple Sklerose, M. Parkinson und Lähmungen.
- Stärkt die Medulla und lindert Benommenheit und Schwindel.
- Bei Rückenmarksverletzungen.
- Wird für die Entzugserscheinungen bei Alkohol- und Drogensucht eingesetzt.
- Als Aromapflanze wirkt sie beruhigend auf die Emotionen.

Wissenschaftlicher Name: *Scutellaria laterifolia.*
Verwendete Pflanzenteile: das oberirdische ganze Kraut.
Wirkung: krampflösend, nervenstärkend, beruhigend.

Herzgespann

- Ein ausgezeichnetes Tonikum für das Herz.
- Wirksam gegen Herzrasen und Herzrhythmusstörungen.
- Kann bei allen Herzerkrankungen gegeben werden, einschließlich Vorhofflimmern, ventrikuläre Tachykardie, ventrikuläre Extrasystole, vorzeitige atriale Kontraktion, Herzinsuffizienz.
- Verbessert die Funktion der Nebennieren.
- Nützlich für viele frauenspezifische Beschwerden, darunter Menstruationsbeschwerden und Hitzewallungen.

Wissenschaftlicher Name: *Leonurus cardiaca.*
Verwendete Pflanzenteile: das oberirdische Kraut.
Wirkung: krampflösend, Herztonikum, kathartisch (ausleitend), schweißtreibend, harntreibend, Emmenagogum, regt die Leberfunktion an, stärkt das Nervensystem.

Himbeere

- Eine der besten Heilpflanzen für Frauen.
- Gilt als nährstoffreiches Tonikum.
- Spezifisches Mittel für schwangere Frauen, bereitet den Körper auf eine natürliche und schmerzlose Geburt vor.

- Gibt Mutter und Kind Kraft während der Geburt.
- Blutstillend, vor allem bei der Entbindung.
- Macht die Muttermilch nahrhafter.
- Eine gute Heilpflanze zur Reinigung der weiblichen und männlichen Geschlechtsorgane.
- Hervorragendes Mittel zur Reinigung und Stärkung des Blutes.
- Reguliert eine zu starke Menstruation.
- Nützlich bei prolabierten Zuständen, z. B. in Gebärmutter, After, Darm, Blase usw.
- Wirkt gegen Hämorrhoiden.
- Gutes Nerventonikum.
- Fördert die Wundheilung, gut gegen Dekubitus und Geschwüre.
- Lindert den Wehenschmerz während der Geburt (Krämpfe in der Gebärmutter).
- Gut als Mundspülung für entzündetes, blutendes Zahnfleisch.
- Als Augenspülung lindert die Himbeere entzündete und geschwollene Augen.

Wissenschaftlicher Name: *Rubus idaeus.*
Verwendete Pflanzenteile: die Blätter, Wurzelrinde und Beeren.
Wirkung: leichtes Umstimmungsmittel, hilft gegen Fehlgeburten, Antiemetikum, hilft gegen Gonorrhö, Weißfluss und Malaria, antiseptisch, adstringierend, kathartisch, blutstillend, erleichtert die Geburt, Stimulans, Stomachikum, Tonikum. Die *Beere* wirkt entsäuernd, ist essbar und wirkt leicht abführend; sie sorgt für eine leichtere Geburt und hat kühlende Eigenschaften. Die *Blätter* gelten als Umstimmungsmittel, beugen Fehlgeburten vor und helfen bei Gonorrhö, Weißfluss und Malaria; Antiemetikum, antiseptisch, adstringierend, kathartisch, blutstillend, erleichtern die Entbindung, leicht stimulierendes Stomachikum, Tonikum.

Ingwer

- Auf der ganzen Welt wird Ingwer zur Verbesserung der Durchblutung und der Verdauung eingesetzt.
- Wirkt in Kombination mit anderen Heilpflanzen als Katalysator.
- Regt die Durchblutung der peripheren Körperteile an (Gehirn, Hände und Füße).
- Großartiges Mittel bei Verdauungsstörungen und Übelkeit.
- Wirkt anregend auf den Lymphfluss und fördert die Ausscheidung von Schleim aus den oberen Atemwegen (insbesondere aus den Lungen).
- Gut gegen Reise- und Schwangerschaftsübelkeit.
- Senkt den Cholesterinspiegel und den Blutdruck.
- Wirkt blutverdünnend.

- Nützlich nach Schlaganfällen.
- Entfernt Schleim aus Kopf (Gehirn) und Nebenhöhlen.
- Wirkt schweißtreibend und regt die Ausscheidung über die Haut an.

Wissenschaftlicher Name: *Zingiber officinale.*
Verwendete Pflanzenteile: die Wurzel und das getrocknete Rhizom.
Wirkung: Analgetikum, schmerzlindernd, lindert Sodbrennen, Antiemetikum, krampflösend, abführend, Aphrodisiakum, windtreibend, Cholagogum, als Gewürz, entgiftend, schweißtreibend (am ganzen Körper), allgemein anregende Wirkung, harntreibend, Emmenagogum, Expektorans, stärkt die Nerven, scharf, regt die Durchblutung der Haut an, Sialagogum, Niesmittel, Stomachikum, als Süßigkeit, Tonikum.

Johanniskraut

- Eines der besten Heilkräuter für das Nervensystem.
- Wirkt stark regenerierend auf die Nerven.
- Wirkt ausgleichend auf das gesamte Gewebe.
- Gutes Mittel bei Depressionen, Angstzuständen und Reizbarkeit.
- Eine ausgezeichnete Heilpflanze bei Schlafstörungen. (Schlafstörungen und Angstzustände haben ihre Ursache in einer Nebennierenschwäche.)
- Bietet hervorragende Unterstützung bei Kopfschmerzen und Krämpfen jeglicher Art, einschließlich schmerzhafter Menstruation.
- Hat antiparasitäre Eigenschaften, wirkt u. a. gegen Bakterien, Pilze und Viren.
- Die positive Wirkung gegen HIV ist nachgewiesen.
- Wirkt entzündungshemmend.
- Gutes Mittel bei Ischiasbeschwerden.
- Wird bei Erkältungen und kongestiven Zuständen der Atemwege eingesetzt.
- Wirkt unterstützend bei M. Parkinson.

Wissenschaftlicher Name: *Hypericum perforatum.*
Verwendete Pflanzenteile: das Kraut, Blüten und oberirdische Pflanzenteile.
Wirkung: Umstimmungsmittel, krampflösend, entzündungshemmend, adstringierend, wundheilend.

Kanadische Gelbwurz[5]

- Eines der besten Allheilmittel, das uns die Natur geschenkt hat.
- Ein echtes Tonikum für den gesamten Organismus.

5 Die Kanadische Gelbwurz (Hydrastis) ist in Deutschland bis zur Verdünnungsstufe D4 verschreibungspflichtig.

- Wegen seiner akkumulativen Eigenschaften jedoch nicht für die langfristige Einnahme geeignet.
- Regt die Produktion der Verdauungssäfte, der Verdauungsenzyme und der Gallenflüssigkeit an.
- Stärkt und tonisiert die Bauchspeicheldrüse.
- Wirkt unterstützend zur Regulierung des Blutzuckers.
- Gilt als natürliche Insulinquelle.
- Stärkt das Nervensystem.
- Besitzt blutstillende Eigenschaften, wirkt hier vor allem auf die Gebärmutter.
- Stärkt das Kreislaufsystem und regt die Durchblutung an.
- Ein großartiges entzündungshemmendes Heilkraut, wirkt hier vor allem auf die Drüsen.
- Wird bei Magen- und Darmbeschwerden eingesetzt.
- Nützlich bei Krebserkrankungen.
- Wirkt sanft abführend.
- Wird bei Alkohol- und Drogensucht eingesetzt.
- Entfernt Katarrh (Schleim) aus dem Körper, vor allem aus den Atemwegen und dem Verdauungstrakt.
- Nützlich bei Zystitis, Prostatitis und Nephritis.
- Ausgezeichnetes Mittel bei Hämorrhoiden und Blutungen.
- Nützlich bei HIV und Geschlechtskrankheiten.
- Besitzt antiparasitäre und antiseptische Eigenschaften.
- Gutes Mittel bei Infektionen, Wunden, Geschwüren, Fissuren usw.
- Wird bei chronischen Hautbeschwerden, wie z. B. Ekzemen, Dermatitis und Schuppenflechte eingesetzt.
- Nützlich für alle prolabierten Zustände (z. B. der Gebärmutter, im Darm usw.).
- Lebertonikum. Stärkt die Leber und wird u. a. bei Gelbsucht und Hepatitis gegeben.
- Wird zur Behandlung von Geschwüren eingesetzt.
- Gutes Mittel für Tonsillitis, Typhus, Malaria, Meningitis und Mononukleose.
- Gute Heilpflanze für Eiterbeulen, Abszesse und Tumoren.
- Als Mundwasser verwendet kann es Zahnfleischbeschwerden und -geschwüre lindern.
- Ausgezeichnetes Mittel für Ringelflechte und Amöbenruhr.

Wissenschaftlicher Name: *Hydrastis canadensis.*
Verwendete Pflanzenteile: die Wurzel und das getrocknete Rhizom.
Wirkung: Umstimmungsmittel, Antidiabetikum, Antiemetikum, entzündungshemmend, antiparasitär, reguliert periodisch auftretende Zustände, antiseptisch, abführend, adstringierend, bitteres Tonikum, Cholagogum, löst Verhärtungen, ausleitend (antimykotisch), Detergens, harntreibend, Allheilmittel, blutstillend

(insbesondere in den Harnwegen), regt die Leberfunktion an, Laxativum, stärkt die Nerven, gut für die Augen, oxytozisch (wirkt anregend auf die Muskulatur der Gebärmutter), Stomachikum, wundheilend.

Kermesbeere[6]

- Das Tumor-Mittel schlechthin. Eine der besten Heilpflanzen für Abszesse, Eiterbeulen und Tumoren.
- Regt den Lymphfluss an.
- Gut für vergrößerte oder verhärtete Organe und Drüsen (Schilddrüse, Milz, Leber usw.).
- Hat eine leicht unterdrückende Wirkung auf die Herzfunktion.
- Wirkt hautreinigend, besonders gute Heilpflanze bei Ekzem, Dermatitis und Schuppenflechte.
- Regt die Produktion von Magensäften und Galle an.
- Stimuliert die Nierenfunktion.
- Wirkt leicht entzündungshemmend.
- Hilfreich bei chronischem Rheuma und Arthritis.
- Regt die Schilddrüsen- und Nebennierenfunktion an.
- Nützlich bei allen Krebserkrankungen und HIV.

Wissenschaftlicher Name: *Phytolacca americana.*
Verwendete Pflanzenteile: die frische Wurzel, Beeren und Blätter.
Wirkung: Umstimmungsmittel, analgetisch, antiskorbutisch, antisyphilitisch, bekämpft Tumoren, kathartisch, Detergens, Emetikum: Blätter: analgetisch, unterdrücken die Herzfunktion, nährend und lösend.

Kletten-Labkraut

- Eines der besten Heilkräuter für das Lymphsystem. Wirkt anregend auf ein träges Lymphsystem und hilft, es wieder in Bewegung zu bringen.
- Nützlich bei geschwollenen Lymphknoten, Abszessen, Eiterbeulen und Tumoren.
- Hervorragend geeignet zur Blutreinigung.
- Besitzt harntreibende Eigenschaften und kann Ablagerungen in Blasen und Nieren beseitigen.
- Ein gutes Mittel zur Hautreinigung.
- Ausgezeichnetes Heilkraut bei Ekzemen, Dermatitis und Schuppenflechte.

6 Die Kermesbeere gehört zu den Giftpflanzen und ist in Europa nur in homöopathischer Dilution erhältlich.

- Unterstützt den Auswurf von Schleim in den Atemwegen (Nebenhöhlen, Hals, Lunge usw.).
- Reinigt, strafft und stärkt den Körper.
- Kann bei allen Krebserkrankungen gegeben werden.
- Nützlich bei Harnwegsverhaltung.
- Besitzt entzündungshemmende Eigenschaften und kann bei allen entzündlichen Krankheiten („-itis") eingenommen werden.

Wissenschaftlicher Name: *Galium aparine.*
Verwendete Pflanzenteile: das ganze Kraut, insbesondere die Blätter.
Wirkung: Umstimmungsmittel, entzündungshemmend, fiebersenkend und abführend, antiskorbutisch, bekämpft Tumoren, ausleitend, adstringierend, reinigt das Blut, harntreibend, regt die Leber an (leicht), regt den Fettabbau an, kühlend, Tonikum.

Knoblauch

- Der Knoblauch gehört zu den besten Blutreinigern überhaupt.
- Er besitzt antiseptische, antiparasitische, antibakterielle, antivirale und pilzabtötende Eigenschaften.
- Wirkt besonders gut gegen Würmer im Darm.
- Ein großartiges Tonikum für das Immunsystem.
- Regt die Funktion von Leber und Galle an.
- Ausgezeichnetes Mittel gegen Erkältungen, Grippe, Bronchitis und andere kongestive Zustände.
- Wirkt sehr effektiv bei allen Infektionen durch Hefepilze.
- Die beißende Schärfe des Knoblauchs kann für echte Frugivoren zu stark sein.
- Regt die Verdauungsenzyme an.

Wissenschaftlicher Name: *Allium sativum.*
Verwendete Pflanzenteile: die Knolle.
Wirkung: Umstimmungsmittel, antibakteriell, schleimlösend, antimykotisch, antiparasitär, antiseptisch, krampflösend, antisyphilitisch, Gegengift, antiviral, aromatisch, windtreibend, ausleitend, abführend, Cholagogum, Diaphoretikum, verdauungsfördernd, desinfizierend, harntreibend, Emmenagogum, Expektorans, reguliert den Blutdruck (nach unten und nach oben), stimuliert das Immunsystem, stärkt das Nervensystem, fördert die Durchblutung der Haut, Stimulans, Stomachikum, Sudorifikum, Tonikum, wundheilend.

Königskerze

- Die Königskerze ist eine der besten auswurffördernden Heilpflanzen (löst den Schleim und die Kongestion).
- Besonders nützlich bei Beschwerden der Lunge und Bronchien, einschließlich Bronchitis, Asthma, Emphysem, Lungenentzündung und Allergien.
- Hat eine stark entzündungshemmende Wirkung und wirkt unterstützend bei allen entzündlichen Zuständen.
- Eine wunderbare Pflanze für die endokrinen Drüsen, vor allem die Schilddrüse.
- Gut bei Husten und Halsschmerzen.
- Die Königkerze hat stark adstringierende Eigenschaften.
- Regt den Lymphfluss an.
- Wirkt unterstützend bei Tumoren und Eiterbeulen.

Wissenschaftlicher Name: *Verbascum thapsus.*
Verwendete Pflanzenteile: die Blätter, Blüten, Wurzel und Früchte.
Wirkung: absorbierend, analgetisch, wurmabtötend und -austreibend, Antiasthmatikum, schleimlösend, antiseptisch, krampflösend, adstringierend, Demulzens, harntreibend, Emolliens, keimabtötend, blutstillend, Narkotikum, nährend, Hustenmittel, wundheilend.

Krauser Ampfer

- Eines der großen Blut- und Leberreiniger.
- Stärkt die Leber und regt die Leberfunktion an.
- Stimuliert den Gallenfluss.
- Verbessert den Sauerstofftransport im Blut.
- Reich an Eisen, wird deswegen bei Anämie und niedrigen Hämoglobinwerten eingesetzt.
- Ein ausgezeichnetes blutstärkendes Mittel.
- Hervorragend geeignet zur Lymphreinigung.
- Wird bei allen Arten von Hautkrankheiten eingesetzt.
- Stärkt die Milz und unterstützt dadurch die Blutreinigung.
- Stärkt und kräftigt den gesamten Organismus.
- Ausgezeichnete Heilpflanze bei geschwollenen Lymphdrüsen und Tumoren sowie Abszessen und anderen toxischen Zuständen im Körper.
- Hilfreich bei allen Krebserkrankungen und bei HIV.
- Gut bei chronischer Müdigkeit und Erschöpfung.
- Regt die Bildung der roten Blutkörperchen an.
- Regt den Gallenfluss an.

Wissenschaftlicher Name: *Rumex crispus.*
Verwendete Pflanzenteile: die Wurzel.
Wirkung: Umstimmungsmittel, antiskorbutisch, antiskrofulös, antisyphilitisch, abführend, adstringierend, kathartisch, Cholagogum, Detergens, nährend (Blätter).

Kreosotbusch, Chaparral

- Der Kreosotbusch gehört zu den besten Heilpflanzen, die Gott auf der nördlichen Erdhälfte geschaffen hat.
- Die größte Heilkraft dieser Pflanze liegt in ihrer anregenden Wirkung auf das Lymphsystem.
- Wird bei Tumoren, Eiterbeulen und Abszessen eingesetzt.
- Besitzt stark antimikrobielle Eigenschaften (wirkt u. a. gegen Bakterien, Viren, Pilze).
- Nützlich bei rheumatischen und arthritischen Beschwerden. Darüber hinaus ist er ein ausgezeichnetes Heilmittel für Gicht.
- Wirkt stark schmerzlindernd.
- Regt die Durchblutung der Gliedmaßen an.
- Regt die Leberfunktion und den Gallenfluss an.
- Wirkt entzündungshemmend.
- Regt das Zellwachstum an (stärkt die Zellen).
- Kann in allen Fällen von Krebs und HIV gegeben werden.
- Nützlich bei allen Arten von Steinen.
- Bei prolabierten Strukturen, vor allem bei Gebärmuttervorfall.
- Gut gegen giftige Bisse, einschließlich Schlangenbisse.
- Hilft bei Windpocken, Mumps usw.
- Nützlich für alle frauenspezifischen Beschwerden.
- Sehr hilfreich bei Magen- und Verdauungsbeschwerden, einschließlich Hämorrhoiden.

Wissenschaftlicher Name: *Larrea tridentata.*
Verwendete Pflanzenteile: die Blätter und kleine Zweige.
Wirkung: Umstimmungsmittel, Analgetikum, antiarthritisch, bekämpft Krebs, entzündungshemmend, Antioxidans, antirheumatisch, antiskrofulös, bekämpft Tumoren, als Gegengift, aromatisch, adstringierend, bitter, ausleitend, Diuretikum, Emetikum (in großen Mengen), Expektorans, mildes Laxativum, Tonikum, leicht gefäßverengend (blutdrucksteigernd).

Kurkuma

- Sehr alte Heilpflanze für Leber und Blut.
- Regt den Gallenfluss an.
- Kräftigt die Leber; löst und entfernt Ablagerungen aus dem Lebergewebe.
- Hat leicht antiparasitäre Eigenschaften, vor allem gegen Protozoen.
- Regt die Durchblutung an.
- Wirkt positiv auf den gesamten Verdauungstrakt.
- Besitzt stark entzündungshemmende Eigenschaften, gutes Mittel bei Arthritis, Schleimbeutelentzündung, Sehnenscheidenentzündung usw.
- Unterstützt die Verdauung.
- Regt den Heilungsprozess an.

Wissenschaftlicher Name: *Curcuma longa.*
Verwendete Pflanzenteile: das Rhizom.
Wirkung: aromatisches Stimulans, Umstimmungsmittel, schmerzlindernd, antiseptisch, adstringierend, Cholagogum, Emmenagogum.

Lapacho

- Ein echter „Freund" aus Brasilien und großartiges Tonikum.
- Gilt als eines der besten Mittel zur Anregung des Zellwachstums (stärkt die Zellen und verbessert deren Funktion).
- Ein ausgezeichnetes antiparasitäres Mittel, wirkt gegen zahlreiche Mikroorganismen (Bakterien, Viren und Protozoen).
- Eine ausgezeichnete Heilpflanze zur Stärkung des Immunsystems.
- Wird besonders bei Krebserkrankungen eingesetzt.
- Hat eine sehr starke Wirkung auf das Lymphsystem.
- Hilft bei der Beseitigung von Tumoren, Eiterbeulen, Abszessen und Ähnlichem.
- Gut für Hautbeschwerden wie Ekzem, Dermatitis und Schuppenflechte.
- Eine sehr nährstoffreiche und kräftigende Heilpflanze.

Wissenschaftlicher Name: *Tabebuia impetiginosa.*
Verwendete Pflanzenteile: die Rinde.
Wirkung: antimikrobiell (Bakterien usw.), antiviral, regt die Zellbildung an/wirkt stärkend auf die Zellen, nährend, Umstimmungsmittel (kühlend), bekämpft Tumoren, Tonikum, blutdrucksenkend, antidiabetisch, adstringierend, Magenbitter, Stimulans, stärkendes Mittel, leicht schleimlösend.

Lobelie[7]

- Gehört zu den besten krampflösenden Heilkräutern aus der Natur.
- Nützlich bei Krämpfen, Konvulsionen, epileptischen Anfällen, Verletzungen des Rückenmarks und Ähnliches.
- Ein sehr kraftvolles Tonikum für die Nerven.
- Wirkt entspannend.
- Sehr nützlich in Fällen von Asthma, Emphysem und chronisch obstruktiver Lungenkrankheit (C. O. P. D.), bei denen Krämpfe in Bronchien und Lunge die gesunde Atmung behindern. Die Wirkung ist vergleichbar mit einem Asthmaspray, unterdrückt aber nicht den Auswurf (was sehr wichtig ist).
- Die Lobelie hat leicht expektorierende Eigenschaften und kann Verschleimungen, insbesondere der Lunge, lösen.
- Wirkt blutstillend (hemmt innere und äußere Blutungen).
- Hervorragende Heilpflanze bei Angina pectoris und Herzinfarkt.
- Nützlich bei Gleichgewichtsstörungen und Ohnmachtsanfällen.
- In Europa nur in homöopathischer Dilution erhältlich.

Wissenschaftlicher Name: *Lobelia inflata.*
Verwendete Pflanzenteile: das frische oder getrocknete Kraut, die Samen.
Wirkung: enthält Alkaloide, krampflösend, Gegengift, adstringierend, schleimlösend, enthält Chlorophyll, lindert Reizungen, schweißtreibend, harntreibend, Emetikum, enthält Fette, Harz, Isolobelin usw.; außerdem Lignin, Kalk- und Kaliumsalze. Die Lobelie enthält auch Schwefel, Eisen, Kobalt, Selen, Natrium, Kupfer und Blei; Lobelinsäure, Chelodoninsäure, Lobelin; Brechmittel, Relaxans (in hohen Dosierungen) und Stimulans (in geringen Dosen).

Löwenzahn

- Gehört zu den besten Heilpflanzen der Natur.
- Tonikum für Leber und Gallenblase.
- Unterstützt die Funktion der Bauchspeicheldrüse.
- Spült Nieren und Blase durch und wirkt kräftigend auf die Harnwege.
- Die harntreibende Wirkung ist vergleichbar mit der von synthetisch hergestellten Medikamenten.
- Regt die Produktion von Gallensaft an.
- Stärkt den Zahnschmelz.
- Ein großartiges Mittel zur Regulierung des Basenhaushalts.
- Eine sehr gute Heilpflanze für Leberbeschwerden, einschließlich Hepatitis, Gelbsucht und Zirrhose.

7 Die Lobelie ist in Deutschland verschreibungspflichtig.

- Enthält viel Eisen und andere Minerale, was die Sauerstoffsättigung des Blutes erhöht.
- Eine natürliche Proteinquelle.
- Wirkt unterstützend bei Problemen mit dem Blutzucker, einschließlich Diabetes und Hypoglykämie.

Wissenschaftlicher Name: *Taraxacum officinale.*
Verwendete Pflanzenteile: die ganze Pflanze: Blätter, Wurzel und Blüten.
Wirkung: Umstimmungsmittel, antirheumatisch, bekämpft Krebs, ausleitend, bitter, reinigt das Blut, Cholagogum, löst Verhärtungen, abführend, Diuretikum, regt die Leber an, stärkt das Immunsystem, mildes Laxativum, lipotrop, nährend, Stomachikum, Tonikum.

Maisbart

- Hervorragend zur Blasen- und Nierenreinigung geeignet.
- Entfernt Gifte und Schleim aus den Harnwegen.
- Wirkt unterstürzend bei der Regulierung des Blutzuckers.
- Regt den Gallenfluss sehr sanft an, wirkt dadurch verdauungsfördernd und begünstigt ein basisches Milieu.
- Wird bei Bettnässen und Ödemen eingesetzt.
- Hilft bei Prostatitis.
- Unterstützt die Ausscheidung von anorganischen Mineralen aus dem Körper.
- Kann bei Gallen- und Nierensteinen gegeben werden.
- Ein ausgezeichnetes Mittel bei Zystitis.
- Nützlich bei Bluthochdruck und chronisch obstruktiven Atemwegserkrankungen (C. O. P. D.).

Wissenschaftlicher Name: *Zea mays.*
Verwendete Pflanzenteile: die Seide der Maispuppen (Griffel).
Wirkung: Alkaloid, antiseptisch, krampflösend, Cholagogum, Diuretikum, lipotrop, wundheilend.

Mariendistel

- Die große „Beschützerin der Leber".
- Die Mariendistel schützt, tonisiert, stärkt und entgiftet die Leber wie kein anderes Mittel es vermag.
- Wirkt stark antioxidativ und gilt als eine der effektivsten Heilpflanzen zum Schutz gegen freie Radikale.

- Unterstützt die Regeneration der Leber und der Bauchspeicheldrüse (regt das Wachstum neuer Leberzellen an).
- Ausgezeichnetes Arzneimittel bei Hepatitis A, B und C; außerdem bei Leberzirrhose.
- Regt den Gallenfluss an.
- Fördert die Bildung neuer Leberzellen.

Wissenschaftlicher Name: *Silybum marianum.*
Verwendete Pflanzenteile: die reifen Samen.
Wirkung: Cholagogum, schweißtreibend, Emmenagogum.

Petersilie

- Ein großartiges Heilkraut für die Harnwege und die Nebennieren.
- Stärkt und reinigt Blase und Nieren.
- Reich an Chlorophyll; ist daher eine ausgezeichnete Pflanze für das Blut, reinigt und regt das Lymphsystem an.
- Ausgezeichnete Pflanze bei Belastungen durch Schwermetalle und Chemikalien.
- Verbessert die Herz- und Nervenfunktion.
- Hervorragend für die endokrinen Drüsen.
- Verbessert den Eisentransport im Blut.
- Nützlich bei Infektionen.
- Nützlich bei Gelbsucht und Ödemen.
- Ausgezeichnetes Mittel bei Infekten und Verschleimung der oberen Atemwege.
- Wird auch bei Bindehautentzündung und entzündeten Augenlidern eingesetzt.

Wissenschaftlicher Name: *Petroselinum crispum.*
Verwendete Pflanzenteile: das ganze Kraut: Blätter, Wurzel und Samen.
Wirkung: hebt periodisch wiederkehrende Zustände auf (frischer Saft), krampflösend, abführend, aromatisch, windtreibend (Samen), zum Kochen, harntreibend, Emmenagogum (Samen), fiebersenkend (Samen), Tonikum, wundheilend.

Purgier-Faulbaum

- In niedrigen Dosierungen hat es eine wunderbar kräftigende Wirkung auf den Verdauungstrakt.
- Strafft und stärkt die Muskulatur des Darms.
- Regt die Peristaltik an.

- Wirkt anregend auf Leber, Bauchspeicheldrüse, Magen und Darm; fördert die Produktion von Verdauungssäften.
- Stärkt das autonome Nervensystem und damit auch den Verdauungstrakt.
- Wirkt abführend; für beste Ergebnisse sollte es aber als Bestandteil einer stärkenden Rezeptur zur Entgiftung des Verdauungssystems eingenommen werden.
- Reinigt und stärkt die Leber.
- Regt die Bildung von Gallensaft an.
- Regt die Verdauung an (nur in niedrigen Dosierungen).
- Nützlich bei Gallensteinen und Hämorrhoiden.
- Kann bei Würmern im Darm eingenommen werden.

Wissenschaftlicher Name: *Cascara sagrada* (veraltet: *Rhamnus purshiana, Frangula purshiana*).

Verwendete Pflanzenteile: die ausgereifte und getrocknete Rinde (muss mindestens ein Jahr gelagert werden).

Wirkung: Umstimmungsmittel, lindert Gallenkrankheiten, Antidiabetikum, bitteres Tonikum, kathartisch, Emetikum, fiebersenkendes Mittel, leberanregendes Mittel, Laxativum, nervenstärkendes Mittel, stärkt die Peristaltik, Purgativum, Stomachikum.

Reishi

- Ein mächtiges Stimulans für das Immunsystem.
- Senkt den Cholesterinspiegel und regt die Durchblutung an.
- Wirkt unterstützend bei der Regulierung des Blutzuckers.
- Stärkt den Körper bei degenerativen Zuständen.
- Stimuliert die Bildung von T- und B-Zellen an (NK = natürliche Killerzellen).
- Soll Herz und Leber stärken.
- Hilfreich bei Krebserkrankungen und AIDS.
- Gut gegen Abszesse, Eiterbeulen und Tumoren.
- Lässt geschwollene Lymphdrüsen abschwellen.
- Regt Fibroblasten, Makrophagen und Lymphozyten an.
- Wirkt positiv auf die Nebennieren und unterstützt so möglicherweise die Produktion von Steroid.

Wissenschaftlicher Name: *Ganoderma lucidum.*
Verwendete Pflanzenteile: der ganze Pilz.
Wirkung: unterstützt und stärkt das Immunsystem.

Rosskastanie

- Ein weiteres wunderbares Heilkraut aus Gottes Garten.
- Die Rosskastanie kräftigt und tonisiert die Blutgefäße.
- Besitzt entzündungshemmende Eigenschaften und unterstützt die Auflösung von Fettablagerungen.
- Beide der oben genannten Eigenschaften regen die Durchblutung an.
- Ein „Muss“ bei Krampfadern, Besenreisern und Hämorrhoiden.
- Wirkt abschwellend auf die Blutgefäße.
- Eine stark adstringierende Heilpflanze, in der Wirkung vergleichbar mit der Zaubernuss und Eichenrinde.
- Nützlich zur Behandlung von Geschwüren.
- Wirkt entgiftend.
- Nützlich bei Prostatitis.
- Kann bei Rheuma eingesetzt werden.

Wissenschaftlicher Name: *Aesculus hippocastanum.*
Verwendete Pflanzenteile: die Rinde, die getrockneten Kastanien (Samen) und die getrockneten Blätter.
Wirkung: entzündungshemmend, antirheumatisch, adstringierend, bitter, regt die Zellbildung an (insbesondere in den Wänden der Blutgefäße), Expektorans, fiebersenkend, mildes Narkotikum, nährend.

Rotklee

- Eine der großartigsten Heilpflanzen der Natur.
- Vergleichbar mit dem Kletten-Labkraut und dem Sassafrasbaum.
- Ein ausgezeichnetes Heilmittel zur Blutreinigung.
- Kann bei allen Krebserkrankungen eingesetzt werden, insbesondere bei Leukämie.
- Wirkt unterstützend zur Auflösung von Tumoren und Geschwulste. Außerdem gut für Abszesse und Eiterbeulen.
- Reinigt und kräftigt bei allen Leberbeschwerden.
- Stärkt die roten Blutkörperchen.
- Ausgezeichnetes Mittel für alle Hautbeschwerden, darunter Ekzem, Dermatitis und Schuppenflechte.
- Wirkt hervorragend bei Syphilis und anderen Geschlechtskrankheiten.
- Wirkt leicht krampflösend und beruhigt die Nerven.

Wissenschaftlicher Name: *Trifolium pratense.*
Verwendete Pflanzenteile: die Blüten und Blätter.

Wirkung: Umstimmungsmittel, krampflösend, leicht ausleitend, bekämpft Tumoren, löst Verhärtungen, Detergens, Expektorans, nährend, beruhigend und leicht anregend.

Rot-Ulme

- Eine der besten Heilpflanzen für den ganzen Körper.
- Zieht Giftstoffe aus dem Gewebe.
- Beruhigt gereizte und entzündete Schleimhäute.
- Beruhigt alle Schleimhäute im Verdauungstrakt (Magen und Darm).
- Ausgezeichnetes Heilmittel für die Harnwege (reinigt und kräftigt).
- Bekannt für seine heilende Wirkung auf die Atemwege.
- Beruhigt den entzündeten und wunden Hals.
- Zieht Schleim aus den Atemwegen (Expektorans).
- Sehr nährend.
- Nützlich bei Prostatitis.
- Heilt Geschwüre.
- Gut für Läsionen im Verdauungstrakt.
- Wird bei Gastritis, Enteritis, Colitis und Divertikulitis eingesetzt.
- Wunderbare Heilpflanze für Abszesse und Gangrän.
- Nützlich bei Gicht und Arthritis.
- Unterstützt die Entsäuerung des Gewebes.

Wissenschaftlicher Name: *Ulmus fulva.*
Verwendete Pflanzenteile: die innere Rinde.
Wirkung: adstringierend, Demulzens, Emolliens, Expektorans, nährend, wundheilend, Yin-Tonikum, beruhigt den Verdauungskanal.

Sägepalme

- Eine der besten Heilpflanzen für die endokrinen Drüsen (Schilddrüse, Nebennieren, Bauchspeicheldrüse, Hypophyse usw.), ein wahres Geschenk Gottes.
- Wird wegen seiner entzündungshemmenden und heilenden Wirkung auf die Prostata auch „Männerpflanze" genannt. (Hemmt die Produktion von Dihydrotestosteron.)
- Eine starke Heilpflanze für Beschwerden der weiblichen und männlichen Geschlechtsorgane.
- Verbessert die Sexualfunktion und regt die Libido an.
- Gut gegen Entzündungen in den Atemwegen (Nase, Hals, Bronchien und Lunge).

- Stärkt die Nebennieren und kurbelt somit die Produktion von Neurotransmittern und Steroiden an.
- Wirkt unterstützend bei Blutzuckerproblemen, die mit Bauchspeicheldrüse und Nebennieren zusammenhängen.
- Regt die Harnproduktion an und spült die Nieren durch.
- Nützlich bei Harnwegsinfekten.

Wissenschaftlicher Name: *Serenoa repens.*
Verwendete Pflanzenteile: die Beeren (Früchte).
Wirkung: antiseptisch, Aphrodisiakum, Diuretikum, Expektorans, Stärkungsmittel.

Schmalblättriger Sonnenhut

- Eine weitere wunderbare Heilpflanze aus dem Garten Gottes.
- Bekannt als ausgezeichnetes Mittel für das Immunsystem.
- Regt die Immunfunktion an und stärkt das Immunsystem.
- Verbessert die Gewebefunktion, insbesondere im Knochenmark, in der Thymusdrüse und in der Milz.
- Unterstützt die Ausleitung von Giftstoffen und Schleim aus den Harnwegen.
- Wirkt blutzuckersenkend.
- Regt den Gallenfluss sehr sanft an, wirkt dadurch verdauungsfördernd und begünstigt ein basisches Milieu.
- Hilft bei Bettnässen und Ödemen.
- Nützlich bei Prostatitis.
- Unterstützt die Ausscheidung von anorganischen Mineralen aus dem Körper.
- Wird bei Gallen- und Nierensteinen eingesetzt.
- Ausgezeichnete Heilpflanze für Zystitis.
- Hilft bei Bluthochdruck und chronisch obstruktiven Atemwegsbeschwerden (C. O. P. D.).

Wissenschaftlicher Name: *Echinacea angustifolia.*
Verwendete Pflanzenteile: der Wurzelstock, Rhizom.
Wirkung: Umstimmungsmittel, antibakteriell, entzündungshemmend, beseitigt Eiter, Gegengift, antiseptisch, antiviral, desodorierend, ausleitend, Aphrodisiakum, Sialagogum, Diaphoretikum, aromatisch, windtreibend, bitter, Stimulans, wundheilend.

Schwarznuss-Schale

Es gibt viele Gründe, warum die Schale der Schwarznuss zu meinen Favoriten gehört.

- Eine der besten antiparasitären Pflanzen, die es in der Natur gibt.
- Tötet eine ganze Bandbreite an Mikroorganismen ab (von Bakterien, Pilzen, Hefepilzen usw. bis hin zu großen Würmern und Egeln).
- Regt die Zellbildung an (stärkt die Zellen).
- Verbessert die Sauerstoffzufuhr der Blutzellen.
- Wirkt entgiftend, reguliert den Blutzucker und löst Fettablagerungen.
- Die Schalen der Schwarznuss sind ein ausgezeichnetes Tonikum für ausgezehrte, geschwächte Zustände.
- Unterstützt die Heilungsprozesse in allen Geweben und soll sogar den Zahnschmelz regenerieren können.
- Stärkt und stimuliert das Immunsystem.
- Wirkt anregend auf den Lymphfluss und die Darmperistaltik.
- Stärkt die Knochen (reich an Calcium).

Wissenschaftlicher Name: *Juglans nigra.*
Verwendete Pflanzenteile: die Innenseite der Schale (man kann auch die Rinde verwenden).
Wirkung: Umstimmungsmittel (Blätter), bitteres Tonikum, Anthelminthikum, adstringierend, Cholagogum, Detergens, Expektorans, leberanregendes Mittel, Laxativum, leicht kathartisch, Purgativum, Tonikum (die Nuss).

Senna

- Wirkt kräftigend auf den Verdauungstrakt und stärkt die Verdauung.
- Regt die Peristaltik an.
- Wirkt stark abführend und sollte deshalb nicht langfristig angewendet werden. (In hohen Dosierungen und bei langfristiger Einnahme wirkt Senna stark reizend.)
- Reinigt die Darmwand.

Wissenschaftlicher Name: *Cassia acutifolia.*
Verwendete Pflanzenteile: die Schoten und Blätter.
Wirkung: Purgativum, also stark abführend; verhindert die Reabsorption über die Darmwand.

Shiitake

- Stärkt das Immunsystem, indem es die Funktion der T-Zellen anregt.
- Effektiv in der Behandlung von Krebs, die Wirkung wurde in einer Studie der japanischen Gesundheitsbehörde bestätigt.

Wissenschaftlicher Name: *Lentinus edodes.*
Verwendete Pflanzenteile: Hut und Stiel, in der Regel als getrocknete ganze Pilze.
Wirkung: regt die Immunfunktion an, nährend, blutdrucksenkend, senkt den Cholesterinspiegel.

Sibirischer Ginseng

- Eine der besten Heilpflanzen für die endokrinen Drüsen, insbesondere für die Nebennieren.
- Regt die Produktion von Steroiden und Neurotransmittern an.
- Regt die Zellbildung an und stärkt sie.
- Bringt Ausdauer und Vitalität.
- Nützlich bei chronischen Erschöpfungszuständen und Müdigkeit.
- Stärkt und unterstützt das Immunsystem.
- Senkt den Cholesterinspiegel und wirkt so blutdrucksenkend.
- Stärkt die Bauchspeicheldrüse und reguliert den Blutzucker.
- Lindert emotionalen, mentalen und körperlichen Stress.
- Wirkt blutdrucksenkend und stärkt die Herzfunktion.
- Gut bei Asthma, Emphysem und chronisch obstruktiven Lungenerkrankungen (C. O. P. D.), wenn die Nebennieren geschwächt sind.
- Ein Tonikum für den gesamten Organismus.

Wissenschaftlicher Name: *Eleutherococcus senticosus.*
Verwendete Pflanzenteile: die Wurzel.
Wirkung: Demulzens, Stimulans, Verjüngungsmittel.

Spitzwegerich

- Der großartige Spitzwegerich ist unschlagbar in der Behandlung von eitrigen und septischen Zuständen des Blutes und des Organismus.
- Ausgezeichnetes Mittel für Eiterbeulen, Abszesse und Tumoren.
- Bekannt für seine Wirkung als Gegengift bei Schlangenbissen.
- Besitzt eine stark adstringierende Wirkung (zieht Gifte aus dem Körper und reinigt).
- Eine potente Heilpflanze für Entzündungen.

- Neutralisiert Magensäure und stellt die gesunde Verdauung im Magen wieder her.
- Mildes Expektorans (hilft bei Verschleimung von Lunge und Bronchien).
- Gut bei Geschlechtskrankheiten.
- Kann innerlich und äußerlich bei allen Hautbeschwerden eingesetzt werden, einschließlich Ekzem, Dermatitis und Schuppenflechte.
- Hervorragend als Augenspülung, vor allem bei Katarakt und Glaukom.

Wissenschaftlicher Name: *Plantago spp.*
Verwendete Pflanzenteile: die Wurzel, Blätter, Ähren und Samen.
Wirkung: Umstimmungsmittel (kühlend), Anthelminthikum (wurmtreibend), antiseptisch, antisyphilitisch, giftaustreibend, adstringierend, löst Blockaden, reinigend, harntreibend, Emolliens, kühlend, blutstillend und wundheilungsfördernd.

Stechender Mäusedorn

- Eine großartige Heilpflanze für das Herz-Kreislaufsystem.
- Besitzt entzündungshemmende Eigenschaften (Flavonoide und Gerbstoffe), die Ablagerungen an den Gefäßwänden entfernen. Nützlich bei Venenentzündung.
- Kräftigt und stärkt die Gefäßwände (Arterien, Kapillaren und Venen); wird bei Krampfadern, Hämorrhoiden und nach Aneurysmen eingesetzt.
- Verbessert die Durchblutung im gesamten Organismus und insbesondere in der Peripherie (z. B. Gehirn, Hände und Füße).
- Antithrombotisch (wird prophylaktisch gegen postoperative Thrombose eingesetzt).
- Stärkt die Knochen und das Bindegewebe.
- Wirkt unterstützend, wenn das Blut wieder basisch werden soll.

Wissenschaftlicher Name: *Ruscus aculeatus.*
Verwendete Pflanzenteile: das Kraut und Rhizom.
Wirkung: entzündungshemmend, aromatisch, regt die Zellbildung an, Diuretikum, mildes Laxativum, verengt die Blutgefäße.

Süßholzwurzel

- Ein absolutes Kraftpaket für die Nebennieren.
- Besitzt eine mächtige Wirkung auf alle endokrinen Drüsen.

- Wirkt als natürliches entzündungshemmendes Steroid (ähnlich wie Cortison usw.), ohne die Produktion körpereigener Hormone aus den Nebennieren zu beeinträchtigen.
- Regt die Bildung von Neurotransmittern und Steroiden an.
- Besitzt antimykotische und antibakterielle Eigenschaften.
- Wirkt regulierend auf den Blutzucker.
- Regt die Wundheilung insbesondere im Verdauungstrakt an.
- Ein hervorragendes Mittel zur Blutreinigung und Entgiftung.
- Nützlich bei Hypoglykämie und Diabetes.
- Nützlich bei Geschwüren.
- Kann bei Candida albicans gegeben werden.
- Gut für Infektionen und kongestive Beschwerden der Atemwege.
- Lockert Verschleimung und fördert den Auswurf.
- Eines der besten Heilkräuter für Hämorrhoiden.
- Gute Heilpflanze für den gesamten Verdauungstrakt.
- Reich an Phytosterolen.

Wissenschaftlicher Name: *Glycyrrhiza glabra.*
Verwendete Pflanzenteile: die Wurzel und das getrocknete Rhizom.
Wirkung: ausleitend, Demulzens, Emolliens, Expektorans, als Aromastoff, Hustenmittel, Sialagogum, mildes Stimulans.

Teufelskralle

- Eine der besten entzündungshemmenden Heilpflanzen der Natur. (Regt die Bildung von Prostaglandinen an und macht sie kräftiger.)
- Spezifisches Mittel für Arthritis und Rheuma.
- Hervorragend geeignet für alle entzündlichen Beschwerden, insbesondere der Nerven und des Bewegungsapparates.
- Hilfreich bei Prostatitis.
- Nützlich bei Diabetes (Bauchspeicheldrüse) und Leberbeschwerden.

Wissenschaftlicher Name: *Harpagophytum procumbens.*
Verwendete Pflanzenteile: die Wurzelknolle
Wirkung: Umstimmungsmittel (reinigt das Blut), Analgetikum, analgetisch, antiarthritisch, entzündungshemmend, antirheumatisch, adstringierend, bitteres Tonikum, Cholagogum, leicht anregende Wirkung auf die Leber, Sedativum.

Thymian

- Eines der wichtigsten Heilkräuter für die oberen Atemwege und Erkältungskrankheiten.
- Durch seine antiseptischen und entzündungshemmenden Eigenschaften ist der Thymian ein gutes Mittel bei grippalen Infekten.
- Die krampflösenden Eigenschaften helfen gegen spasmodischen Husten, Asthma und Reizhusten.
- Löst den Schleim, fördert das Abhusten und entspannt die Luftwege.
- Eine wichtige Heilpflanze zur Behandlung von Bronchitis, Keuchhusten und Katarrhe der oberen Luftwege.
- Die ätherischen Öle und Bitterstoffe des Thymian wirken wohltuend auf die Verdauung.
- Beseitigt Gärungserscheinungen im Verdauungstrakt.
- Stärkt die Verdauung und wirkt gegen Blähungen und Sodbrennen.
- Wirkt unterstützend bei Leberschwäche.
- Thymian regt den Eisprung an, fördert die Menstruation und reguliert den weiblichen Zyklus.
- Beruhigt das Nervensystem und hilft bei Einschlafstörungen und Albträumen.

Wissenschaftlicher Name: *Thymus vulgaris.*
Verwendete Pflanzenteile: das blühende Kraut.
Wirkung: antiseptisch, appetitanregend, desodorierend, hustenlösend, krampflösend, tonisch, windtreibend, wurmtreibend, wundreinigend, fördert die Sekretion der Verdauungssäfte, reguliert die Menstruation, entzündungshemmend, schleimlösend.

Trauben-Silberkerze

- Die Pflanze stimuliert die Östrogenrezeptoren und besitzt östrogene Eigenschaften.
- Wird bei Frauenbeschwerden mit vaginaler Trockenheit, aussetzender Menstruation und Unfruchtbarkeit eingesetzt. Regt die Östrogenproduktion an.
- Nicht geeignet für östrogendominante Frauen, die unter starken Blutungen, Zysten, Myome und fibrozystischen Beschwerden leiden.
- Soll Schleim in der Lunge lockern und die Expektoration fördern.
- Zieht die Gebärmutter zusammen und regt den Menstruationsfluss an.
- Gilt als stärkendes Mittel für das zentrale Nervensystem (ZNS).

Wissenschaftlicher Name: *Cimicifuga racemosa.*
Verwendete Pflanzenteile: das Rhizom; die frische und die getrocknete Wurzel.

Wirkung: Umstimmungsmittel, antiseptisch, krampflösend, Gegengift, regt die Arterien und die Herzfunktion an, adstringierend, Diaphoretikum, Emmenagogum, Expektorans, Sedativum, Stomachikum.

Virginischer Wolfstrapp

- Spezifisch für Erkrankungen der Schilddrüse, insbesondere wenn diese vergrößert oder ein Kropf vorhanden ist.
- Gilt als entgiftend, vor allem für Schwermetalle.
- Der Wolfstrapp soll vor schädlicher Strahlung schützen.
- Hilft bei unregelmäßigem Herzschlag und Herzrasen.
- Verbessert die Funktion der Schilddrüse und der Nebenniere.
- Regeneriert den Zahnschmelz.
- Verbessert möglicherweise die Funktion der Neurotransmitter.
- Man sagt, die Wirkung des Wolfstrapp sei vergleichbar mit der von Digitalis.
- Kräftigt das Gewebe.

Wissenschaftlicher Name: *Copus virginicus (Lycopus virginicus).*
Verwendete Pflanzenteile: die oberirdischen, krautigen Teile.
Wirkung: hemmt die Ausschüttung von Gonadotropinen, entzündungshemmend, dämpft eine überaktive Schilddrüse, adstringierend, Herztonikum, mildes Diuretikum, mildes Narkotikum und Sedativum.

Wachholderbeeren

- Der Wachholderstrauch gehört zu den besten Heilmitteln für die Nieren.
- Hat eine starke Wirkung auf die Nieren, sollte bei sehr geschädigten Nieren nur mit Vorsicht angewendet werden.
- Besitzt entzündungshemmende und leicht krampflösende Eigenschaften.
- Wirkt antiseptisch und tötet Pilze, Bakterien und Hefepilze ab.
- Ein großartiges Mittel bei Harnwegsinfekten und parasitischer Besiedelung im Darm. Als harntreibende Pflanze spült Wachholder überschüssiges Wasser aus dem Körper.
- Gilt als aufbauendes Mittel für die Bauchspeicheldrüse mit natürlichen Insulin-anregenden Eigenschaften und gut bei Diabetes.

Wissenschaftlicher Name: *Juniperis communis* und andere Arten.
Verwendete Pflanzenteile: in der Regel die Beeren, aber auch ein aus Beeren und Zweigen hergestellter Ölauszug; außerdem die Blätter und die Rinde.
Wirkung: leicht schmerzlindernd, antiseptisch, aromatisch, windtreibend, schweißtreibend, Diuretikum, Emmenagogum, Stimulans, Stomachikum.

Weißdornbeeren

- Die Beeren des Weißdornstrauchs sind ein ausgezeichnetes „Herzmittel".
- Sie enthalten viele Flavonoide mit spezifischer Wirkung auf das Herz-Kreislaufsystem. Diese stärken Herz und Blutgefäße und lindern Entzündungen im Gewebe.
- Unterstützt die Auflösung von Fettablagerungen und verbessert so den Kreislauf.
- Hat gefäßerweiternde Eigenschaften, was sich ebenfalls positiv auf die Durchblutung und den Kreislauf auswirkt.
- Kann bei hohem und niedrigem Blutdruck gegeben werden.
- Gilt als Herztonikum bei allen Herzbeschwerden.
- Kann bei Schlafstörungen nützlich sein (immer auch an die Nebennieren denken).
- Kräftigt die Wände der Blutgefäße und ist ein ausgezeichnetes Heilkraut zur Wiederherstellung der Gefäßwände bei Krampfadern, Besenreisern, Hämorrhoiden und prolabiertem Körpergewebe.
- Ist ein starkes Antioxidans und kann die Entsäuerung unterstützen.
- Weißdornbeeren haben eine ausgezeichnete entzündungshemmende Wirkung und können bei Entzündungen jeglicher Art gegeben werden.

Wissenschaftlicher Name: *Crataegus spp.*
Verwendete Pflanzenteile: die Beeren und Blätter.
Wirkung: entzündungshemmend, Antioxidans, krampflösend, adstringierend, Herztonikum, regt die Zellbildung an, wirkt verdauungsfördernd, harntreibend, Emmenagogum, reguliert den Blutdruck, Sedativum, Tonikum, gefäßerweiternd.

Wermut

- Eines der besten Kräuter gegen Parasiten.
- Der Wermut wirkt besonders gut gegen größere Parasiten, einschließlich jeglicher Art von Würmern und Egeln.
- Regt Leberfunktion und Verdauung an.
- Hervorragende Heilpflanze bei Magenlähmungen und anderen Magenbeschwerden.
- Ein sehr starkes Heilkraut für Schwächezustände aller Art.
- Ein ausgezeichnetes Nerventonikum.
- Hat antiseptische Eigenschaften.
- Hat sich als Gegengift zu den toxischen Wirkungen verschiedener Giftpflanzen bewährt.
- Hilft bei Übelkeit, Schwangerschaftsübelkeit und verdorbenem Magen.
- Gut für nervöse Beschwerden und bei Nervenverletzungen.

- Ausgezeichnetes Mittel für Gelbsucht und Leberbeschwerden, die mit Kongestion einhergehen.
- Hat sich in vielen Fällen von Gicht und Rheuma bewährt.

Wissenschaftlicher Name: *Artemisia absinthium.*
Verwendete Pflanzenteile: das ganze Kraut und die Blätter; als Ölauszug (nur zur äußeren Anwendung).
Wirkung: wirkt gegen biliöse Zustände, antiseptisch, Gegengift, aromatisch, adstringierend, windtreibend, fiebersenkend, regt die Leber an, stärkt die Nerven, Stimulans, Stomachikum (wurmaustreibend), Tonikum, Anthelminthikum.

Wohlriechende Seerose

- Ein weiteres Geschenk Gottes mit reinigender Wirkung.
- Vergleichbar mit der Rinde der amerikanischen Eiche, die Wirkung zielt aber eher auf die untere Körperhälfte ab.
- Entgiftet den Organismus.
- Hat eine gesunde und kräftigende Wirkung auf das Gewebe.
- Die reinigende und kräftigende Wirkung kommt besonders in Bezug auf die männlichen und weiblichen Geschlechtsorgane zum Tragen.
- Wirkt schmerzlindernd.
- Kann bei Krebserkrankungen gegeben werden.
- Gut für Abszesse, Eiterbeulen und Tumoren.
- Hervorragend geeignet als Mundspülung zur Reinigung und Heilung von geschwollenem und entzündetem Zahnfleisch.
- Ausgezeichnet als Scheidenspülung zur Reinigung der Scheidenwand (Infektionen, Entzündungen, atypische Zellen, Geschwüre usw.)
- Stärkt prolabiertes Gewebe und strafft die Vagina.
- Gut für Beschwerden der Prostata, insbesondere bei Prostatitis und Prostatakrebs.
- Ausgezeichnetes Mittel für die Harnwege (Nieren und Blase).
- Heilt Wunden, Geschwüre und Ähnliches.
- Wirkt unterstützend bei Kongestion im Gewebe.

Wissenschaftlicher Name: *Nymphaea; Nymphaea odorata* oder *Castalia odorata.*
Verwendete Pflanzenteile: die frische Wurzel und Blätter, Rhizom.
Wirkung: Umstimmungsmittel, analgetisch, antiskrofulös, antiseptisch, adstringierend, Demulzens, löst Verhärtungen, löst krankes Gewebe auf, Tonikum, wundheilend.

Yanhusuo-Lerchensporn

- Der großartige „Yanhusuo"-Lerchensporn gilt weltweit als eines der besten schmerzlindernden Heilkräuter, das nicht abhängig macht.
- Wird für alle Arten von Schmerz eingesetzt, darunter Nervenschmerzen, Gelenkschmerzen, Menstruationsschmerzen, Herzschmerzen und Muskelschmerzen.
- Hilft bei Arthritis und Rheuma.
- Die bitteren Inhaltsstoffe machen es zu einem stärkenden Tonikum für Leber und Verdauungstrakt.
- Wird bei Krämpfen, Konvulsionen und epileptischen Anfällen eingesetzt.
- Entspannt und beruhigt das Nervensystem.
- Hilft bei asthmatischen Anfällen.

Wissenschaftlicher Name: *Cordyalis yanhusuo.*
Verwendete Pflanzenteile: die Wurzel.
Wirkung: Analgetikum, krampflösend, bitteres Tonikum, Emmenagogum, Diuretikum.

Yucca

- Eine wunderbar entzündungshemmende Pflanze (enthält natürliche Steroid-Verbindungen).
- Ausgezeichnetes Mittel bei Gicht, Rheuma und Arthritis.
- Ausgezeichnetes Mittel bei Prostatitis und Zystitis.
- Lindert die Schmerzen bei entzündlichen Zuständen.
- Unterstützt den Abbau von anorganischen Verbindungen (vor allem Calcium), die sich im Gewebe und den Blutgefäßen ablagern.
- Wirkt basenbildend und verbessert das Heilpotenzial des Körpers.

Wissenschaftlicher Name: *Yucca glauca spp.*
Verwendete Pflanzenteile: die Wurzeln und Blätter der nicht blühenden Palme.
Wirkung: Umstimmungsmittel, entzündungshemmend, antirheumatisch, abführend.

Modul 8.3

Kraftvolle Kräuterrezepturen

Die hier empfohlenen Rezepturen können Sie sich im Fachhandel individuell zusammenstellen lassen. Adressen für zuverlässige Bezugsquellen finden Sie in Anhang C.

Der einzig wahre Weg zu echter Gesundheit und Regeneration führt über die Ernährung und die Verwendung hochwertiger pflanzlicher Heilmittel. Sobald dieses Wissen in der breiten Bevölkerung Fuß gefasst hat, wird das Interesse an den Heilpflanzen explodieren.

Jede einzelne Heilpflanze besitzt potente Heilkräfte, die den Körper bei der Entgiftung und der Regeneration unterstützen. In Kräuterrezepturen vereinen sich jedoch die synergistisch wirkenden Kräfte verschiedener Heilpflanzen, was ihre jeweilige Heilkraft verstärkt. In meiner 27-jährigen Praxistätigkeit habe ich festgestellt, dass die „Heilkraft" der Kräuterrezepturen auf die spezifische Kombination der jeweiligen Mischungen zurückzuführen ist.

Meine individuellen Rezepturen habe ich bei Tausenden von Patienten mit großem Erfolg anwenden können. Dennoch entwickle ich meine Rezepte immer weiter und experimentiere gern, vor allem mit Heilpflanzen, die auf das Lymphsystem wirken und Tumoren und Verhärtungen lösen können. Nichts kommt an die entgiftende Wirkung einer hervorragenden Kräuterrezeptur heran. Auch zur Stärkung der Organe und der Regeneration des gesamten Organismus gibt es nichts Vergleichbares.

Wenn Sie Ihren Körper mit Heilkräutermischungen entgiften wollen, sollten Sie Nieren, Verdauungstrakt, Leber, Bauchspeicheldrüse, Lymphsystem und endokrine Drüsen **alle gleichzeitig** entgiften. Meiner Meinung nach ist es vollkommen unbedenklich, **sechs oder sieben Rezepturen gleichzeitig einzunehmen**. Sie werden bessere Resultate erzielen können, wenn Sie Ihren Körper auf Trab bringen. Viele meiner Freunde nehmen zehn bis zwölf unterschiedliche Kräutermischungen gleichzeitig. Wenn Sie erst einmal verstanden haben, dass die meisten Heilkräuter die Organe und Drüsen des Körpers stärken, das Immunsystem anregen und die Entgiftung fördern, werden Sie Ihre Angst vor den Pflanzen verlieren.

Setzen Sie zur Durchspülung und Ausscheidung über die Nieren und der Entgiftung über den Darm und die Haut immer Heilkräutermischungen ein, die Darm und Nieren stärken. Darüber hinaus sollten Sie Heilpflanzen hinzunehmen, die die Ausscheidung über Haut, Lymphe und Schilddrüse (endokrin) anregen.

Das Ganze wird mit einer guten Leberrezeptur ergänzt, damit die Entgiftung auch über den Darm und den Stoffwechsel gut funktioniert.

Ihr Lymphsystem ist bekanntlich für die „Abfallentsorgung" Ihres Körpers zuständig, auch das Immunsystem gehört dazu. Dieses Organsystem ist am stärksten von Kongestion und Verschmutzungen betroffen und genau da fangen unsere Probleme meistens an. Zu Beginn der Entgiftung ist es in der Regel auch sinnvoll, eine gute Kräutermischung zur Austreibung von Parasiten einzunehmen.

Die Entgiftung ist Kunst und Wissenschaft zugleich, kann aber ohne weiteres erlernt werden. Ich empfehle Ihnen prinzipiell mit einem erfahrenen Therapeuten zusammenzuarbeiten, der Sie während der Entgiftung begleiten und unterstützen kann. Adressen entsprechender Berufsverbände und Fachhändler für Heilpflanzen finden Sie in Anhang C.

Nebennieren

Die ideale Tinktur zur Unterstützung der Nebennieren enthält einen Großteil oder alle der folgenden Heilpflanzen:

Astragalus-Wurzel (*Astragalus membranaceus*)
Süßholzwurzel (*Glycyrrhiza glabra*)
Petersilienwurzel (*Petroselinum crispum*)
Petersilienblätter (*Petroselinum crispum*)
Wachsmyrte Wurzelrinde (*Myrica cerifera*)[8]
Jamaikanische Sarsaparille-Wurzel (*Smilax ornata*)
Wachholderbeeren (*Juniperis communis*)
Kelp Wedel (*Nereocystis leutkeana*)
Alfalfa-Blätter (*Medicago sativa*)
Zanthoxylum-Rinde (*Zanthoxylum clava-herculis*)
Sibirischer Ginseng (*Eleutherococcus senticosus*)

Indikationen

Nebennierenschwäche, Arthritis, chronische Erschöpfung und Müdigkeit (nicht durch das Epstein-Barr Virus bedingt), spezifisch für niedrigen Blutdruck und in manchen Fällen auch bei Bluthochdruck, schwacher Puls, systemische Entzündung, Beschwerden der weiblichen Geschlechtsorgane – insbesondere bei Östrogendominanz (Eierstockzysten, wunde Brüste, Myome usw.), Prostatitis, Erschöpfung und fehlende Ausdauer, Beschwerden, an denen Neurotransmitter beteiligt sind – z. B. Multiple Sklerose, M. Parkinson, Lähmungen, Tremor, Lou-

8 Im deutschsprachigen Raum nur schwer erhältlich, Anm. d. Red.

Gehrig-Syndrom usw., nach Schlaganfällen, Rückenmarksverletzungen, allen Krebserkrankungen, HIV (AIDS), Hautbeschwerden, Herzrhythmusstörungen, Angststörungen.

Dosierungsempfehlung

Nehmen Sie die Tinktur mit etwas Wasser oder Saft ein.

Allgemein: 20 – 30 Tropfen drei- bis sechsmal täglich.
In akuten Fällen: 20 – 30 Tropfen alle vier Stunden.

Gegenanzeigen

Die Tinktur kann den Blutdruck vorübergehend anheben. Menschen mit hohem Blutdruck sollten sich engmaschig überwachen lassen.

Hinweise

1. Im Nebennierenmark werden Neurotransmitter gebildet (Epinephrin, Norepinephrin und Dopaminhydrochlorid). Sie regulieren die Herzfunktion und die Reaktionsgeschwindigkeit der Nerven. Ein niedriger Blutdruck ist immer ein Anzeichen für eine Nebenniereninsuffizienz.
2. Die Nebennierenrinde bildet Glukokortikoide, die im Körper als entzündungshemmende Stoffe wirken. In den meisten Fällen beeinträchtigt eine Nebennierenschwäche die Ausschüttung dieser lipid-ähnlichen Steroide (Cholesterin), was dazu führt, dass sich Entzündungen ungehindert ausbreiten können. Eine säurebildende Ernährung (wie sie für uns typisch ist) führt zu Entzündungen im Gewebe. Langfristig bewirkt diese Entzündung den Abbau von Gewebe. Geschwüre, degenerative Zustände oder Krebs sind die Folge.

Blut

Die ideale Kräutermischung für das Blut wirkt reinigend, basenbildend und entzündungshemmend auf das Blut und die Blutgefäße. Sie entfernt mineralische und fette Ablagerungen, schwemmt Schwermetalle aus und stärkt das gesamte Kreislaufsystem. Gute Heilpflanzen sind:

Rotklee-Kraut und -Blüten (*Trifolium pratense*)
Krauser Ampfer-Wurzel (*Rumex crispus*)
Große Klette-Wurzel (*Arctium lappa*)
Spitzwegerichkraut (*Plantago lanceolata*)
Amerikanische Weiß-Eiche-Rinde (*Quercus alba*; auch *Quercus robur* möglich)
Zanthoxylum-Rinde (*Zanthoxylum clava-herculis*)

Indikationen
Für die Entgiftung, bei Blutvergiftung, Leukozytose, alle Krebserkrankungen (vor allem Leukämie), AIDS, Anämie, Syphilis, Lepra, hoher Cholesterinspiegel, Müdigkeit, niedrige Eisenwerte, Gangrän, Erschöpfung, Parasitenbefall geschwächter Blutzellen, Krankheiten des Blutes, chronisches Erschöpfungssyndrom (außer wenn es durch Schwäche in den Nebennieren oder der Schilddrüse bedingt ist), toxische Zustände der Leber und der Milz, mangelhafte Sauerstoffsättigung, Absorptionsstörungen.

Dosierungsempfehlung
Nehmen Sie die Tinktur mit etwas Wasser oder Saft ein.

Allgemein: 20 - 30 Tropfen drei- bis sechsmal täglich.
In akuten Fällen: 20 - 30 Tropfen alle zwei bis vier Stunden.

Gegenanzeigen
Keine bekannten Gegenanzeigen.

Hinweis
Bei Krebserkrankungen kann diese Rezeptur mit einer guten Kräutermischung gegen Parasiten und einer lymphanregenden Mischung kombiniert werden.

Gehirn und Nervensystem

Die ideale Kräuterrezeptur zur Stärkung von Gehirn und Nervensystem sollte einen Großteil oder alle der folgenden Heilpflanzen enthalten:

Gotu Kola-Kraut (*Centella asiatica*)
Sibirischer Ginseng-Wurzel (*Eleutheroccocus senticosus*)
Ginkgoblatt (*Gingko biloba*)
Schisandra-Beeren (*Schisandra chinensis*)
Helmkraut (*Scutellaria lateriflora*)
Zanthoxylum-Rinde (*Zanthoxylum clava-herculis*)
Kalmus-Wurzel (*Acorus calamus*)

Indikationen
Geschwächtes Nervensystem, wie man in der Irisdiagnostik unschwer an den Ringen in der Iris erkennen kann (autonomes, sympathisches und parasympathisches), schlechtes Gedächtnis (Kurz- und Langzeitgedächtnis), Alzheimer (manche Ärzte sprechen auch von einer menschlichen Form des Rinderwahnsinns), Altersdemenz, Multiple Sklerose, M. Parkinson, Bellsche Parese, nach

Schlaganfällen, bei Kopfschmerzen, Migräne, Rückenmarksverletzungen, Depression, nervöse Erregung, Schwäche der Hypophyse und der Zirbeldrüse, Gürtelrose (in Kombination mit einer Rezeptur gegen Parasiten und Mikroorganismen), Krämpfe, Epilepsie, Zuckungen, Nervenleitungsstörungen im Herz (Herzrhythmusstörungen usw.), Schwindel, Gleichgewichtsstörungen und psychische Störungen.

Dosierungsempfehlung

Nehmen Sie die Tinktur mit etwas Wasser oder Saft ein.

Allgemein: 20 – 30 Tropfen drei- bis sechsmal täglich.
In akuten Fällen: 20 – 30 Tropfen alle zwei bis vier Stunden.

Gegenanzeigen

Gegenanzeigen sind keine bekannt.

Hinweis

1. Mit dieser Kräuterrezeptur habe ich in Kombination mit einer reinen Rohkosternährung unglaubliche Heilerfolge bei Tetra- und Paraplegikern beobachten können.
2. Die Heilwirkung geht tiefer, wenn man diese Rezeptur mit einer durchblutungsfördernden Mischung (zum Kopf) und Heilkräutern für das Lymphsystem kombiniert.
3. Für die Regeneration des Nervensystems und des Gehirns ist ein basisches Milieu unumgänglich. Übersäuerung verursacht Entzündung, die das Gewebe schwächt und degenerative Prozesse begünstigt.

Herz-Kreislaufsystem und Blutdruck

Die Kombination von Knoblauch und Cayenne ist bei Bluthochdruck ideal, nicht zuletzt, weil sie die Durchblutung des ganzen Körpers anregt. Darüber hinaus stärken diese beiden Heilpflanzen das Herz und die Blutgefäße. Eine effektive Mischung – pulverisiert und in Kapseln gefüllt – könnte wie folgt aussehen:

Cayennepfeffer-Frucht (*Capsicum annum*) (maximal 40.000 Wärmeeinheiten)
Knoblauchzehe (*Allium sativum*)
Alfalfa-Blätter (*Medicago sativa*)
Stechender Mäusedorn Kraut und Rhizom (*Ruscus aculeatus*)
Süßholzwurzel (*Glycyrrhiza glabra*)
Weißdorn-Beeren (*Crataegus spp.*)
Aloe (100:1)

Indikationen

Bluthochdruck, Durchblutungsstörungen, allgemeine körperliche Schwäche, vor allem im Herz und in den Blutgefäßen, nervöse Anspannung, Kopfschmerzen, innere Blutungen, Depression, Nebenhöhlenverstopfung, Müdigkeit, schlechtes Gedächtnis, Kälte im Körper und hypoaktives Gewebe.

Dosierungsempfehlung

Allgemein: Zwei Kapseln, dreimal täglich.
In akuten Fällen: Zwei bis drei Kapseln, alle zwei bis vier Stunden.

Gegenanzeigen

Vorsicht bei niedrigem Blutdruck. Ein niedriger Blutdruck ist ein Hinweis, dass eine Schwäche der Nebennieren und/oder der Schilddrüse vorliegt. Bei Bluthochdruck sollte man auf eine Rezeptur für die Nebennieren zurückgreifen, die keine Süßholzwurzel enthält, vor allem, wenn die Irisdiagnostik Rückschlüsse auf eine Nebennierenschwäche gibt. In jedem Fall sollten Sie Ihren Blutdruck oder den Ihres Patienten engmaschig überwachen.

Weibliche Geschlechtsorgane

Die ideale Tinktur reinigt, stärkt und regeneriert das gesamte weibliche Fortpflanzungssystem. Darin enthalten sind:

Mönchspfeffer Früchte (*Vitex agnus-castus*)
Sternwurzel-Wurzel (*Aletris farinosa*)
Helonias-Wurzel (*Chamaelirium luteum*)
Sägepalme-Beeren (*Serenoa repens*)
Wilde Yamswurzel-Wurzel (*Dioscorea villosa*)
Himbeerblätter (*Rubus idaeus*)
Pflaumenblättriger Schneeball (*Viburnum prunifolium)* oder der in Europa heimische Gemeine Schneeball (*Viburnum opulus*)
Zanthoxylum-Rinde (*Zanthoxylum clava-herculis*)

Indikationen

Alle Beschwerden der weiblichen Geschlechtsorgane, einschließlich Dysmenorrhö (schmerzhafte Regelblutung), Amenorrhö (ausbleibende Regelblutung), PMS und Probleme mit dem Eisprung, Ausfluss (in Kombination mit einer Mischung für das Lymphsystem und einer Rezeptur gegen Parasiten und Mikroorganismen), Endometriose, Eierstockzysten, Myome (Nebennierenschwäche), Gebärmutterprolaps, Menorrhagie (zu starke Blutung, d. h. Östrogendominanz), Hitzewallungen und Krämpfe (Schilddrüsenunterfunktion), Ödem, unterentwickelte oder schlaffe Brüste, Trockenheit der Scheide (zu wenig Östrogen), Frühgeburten (Östrogendominanz), fehlender Tonus im weiblichen Körper, Krebserkrankungen der weiblichen Geschlechtsorgane (siehe Hinweise), fehlende Libido (Schilddrüsenunterfunktion).

Dosierungsempfehlung

Nehmen Sie die Tinktur mit etwas Wasser oder Saft ein.

Allgemein: 20 – 30 Tropfen drei- bis sechsmal täglich.
In akuten Fällen: 20 – 30 Tropfen alle vier Stunden.

Gegenanzeigen

Vorsicht ist in der frühen Schwangerschaft geboten. Sie sollten die empfohlene Dosierung halbieren.

Hinweise

1. Diese Tinktur kann auch als Spülung angewendet werden. Verdünnen Sie 50 bis 60 Tropfen mit lauwarmem Wasser.
2. Im weiblichen Körper wird Östrogen überwiegend an drei Orten hergestellt: in der Leber, im Fettgewebe und in den Eierstöcken (sehr sauer).
3. Bei allen Krebserkrankungen der Zervix, der Gebärmutter, der Eierstöcke oder der Scheidenwand muss konsequent entgiftet werden. Auch Scheidenspülungen können unter Umständen sinnvoll sein. Ergänzend sollte eine Kräutermischung für das Lymphsystem und eine Mischung gegen Parasiten eingenommen werden. Auch eine Tinktur gegen Mikroorganismen ist hilfreich.
4. Bis zu 75 % aller Frauen sind östrogendominant. Viele Symptome deuten auf einen Mangel an Progesteron hin: niedriger Blutdruck, starke Blutungen, Eierstockzysten, Myome, Frühgeburten, wunde Brüste, Osteoporose, Unfruchtbarkeit und vieles mehr. Ein Progesteron-Mangel ist in den meisten Fällen auf eine Nebennierenschwäche zurückzuführen. Ergänzen Sie Ihr Programm mit Heilkräutern zur Stärkung der Nebennieren. Niedriger Blutdruck ist nur ein Hinweis von vielen auf eine Nebenniereninsuffizienz.
5. Hitzewallungen und Krämpfe können auf eine Schilddrüsenunterfunktion hindeuten. Falls das auf Sie zutrifft, sollten Sie Ihre Schilddrüse mit einer geeigneten Rezeptur unterstützen.

Allgemeine Nährstoffzufuhr und Energielieferanten

Ein hochwertiges Nahrungsergänzungsmittel für jeden Tag sollte eine Auswahl der feinsten, nährstoffreichsten und energetisch hoch schwingenden Pflanzen enthalten, die Gott uns geschenkt hat. Dazu gehören:

- Gelée royale
- Weizengras
- Alfalfa
- Sibirische Ginseng Wurzel
- Rote Beete
- Zimtrinde
- Löwenzahnblätter
- Beeren der Sägepalme
- Zitronenschale
- Norwegischer Kelp
- Schwarze Walnussschalen
- Lapacho-Baum
- Mönchspfeffer Früchte
- Vogelmiere
- Gotu Kola
- Weißdorn-Beeren
- Mariendistel-Samen
- Gerstengras
- Süßholzwurzel
- Ingwer
- Roggengras
- Astragalus
- Leinsamen
- Aloe 100:1
- Ginkgo biloba

Indikationen

Das ideale Nahrungsergänzungsmittel kann in jedem Alter und in allen Lebenslagen eingenommen werden. Die oben genannte Rezeptur ist ungeheuer nahrhaft und kann von allen Menschen eingenommen werden, auch bei sehr geschwächten Zuständen. Selbst Tiere profitieren von dieser Heilkräutermischung.

Dosierungsempfehlung nach Gewicht

4,5 bis 22,5 kg: ¼ gehäufter Teelöffel
22,5 bis 45,5 kg: ½ gehäufter Teelöffel
45,5 bis 90,5 kg: 1 gehäufter Teelöffel
90,5 bis 136 kg: 1 Esslöffel

Dosierungsanleitung

Nehmen Sie die Kräutermischung zwei bis dreimal am Tag ein. Das Superfood kann in Wasser oder Saft eingerührt oder als Würze über den Salat gestreut werden.

Gegenanzeigen

Nehmen Sie die Kräuter wegen ihrer anregenden Wirkung nicht direkt vor dem Schlafengehen ein.

Hinweis

Natürliche Nahrungsergänzungsmittel (Superfoods) sind einer orthomolekularen Supplementation mit isolierten Vitaminen und Mineralen bei Weitem überlegen. Das Ganze wirkt besser als die Einzelteile allein.

Herz

Die ideale Kräutermischung für das Herz kräftigt und regeneriert nicht nur das Herz, sondern sorgt für bessere Durchblutung der Herzmuskulatur und effektivere Reizleitung im Gewebe. In der Tinktur sollte enthalten sein:

Weißdorn-Beeren (*Crataegus spp.*)
Stechender Mäusedorn (*Ruscus aculeatus*)
Schwarze Walnussschalen (Juglans nigra), kann durch die heimische Walnuss (*Juglans regia*) ersetzt werden
Löwenzahn-Blätter (*Taraxacum spp.*)
Echtes Herzgespann-Kraut (Leonurus cardiaca)
Rosmarinblätter (Rosmarinus officinalis)
Kelp Wedel (*Nereocystis leutkeana)*
Petersilienwurzel (Petroselinum sativum)
Astragalus-Wurzel (Radix Astragali)
Cayennepfeffer-Früchte (*Capsicum annuum*)
Wolfstrapp-Kraut (*Lycopus virginicus, auch L. europaeus* möglich)

Indikationen

Myokardinfarkt (Herzinfarkt), Mitralklappenprolaps, Perikarditis, Bradykardie, Tachykardie, Angina pectoris (Schmerzen in der Brust), Herzrasen, Atemnot, Krampfadern und Besenreiser, Herzrhythmusstörungen, einschließlich Vorhofflimmern und Reizleitungsstörungen, ventrikuläre Extrasystole, vorzeitige atriale Kontraktion, kongestive Herzinsuffizienz, Herzblock, Hypertrophie des Herzes oder der Kammern (Vergrößerung), Ödem und Aneurysma.

Dosierungsempfehlung

Nehmen Sie die Tinktur mit etwas Wasser oder Saft ein.

Allgemein: 20 – 30 Tropfen drei- bis sechsmal täglich.
In akuten Fällen: 20 – 30 Tropfen alle zwei bis vier Stunden.

Gegenanzeigen

Darf nicht in der Schwangerschaft eingenommen werden. Patienten, die Betablocker oder Calciumkanalblocker einnehmen, müssen engmaschig überwacht werden. In diesen Fällen kann die Wirkung auf das Herz zu stark sein und der Blutdruck zu sehr abfallen.

Hinweis
Um optimale Resultate zu erzielen, sollte die Kräutermischung mit Rezepturen für Herz-Kreislaufsystem, Schilddrüse, Nieren, Nebennieren und/oder Nervensystem und Gehirn kombiniert werden.

Nieren und Blase

Die ideale Rezeptur wirkt regulierend auf den Säure-Basen-Haushalt (entzündungshemmend), stärkt das Gewebe der Harnwege und spült Nieren und Blase durch. Folgende Kräuter sollten in der Mischung enthalten sein:

Gemeine Quecke (*Agropyron repens* syn: *Elymus repens*)
Maisbart (*Zea mays*)
Goldrute Kraut (Solidago virgaurea)
Brennnesselkraut (*Urtica dioica*)
Koriander-Samen (*Coriandrum sativum*)
Löwenzahn-Blätter (*Taraxacum spp.*)
Große Klette Wurzel (Arctium lappa)
Kletten-Labkraut (Galium aparine)
Purpur-Dost Kraut (*Eupatorium purpureum*)

Indikationen
Nierenschwäche oder -versagen, Blasenschwäche, Zystitis, Nephritis, Urethritis, Harnwegsinfekte (sollte mit Kräutern gegen Mikroorganismen kombiniert werden), Schmerzen im unteren Rücken, Prostatitis, Ödem (Wassersucht), schwache Augen, Ringe unter den Augen, Erblindung, Gicht, Blasen- und Nierensteine, ergänzend zur Dialyse.

Dosierungsempfehlung
Nehmen Sie die Tinktur mit etwas Wasser oder Saft ein.

Allgemein: 20 – 30 Tropfen drei- bis sechsmal täglich.
In akuten Fällen: 20 – 30 Tropfen alle zwei bis vier Stunden.

Gegenanzeigen
Diese Rezeptur in Verbindung mit einer reinen Rohkost-Obst-Ernährung wirkt stark entgiftend und regt die Ausscheidung über die Nieren an. Unter Umständen kann es bei Dialysepatienten notwendig sein, die wöchentlichen Dialysesitzungen von drei auf vier zu erhöhen, bis die Nieren wieder von selbst arbeiten können. Dialysepatienten sollten sich zu 90 bis 100 % von gesunder Rohkost ernähren. Fleisch und Getreideprodukte müssen ganz aus dem Speiseplan gestrichen werden, weil sie säurebildend sind und die Harnwege stark reizen.

Hinweis

1. Ein basisches Körpermilieu ist für eine gute Regeneration der Nieren unumgänglich.
2. Trinken Sie keinen Cranberry-Saft, er ist zu sauer. Frische Wassermelone ist ein weitaus besserer Ersatz. Frisches Obst und frisch gepresste Fruchtsäfte sind hervorragend für die Durchspülung der Nieren geeignet. Außerdem wirken sie kräftigend auf die Harnwege.

Lunge

Die ideale Kräutermischung für die Lunge wirkt entschlackend und zieht toxische Ansammlungen aus den interzellulären und intrazellulären Zwischenräumen des Lungengewebes. Darüber hinaus sollten die Kräuter die Lunge stärken und aufbauen. Zu einer guten Kräutermischung gehören alle oder ein Großteil der folgenden Heilpflanzen:

Großblütige Ballonblume (*Platycodon grandiflorum*)
Cayennepfeffer-Früchte (*Capsicum annuum*)
Königskerze-Blätter oder -Blüten (*Verbascum thapsus*)
Bockshornklee-Samen (*Trigonella foenum-graecum*)
Andorn-Kraut (*Marrubium vulgare*)
Engelwurz (*Angelica archangelica*)
Santakraut (*Eriodictyon californicum*)
Eibisch-Wurzel (*Althaea officinalis*)
Thymianblätter (*Thymus vulgaris*)

Indikationen

Kongestive und degenerative Lungenbeschwerden, einschließlich: Bronchitis, Lungenentzündung, Emphysem, Asthma, chronisch obstruktive Lungenerkrankungen (C. O. P. D.), Erkältungen, Halsschmerzen, Tonsillitis, Lungenkrebs, Lungentumoren, Tuberkulose, Verstopfung der Nebenhöhlen, Atemnot, Pleuritis, Influenza, Husten, Blutungen aus der Lunge. Gehörverlust, Geschmacks- und Geruchsverlust, Kongestion in der Schilddrüse (verursacht eine Schilddrüsenüber- oder -unterfunktion).

Dosierungsempfehlung

Nehmen Sie die Tinktur mit etwas Wasser oder Saft ein.

Allgemein: 20 – 30 Tropfen drei- bis sechsmal täglich.
In akuten Fällen: 20 – 30 Tropfen alle ein bis zwei Stunden.

Gegenanzeigen
Sollte in der frühen Schwangerschaft nicht eingenommen werden.

Hinweis
1. Wirkt am besten in Verbindung mit der Kräutermischung gegen Mikroorganismen und einer Rezeptur für das Lymphsystem.
2. Eine Reinigungs- und Entgiftungskur für den Darm ist ein Muss.

Männliche Geschlechtsorgane

Die ideale Kräuterrezeptur zur Stärkung der männlichen Geschlechtsorgane enthält folgende Heilpflanzen:

Damiana-Blätter (*Turnera diffusa*)
Falsche Einhornwurzel (*Chamaelirium luteum*)
Mönchspfeffer Früchte (*Vitex agnus-castus*)
Sägepalme-Beeren (*Serenoa repens*)
Sibirischer Ginseng-Wurzel (*Eleutherococcus senticosus*)

Indikationen
Schwäche der männlichen Geschlechtsorgane mit folgenden Symptomen, die Aufzählung ist nicht vollständig: Impotenz, vorzeitiger Samenerguss, fehlende oder gesteigerte Libido, allgemeine körperliche Schwäche und Müdigkeit, wenig Energie, fehlender Ehrgeiz, schwache Hypophyse, Nebennierenschwäche, Anämie, Depression, Störungen im Hormonhaushalt, fehlende Ausdauer. Die Kräutermischung kann zur Kräftigung täglich eingenommen werden. Verlängert die Lebenserwartung.

Dosierungsempfehlung
Nehmen Sie die Tinktur mit etwas Wasser oder Saft ein.

Allgemein: 20 – 30 Tropfen drei- bis sechsmal täglich.

Gegenanzeigen
Darf nicht bei Prostatakrebs eingenommen werden.

Hinweis
Patienten mit Prostatakrebs sollten eine spezifische Kräutermischung für die Prostatadrüse einnehmen, in Kombination mit Rezepturen gegen Mikroorganismen, für die Nebennieren und für das Blut.

Parasiten - Mikroorganismen

Die ideale Rezeptur gegen Infektionen mit Mikroorganismen (Viren, Bakterien, Pilze, Protozoen usw.) sollte alle oder zumindest die meisten der folgenden Heilkräuter enthalten:

Lapacho-Baum: Innere Rinde (*Tabebuia impetiginosa*)
Thymianblätter (*Thymus vulgaris*)
Schwarze Walnussschalen (*Juglans nigra*), kann ersetzt werden durch die heimische Walnuss (*Juglans regia*)
Schmalblättriger Sonnenhut: Wurzel (*Echinacea angustifolia*)
Bartflechte (*Usnea spp.*)
Grapefruitkernextrakt (*Citrus paradisi*)
Oreganoblätter (Origanum vulgare)

Indikationen

Befall durch Mikroben einschließlich Viren, Bakterien, Protozoen, Pilze, Schimmelpilze, Warzen usw. (spezifisch für aber nicht beschränkt auf: Streptokokken, Staphylokokken, Pneumokokken, Pseudomonas, E-coli, Herpes und Methicillin-resistenter Staphylokokkus aureus), Hefepilze (Candida albicans), Hepatitis A, B und C., Lungenentzündung, Keuchhusten, Lebensmittelvergiftung, Dysenterie, Cholera, Typhus, Syphilis, Tuberkulose, Erkältungen, Grippe, Harnwegsinfekte, Ringelflechte, Giftsumach, Insektenstiche, Wunden, Hautbeschwerden durch toxische Belastung (Schuppenflechte, Ekzem, Dermatitis), Juckreiz, Tonsillitis, Bronchitis, Gangrän, AIDS, Krebs, Tumoren, Abszesse, Zysten, Infektionen aller Art.

Dosierungsempfehlung

Nehmen Sie die Tinktur mit etwas Wasser oder Saft ein.

Allgemein: 20 - 30 Tropfen drei- bis sechsmal täglich.
In akuten Fällen: 20 - 30 Tropfen alle ein bis zwei Stunden.

Gegenanzeigen

Darf in der frühen Schwangerschaft nicht eingenommen werden.

Hinweis

1. Bei schwerwiegenden Infektionen mit z. B. Candida albicans (Pilz) kann die Kräutermischung bei Bedarf bis zu sechs Monate lang eingenommen werden.
2. Bei Rückenmarksverletzungen (Tetraplegie, Paraplegie usw.) kann die Rezeptur bestehende Harnwegsinfekte behandeln und vorbeugen. Dafür sollten die Kräuter regelmäßig eingenommen und mit einer Rezeptur für das Lymphsystem kombiniert werden.

3. Bei chronischen Beschwerden oder starkem Befall sollte die allgemeine Rezeptur gegen Parasiten eingenommen werden.

Parasiten - allgemein

Die ideale Kräutermischung gegen alle Parasiten und größere Parasiten wie Würmer und Egel sollte folgende Heilpflanzen enthalten:

Wermut-Kraut (*Artemisia absinthium*)
Fenchelsamen (*Foeniculum vulgare*)
Berberitze-Wurzelrinde (*Berberis vulgaris*)
Oreganoblätter (*Origanum vulgare*)
Wohlriechender Gänsefuß (*Chenopodium anthelminticum* syn. *Dysphania ambrosioides*)
Petersilienblätter und Wurzel (*Petroselinum crispum*)
Gewürznelke (*Syzygium aromaticum*)
Lapacho-Baum (*Tabebuia impetiginosa*)
Rainfarn: Kraut und Blüte (*Tanacetum vulgare*)
Kreuzdorn-Rinde (*Rhamnus purshiana*)

Indikationen

Parasiten, insbesondere die langen und großen, wie z. B. Würmer (Maden-, Spul- und Bandwürmer aller Art) und Egel (in Leber und Bauchspeicheldrüse); Mikroorganismen, einschließlich, aber nicht beschränkt auf: Viren, Bakterien, Protozoen, Pilze, Schimmelpilze, Warzen; chronische Pilzinfektionen (Candida albicans), Hepatitis A, B und C, chronische Harnwegsinfekte (in Kombination mit der Tinktur gegen Mikroorganismen); Ringelflechte, Hautbeschwerden durch toxische Belastung (Schuppenflechte, Ekzem, Dermatitis), Gangrän, AIDS, Krebs, Tumoren, Abszesse.

Dosierungsempfehlung

Nehmen Sie die Tinktur mit etwas Wasser oder Saft ein.

Allgemein: 20 – 30 Tropfen drei- bis sechsmal täglich.

Gegenanzeigen

Darf nicht während der Schwangerschaft eingenommen werden.

Hinweis

Bei chronischen Beschwerden oder schwerem Befall sollte ergänzend die Tinktur gegen Mikroorganismen eingenommen werden.

Magen und Darm

Die ideale Kräuterrezeptur für Magen und Darm wirkt leicht abführend, baut die Schleimhäute auf und verjüngt den ganzen Verdauungstrakt. Dazu gehören folgende Heilpflanzen in Pulverform:

Kreuzdorn-Rinde (*Rhamnus purshiana*)
Rot-Ulme-Rinde (*Ulmus fulva*)
Amerikanische Weiß-Eiche-Rinde (*Quercus alba*), kann ersetzt werden durch die europäische Stieleiche (*Quercus robur*)
Yamswurzel (*Dioscorea spp.*)
Spitzwegerichblätter (*Plantago spp.*)
Süßholzwurzel (*Glycyrrhiza glabra*)
Gewöhnliche Mahonie: Wurzel (*Berberis spp.*)
Enzianwurzel (*Gentiana lutea*)
Falsche Einhornwurzel (*Chamaelirium luteum*)
Ingwer-Wurzel (*Zingiber officinale*)

Indikationen

Entzündungen (Gastritis, Enteritis und Colitis), Geschwüre, degenerative Erkrankungen des Verdauungstraktes, Krebs, Verstopfung, chronischer Durchfall, Sodbrennen, Übersäuerung mit Verdauungsstörungen, Ablagerung von Schleim, Prolaps, Reizdarmsyndrom, Divertikulitis (Entgiftung zwingend notwendig), Polypen (innere und äußerliche), Morbus Crohn.

Dosierungsempfehlung

Allgemein: 1 bis 6 Kapseln dreimal täglich.

Gegenanzeigen

Keine bekannt, die Rezeptur sollte allerdings in den ersten Schwangerschaftsmonaten nicht eingenommen werden.

Hinweis

1. Bei dieser Rezeptur handelt es sich um ein stärkendes Mittel für den Darm ohne abführende Wirkung. Das Ziel hier ist, den Verdauungstrakt mit der langfristigen Einnahme der Kräuter zu reinigen, zu entgiften und wiederaufzubauen.
2. Es geht hier nicht darum, einen lockeren Stuhlgang zu haben, sondern weiche, gesunde Stühle auszuscheiden. Sollte bei Ihnen während der Einnahme Durchfall auftreten, reduzieren Sie bitte die Anzahl der Kapseln, die Sie täglich einnehmen. Unser Stuhlgang funktioniert nach einem 12-Stunden-Zyklus. Nehmen Sie morgens zwei bis drei Kapseln ein und abends noch einmal

zwei bis drei. Wenn man alle oben genannten Aspekt berücksichtigt, sind drei Kapseln, zweimal täglich eingenommen, die beste Option. In diesem Fall sind größere Mengen tatsächlich besser – nach dem Motto viel hilft viel – denn die Kräuter sollen langfristig entgiften und den Darm stärken. Gleichzeitig ist es wichtig, auf abführende Mittel so weit wie möglich zu verzichten, denn das würde den Kot zu flüssig machen. Wenn der Nahrungsbrei den Darm zu schnell passiert, kann er nicht gründlich genug verdaut werden.

Wenn Sie eine stärker anregende Wirkung auf den Darm wünschen, empfehle ich, dreimal täglich eine Kräutermischung einzunehmen. Sie sollten dann aber besser auf stark stimulierende Pflanzen verzichten (z. B. Kreuzdorn, Senna oder Aloe) und durch mildere, entgiftende Heilkräuter ersetzen (z. B. Spitzwegerich, Eibisch oder Beinwell).

3. Die Leber- und Gallenreinigung ist für alle wichtig, vor allem aber für Patienten mit Magen-Darmgeschwüren, bei Verstopfung, Durchfall und Bluthochdruck. (*Siehe* Anleitung zur Durchführung einer Leberreinigung in Kapitel 9.)

Schilddrüse

Die ideale Rezeptur, um die Schilddrüse zu entgiften, regenerieren und zu stärken, sollte alle oder den Großteil der folgenden Heilpflanzen enthalten:

Blasentang (*Fucus vesiculosus*)
Königkerze-Blätter oder -Blüten (*Verbascum thapsus*)
Schwarze Walnussschalen (*Juglans regia*), kann ersetzt werden durch die heimische Walnuss (*Juglans regia*)
Knorpeltang (*Chondrus crispus*)
Cayennepfeffer-Früchte (*Capsicum annuum*)
Sägepalme-Früchte (*Serenoa repens*)
Schizandra (*Schisandra chinensis*)
Mönchspfeffer-Früchte (*Vitex agnus-castus*)
Taigawurzel (*Eleutherococcus senticosus*)

Indikationen

Schilddrüsenunterfunktion, Müdigkeit (auch die Nebennieren untersuchen), chronische Erschöpfung (nicht durch das Epstein-Barr-Virus bedingt; hier sollte man die Rezepturen gegen Parasiten allgemein und spezifisch gegen Mikroorganismen einsetzen), Herzrhythmusstörungen, Osteoporose, Krämpfe, zu feste oder brüchige Fingernägel, Haarausfall, Menstruationsstörungen (insbesondere, wenn sie sehr schmerzhaft sind), Arthritis, Bursitis, Kopfschmerzen, Migräne, hartnäckiges Übergewicht.

Dosierungsempfehlung

Nehmen Sie die Tinktur mit etwas Wasser oder Saft ein.

Allgemein: 20 – 30 Tropfen drei- bis sechsmal täglich.
In akuten Fällen: 20 – 30 Tropfen alle vier Stunden.

Gegenanzeigen

Keine bekannt.

Hinweis

1. Bei Entzündungen und degenerativen Beschwerden der Knochen (z. B. Arthritis) liegt grundsätzlich immer eine Schilddrüsenunterfunktion und Nebennierenschwäche vor.
2. Die meisten synthetischen Schilddrüsenhormone – insbesondere Levothyroxin – unterstützen die Umwandlung von T4 zu T3 nicht. Das bedeutet, dass die Schilddrüse sogar dann hypoaktiv ist, wenn die Blutwerte von TSH, T4 und T3 in Ordnung zu sein scheinen (*siehe* auch Morbus Wilson).
3. Sie können Ihre Schilddrüsenfunktion sehr genau einschätzen, wenn Sie Ihre Basaltemperatur messen (*siehe* Anhang A).
4. Lesen Sie auch unter Endokrines System auf Seite 267 nach.

Modul 8.4

Natürliche Verjüngungskuren für jedes Organsystem

In diesem Modul stelle ich Ihnen für jedes Organsystem spezifische Heilpflanzen, Kräutermischungen und Ernährungsempfehlungen vor. Einige der Kräutermischungen (zur Entgiftung und Stärkung) habe ich bereits in Modul 8.3 *Kraftvolle Kräuterrezepturen* ausführlich besprochen, z. B. unter „Nebennieren", „Blut" oder „Lunge". Zusätzlich werden Rezepturen aufgelistet, die ganz allgemein auf bestimmte Organsysteme wirken, wie z. B. „Milz" oder „Leber und Gallenblase". Alle Kräuter und die Kräutermischungen können Sie sich in naturheilkundlichen Apotheken mischen lassen oder über spezielle Händler beziehen. In Anhang A unter *Ressourcen* finden Sie eine Liste mit Bezugsquellen. Es gibt viele Marken, die unterschiedliche Rezepturen unter verschiedenen Namen anbieten. Wichtig ist, dass Sie eine Rezeptur finden, die auf ein bestimmtes Organsystem im Körper wirkt und dieses gezielt stärken kann.

Herz-Kreislaufsystem

STRUKTUREN – Herz, Blutgefäße (Arterien, Kapillaren, Venen) und das Blut (gehört auch zum Verdauungssystem).
ERNÄHRUNG – eine lebendige, nährstoffreiche und überwiegend auf Obst basierte Rohkosternährung, stellt im Gefäßsystem ein basisches Milieu her, ruft eine ionische Reaktion hervor und wirkt dadurch entzündungshemmend. Im Zuge dessen lösen sich Lipidplaques (Cholesterin) und mineralische Ablagerungen auf und die in diesen Verbindungen „gefangenen" roten Blutkörperchen können sich befreien. Die Durchblutung im Körper wird angeregt, die Biodynamik im Blut verändert sich und es wird „dünner". Das alles wirkt blutdrucksenkend und reduziert somit das Risiko für Schlaganfälle und Herzinfarkte. Darüber hinaus wird die Sauerstoffversorgung im gesamten Körper verbessert.

EINZELKRÄUTER ZUR ENTGIFTUNG

Stechender Mäusedorn
Rosskastanie
Amerikanische Weiß-Eiche, kann ersetzt werden durch die europäische Stieleiche
Zaubernuss
Rotklee

EINZELKRÄUTER ZUR STÄRKUNG

Weißdorn-Beeren
Ginkgo biloba
Heidelbeeren
Schwarze Walnuss, kann ersetzt werden durch die heimische Walnuss

KRÄUTERMISCHUNGEN ZUR ENTGIFTUNG

Durchblutungsfördernde Rezepturen
Cayenne und Knoblauch in Kombination
Rezeptur für das Blut
Rezeptur für das Lymphsystem

KRÄUTERMISCHUNGEN ZUR STÄRKUNG

Durchblutungsfördernde Rezeptur
Mischung für die Nebennieren
Mischung für das Blut
Mischung für die Gelenke/gegen Entzündung
Rezeptur für die endokrinen Drüsen

Verdauungstrakt

STRUKTUREN – Mund und Speicheldrüsen, Magen, Dünndarm (Zwölffingerdarm, Leerdarm, Krummdarm), Bauchspeicheldrüse, Leber, Gallenblase.
ERNÄHRUNG – eine lebendige, naturbelassene Rohkosternährung steckt voller Nähr- und Ballaststoffen und vielen Enzymen. Alle fördern die Verdauung, regen den Gallenfluss an und optimieren die Verdauungsfunktion.

EINZELKRÄUTER ZUR ENTGIFTUNG

Vogelmiere
Eibisch
Alle bitteren Heilkräuter
Löwenzahn-Wurzel
Große Klette, Krauser Ampfer und Mahonie
Ingwer
Die Minzen

EINZELKRÄUTER ZUR STÄRKUNG

Enzian
Löwenzahn-Wurzel
Mariendistel

KRÄUTERMISCHUNGEN ZUR ENTGIFTUNG

Rezeptur für Magen und Darm
Rezeptur für Kreislauf und Blutdruck (Cayenne und Knoblauch in Kombination)
Mischung für die Bauchspeicheldrüse
Mischung für Leber/Gallenblase
Mischung für das Lymphsystem

KRÄUTERMISCHUNGEN ZUR STÄRKUNG

Mischung für Magen und Darm
Rezeptur für Kreislauf und Blutdruck (Cayenne und Knoblauch in Kombination)
Mischung für die Bauchspeicheldrüse
Mischung für Leber/Gallenblase
Rezeptur für die Nebennieren
Rezeptur für die endokrinen Drüsen

ANDERE – eine Leber-Gallenreinigung ist ebenfalls empfehlenswert (siehe Kapitel 9 zur Durchführung einer Leber-Gallenreinigung).

Die ausscheidenden Organe

Siehe Lymphsystem, Immunsystem, Verdauungstrakt, Haut und Harnwege.

Endokrines System

STRUKTUREN – Hypophyse, Zirbeldrüse, Schilddrüse und Nebenschilddrüsen, Bauchspeicheldrüse (Langerhans-Inseln), alle Drüsen der Darmschleimhaut, der Eierstöcke und der Hoden.
ERNÄHRUNG – eine lebendige, nährstoffreiche Rohkosternährung regt die Funktion aller endokrinen Drüsen an. Darüber hinaus wirkt sie ausgleichend auf den Hormonhaushalt und reguliert die Ausschüttung von Steroiden. Das verbessert die Aufnahme von Nährstoffen und beeinflusst die biochemische Homöostase des Körpers.

EINZELKRÄUTER ZUR ENTGIFTUNG

Günsel
Löwenzahn-Blätter
Petersilien-Blätter
Kermesbeere (giftig und in Europa nur in homöopathischer Form erhältlich)
Kelp-Wedel
Sägepalme-Beeren

EINZELKRÄUTER ZUR STÄRKUNG

Süßholz-Wurzel
Astragalus-Wurzel
Koreanischer Ginseng-Wurzel
Sibirischer Ginseng-Wurzel
Kelp-Wedel
Sägepalme-Beeren
Mönchspfeffer-Früchte
Weißdorn-Beeren
Günsel
Löwenzahn-Blätter
Petersilien-Blätter
Falsche Einhornwurzel

KRÄUTERMISCHUNGEN ZUR ENTGIFTUNG

Rezeptur für das Lymphsystem
Rezeptur für die Prostata
Mischung für Leber und Gallenblase
Mischungen für das Kreislaufsystem
Mischungen für das Blut

KRÄUTERMISCHUNGEN ZUR STÄRKUNG

Mischung für die endokrinen Drüsen
Mischung für die Nebennieren
Mischung für die Schilddrüse
Rezeptur für die Bauchspeicheldrüse
Rezeptur für die männlichen Geschlechtsorgane
Mischung für die Prostata
Mischung für Leber und Gallenblase
Mischungen für das Kreislaufsystem
Mischungen für das Blut

Lymphsystem

STRUKTUREN – Milz, Thymusdrüse, Blinddarm, Mandeln, Lymphknoten, Lymphgefäße und die Lymphe selbst.
ERNÄHRUNG – eine lebendige, obstbasierte Rohkosternährung steckt voller Antioxidantien und adstringierenden Stoffen. Diese entgiften, regenerieren und stärken die Körperzellen. Trauben und Zitronen sind die „Könige“ unter den wohltuenden Früchten für das Lymphsystem.

EINZELKRÄUTER ZUR ENTGIFTUNG

Kermesbeere (giftig und in Europa nur in homöopathischer Form erhältlich)
Blutwurz
Bockshornklee
Milder Cayennepfeffer
Lapacho-Baum
Amerikanische Weiß-Eiche, kann ersetzt werden durch europäische Stieleiche
Kletten-Labkraut
Rotklee
Schwertlilie
Spitzwegerich
Amerikanische Säckelblume
Krauser Ampfer

EINZELKRÄUTER ZUR STÄRKUNG

Krauser Ampfer
Kermesbeere (giftig und in Europa nur in homöopathischer Form erhältlich)
Schwertlilie
Amerikanische Weiß-Eiche, kann ersetzt werden durch europäische Stieleiche
Reishi-Pilz
Laubporling-Pilz
Shiitake-Pilz

KRÄUTERMISCHUNGEN ZUR ENTGIFTUNG

Mischung für das Lymphsystem
Mischung für Nieren und Blase
Mischung für Magen und Darm
Rezeptur für Leber und Gallenblase
Rezeptur für das Blut

KRÄUTERMISCHUNGEN ZUR STÄRKUNG

Rezeptur für Nieren und Blase
Rezeptur für Magen und Darm
Mischung für Leber und Gallenblase
Mischung für das Immunsystem
Mischung für das Blut

HINWEIS – alle ausscheidenden Organe sind eng mit dem Lymphsystem verknüpft. Sie sollten an beiden Organsystemen arbeiten. Lymphsystem und Blut transportieren Abfallprodukte zu den ausscheidenden Strukturen (darunter Nieren und Dickdarm), die anschließend dafür sorgen, dass sie den Körper verlassen.

Immunsystem

STRUKTUREN – Lymphsystem, darunter Thymusdrüse und Milz, Knochenmark, Immunzellen (Lymphozyten, Monozyten, Basophilen, Makrophagen, T-Lymphozyten, B-Zellen, Helfer-T- und B-Zellen usw.), Leber und nützliche Parasiten.
ERNÄHRUNG – eine lebendige Rohkosternährung wirkt basenbildend und unterstützt die Ausscheidung von Säuren, Fremdproteinen und Stoffen im Gewebe, die dort entzündungsfördernd wirken. Rohkost stärkt und verbessert die Immunfunktion.

EINZELKRÄUTER ZUR ENTGIFTUNG

Kermesbeere (giftig und in Europa nur in homöopathischer Form erhältlich)
Blutwurz
Schwertlilie
Günsel
Rotklee
Bockshornklee
Spitzwegerich
Mahonie

EINZELKRÄUTER ZUR STÄRKUNG

Reishi-Pilz
Shiitake-Pilz
Astragalus-Wurzel
Kelp/Blasentang
Geweih (von Elch oder Hirsch)
Koreanischer Ginseng-Wurzel
Echinacea (alle Varianten - E. purpurea, E. angustifolia, E. pallida)
Sibirischer Ginseng-Wurzel
Laubporling-Pilz
Schisandra

KRÄUTERMISCHUNGEN ZUR ENTGIFTUNG

Mischung für das Lymphsystem
Mischung für die Lymphdrüsen

KRÄUTERMISCHUNGEN ZUR STÄRKUNG

Mischung für die Nebennieren

Mischung für die Schilddrüse
Rezeptur für die Milz
Rezeptur für Leber und Gallenblase

Haut (Integument)

STRUKTUREN – Haut, Finger- und Fußnägel, Talg- und Schweißdrüsen.
ERNÄHRUNG – eine lebendige Rohkosternährung entgiftet, reinigt und stärkt Leber und Haut. Rohes Obst und Gemüse wirkt basenbildend und löst Lipidplaques in Haut und Leber (Steine). Darüber hinaus regen diese Nahrungsmittel die gesunde Funktion der Schilddrüse an, regulieren die Körpertemperatur und fördern die Ausscheidung über die Haut.

EINZELKRÄUTER ZUR ENTGIFTUNG

Krauser Ampfer und Mahonie
Mariendistel
Kermesbeere (giftig und in Europa nur in homöopathischer Form erhältlich)
Chaparral
Amerikanische Weiß-Eiche, kann ersetzt werden durch die europäische Stieleiche

EINZELKRÄUTER ZUR STÄRKUNG

Krauser Ampfer und Mahonie
Mariendistel
Acker-Schachtelhalm
Beinwell-Wurzel und -Blätter

KRÄUTERMISCHUNGEN ZUR ENTGIFTUNG

Rezeptur für das Lymphsystem
Rezeptur für Leber und Gallenblase
Mischung für Magen und Darm
Mischung für das Blut
Rezepturen für das Kreislaufsystem

KRÄUTERMISCHUNGEN ZUR STÄRKUNG

Mischung für Leber und Gallenblase
Mischung für Magen und Darm
Rezeptur für das Blut
Rezepturen für das Kreislaufsystem

ANDERE – Trockenbürsten (Modul 9.1) und eine Leber-Gallenreinigung sind ebenfalls empfehlenswert (siehe Modul 9.2 zur Durchführung einer Leber-Gallenreinigung).

Darm und verwandte Organe

STRUKTUREN – Dickdarm, Lymphsystem, Harnwege, Immunsystem und Haut.
ERNÄHRUNG – eine lebendige Rohkosternährung hat eine hohe Schwingung und versorgt den Körper mit wertvollen Ballast- und Nährstoffen, um eine optimale Ausscheidung zu unterstützen.

EINZELKRÄUTER ZUR ENTGIFTUNG

Lapacho-Baum
Flohsamen
Leinsamen
Krauser Ampfer, Mahonie und Große Klette
Eibisch
Rot-Ulme
Amerikanische Weiß-Eiche, kann ersetzt werden durch die europäische Stieleiche

EINZELKRÄUTER ZUR STÄRKUNG

Lapacho-Baum
Königskerze
Vogelmiere
Krauser Ampfer, Mahonie und Große Klette
Eibisch
Rot-Ulme
Enzian

KRÄUTERMISCHUNGEN ZUR ENTGIFTUNG

Mischung für Magen und Darm
Mischung für Leber und Gallenblase
Rezeptur für das Lymphsystem
Rezeptur für Nieren und Blase
Parasiten – Mikroorganismen
Parasiten – allgemein

KRÄUTERMISCHUNGEN ZUR STÄRKUNG

Mischung für Magen und Darm
Mischung für Leber und Gallenblase
Rezeptur für Nieren und Blase
Parasiten – Mikroorganismen

ANDERE - eine Leber-Gallenreinigung ist ebenfalls empfehlenswert (siehe Kapitel 9 zur Durchführung einer Leber-Gallenreinigung).

Muskeln

STRUKTUREN – Muskeln, Sehnen und Bindegewebe.
ERNÄHRUNG – eine lebendige Rohkosternährung mit viel grünem Blattgemüse und Gemüsesäften stärkt die gesamte Muskulatur. Diese Nahrungsmittel enthalten viele hochwertige Aminosäuren und Minerale, insbesondere viel gut verwertbares Calcium.

EINZELKRÄUTER ZUR ENTGIFTUNG

Kermesbeere (giftig und in Europa nur in homöopathischer Form erhältlich)
Spitzwegerich
Blutwurz
Bockshornklee
Chaparral
Amerikanische Weiß-Eiche, kann ersetzt werden durch die europäische Stieleiche
Schwertlilie
Rotklee
Große Klette
Löwenzahn-Wurzel

EINZELKRÄUTER ZUR STÄRKUNG

Alfalfa
Kelp-Wedel
Koreanischer Ginseng-Wurzel
Beinwell-Wurzel und -Blätter
Acker-Schachtelhalm

KRÄUTERMISCHUNGEN ZUR ENTGIFTUNG

Rezepturen für das Lymphsystem
Rezepturen für das Kreislaufsystem
Mischung für die Lymphdrüsen

KRÄUTERMISCHUNGEN ZUR STÄRKUNG

Mischung für die Knochen
Mischung für die Schilddrüse
Rezeptur für die Nebennieren

Nervensystem

STRUKTUREN – Gehirn, Rückenmark (zentrales Nervensystem), autonomes Nervensystem, Sinnesorgane (Augen, Ohren, Nase, Geruchsnerv usw.).
ERNÄHRUNG – eine lebendige Rohkosternährung, die zum großen Teil aus Obst bestehen sollte. Obst besitzt von allen Nahrungsmitteln die höchste energetische Schwingung, wirkt somit stark basenbildend und baut Nerven und Gehirn auf.

EINZELKRÄUTER ZUR STÄRKUNG

Gotu Kola
Ginkgo biloba
Helmkraut
Kelp-Wedel
Sägepalme-Beeren
Mönchspfeffer-Früchte
Koreanischer Ginseng-Wurzel
Sibirischer Ginseng-Wurzel
Petersilienwurzel und -Blätter
Weißdorn-Beeren
Astragalus-Wurzel
Süßholzwurzel

EINZELKRÄUTER KRAMPFLÖSEND

Lobelie
Johanniskraut
Kalifornischer Mohn
Passionsblume
Helmkraut

EINZELKRÄUTER ZUR ENTSPANNUNG

Baldrian
Johanniskraut
Passionsblume
Kalifornischer Mohn

KRÄUTERMISCHUNGEN ZUR ENTGIFTUNG

Rezeptur für das Lymphsystem
Rezeptur für die Lymphdrüsen
Mischung für Magen und Darm

KRÄUTERMISCHUNGEN ZUR STÄRKUNG

Rezepturen für Nervensystem und Gehirn

Rezeptur für die Nebennieren
Rezeptur für die Schilddrüse
Mischung für Nieren und Blase
Mischung zur Krampflösung

HINWEIS – viele der hier aufgeführten Heilkräuter stärken die Nebennieren, was sich positiv auf die Ausschüttung von Neurotransmittern auswirkt. Eine Stärkung der Nebennieren stärkt über die Neurotransmitter auch das ganze Nervensystem.

Geschlechtsorgane

STRUKTUREN – Hoden, Eierstöcke, Spermien, Eier, Brustdrüsen und Prostata. Die Geschlechtsorgane sind eng verknüpft mit dem restlichen endokrinen System.

ERNÄHRUNG – eine lebendige Rohkosternährung energetisiert nicht nur die Keimdrüsen, sondern das gesamte Drüsensystem. Darüber hinaus wirkt sie auf diese Gewebestrukturen entzündungshemmend (Prostata, Gebärmutter usw.).

EINZELKRÄUTER ZUR ENTGIFTUNG

Sägepalme-Beeren
Wohlriechende Seerose, kann ersetzt werden durch den heimischen Frauenmantel
Kermesbeere (giftig und in Europa nur in homöopathischer Form erhältlich)
Amerikanische Weiß-Eiche, kann ersetzt werden durch die heimische Stieleiche

EINZELKRÄUTER ZUR STÄRKUNG

Kelp-Wedel
Mönchspfeffer-Früchte
Falsche Einhornwurzel
Sägepalme-Beeren
Koreanischer Ginseng-Wurzel
Sibirischer Ginseng-Wurzel
Damiana
Astragalus-Wurzel
Süßholz-Wurzel
Trauben-Silberkerze
Himbeerblätter
Kürbiskerne
Pflaumenblättriger Schneeball

KRÄUTERMISCHUNGEN ZUR ENTGIFTUNG

Rezeptur für das Lymphsystem
Mischung für die Prostata
Mischung für die weiblichen Geschlechtsorgane

KRÄUTERMISCHUNGEN ZUR STÄRKUNG

Mischung für die Nebennieren
Mischung für die Schilddrüse
Mischung für die männlichen Geschlechtsorgane
Mischung für die weiblichen Geschlechtsorgane
Rezeptur für die Prostata

HINWEIS – Koreanischer Ginseng sollte nicht bei Krebserkrankungen oder Entzündungen eingenommen werden. Der Koreanische Ginseng regt die Produktion von Östrogen und Testosteron an, beide können die Entzündung verstärken und das Krankheitsgeschehen negativ beeinflussen.

Atemwege

STRUKTUREN – Lunge, Luftröhre, Bronchien und Lungenbläschen.
ERNÄHRUNG – eine Rohkosternährung ist weder verschleimend noch entzündungsfördernd. Sie bewirkt genau das Gegenteil und reinigt Lunge, Hals, Bronchien und alle zu den Atemwegen gehörenden Strukturen. Besonders Obst entgiftet die Atemwege!

EINZELKRÄUTER ZUR ENTGIFTUNG

Königskerze
Bockshornklee
Engelwurz
Knollige Seidenpflanze
Lobelie
Beinwell Blätter
Andorn

EINZELKRÄUTER ZUR STÄRKUNG

Königskerze
Lobelie
Engelwurz
Beinwell-Blätter
Andorn

KRÄUTERMISCHUNGEN ZUR ENTGIFTUNG

Mischung für die Lunge
Mischung für das Lymphsystem

KRÄUTERMISCHUNG ZUR STÄRKUNG

Mischung für die Lunge
Rezeptur zur Krampflösung
Mischung für die Nebennieren

Skelett und Bewegungsapparat

STRUKTUREN – Knochen, Knorpel und Bindegewebe.
ERNÄHRUNG – eine lebendige Rohkosternährung mit viel grünem Blattgemüse wirkt basenbildend und nährt den gesamten Organismus und insbesondere den Bewegungsapparat einschließlich Muskulatur. Grünes Blattgemüse enthält viele Elektrolyte (basische Minerale wie Calcium, Magnesium, Natrium und Kalium). Rohes Gemüse enthält sehr viel Calcium und Magnesium und hat einen ausgewogenen Phosphorgehalt. Das ist wichtig für den Knochenaufbau.

EINZELKRÄUTER ZUR ENTGIFTUNG

Schwarze Walnussschale, kann ersetzt werden durch die heimische Walnuss
Amerikanische Weiß-Eiche, kann ersetzt werden durch die europäische Stieleiche

EINZELKRÄUTER ZUR STÄRKUNG

Haferstroh
Acker-Schachtelhalm
Kelp-Wedel
Beinwell-Wurzel und Blätter
Schwarze Walnussschale, kann ersetzt werden durch die heimische Walnuss
Alfalfa
Amerikanische Weiß-Eiche, kann ersetzt werden durch die europäische Stieleiche
Vogelmiere

KRÄUTERMISCHUNGEN ZUR ENTGIFTUNG

Mischung für das Lymphsystem
Mischung für die Lymphdrüsen
Rezeptur für das Blut

KRÄUTERMISCHUNGEN ZUR STÄRKUNG

Mischung für die Knochen
Mischung für die Nebennieren
Rezeptur für das Blut
Rezeptur für Nieren und Blase
Mischung für die Bauchspeicheldrüse
Mischung für die Schilddrüse

Harnwege

STRUKTUREN – Nieren, Blase, Harnleiter und Harnröhre.
ERNÄHRUNG – eine Rohkosternährung ist unumgänglich, weil die Harnwege ein gesundes, basisches Milieu benötigen. Bei einer Übersäuerung, wie sie vor allem durch eine proteinreiche Ernährung entsteht, werden die Harnwege geschwächt und bauen rapide ab.

EINZELKRÄUTER ZUR ENTGIFTUNG

Maisbart
Wachholder-Beeren
Sägepalme-Beeren
Dolden-Winterlieb
Bärentraubenblätter
Gemeine Quecke
Petersilie
Löwenzahn-Blätter

EINZELKRÄUTER ZUR STÄRKUNG

Wachholder-Beeren
Sägepalme-Beeren
Dolden-Winterlieb
Bärentraubenblätter
Buschklee
Gemeine Quecke
Petersilie
Löwenzahn-Blätter

KRÄUTERMISCHUNGEN ZUR ENTGIFTUNG

Mischung für Nieren und Blase
Mischung für das Lymphsystem
Rezeptur für die Prostata
Rezeptur für das Blut

KRÄUTERMISCHUNGEN ZUR STÄRKUNG

Rezeptur für Nieren und Blase
Rezeptur für die Nebennieren
Rezeptur für das Blut
Mischung für die Prostata

Alle Organsysteme

EINZELKRÄUTER ZUR STÄRKUNG

Koreanischer Ginseng-Wurzel
Astragalus-Wurzel
Gotu Kola
Sibirischer Ginseng-Wurzel
Geweih (von Elch oder Hirsch)
Alfalfa
Vielblütiger Knöterich
Lapacho-Baum
Mönchspfeffer Früchte

EINZELKRÄUTER ZUR AUSLEITUNG VON PARASITEN

Schwarze Walnussschalen, kann ersetzt werden durch die heimische Walnuss
Lapacho-Baum
Wermut
Wurmfarn
Gewürznelken
Knoblauch
Grapefruitkernextrakt

KRÄUTERMISCHUNGEN ZUR STÄRKUNG

Mischung für die männlichen Geschlechtsorgane
Mischung für die weiblichen Geschlechtsorgane
Rezeptur für die endokrinen Drüsen
Rezeptur für die Schilddrüse
Rezeptur für die Nebennieren

KRÄUTERMISCHUNGEN ZUR AUSLEITUNG VON PARASITEN

Parasiten – allgemein
Parasiten – für Mikroorganismen
Mischung für das Lymphsystem

Modul 8.5

Pharmazeutische Antibiotika im Vergleich mit natürlichen Antibiotika

Im Laufe dieses Buches habe ich immer wieder über die Rolle der Parasiten (dazu gehört alles von Bakterien und Pilzen bis hin zu Würmern) und ihre Bedeutung für die Natur geschrieben. Wenn wir die Wirkung der synthetischen Medikamente mit der unserer Heilpflanzen vergleichen wollen, müssen wir zwei Dinge verstehen. Erstens müssen wir wissen, dass es so etwas wie „Krankheit" nicht gibt – es gibt lediglich Übersäuerung und toxische Belastungen in verschiedenen Formen der Ausprägung. Zweitens sollte man immer daran denken, dass man Übersäuerung und Toxizität nicht „behandeln" kann, indem man den Körper zusätzlich mit säurebildenden und toxischen Medikamenten belastet. Die Behandlung von „Krankheitssymptomen" mittels chemischer Medikamente ist lächerlich, toxisch, schädlich für die Zellen und tödlicher als alles andere. Ich bin der Ansicht, dass Antibiotika unter den Medikamenten eine Sonderstellung einnehmen, weil sie wegen ihrer Nebenwirkungen im Körper katastrophale Schäden anrichten.

Die allopathische Medizin stützt sich auf die von Louis Pasteur formulierte Keimtheorie. Pasteur vertrat die Ansicht, dass die im Krankheitsgeschehen auftretenden Keime oder Mikroorganismen auch die „Ursache" dieser Erkrankungen sein müssen. Dabei kam ihm nicht in den Sinn, dass diese Keime vielleicht nur sekundär am Krankheitsprozess beteiligt sein könnten.

In der ganzheitlichen Naturheilkunde haben wir schon immer die Ansicht vertreten, dass Parasiten lediglich als Folge von – also sekundär – Übersäuerung und Toxizität auftreten. (Darüber habe ich in Kapitel 5 bereits ausführlich geschrieben.)

Wir Menschen haben vor allem in den letzten vier Generationen dafür gesorgt, dass unsere Organe und Drüsen deutlich schwächer geworden sind. In der Tat haben wir die Struktur und Funktionsfähigkeit unserer Zellen durch unsere Ernährung und schlechten Lebensstil so sehr geschwächt, dass wir diese Beeinträchtigungen an unsere Kinder weitergeben. Mit jeder nachfolgenden Generation werden unsere Zellen schwächer, die entzündlichen Reaktionen im Körper auf die multiple toxische Belastung aber größer als je zuvor. Besonders unsere lymphatischen Schnellstraßen leiden mehr denn je unter diesem Stau. Dadurch ist unsere Immunreaktion stark geschwächt und unsere Fähigkeit,

Nahrungsmittel zu verdauen und aufzunehmen, hat drastisch abgenommen. Nehmen Sie all diese Faktoren zusammen und Sie können sehen, warum unsere Zellen dem Ansturm der Parasiten nicht mehr standhalten können.

Sie erinnern sich – Gott hat die Parasiten erschaffen, um unseren Körper gesund und giftfrei zu halten. Parasiten ernähren sich von den Abfallprodukten unseres Stoffwechsels und unserer Verdauung und verwerten anfallende Giftstoffe. Darüber hinaus beseitigen sie schwache und abgestorbene Zellen. Dieser Vorgang kann für geschwächte Menschen, die eine hohe toxische Belastung haben und sehr verschleimt sind, tödliche Folgen haben. Die moderne Medizin reagiert auf diese Bedrohung, indem sie antibiotisch behandelt.

DIE SCHLECHTEN NACHRICHTEN

- In den USA müssen jedes Jahr mehr als 2,5 Millionen Menschen wegen unerwünschter Nebenwirkungen chemischer Medikamente im Krankenhaus behandelt werden. Mindestens 180.000 Menschen sterben deswegen. (Einigen Schätzungen zufolge könnte diese Zahl mit 500.000 deutlich höher liegen.) Quelle: Washington Post
- Ungefähr 100.000 Menschen sterben jedes Jahr an iatrogenen Krankheiten - Krankheiten, die durch von Ärzten verordnete Medikamente verursacht werden.
- 100.000 Menschen sterben jedes Jahr an den Folgen ärztlicher Kunstfehler. Die Wahrscheinlichkeit, im Krankenhaus wegen eines Behandlungsfehlers zu sterben, liegt bei 1:200.

Der Mensch hat sich selbst sehr viele Mikroorganismen herangezüchtet, vor allem was Bakterienstämme betrifft. Dazu zählen auch M. R. S. A. (Methicillin-Resistenter-Staphylococcus-Aureus), das Bakterium Sinorhizobium meliloti und andere Knöllchenbakterien, um nur einige wenige zu nennen. Diese und viele andere haben uns u. a. die „Maul- und Klauenseuche", resistente Krankenhauskeime und den „Rinderwahnsinn" gebracht. Einige dieser „Krankheiten" verlaufen tödlich.

Viren verhalten sich ganz anders und sind eine Klasse für sich. Durch Kontamination sind viele tödliche und gefährliche Viren entstanden, die einen Menschen sehr schwächen können. Verantwortlich dafür ist unsere scheinbar endlose Suche nach biologischen Waffen und Möglichkeiten, eine Bevölkerungsexplosion auf dem Planeten zu verhindern. Eine interessante, aber verstörende Lektüre zu diesem Thema bietet das Buch *Emerging Viruses* von Leonard G. Horowitz.

Wenden wir uns nun den Antibiotika zu – in ihren natürlichen und synthetisch hergestellten Formen.

Pharmazeutische Antibiotika

Synthetisch hergestellte Antibiotika sind auch als Sulfonamide bekannt. Viele dieser Medikamente bestehen zum größten Teil aus Schwefelderivaten, kombiniert mit hoch giftigen chemischen Verbindungen. Schwefel in dieser Form ist anorganisch und reichert sich im Körper an. Wenn Sie zu viele Sulfonamide einnehmen, wird es langfristig zu Resistenzen und/oder Allergien kommen.

Vor allem im Verdauungstrakt und im Lymphsystem hemmt Schwefel die dort stattfindenden Prozesse und schwächt die Organfunktion. Wenn nun ein Mensch an einer Erkältung und/oder Grippe erkrankt, weil er/sie zu viel Zucker, Milchprodukte oder andere verschleimende Lebensmittel gegessen hat, passiert im Körper Folgendes:

- Ein bestimmter Impuls – z. B. eine hohe Bakterienlast, eine Pilzbesiedelung, kalter Wind oder große körperliche Schwäche – stößt im Körper eine Heilkrise oder spezifische ausleitende Prozesse (Schleim, Kongestion) an. In der allopathischen Medizin gelten diese Prozesse als Krankheit, die es zu behandeln gilt.
- Im verschleimten oder „verstopften“ Gewebe sammeln sich zahlreiche Mikroorganismen an, was dann als „Infektion“ bezeichnet wird.
- Antibiotika werden verabreicht, um die Symptome zu unterdrücken und damit zu beseitigen.
- Sulfonamide wirken aber nicht nur auf den „Infekt“, sondern hemmen auch die Funktion des Lymphsystems.
- Die natürlichen Anstrengungen des Körpers, die Kongestion zu beseitigen, werden unterbunden.

Kongestion und Toxizität dürfen nicht unterdrückt, sondern müssen eliminiert werden. Geschieht dies nicht, bleibt die Kongestion im Körper bestehen und alle Gifte – darunter die Sulfonamide und andere Medikamente, die Sie zu sich genommen haben – werden im Gewebe (Darm, Lymphe, Lymphdrüsen usw.) eingelagert. Man kann nicht einfach die Mikroorganismen abtöten, die in und von dieser Kongestion leben, sondern muss auch die toxische Kongestion selbst beseitigen.

Im Laufe der Zeit führt die ständige Unterdrückung der natürlichen Reinigungs- und Ausscheidungsprozesse des Körpers dazu, dass die Zellen immer mehr abbauen, kränker werden und Tumoren darin wachsen können. Zudem versteht es sich von selbst, dass die dadurch entstehende Dauerentzündung auch die Immunreaktion schwächt. Das Endresultat in unserer modernen Welt sind die Krebserkrankungen in all ihren Variationen.

Nehmen wir als Beispiel Ciprofloxacin, ein häufig verordnetes Antibiotikum mit breitem Wirkspektrum. Es wurde gerne und oft zur Behandlung des Milzbrands empfohlen, bis die drastischen Nebenwirkungen in unseren Organsystemen öffentlich bekannt wurden. Dazu gehören:

Verdauungstrakt – Übelkeit, Durchfall, Mundsoor, Schluckbeschwerden, Perforationen der Darmschleimhaut, Verdauungsbeschwerden, Sodbrennen, Abmagerung, pseudomembranöse Colitis, Blähungen, Völlegefühl, Blutungen im Darm, schmerzhafte Mundschleimhaut, trockener Mund, schlechter Geschmack im Mund.
ZNS – Kopfschmerzen, Unruhe, Schlafstörungen, Albträume, Halluzinationen, Zittern, Benommenheit, Verwirrung, epileptische Anfälle, Ataxie, Manie, Schwäche, Schwindel, psychotische Reaktionen, Malaise, Depression, Depersonalisation, Parästhesie.
Harnwege – Nephritis, Kristallurie, Hämaturie, Zylindrurie, Nierenversagen, Harnverhalt, Polyurie, Vaginitis, Blutungen in der Harnröhre, Azidose, Nierensteine, interstitielle Nephritis, vaginale Candidose, Glykosurie, Pyurie, Albuminurie, Eiweiß im Urin.
Haut – Hautausschläge, Urtikaria, Lichtempfindlichkeit, Juckreiz, Erythema nodosum, Mykosen, Pigmentierungsstörungen, Ödem (Lippen, Nacken, Gesicht, Bindehäute, Hände), Angioödem, toxische epidermale Nekrolyse, schuppige Dermatitis, Steven-Johnson-Syndrom.
Augen – verschwommenes Sehen und andere Sehstörungen, Doppeltsehen, Augenschmerzen.
Herz-Kreislaufsystem – Bluthochdruck, Ohnmachtsanfälle, Angina pectoris, Herzrasen, Vorhofflimmern, Myokardinfarkt (Herzinfarkt), Hirnvenenthrombose, ventrikuläre Ektopie, Herz-Lungenversagen, posturale Hypotension.
Atemwege – Atemnot, Bronchospasmen, Lungenembolie, Ödeme in Luftröhre oder Lunge, Bluthusten, Schluckauf, Nasenbluten.
Blut – Eosinophilie, Panzytopenie, Leukopenie, Neutropenie, Anämie, Leukozytose, Agranulozytose, Blutungsneigung.
Verschiedenes – Superinfekte, Fieber, Schüttelfrost, Tinnitus, Gelenkschmerzen oder -steifheit, Schmerzen in Rücken, Nacken oder Brust, Gichtschübe, Hitzewallungen, Pigmentierungsstörungen, Verschlechterung einer Myasthenia gravis, Lebernekrose, Gallenstau mit Gelbsucht, Gehörverlust. Nach Anwendungen am Auge: Irritationen, Brennen, Jucken, angioneurotisches Ödem, Urtikaria, knötchenförmige Dermatitis, vesikuläre Dermatitis, Verkrustungen der Lidränder, Hyperämie der Bindehaut, schlechter Geschmack im Mund, Flecken auf der Hornhaut, Keratitis, Keratopathie, allergische Reaktionen, Photophobie, Einschränkungen des Sehvermögens, Risse, Lidödem. Darüber hinaus wurden weiße, oberflächliche Kristallablagerungen auf der beschädigten Hornhaut beobachtet (ein bis sieben Tage nach Behandlungsbeginn; hält ca. zwei Wochen an und beeinflusst den Verlauf der Therapie

nicht). Zu den Kontraindikationen gehören die Einnahme des Medikaments von stillenden Müttern oder Kindern. (Quelle: *RN's NDR-93 (Nurse's Drug Reference)* von George R. Spratto und Adrienne L. Woods.)

Wie Sie selbst sehen, sind die potenziellen Nebenwirkungen von Ciprofloxacin ziemlich schockierend. Und das mit dem vollen Einverständnis der Aufsichtsbehörden (in den USA ist das die FDA – Food and Drug Administration)! Angesichts dieser Informationen fragt man sich, wessen Interessen die FDA wirklich vertritt, denn eigentlich ist sie zum Schutz der Verbraucher gedacht. Ich erfuhr von den verheerenden Nebenwirkungen des Medikaments von einem meiner Klienten, der wegen einer Harnwegsinfektion zuerst seinen Arzt aufgesucht hatte und leider nicht zu mir gekommen war. Seine Frau rief mich aus der Notaufnahme an, wo er wegen einer dreifachen Thrombose und einem Herzinfarkt behandelt wurde, möglicherweise eine Nebenwirkung des Ciprofloxacin, das er seit drei Tagen eingenommen hatte.

Jedes Antibiotikum bringt seine ganz eigenen Nebenwirkungen mit sich, die abhängig sind von der chemischen Zusammensetzung des jeweiligen Medikaments. Antibiotika töten nicht nur schädliche Bakterien ab, sondern vernichten auch unsere nützliche Darmflora und begünstigen somit die Besiedelung des Darms durch Pilze und Hefeorganismen. Darüber hinaus blockieren sie Immun- und Lymphsystem, was es dem Körper enorm erschwert, sich selbst zu entgiften und zu schützen. Wie bereits erwähnt, hat dieser Zustand nicht nur das Absterben von Zellen zur Folge, sondern auch die Degeneration des ganzen Organismus.

Natürliche Antibiotika

Lassen Sie uns einmal näher anschauen, welche Antwort die Natur auf unseren toxischen Lebensstil bereithält. Für alles, was in der Natur entsteht, gibt es mannigfaltige Gründe und Reaktionsmöglichkeiten. Ein wunderbares Beispiel gibt uns das Naturreich der Pflanzen. Heilpflanzen sind ganz besondere Wesen und unterscheiden sich deutlich von den überzüchteten Gemüsesorten, die wir heutzutage verzehren … Das Besondere an den Heilkräutern sind ihre vielfältigen Inhalts- und Wirkstoffe, die in unserem Körper sehr zielstrebig wirken. Die schwarzen Walnussschalen z. B. wirken antibiotisch, antimykotisch, treiben Würmer, Egel und Protozoen aus und regen gleichzeitig das Zellwachstum an (stärken). Zusätzlich stimulieren sie die Immunreaktion, besitzen adstringierende Eigenschaften (reinigend) und bringen das Lymphsystem in Bewegung. Darüber hinaus sind schwarze Walnussschalen auch reich an Calcium und stärken die Knochen und das Bindegewebe. Die guten Eigenschaften dieser Heilpflanze sind schier endlos.

Am meisten erstaunt aber, dass die Walnussschalen trotz ihrer sehr potenten Wirkung die Darmflora nicht zerstören, wie es bei den synthetischen Antibiotika der Fall ist. Sie haben keinerlei schädliche Nebenwirkungen. Die vielfältigen Wunder Gottes bringen mich nicht aus dem Staunen heraus!

Das Gleiche trifft auf fast alle Heilkräuter zu, mit der Ausnahme einiger Giftpflanzen, die wir aber nicht verwenden. Darüber hinaus haben alle ungiftigen Heilpflanzen einen hohen Nährwert, d. h. sie stecken voller Vitamine, Minerale und vielen anderen gesunden Inhaltsstoffen.

Um den Unterschied zwischen synthetischen und natürlichen Antibiotika zu veranschaulichen, möchte ich Ihnen den Fall einer Klientin vorstellen – einen von vielen tausenden, den ich in meiner Praxis begleitet habe. Die Frau hatte eine Infektion mit E. coli – wo sie sich angesteckt hatte, wusste sie nicht. Es konnte in einem Restaurant gewesen sein, ungewaschenes Gemüse oder der Fisch, den sie am Tag ihrer Erkrankung gegessen hatte.

Die Frau erkrankte schwer und musste in die Notaufnahme fahren, wo sie stationär aufgenommen und mit Antibiotika behandelt wurde. Meine Klientin hatte aber schon über ein Jahr sehr gesund gelebt und reagierte höchst empfindlich auf Toxine. Die Antibiotika hatten viele Nebenwirkungen, die vom Klinikpersonal ignoriert wurden, die Frau aber noch kränker machten.

Der Ehemann meiner Klientin war höchst alarmiert über den Zustand seiner Frau und sorgte dafür, dass sie – gegen den Willen der Ärzte – aus dem Krankenhaus entlassen wurde. Der behandelnde Arzt prophezeite ihr, dass sie innerhalb von zwei Tagen sterben würde. Innerhalb von drei Tagen gelang es uns jedoch, die Patientin wieder auf die Füße zu bekommen. Dabei hatten wir „nur" die Ernährung umgestellt und entsprechende Kräutermischungen gegeben. Die Behandlung verlief ohne Nebenwirkungen und bleibende Schäden.

Wenn Sie erst einmal verstanden haben, was eigentlich hinter einer Krankheit steckt und warum es in der Natur so etwas wie Parasiten gibt, werden Sie wirklich frei sein können. Je mehr Sie über die Natur lernen, desto weniger werden Sie leiden müssen.

Und Gott sprach: „Seht da, ich habe euch gegeben allerlei Kraut, das sich besamt, auf der ganzen Erde."

— Das Buch Genesis, 1:29

9

Gesunde Angewohnheiten für ein gesundes Leben

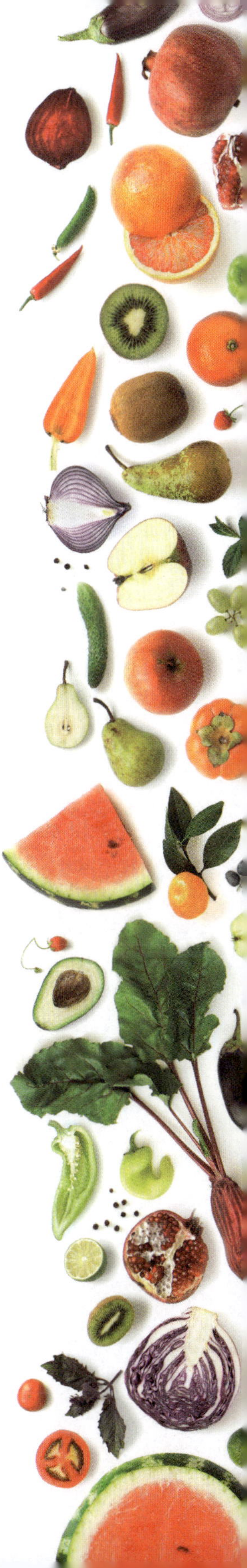

In diesem Kapitel möchte ich Ihnen zusätzliche Möglichkeiten aufzeigen, wie Sie – neben der Ernährung – Ihre Gesundheit in die eigenen Hände nehmen und Ihre Reise zu strahlender Vitalität zu einem persönlichen Erfolg machen können. Auf den folgenden Seiten werden Sie das goldene Tor zum Himmel durchschreiten, in eine weite und wunderbare Welt voller Wahrheit, Erkenntnis, neuen Hobbys und der Möglichkeit, das eigene Potenzial zu entfalten.

Im ersten Abschnitt stelle ich neun gesunde Angewohnheiten vor, die Sie regelmäßig anwenden können. Manches davon, wie Sport und Atemtechniken, haben Sie vielleicht schon in Ihre tägliche Routine eingebaut. Andere gesunde Angewohnheiten wie Trockenbürsten oder Fußreflexzonenmassage sind für Sie unter Umständen völlig neu.

In Modul 9.2 finden Sie die Anleitungen zu den verschiedenen Werkzeugen, die ich im Buch wiederholt erwähne, wie z. B. die Leber- und Gallenreinigung.

Ich wünsche Ihnen viel Freude auf Ihrem Weg. Nutzen Sie diese Chance, denn schließlich geht es um Ihr Leben, Ihren Körper und Ihre persönliche Entscheidung. Die Natur kennt keine Grenzen. Erfreuen Sie sich an den vielen Werkzeugen, die Gott für Sie geschaffen hat.

Modul 9.1

Neun gesunde Angewohnheiten

Angewohnheit Nr. 1 Seien Sie gut zu sich selbst

Man sagt, dass jeder Mensch allein geboren wird, allein (mit sich selbst) lebt und allein stirbt. Nehmen Sie diese Aussage als Anstoß und lieben Sie den Menschen, mit dem Sie zusammenleben! Machen Sie das Meiste aus jedem Moment. Die meisten Menschen kennen sich selbst nicht sehr gut und sehr viele können sich selbst nicht ausstehen. Eines Tages sagte mir während der Meditation eine innere Stimme: „Du bist meine Schöpfung, ich habe dich erschaffen." In diesem Moment wurde mir klar, dass alles Lebendige ein Ausdruck Gottes ist. Wir alle sind göttliche Geschöpfe, ganz gleich, wie wir aussehen, wie klug wir sind oder wie „gut" oder „schlecht" wir sein mögen. Unser Körper ist nichts anderes als ein Werkzeug, das wir *einsetzen* können. Unsere Seele ist viel größer als der Körper, den wir nutzen. Es ist unsere wahre Seele, die wirklich zählt.

Lieben Sie sich selbst, aber nicht auf egoistische Art und Weise. Seien Sie wie die Sonne, die mit ihren Strahlen und ihrer Wärme Leben spendet, ohne darüber zu urteilen oder Unterschiede zu machen. Betrachten Sie alles mit Liebe, denn alles wurde von Gott erschaffen. Auch Sie sind ein Geschöpf Gottes, Sie haben es verdient, gesund und glücklich zu sein. Das sind Sie dem Leben schuldig. Seien Sie gut zu sich selbst und zu allen Lebewesen auf dieser Erde.

Angewohnheit Nr. 2 Meditation: Entspannen Sie sich!

Stress wirkt zusammenziehend auf das Gewebe, hemmt die Durchblutung und unterbricht die natürliche Funktion von Darm, Drüsen und allen anderen Organen. Dieses Zusammenziehen verursacht Unwohlsein und macht schwach. Das wiederum führt zu Obstipation, Rückenschmerzen im Lendenwirbelbereich, Nebennieren- und Nierenschwäche, Angststörungen, Herzbeschwerden und Verdauungsstörungen, um nur einige wenige mögliche Beschwerden zu nennen.

Die Meditation gehört zu den besten Entspannungsmethoden überhaupt. Beim Meditieren entspannt sich jede Faser und jede Zelle in Ihrem Körper. Je mehr der Körper entspannt, desto ruhiger werden auch der Verstand und die

Emotionen, die in erster Linie für den Stress verantwortlich sind. Meditation ist einfach, macht Spaß und kann überall und zu jeder Zeit durchgeführt werden.

Am besten beginnen Sie mit Ihren Meditationsübungen, indem Sie sich einen ruhigen Ort aussuchen, an dem Sie ungestört sein können. Nehmen Sie sich ungefähr eine halbe Stunde Zeit. Es lohnt sich, von Anfang an eine gewisse Routine zu etablieren und jeden Tag um die gleiche Zeit zu meditieren. Suchen Sie sich eine Position aus, in der Sie sich wohlfühlen – Sie können sich bequem hinsetzen oder liegen. Wichtig ist, dass niemand Sie stört.

Schließen Sie die Augen und atmen Sie zehnmal tief ein und aus. Die Meditation ist ein guter Anlass, die tiefe Bauchatmung zu üben. Entspannen Sie Ihren ganzen Körper und lassen Sie alle Gedanken im Kopf los. Entspannen Sie sich völlig und schauen Sie sich selbst zu. Beginnen Sie mit Ihren Zehen und lassen dann Ihren ganzen Körper entspannen, von unten nach oben, ein Körperteil nach dem anderen. Lassen Sie Ihre Beine, Arme, Oberkörper und Gesicht los. Je mehr Sie sich entspannen, desto leichter werden Sie sich fühlen und schweben wie eine Feder in der Luft. Es gibt weder Richtung noch Verlangen. Beobachten Sie und hören Sie hin, bleiben Sie dabei aber entspannt. Lassen Sie die Situation wie einen Film an sich vorbeiziehen. Sobald Sie vollkommen entspannt sind, können Sie Ihre Aufmerksamkeit bewusst lenken. (Sollten Sie dabei ein „Plopp" hören und feststellen, dass Sie „Ihren Körper verlassen" haben, ist das kein Grund zur Beunruhigung. Sie haben lediglich eine außerkörperliche Erfahrung. Bleiben Sie weiterhin entspannt.)

Während einer Meditation können Sie ganz bei sich sein. Ohne störende Einflüsse von außen oder die ständigen Anforderungen, die Verstand und Gefühle an uns stellen. Die Meditation öffnet Türen, die ansonsten verschlossen sind und schafft Raum für echte Heilung. Ihr Wissen von und Ihre Beziehung zu Gott wird sich ausdehnen in ungeahnte Weiten. Indem Sie sich öffnen, kann die große spirituelle Energie ungehindert durch Sie hindurchfließen. Dann wird tiefe Heilung möglich. Hören Sie genau hin, Sie wissen nicht, was sich alles zeigen wird. Es ist viel besser, Gott zuzuhören, als mit ihm zu sprechen.

Erinnern Sie sich? Sie müssen nur *sein*.

Angewohnheit Nr. 3 Bewegung

In vergangenen Zeiten lebten wir als Menschen, die auf ihrer Suche nach Nahrung weite Strecken zurücklegten. Nur so konnten wir damals überleben. Aus der Notwendigkeit heraus bewegten wir uns deutlich mehr als wir es heute tun. Bewegung ist für unsere Gesundheit von entscheidender Bedeutung. Vor allem in den unteren Gliedmaßen werden Blut und Lymphe durch die Bewegung der Muskeln ins Fließen gebracht. Sie haben sicherlich schon festgestellt, dass Sie nach längerem Sitzen oder Liegen steif sind und sich erst eine Weile wieder bewegen müssen, damit die Steifheit vergeht. Je stärker Sie toxisch belastet sind, desto mehr werden Sie diese Steifheit spüren.

Es gibt viele Sportarten, die uns guttun. Ich empfehle Wandern oder Laufen, Schwimmen, Prellball, Tai-Chi, Streckübungen, Yoga und passives Aerobic, um nur einige wenige zu nennen. Diese Sportarten können von jedem ausgeübt werden, unabhängig davon, wie fit oder unfit man ist.

Bleiben Sie in Bewegung. Wenn Sie sehr schwach sind, können Sie langsam beginnen und Ihre sportliche Betätigung Schritt für Schritt steigern. Wichtig ist, dass Sie jeden Tag etwas mehr tun. Ohne Sport und Bewegung können Sie nicht gesund werden.

Angewohnheit Nr. 4
Tiefenatmung

Die Luft, die wir einatmen, ist Lebensenergie für unseren Körper. Ohne sie würden wir sterben. Gott hat einen natürlichen Kreislauf geschaffen, in dem wir den von den Pflanzen hergestellten Sauerstoff, Kohlenstoff, Wasserstoff und Stickstoff einatmen und Kohlendioxid ausatmen, der wiederum für die Pflanzen zu Atem und Lebensenergie wird. Ohne Sauerstoff könnten wir nicht leben. Er energetisiert, oxidiert und wirkt basenbildend. Die Luft, die wir einatmen (und die von Pflanzen und Bäumen geschaffen wird), ist basisch, während das von uns ausgeschiedene Kohlendioxid sauer ist. Da wir von Natur aus zu den basischen Spezies gehören, ist es sehr wichtig, dass wir lernen, richtig – d. h. tief – zu atmen. Durch die tiefe Atmung wird der ganze Organismus mit negativen Ionen aufgeladen, was im Körper eine kationische Reaktion hervorruft. Flaches Atmen hingegen führt zur Übersäuerung und im Körper zu anionischen Reaktionen. Sauerstoff und Einfachzucker sind die wichtigsten Treibstoffe für unsere Zellen, während Kohlendioxid der wichtigste Energieträger für die Pflanzen ist.

Die meisten Menschen haben nicht gelernt, wie man richtig atmet. Wir sind zu einer Spezies der „Flachatmer" geworden. Sobald die Atmung flach wird, wird auch das Leben oberflächlich. Mensch und Natur existieren nicht getrennt voneinander, sondern funktionieren nur als eine Einheit. Sobald sich das menschliche Ego von der Natur abspaltet, entsteht Krankheit.

Tiefes Atmen energetisiert den ganzen Organismus, regt die Durchblutung an und bringt das Lymphsystem in Schwung. Darüber hinaus macht es den Verstand frei und beruhigt die Emotionen. So können wir zur Ruhe kommen und Frieden mit uns selbst und der Natur schließen.

Spirituelle Traditionen haben unterschiedliche Namen für den Atem gefunden: *Prana*, *Chi*, *Ki*, Lebenskraft, Geist, *Mana*, *ECK* und viele andere. Es gibt Menschen, die sich hauptsächlich von Luft ernähren. Ich hatte einmal von einer katholischen Nonne gelesen, die hoch oben in den Bergen von Tibet lebte und nichts außer Schnee aß. Auch ich habe in den frühen 1970er Jahren versucht, diesen Weg einzuschlagen, mich nur von Luft zu ernähren und lebte als Einsiedler in den Wäldern und Naturparks Floridas. Damals ernährte ich mich sechs Monate lang ausschließlich von Orangen und hoffte, letztendlich auch auf diese verzichten zu können. Mein Energieniveau wurde aber so hoch, dass ich ständig außerkörperliche Erfahrungen hatte und den Bezug zur realen Welt verlor. Es fiel mir zunehmend schwer, mit anderen Menschen zu kommunizieren. (Hier auf Erden und in der physischen Sphäre bewegt sich das menschliche Bewusstsein auf einem sehr niedrigen Niveau. Es fällt uns sehr schwer, die Dinge zu sehen, wie sie wirklich sind und mit allen Lebensformen zu interagieren.) Am Ende habe ich meine Ernährung wieder umgestellt und ernähre mich jetzt ausgewogener von Obst und Gemüse.

Mit den folgenden Übungen zur Tiefenatmung können Sie versuchen, die Sauerstoffsättigung in Ihrem Körper zu erhöhen. Je mehr Sie damit arbeiten, desto besser wird Ihre Atmung sein. Legen Sie sich auf Boden, Bett oder Sofa auf den Rücken. Und dann dürfen Sie ENTSPANNEN, ENTSPANNEN und noch mal ENTSPANNEN! Legen Sie Ihre rechte Hand direkt oberhalb des Nabels auf Ihren Bauch. Atmen Sie tief durch die Nase ein, ohne die Schultern zu bewegen. Beobachten Sie, wie sich Ihre Hand mit jedem Atemzug sanft hebt und wieder senkt. Bei dieser Atemtechnik atmen Sie Luft weit in Ihre unteren Lungenflügel ein. Jedes Mal, wenn Sie einatmen, darf sich Ihr Bauch ausdehnen und nach oben bewegen (zusammen mit der Hand, die auf dem Bauch ruht). Anschließend atmen Sie durch den Mund wieder aus. Beim Ausatmen wird sich der Bauch ganz von selbst wieder zusammenziehen und Ihre Hand dieser Bewegung sanft folgen.

Nachdem Sie mehrere tiefe Atemzüge gemacht haben, können Sie den nächsten Schritt gehen und versuchen, mehr Sauerstoff aufzunehmen, indem Sie zuerst in den Bauch einatmen – d.h., den Bauch mit Ihrem Atmen zu füllen, er dehnt sich aus – und anschließend in die oberen Lungenflügel im Brustkorb atmen. Bei dieser Form des Einatmens heben sich die Schultern. Anschließend atmen Sie sanft wieder aus.

Lassen Sie uns den Zyklus noch einmal wiederholen. Füllen Sie zuerst Ihre unteren Lungenflügel mit Luft, indem Sie in den Bauch atmen und diesen ausdehnen. Atmen Sie weiter ein, um auch die oberen Lungenflügel mit Luft zu füllen, den Brustkorb auszudehnen und die Schultern zu heben. Erst wenn die ganze Lunge voller Luft ist, atmen Sie sanft wieder aus.

Die Tiefenatmung können Sie in jeder beliebigen Position üben. Üben Sie so lange, bis sie Ihnen in Fleisch und Blut übergegangen ist und Sie immer tiefer und tiefer atmen können. Die Tiefenatmung unterstützt das basische Milieu im Körper und wirkt sich positiv auf die Zellatmung aus. Darüber hinaus können säurebildende Gase besser aus dem Körper ausgeschieden werden. Die Tiefenatmung eignet sich hervorragend als Einstieg in eine Meditationsübung oder allgemeine Entspannungsübung. Öffnen und verbinden Sie sich mit der Natur. So können Sie sich Vitalität und Jugendlichkeit bewahren und sich mit dem Sinn des Lebens verbinden.

Angewohnheit Nr. 5 Trockenbürsten

Zum Thema Haut und ihre unterschiedlichen Beschwerdebilder habe ich bereits in mehreren Kapiteln ausführlich geschrieben (z. B. in Kapitel 5, Modul 5.9). Erinnern Sie sich, dass über die Haut jeden Tag bis zu einem Liter Stoffwechselprodukte und Giftstoffe ausgeschieden werden? Die Haut ist das größte ausscheidende Organ des Körpers. Wenn sich Säuren und toxische Substanzen in den Hautschichten ablagern, entstehen Hautausschläge, Pickel, Eiterbeulen und andere Beschwerden. Achten Sie auf eine gute, gesunde Hautpflege! Das tägliche Bad – oder besser: die tägliche Dusche – ist enorm wichtig. Es lohnt sich, im Haus einen Wasserenthärter oder Umkehrosmose-Filter einbauen zu lassen, weil die vielen anorganischen Minerale im herkömmlichen Wasser die Poren verstopfen und die Atmung über die Haut behindern. Sie werden den Unterschied merken und sehen, wie weich Haut und Haare werden, wenn Sie sich mit weichem Wasser waschen. Es ist tausendmal besser als hartes, mineralisiertes Leitungswasser.

Eine weitere großartige Möglichkeit, das Hautbild zu verbessern, ist das Trockenbürsten. Dadurch werden alte, abgestorbene Hautzellen entfernt und die Durchblutung angeregt. Zusätzlich wird der Lymphfluss stimuliert und die Haut kann besser „atmen". Zum Trockenbürsten benötigen Sie eine Bürste – am besten mit langem Stiel – aus Naturborsten, die es im Bioladen oder der Drogerie gibt. Bürsten aus synthetischen Materialien eigen sich zum Trockenbürsten nicht. Beginnen Sie mit den Füßen und bürsten Sie von unten nach oben – die Beine, Hände und Arme. Im Grunde genommen ist es egal, in welche Richtung Sie bürsten, aber am besten bewährt haben sich Bürstenstriche in Richtung Körpermitte. In den Händen und Füßen befinden sich zahlreiche Nervenenden und Sie werden beim Bürsten vielleicht ein leichtes Kribbeln verspüren, weil das Nervensystem angeregt wird. Das Trockenbürsten reinigt die Haut und unterstützt eine reine, strahlende Haut. Viele Menschen, die im Laufe der Jahre Dr. Jensens Seminare besucht haben, lernten dort, wie gesunde Haut wirklich aussieht. Selbst im hohen Alter von 93 Jahren und noch kurz vor seinem Tod hatte Dr. Jensen tadellose Haut – gesund und weich, wie die eines Babys.

Wenn Sie es irgendwie einrichten können, sollten Sie so viel Zeit wie möglich an der frischen Luft verbringen und mit so wenig Bekleidung, wie nur möglich. Lassen Sie Ihre Haut atmen.

Angewohnheit Nr. 6
Sauna und Schwitzbäder

Schwitzen spielt für die tägliche Entgiftung eine wichtige Rolle. Die Haut wird auch als dritte Niere bezeichnet, eben weil sie genauso viele Abfallprodukte (Stoffwechselendprodukte und Toxine) entsorgen muss wie Lunge, Nieren und Darm. Die Haut ist unser größtes ausscheidendes Organ. Bei einer Unterfunktion der Schilddrüse oder einer sitzenden Lebensweise, kommt der Körper nicht ausreichend ins Schwitzen. Die unteren Hautschichten verstopfen, toxische Substanzen sammeln sich dort an. Die Haut wird trocken und schuppig, Hautausschläge breiten sich aus, es kommt zu Pickeln, Rosazea, Schuppen, Dermatitis und vielen anderen Beschwerdebildern. Ohne Schwitzen kann der Mensch nicht gesund sein.

Sauna und Schwitzbäder sind extrem wohltuend, vor allem, wenn man dabei ätherische Öle verwendet. Öffentliche Einrichtungen können aus hygienischer Sicht etwas problematisch sein, achten Sie darauf, in einem gut geführten Haus – auch die spirituelle Energie sollte stimmen – zu saunieren. Eine Sauna muss hohe hygienische Anforderungen erfüllen. Wenn Sie keine öffentliche Sauna in der Nähe haben, können Sie sich entweder selbst eine bauen oder kaufen. Auch Ihre Badewanne kann vorübergehend zu einem Dampfbad umfunktioniert werden. Geben Sie Senfmehl, Cayennepfeffer und andere Kräuter in das heiße Wasser. Es verstärkt die reinigende Wirkung des Dampfbades. (Siehe auch Modul 9.2 für die Anleitung zum Ganzkörperwickel.)

Angewohnheit Nr. 7
Kopftieflage

Wenn Sie auf einer Schräge mit dem Kopf nach unten liegen, wird die Durchblutung des Gehirns und der Lymphfluss in den Beinen verbessern. Wir verbringen den Großteil unseres Lebens in aufrechter Körperhaltung und mit der Zeit hinterlässt die Schwerkraft deutliche Spuren. Unser Gehirn wird nicht mehr richtig durchblutet und Wasser sammelt sich in den unteren Gliedmaßen an. Unsere Haut und Organe werden schlaff und verlieren ihre Spannkraft, was sich auch auf deren Funktionsfähigkeit auswirkt. Mit der Kopftieflage können Sie die Durchblutung zum Gehirn wieder verbessern. Auch die inneren Organe werden entlastet. Ideal für die Kopftieflage ist ein Brett im 45° Winkel, die Füße zeigen nach oben.

Angewohnheit Nr. 8
Sonnenlicht

Alles Lebendige orientiert sich auf die eine oder andere Weise an der Sonne. Sie spendet Energie und Heilung. Das Sonnenlicht bietet uns das komplette Farbspektrum heilender Farben und jeder einzelne Lichtstrahl besitzt eine einzigartige, heilsame Energie. Jede Farbe wirkt anders auf das Körpergewebe. Zusammengebündelt entfalten die individuellen Lichtstrahlen eine sehr mächtige Wirkung, die den ganzen Körper durchströmt, ihn aufrichtet, heilt und jeder einzelnen Zelle Beistand leistet.

Beachten Sie aber bitte, dass Sie die Sonne in Maßen genießen sollten. Die Sonne ist von Natur aus säurebildend und ein Zuviel davon ist genauso schädlich wie ein Zuwenig. Die meisten Menschen sind ohnehin schon übersäuert. Aus diesem Grund scheuen viele Menschen das Sonnenlicht oder bekommen schnell einen Sonnenbrand. Je basischer Sie sind, desto mehr können Sie die Sonne und ihre heilenden Kräfte genießen. Genießen Sie Gott und die Natur. Nehmen Sie ein Sonnenbad und lassen Sie sich von der heilenden Energie ihrer Strahlen durchfluten. Sie sind überall und fließen ungehindert durch uns durch.

Es gibt viele wunderbare Bücher über Farbtherapie und -heilung, im Literaturverzeichnis sind einige davon aufgeführt. Ich werde später noch ausführlicher auf dieses Thema eingehen und die Heilwirkung der einzelnen Farben näher erklären. Die Farblehre ist ein hochinteressantes Thema und macht sehr viel Spaß. Wenn Sie beginnen, die Farben in Ihrem Alltag bewusster zu erleben, werden Sie auch mehr über die Farben in Ihren Träumen lernen. In den himmlischen Sphären gibt es mehr Farben als wir uns vorstellen können. Öffnen Sie sich für die höheren Energiefelder Gottes. Es ist eine aufregende, abenteuerliche Reise.

Angewohnheit Nr. 9 Fuß- und Handreflexzonenmassage

An den Nervenenden der Fußsohlen bilden sich kristalline Ablagerungen (Harnsäure, Phosphorsäure, Kohlensäure, Milchsäure usw.), auch Stoffwechselprodukte sammeln sich dort an. Da diese Nervenenden durch Reflexe mit dem restlichen Körper verbunden sind, haben diese Ablagerungen verheerende Wirkungen auch in anderen Gewebestrukturen. Die Herznerven z. B. sind mit den Handflächen und Fußsohlen verbunden. Wenn sich nun kristalline oder toxische Ablagerungen an den Nervenenden in Händen und Füßen bilden, kann das Herzrasen, Bluthochdruck (beim Stehen oder Gehen) oder Brustschmerzen usw. verursachen. Nun ist das nicht nur beim Herz so, sondern trifft auf alle Organe und Drüsen im Körper zu. Alle sind direkt mit den Handinnenflächen und Fußsohlen verknüpft. Sie können Ihre Fußsohlen und Handinnenflächen täglich kräftig massieren – das wird verhärtete und toxische Ablagerungen lösen und die entsprechenden Symptome lindern.

Die Fußreflexzonenmassage ist eine unglaublich effektive Therapie und eine Wissenschaft für sich. Drei Menschen habe ich damit bei einem Herzinfarkt das Leben retten können. Diese sehr einfache, aber wissenschaftlich fundierte Methode kann sehr viel Leid verhindern. Ich kann Ihnen nur ans Herz legen, sich mit dieser Heilmethode näher zu beschäftigen.

Modul 9.2

Vier gesunde Werkzeuge für Ihre Entgiftungskur und Ihr Leben

Werkzeug Nr. 1
Die Leber- und Gallenreinigung

Diese Kur wirkt unterstützend bei Leber- und Gallensteinen.

Das benötigen Sie

- 250 ml kaltgepresstes, natives Olivenöl aus biologischem Anbau.
- 200 bis 250 ml frisch gepresster (soweit möglich) rosa Grapefruitsaft oder der Saft zweier Zitronen.
- Frisch gepresster Apfelsaft (die darin enthaltenen Enzyme lindern Übelkeit).
- Optional: ein Präparat zum Aufweichen der Steine (wenn vorhanden).
- Optional: Kräuterrezeptur zur Darmreinigung.

Empfehlungen zur Durchführung

- Essen Sie an den drei Tagen vor der Reinigungskur ausschließlich rohes Obst und Gemüse (aus biologischem Anbau, soweit möglich).
- Trinken Sie an diesen drei Tagen morgens und abends ein 250 ml-Glas frisch gepressten Apfelsaft.
- Nehmen Sie an diesen Tagen auch eine Kräutermischung zur Darmreinigung ein. Wie viel Sie einnehmen sollten ist abhängig von Ihrer Verdauung. Wenn Sie einmal täglich Stuhlgang haben, können Sie Kräuter einnehmen, die eine sehr sanfte abführende Wirkung haben. Wenn Ihr Stuhlgang eher träge ist und Sie nur alle zwei Tage zur Toilette müssen, können Sie mit einer etwas kräftigeren Mischung nachhelfen. Alle, bei denen der Stuhlgang seltener kommt, sollten eine stark abführende Kräutermischung einnehmen.
- Sie können die Entgiftung mit Kräutern auch durch einen Einlauf ersetzen. Der Einlauf wird am Tag vor der eigentlichen Leber- und Gallenreinigung durchgeführt. Wichtig ist, dass die Verdauung während der Kur gut funktioniert.

HINWEIS: Am Tag der Leberreinigung sollten Sie ab Mittag keine feste Nahrung mehr zu sich nehmen. Es dürfen nur frisch gepresste Obstsäfte oder gefiltertes Wasser getrunken werden.

Anleitung

- Trinken Sie ab 18.30 Uhr (oder 30 Minuten, bevor Sie mit der Leberreinigung beginnen) nichts mehr.
- Beginnen Sie zwischen 19.00 und 21.00 Uhr mit der Kur. Sie können auch einen anderen Zeitpunkt wählen, wenn es angenehmer für Sie ist.
- Rühren Sie 250 ml Olivenöl in 200 bis 250 ml rosa Grapefruitsaft (oder Zitronensaft) ein.
- Trinken Sie den Saft so schnell oder langsam wie es für Sie in Ordnung ist. Sie können alles auf einmal trinken, alle 15 Minuten 100 ml oder die Einnahme noch langsamer gestalten, ganz so, wie es Ihnen beliebt. Nach der Einnahme sollten Sie Nachtruhe halten und sich dabei auf die rechte Seite legen.

Anmerkungen

- Sollte Ihnen während der Einnahme übel werden oder Sie das Bedürfnis verspüren, sich zu übergeben, können Sie der Olivenöl-Zitrus-Mischung etwas frischgepressten Apfelsaft hinterherschicken. Machen Sie eine kleine Pause und nehmen dann wieder etwas von der Mischung ein. Sollte die Übelkeit nicht verschwinden, nehmen Sie nur so viel Olivenöl-Zitrus-Mischung ein, wie Sie vertragen und gehen Sie dann direkt zu Bett. Legen Sie sich auf die rechte Seite.
- Schauen Sie nach, ob Sie im Kot Steine sehen können. Leber- und Gallensteine sind für gewöhnlich grün, es gibt aber auch gelbe, rote und schwarze Steine. Sie können unterschiedlich groß sein, von Erbsengröße bis hin zu zweieinhalb Zentimetern im Durchmesser oder mehr. In der Regel sind Leber- und Gallensteine weich, da sie sich aus Lipiden und/oder Gallenflüssigkeit zusammensetzen.
- Wenn Sie unter einer degenerativen Lebererkrankung leiden, sollten Sie die Leberreinigung nur unter Aufsicht eines erfahrenen Arztes durchführen.

Werkzeug Nr. 2
Gefiltertes Wasser

Wasser aus natürlichen Quellen, Flüssen und Seen kommt in Kontakt mit Felsen, Gestein und Erde und ist in der Regel sehr mineralhaltig. Auch Leistungswasser enthält sehr viele unerwünschte Stoffe und chemische Rückstände.

Die im Wasser enthaltenen Minerale sind anorganisch, d. h. sie unterscheiden sich deutlich von den Mineralen im menschlichen Körper. Anorganische

Minerale aus dem Boden haben nicht die gleiche elektrische Schwingung wie ihre Pendants im Menschen und in den Pflanzen. Elementare (Erd-)Minerale sind im Grunde genommen inert und elektromagnetisch nicht hoch geladen.

Wenn Regen (gefiltertes Wasser) auf die Erde fällt, wird er vom Boden aufgenommen und nimmt die energetische Schwingung des Bodens (mitsamt der darin enthaltenen Minerale) auf. Das Wasser wird von den Wurzeln der Pflanzen aufgesogen und in die oberirdischen Pflanzenteile weitergeleitet. Die so entstehende Energie verbindet sich mit der Energie der Sonne und transformiert die anorganischen Minerale zu Zellmineralien, die der Pflanze Struktur geben und sie nähren.

Wenn ein Samen zu keimen beginnt, wird dieser Vorgang durch Enzyme angestoßen, deren Bestandteile spezifische Komplexe bilden. Die in Pflanzen enthaltenen Minerale werden auch „Zellsalze" genannt, weil viele von ihnen Verbindungen eingehen, deren Wirkung als synergistisch bezeichnet werden kann. Die Verbindungen unterstützen sich gegenseitig in ihren Wirkungen und sind voneinander abhängig. Nur in ihrer synergistischen Wirkung können sie von den Zellen der Tiere und uns Menschen richtig absorbiert und verwertet werden. Tier und Mensch benötigen zum Überleben Nahrungsmittel mit energetisch hochwertiger Schwingung. Elementare Minerale allein reichen nicht aus.

Wenn anorganische Minerale durch die Darmwand gelangen, wirken sie im Körper stimulierend. Ihre elektrische Ladung ist niederfrequent und sie können die Zellmembran nicht passieren. Ein gutes Beispiel hierfür ist das Element Jod. In der Medizin wird Jod in Kontrastmitteln und Schilddrüsenmedikamenten eingesetzt. Jod in dieser Form kann die Schilddrüse stark stimulieren und sich dort anreichern. Das wiederum kann Entzündungen verursachen und für zusätzliche Schilddrüsenprobleme sorgen. So wie eine Wasserleitung verkalken kann, können sich auch in Venen, Arterien und anderem Gewebe anorganische Minerale ablagern.

Gefiltertes, destilliertes Wasser gilt als das beste Lösungsmittel überhaupt. Nur in dieser Form kann Wasser vom Körper aufgenommen werden, ohne Schäden zu verursachen. So kann es Nährstoffe auflösen, damit sie aufgenommen und in jede Zelle transportiert werden können. Darüber hinaus löst es die Abfallprodukte des Stoffwechsels, damit diese toxischen Produkte ausgeschieden werden können. Destilliertes Wasser eignet sich zudem hervorragend zum Ausschwemmen mineralischer Stoffe, die sich im Gewebe angereichert haben. In der gelösten Form können sie im Rahmen einer Entgiftung aus dem Körper ausgeschieden werden. Die für den Körper wichtigen Minerale bleiben dabei erhalten. Im Rahmen unzähliger Fastenkuren sind bereits zahlreiche Blutuntersuchungen durchgeführt worden und haben gezeigt, dass destilliertes Wasser den Anteil an Elektrolyten positiv beeinflusst und zur Erhaltung der gesunden Homöostase beiträgt. Destilliertes Wasser bindet die Minerale, die von den Körperzellen ausgeschieden werden und scheidet sie aus. Diese Minerale sind nichts weiter als Zellabfall, der die normale und gesunde Funktion des Organismus beeinträchtigt.

Der Körper darf nie dehydriert sein. Den Großteil unserer Körperflüssigkeit sollten wir über reifes, rohes Obst und Gemüse beziehen. Im natürlichen Zustand bestehen diese Nahrungsmittel zu 60 bis 95 % aus Wasser. Zusätzlich sollten Sie mindestens einen halben Liter destilliertes/gefiltertes Wasser täglich trinken.

Bereiten Sie auch Ihren Kräutertee ausschließlich mit destilliertem Wasser zu. Als neutrales Medium zieht das destillierte Wasser die Wirkstoffe direkt aus den Kräutern heraus. Wasser, das zu viele anorganische Minerale oder andere Stoffe enthält, kann nicht mehr alle Komponenten aus den Kräutern ziehen, was die Heilwirkung des Tees beeinträchtigt.

Wenn Sie kein destilliertes Wasser finden können, empfehle ich Ihnen den Einbau eines Umkehrosmose-Filters. Es gibt Modelle, die sich einfach unter der Spüle einbauen und sehr leicht bedienen lassen. Vergessen Sie bitte nicht, dass Wasser zu den besten Katalysatoren gehört, die die Natur zu bieten hat. Trinken Sie viel frisches, sauberes und destilliertes (oder gefiltertes) Wasser, aber bitte ohne es zu übertreiben. Hören Sie auf Ihre Intuition. Viele Leute trinken so viel Wasser, dass sie fast darin ertrinken. Denken Sie immer daran, dass sie mit einer Rohkosternährung automatisch viel gesundes Wasser zu sich nehmen.
HINWEIS: Trinken Sie nie während der Mahlzeiten, weil Sie sonst die Verdauungsenzyme verwässern und Ihre Verdauung darunter leidet.

Werkzeug Nr. 3 Rizinuswickel

Der Wunderbaum (im Englischen auch Palma Christi genannt) wird seit vielen Hundert Jahren als Heilpflanze verwendet. Der amerikanische mediale Heiler Edgar Cayce hat sie sehr häufig für verschiedene Beschwerden angewendet. Vorläufige Studien zur Wirksamkeit von Rizinuswickeln an der *George Washington School of Medicine* haben gezeigt, dass die Wickel die Immunfunktion anregen, die Durchblutung fördern und die Muskeln und andere Gewebestrukturen weicher machen.

Rizinuskompressen auf dem Abdomen wirken entgiftend auf den ganzen Organismus. Darüber hinaus können Rizinuswickel bei Schmerzen, Bandscheibenvorfällen, Tumoren, Tinnitus, Übelkeit, Entzündungen, verhärteten oder geschwollenen Organen (z. B. Milz, Leber, Nieren, Lymphknoten und Darm) und zahlreichen anderen Beschwerden eingesetzt werden. Äußerlich angewendet helfen sie bösartige Geschwulste zu lockern oder ganz aufzulösen. Besonders hilfreich sind Rizinusanwendungen bei Lungenproblemen wie z. B. Asthma.

Bei Lungenpatienten ist die Entgiftung besonders schwierig, weil viele von ihnen Asthmasprays benutzen, die den Entgiftungsvorgang behindern und die toxische Last in der Lunge halten, anstatt das Abhusten der schädlichen Stoffe zu fördern. Die Lungenbläschen selbst sind vielleicht frei, aber das umliegende Gewebe und die Zellzwischenräume sind verstopft. Das kann – und in vielen Fällen tut es das auch – sich auf das Nervensystem auswirken, indem es Krämpfe verursacht. Wenn Sie Lungenkrankheiten wie Asthma nachhaltig heilen wollen, muss die Lunge zuerst entgiftet werden.

Rizinuswickel können wunderbar entkrampfend wirken, wenn der Klient an Atemnot leidet. Zusätzlich kann alle zehn Minuten ein Teelöffel Lobelia-Tinktur[9] als krampflösendes Mittel eingenommen werden. Diese Heilpflanze kann anstelle eines Inhalators oder eines Sprays gegeben werden. Sie sollten aber auch wissen, dass manche Klienten von Asthmasprays abhängig sind und diese nicht ohne Weiteres absetzen können. In diesen Fällen sollte der Entgiftungsprozess besonders unterstützt werden, um eine zusätzliche Unterdrückung zu vermeiden.

Rizinuswickel sind zudem hilfreich bei Frauenbeschwerden wie Unterleibsschmerzen, Auftreibung, Zysten an den Eierstöcken oder in der Gebärmutter, Myome, Endometriose und Menstruationsbeschwerden.

Sie können sehr einfach selbst gemacht werden.

Das benötigen Sie

- Ein weiches Baumwoll- oder Wolltuch.
- Schneiden Sie das Tuch auf die passende Größe zu (für einen Bauchwickel sollte es zwischen 10 x 10 bis 12 x 12 cm groß sein).
- Kaltgepresstes Rizinusöl (im Handel erhältlich).
- Wachstuch oder Frischhaltefolie.
- Heizquelle (vorzugsweise nicht elektrisch; besser sind Wärmflasche oder Kirschkernkissen; sollten Sie nichts anderes haben, tun es Heizdecke oder-auflage auch).

Anleitung

- Falten Sie das Stofftuch bis es ca. 6 bis 10 cm dick ist.
- Lassen Sie das Tuch mit Rizinusöl vollsaugen, bis es komplett gesättigt ist.
- Legen Sie das Tuch auf die zu behandelnde Stelle.
- Bedecken Sie das Tuch mit Wachstuch oder Frischhaltefolie. Sie können die Stelle auch einwickeln.
- Legen Sie nun die Heizquelle direkt auf den Wickel (sollten Wärmflasche, Heizkissen oder ähnliches zu heiß sein, können Sie ein Handtusch dazwischen legen).

---

9 Siehe Seite 311 für weitere Information zur Lobelia-Tinktur.

- Anschließend sollten Sie mindestens eine Stunde ruhen.
- Bei Bedarf können Sie den Wickel auch über Nacht anwenden.
- Idealerweise wird der Rizinuswickel drei- bis siebenmal in der Woche angewendet.
- Sie müssen das Stofftuch nicht nach jeder Anwendung entsorgen. Sie können es in einem gut verschlossenen Glasbehälter bis zur nächsten Anwendung aufbewahren.

Achten Sie während der Behandlung auch auf Ihre Gedanken und Gefühle. Oft kommen während einer Entgiftung auch alte, toxische Gedanken und Gefühle wieder an die Oberfläche. Das sollte Sie nicht beunruhigen, denn sie werden zusammen mit den physischen Giftstoffen ausgeschieden.

Werkzeug Nr. 4
Der kalte Ganzkörperwickel

Der kalte Ganzkörperwickel ist eine traditionelle und sehr effektive Form der Hydrotherapie. Er wurde von Dr. John Christopher weiterentwickelt und durch Dr. Richard Schulze einer breiten Öffentlichkeit zugänglich gemacht. Der Ganzkörperwickel ist eine wertvolle Ergänzung für jede Entgiftungskur, denn er zieht Gifte aktiv über die Haut nach außen.

Ganzkörperwickel sind effektiv, aber auch sehr anstrengend. Sie sollten nicht an sehr geschwächten Patienten durchgeführt werden, wie es z. B. bei vielen Krebserkrankungen der Fall ist. Natürlich würde ein Ganzkörperwickel auch in diesen Fällen viel Gutes bewirken. Allerdings ist das Risiko zu hoch, dass der bereits ausgezehrte und kraftlose Mensch durch die sehr starke Wirkung zusätzlich belastet wird.

HINWEIS: Wenn Sie oder Ihr Patient zu schwach sind, sollten Sie erst daran arbeiten, wieder zu Kräften zu kommen, bevor Sie einen kalten Ganzkörperwickel durchführen. Eine Entgiftung kann auch *zu schnell* verlaufen. Allein die Umstellung auf eine Rohkosternährung und die Einnahme hochwertiger Kräutermischungen können sehr effektiv entgiften.

Mit der folgenden Anleitung können Sie mit der Unterstützung eines Freundes oder Familienmitglieds einen Ganzkörperwickel sehr bequem zu Hause durchführen.

Schritt 1

Bevor Sie einen Ganzkörperwickel machen, sollten Sie sich vorher einige Tage lang ausschließlich von Rohkost ernähren. So können Sie alle fermentierten tierischen Reststoffe ausscheiden. Am Abend vor der Anwendung können Sie einen Einlauf durchführen, Dr. Schulze empfiehlt im Anschluss daran noch einen zusätzlichen Einlauf mit Knoblauch. Dafür werden „acht bis zehn große Knoblauchzehen mit Apfelessig und destilliertem Wasser zu gleichen Teilen in einem Mixer püriert". Für mein Empfinden ist diese Form des Einlaufs für Rohköstler zu stark, kann aber sicherlich Menschen helfen, die eine hohe toxische Belastung haben. Je gesünder Sie sind, desto empfindlicher reagieren Sie auf kräftige und penetrante Nahrungsmittel.

Schritt 2

Lassen Sie sich ein sehr heißes Bad ein – je heißer, desto besser, aber achten Sie darauf, sich nicht zu verbrühen. Geben Sie 30 g Senfmehl in ein kleines Baumwollsäckchen und 30 g frische, gemahlene Ingwerwurzel in ein anderes. Wenn Sie richtig durchstarten wollen, können Sie ein drittes Säckchen mit Cayennepfeffer befüllen. Ich empfehle Ihnen jedoch, den Ganzkörperwickel zuerst einmal ohne Cayenne durchzuführen.

Hängen Sie die Kräutersäckchen unter das einlaufende Wasser, damit der Sud in die Badewanne fließen kann. Bevor Sie in das Bad steigen, müssen Sie alle empfindlichen Körperstellen, einschließlich Genitalien und Brustwarzen mit Vaseline eincremen, denn Sie werden mindestens 10 bis 15 Minuten im Badewasser verbringen. Durch das heiße Bad wird das Schwitzen angeregt und ein Fieber simuliert.

Ich empfehle Ihnen auch, zusätzlich heißen Tee mit Schafgarbe oder Ingwerwurzel zu trinken. Diese beiden Pflanzen regen die Durchblutung an, wirken schweißtreibend und öffnen die Hautporen. Darüber hinaus hilft das Trinken, den Flüssigkeitshaushalt des Körpers stabil zu halten. Das heiße Bad in Kombination mit den schweißtreibenden Eigenschaften der Heilkräuter – insbesondere der Schafgarbe – regt das Schwitzen an, fördert die Durchblutung und bringt den Lymphfluss in Bewegung. Die Ausscheidung über die Haut läuft auch Hochtouren.

Trinken Sie so viel Tee wie nur möglich. Wenn Sie sich schwach fühlen, können Sie Ihren Assistenten bitten, Ihnen ein kühles Tuch auf die Stirn oder in den Nacken legen. Halten Sie auch etwas Lobelia-Tinktur bereit, falls Sie einen Krampf bekommen. Ich persönlich bin aber der Meinung, dass Sie es nicht so weit kommen lassen sollten.

Bevor Sie mit dieser Behandlung beginnen, müssen Sie ein sehr großes, weißes Baumwolllaken in Ihre Gefriertruhe oder Ihren Kühlschrank legen. Alternativ können Sie das Laken auch in einen Eimer voller Eiswürfel legen. Das Tuch kommt zum Einsatz, sobald Sie aus der Badewanne steigen.

Schritt 3

Steigen Sie in die Badewanne und versuchen Sie, so weit wie möglich in das Wasser einzutauchen (mit Ausnahme des Kopfes). Das heiße Kräuterbad ist sehr anregend, vor allem, wenn Sie Cayennepfeffer hinzugegeben haben. Bleiben Sie so lange wie möglich im Wasser. Sie sollten etwas Durchhaltevermögen zeigen. Sobald Sie aus der Wanne steigen, sollte Ihr Assistent Sie in das bereitgelegte Baumwolllaken aus der Gefriertruhe oder dem Kühlschrank einwickeln. Glauben Sie mir – Sie werden die Kälte nicht spüren. Ihnen wird so heiß sein, dass Sie das kühle Laken genießen werden. Das Zusammenspiel von Körperhitze und kaltem Laken zieht sehr viele Giftstoffe aus der Haut.

Schritt 4

Gehen Sie direkt ins Bett, eingewickelt in das kalte Laken. Nun ist es Zeit zu schlafen und eine gute Nachtruhe zu halten. Ihre Matratze können Sie mit einem Matratzenschoner oder einer Gummimatte vor der Nässe schützen. Lassen Sie sich von Ihrem Assistenten mit einem weiteren Baumwolltuch und einer zusätzlichen Decke (Baumwolle oder Wolle) zudecken. Wickeln Sie sich wie in einem Kokon ein. Sie können Ihre Fußsohlen zur Anregung der Immunreaktion zusätzlich mit einer Knoblauchpaste einreiben. Sie hat zudem eine antibiotische Wirkung.

Am Morgen können Sie dann das Laken, mit dem Sie in der Nacht eingewickelt waren, einmal gründlich inspizieren. Sie werden die Giftstoffe, die Sie über Nacht ausgeschieden haben, sehen können. Nun ist es Zeit, eine ausgiebige Dusche zu nehmen und die Haut gründlich zu waschen. Auch das Trockenbürsten ist jetzt hilfreich. Sie sollten sich auch weiterhin ausschließlich von Rohkost ernähren, vorzugsweise von frischem Obst. Auch frisch gepresste Obstsäfte und gefiltertes Wasser sind gut. Achten Sie auf einen gesunden und regelmäßigen Stuhlgang.

Es gibt viele natürliche Therapien, die Ihnen beim Entgiften helfen können. Haben Sie etwas Geduld. Ihr Körper ist in der Regel sehr reaktionsfreudig, hat aber auch seinen eigenen Willen. Am wichtigsten ist hier die Ernährung. Genießen Sie Ihre Reise zu strahlender Gesundheit. Es ist Ihre Reise, nur Sie können wissen, was Ihr Körper wirklich braucht. Hören Sie gut hin und folgen Sie Ihrer Intuition. Gleichzeitig dürfen Sie Ihre Grenzen nicht zu stark ausloten. Solange Sie Ausdauer zeigen, wird sich Ihre Gesundheit wiedereinstellen. Sie werden erstaunt sein, wie schnell und tief die Heilung stattfinden wird. Von nun an ist echte Vitalität gleich um die Ecke. Nehmen Sie jeden Tag so, wie er kommt und machen Sie Ihre Gesundheit zum Hobby.

Die wirksamste Medizin ist die natürliche Heilkraft, die im Inneren eines jeden von uns liegt.

— Hippokrates

10

Gesundheit und Spiritualität

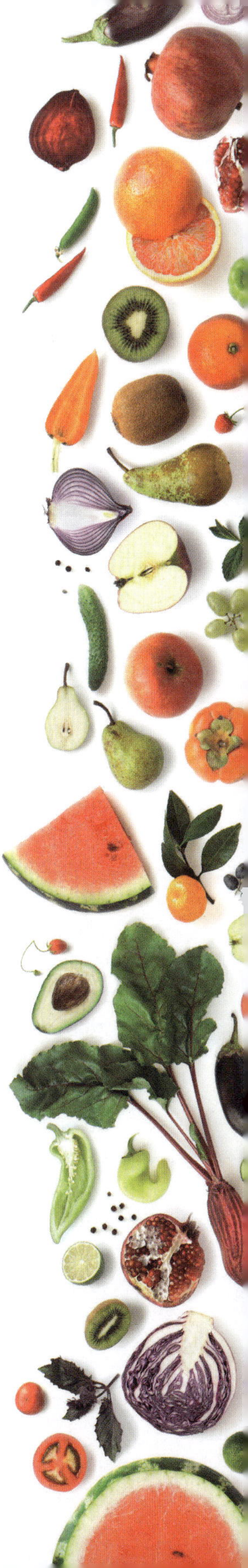

Wir sind viel mehr als ein rein physisches Wesen. Wir haben verschiedene „Körper“ und leben auf verschiedenen Ebenen. Die meisten Menschen können das nicht verstehen. Wie ganzheitlich und einfach das Leben im Grunde genommen ist, wird jedoch deutlich sichtbar, wenn man sich mit dem Gedanken der Bewusstheit oder des Bewusstseins auseinandersetzt.

Im Kern eines jeden Menschen liegt das Bewusstsein, frei von jeglichen Gedanken oder Gefühlen. Das ist das „wahre Ich“, das immer existiert und gleichbleibt, egal, was Sie in der Außenwelt erleben und erfahren. Sie können sich vor Ihrem wahren Selbst – ebendiesem Bewusstsein - nicht verstecken. Das wahre Selbst beobachtet immer ganz genau, welche Gedanken und Gefühle Sie erschaffen. Dieses „Ich“ ist der Beobachter derer, die beobachtet werden. Viele Menschen versuchen, sich mit Alkohol oder anderen Drogen vor sich selbst zu verstecken. Das ist schier unmöglich. Ihr Bewusstsein ist die eine Einheit, die Sie niemals loswerden oder abtöten können. Es ist unsterblich. Es ist der Teil in Ihnen, der endlos ist und sich über alle Grenzen hinweg ausdehnen kann.

Entgegen der gängigen Meinung, muss man *keineswegs* denken, um existieren zu können. Sie *werden* zum Bewusstsein selbst, wenn Sie aufhören zu denken, planen und wünschen. Im jetzigen Moment sind Sie jedoch an Ihre Gedanken, Gefühle und Wünsche gefesselt, weil Sie Ihre Energie auf diese Dinge lenken. Das war nicht immer so. Können Sie sich noch an die Zeit erinnern als Sie klein waren? Damals existierte die Zeit nicht, sie spielte keine Rolle. Sie waren einfach in Ihr Spiel vertieft, bis Ihre Mutter Sie zum Abendessen rief.

Bewusstsein oder Bewusstheit ist die Lebenskraft, die alles durchdringt und aus allem herausstrahlt. Echte Gesundheit kann nur gelingen, wenn Körper, Intellekt und Emotionen eine Einheit bilden und in Harmonie mit diesem Bewusstsein der Seele und mit Gott existieren. Die toxischen Einflüsse, unter denen wir leiden, schaffen wir uns selbst. Wir erschaffen sie durch unseren Lebensstil, durch unsere Ernährung und unsere Gedanken. Wir können sie auch wieder umkehren. Wir können Körper und Geist neu erschaffen und lebendig werden lassen.

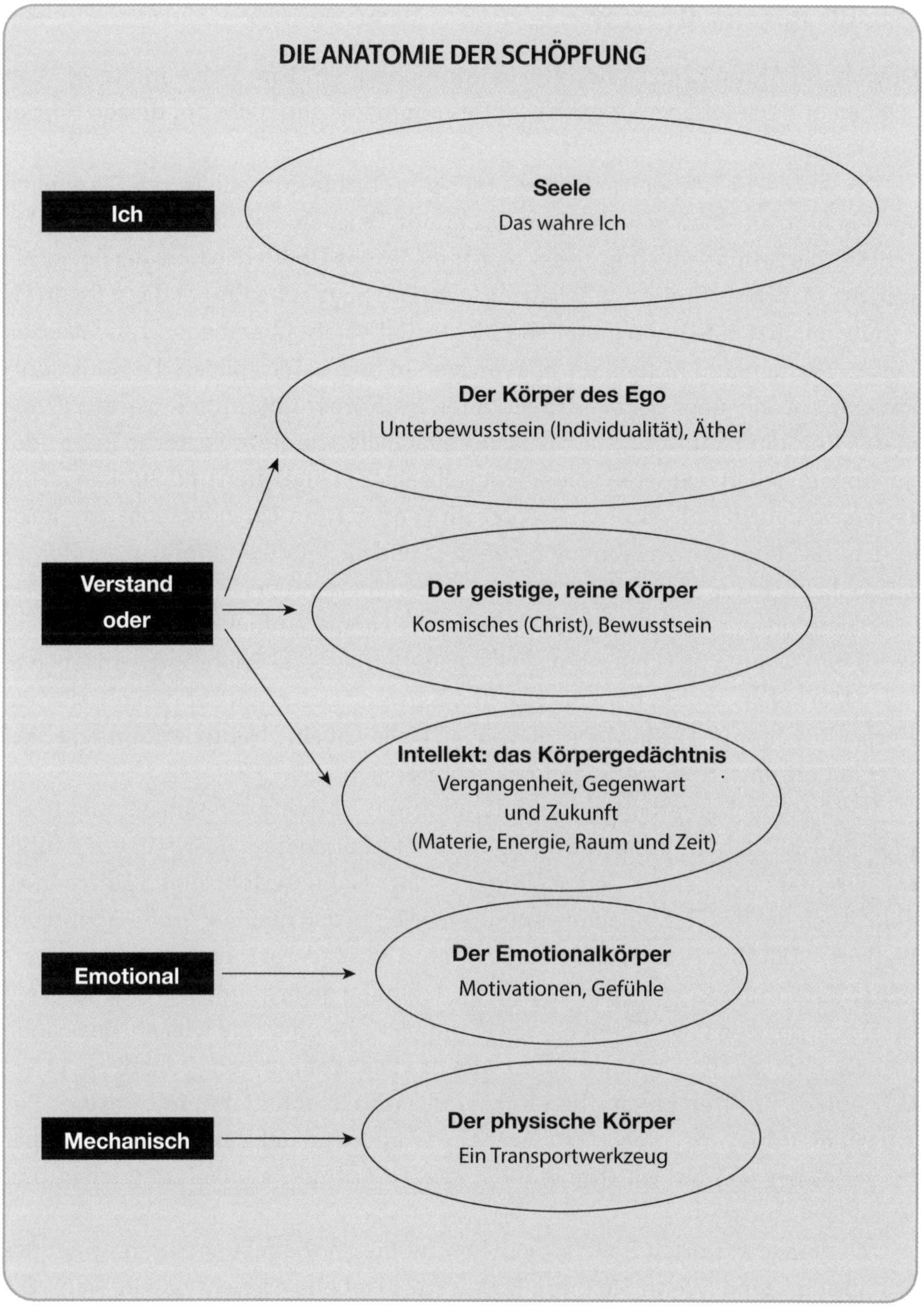
DIE ANATOMIE DER SCHÖPFUNG
Ich
Seele
Das wahre Ich
Der Körper des Ego
Unterbewusstsein (Individualität), Äther
Verstand oder
Der geistige, reine Körper
Kosmisches (Christ), Bewusstsein
Intellekt: das Körpergedächtnis
Vergangenheit, Gegenwart und Zukunft
(Materie, Energie, Raum und Zeit)
Emotional
Der Emotionalkörper
Motivationen, Gefühle
Mechanisch
Der physische Körper
Ein Transportwerkzeug

Der physische Körper

Obwohl Sie Ihren physischen Körper brauchen, um Ihre Reise in dieser Welt erleben und genießen zu können, ist Ihr inneres Wesen nicht auf diesen Körper beschränkt.

Der physische Körper ist nichts weiter als ein Transportmedium, das Sie ähnlich wie ein Auto an einen gewünschten Ort bringt. Er ist eine selbstregulierende Maschine. Das Grundbedürfnis dieser Maschine ist das Überleben und das Bewusstsein der Maschine findet auf Zellebene statt. Der physische Körper dient Ihnen als Schutz und hat eine hohe materielle Dichte. Er besteht überwiegend aus Wasser, Zellen, Toxinen und Mineralen. Nervensystem und Gehirn bilden die Kommunikationszentrale, über die alle Nachrichten im Körper übermittelt werden. Ohne dieses Kommunikationssystem wüsste keine Zelle, wie sie auf externe Reize oder auf andere Zellen reagieren sollte. Trotz all seiner Fähigkeiten und Stärken ist die Lebensspanne des physischen Körpers im Vergleich zur Unendlichkeit sehr kurz.

Lassen Sie uns einen Moment innehalten und nachdenken. Wenn unser Körper ausschließlich aus Materie besteht, woher kommt dann unser Bewusstsein? Wie entstehen unsere Gedanken und Gefühle? Es ist viel einfacher, diese Fragen zu verstehen, wenn man schon einmal eine außerkörperliche Erfahrung gemacht hat. Viele Menschen wissen bereits, dass ihre Existenz sich nicht auf den physischen Körper beschränkt. Diese Menschen haben vielleicht eine Nahtoderfahrung erlebt oder andere einschneidende Ereignisse hinter sich.

Viele Menschen arbeiten aktiv daran, ihren Körper zu verlassen und üben dies täglich. Ich habe viele Jahre lang in der Notfallmedizin gearbeitet und fühle mich immer noch geehrt, Zeuge einiger solcher Nahtoderfahrungen gewesen zu sein. Auch durfte ich Menschen auf ihrem Weg in das nächste große Abenteuer begleiten. Darüber hinaus habe ich viele Jahre damit verbracht, mit außerkörperlichen Erfahrungen zu experimentieren. Ich habe gelernt und am eigenen Leib erfahren, dass es viele Ebenen oder Himmelreiche gibt. (Sie wissen, dass auch Jesus sagte: „Im Haus meines Vaters gibt es viele Wohnungen“ (Johannes, 14,2).) Wir *nutzen* unseren physischen Körper nur und hauchen ihm mit unserer Bewusstheit Leben ein … unser Bewusstsein. Wenn es an der Zeit ist, diesen Körper zu verlassen, werden wir ihm einfach unsere Aufmerksamkeit entziehen und woanders hingehen.

Mit dem erweiterten Bewusstsein kommt die gottgegebene Erkenntnis, dass wir alle eins sind. Wenn Sie diese Bewusstseinsebene erreicht haben, wenn Sie verstanden haben, um was es wirklich geht, werden Sie bedingungslose Liebe finden. Sie werden erkennen, dass Sie ein Ausdruck Gottes sind. Je gesünder jeder einzelne Ihrer vielen Körper ist, je glücklicher und erfüllter Ihr Leben ist, desto mehr werden Sie in jedem einzelnen Moment Gott und die Liebe als aktiven Teil Ihres Lebens wahrnehmen.

Unsere Bewusstheit, unser Bewusstsein, stammt aus unserer Verbindung zu Gott, aus der Untrennbarkeit des großen Einen. Ich glaube, dass alle gläubigen Menschen mir zustimmen werden, wenn ich sage, dass Gott allmächtig, allgegenwärtig und allwissend ist. Das heißt, Gott ist unendlich. Es gibt keinen Ort, an dem Gott nicht ist. Gott kennt keine Grenzen und kann nicht eingeschränkt werden. Daraus lässt sich schlussfolgern, dass Gott keine Form haben kann, keine Substanz, wie wir sie kennen. Wenn dies so wäre, wäre Gott nicht unendlich. Gott kann man nicht auf einen Körper, einen Gedanken oder eine Emotion beschränken. All diese „Formen" entstehen durch Konditionierung und Erfahrung, nicht durch Wahrheit.

Der Emotionalkörper

Dass der Emotionalkörper – oft wird er auch „Astralkörper" genannt – existiert, ist durch die Erfahrungen vieler Menschen belegt, die ihren physischen Körper verlassen haben und können. Der Astral- oder Emotionalkörper existiert getrennt von unserem physischen Körper, sieht aber genauso aus. In diesem Körper sind unsere Gefühle und Emotionen zu Hause. Der Emotionalkörper bringt die Gedanken hervor und motiviert den physischen Körper. Ohne Wünsche und Verlangen, ohne unseren Willen, könnten wir in der physischen Welt nichts erschaffen.

Weder Ihre Emotionen noch Ihr Emotionalkörper sind Ihr wahres Ich. Sie werden nur von Ihnen eingesetzt, um die Schöpfung erleben zu können. Der Zustand Ihres Emotionalkörpers hat jedoch große Auswirkungen auf Ihren physischen Körper. Wut, Hass und Raserei machen Ihre Leber kaputt. Eifersucht, Ängste und negative Gefühle wirken sich nachteilig auf Nieren und Nebennieren aus. Furcht, Tratsch und ein großes Ego sperren das Herz zu. Sie sehen, wie wichtig es ist, Ihren Emotionalkörper unter Kontrolle zu haben, denn über ihn bringen Sie Ihre Gefühle zum Ausdruck.

Der Mentalkörper

Die Überlegungen zum Emotionalkörper führen uns direkt zum Verstand oder dem Mentalkörper. Gott erschuf den Mentalkörper, um der Schöpfung Form zu geben. In diesem Körper oder auf dieser Ebene manifestieren sich unsere Gedanken. Hier ist die wahre Dualität zu Hause, auf dieser Ebene werden männlich/weiblich, oben/unten, schwarz/weiß, groß/klein usw. erschaffen. Um etwas erleben zu können, müssen Sie zuerst darüber nachdenken. Sie müssen sich ein Bild vor Augen führen oder erschaffen. Das geschieht, indem Sie alles, was Sie in der Vergangenheit gewusst oder erlebt haben, zusammenbringen. Aus diesen gesammelten Daten erschaffen Sie Ihre Zukunft. Ein Gedanke wird sehr stark über vergangene Erfahrungen oder erlernten Reaktionen (Konditionierung) definiert und dadurch eingeschränkt. Der beste Vergleich, der mir hierzu einfällt, ist der Computer. Genau wie ein Computer kann auch der Verstand nur das wiedergeben, was programmiert wurde.

Sowohl unser Emotionalkörper als auch unser physischer Körper reagieren ausschließlich auf Gedanken. Der Gedanke ist Schöpfer und die Gefühle führen aus, was der Verstand denkt. Alle Gedanken und Emotionen sind wie der physische Körper – sie werden geboren, haben ein Leben und sterben wieder. Die mentale Ebene ist nur ein weiterer „Körper", den Sie dazu benutzen, Dinge zu erleben und dieses Erleben selbst zu „erschaffen".

Das Ego

Das Ego ist der „Körper der Trennung". Es sagt „Ich bin getrennt von allen anderen und anders als sie". Das Ego ist der erste Körper, den Ihre Seele „bewohnen" muss, bevor sie ihre Reise in die Schöpfung beginnen kann. Es ist die erste Trennung vom Göttlichen und die letzte, die Sie überwinden müssen, um sich von eben dieser Schöpfung zu befreien. Sobald Sie das Ego hinter sich lassen – das in jedem Fall ein begrenztes und begrenzendes „kleines" Selbst ist – können Sie wieder Ihr *wahres*, grenzenloses Ich erfahren. Sie werden feststellen, dass Sie „immer schon dort" oder „hier" gewesen sind. Ihr wahres Ich bleibt hinter den verschiedenen Körpern und ihren Funktionen verborgen. All dies ist notwendig, damit Gott und Sie unendlich und grenzenlos „erleben" können. Gott braucht diese Trennung, eben weil er allmächtig, allwissend und allgegenwärtig ist. Nur durch die Trennung kann er Dinge erfahren und erleben.

Alles zusammengenommen

Ich habe dieses Kapitel bewusst an das Ende des Buches gestellt. Meine Absicht ist es, Ihnen zu helfen, Ihr wahres Ich zu finden und Ihnen zu erklären, warum wir Begriffe wie „Körper", „Emotionen", „Verstand" und „Seele" verwenden. Wenn Sie lange leben und kraftvolle Vitalität erfahren wollen, müssen alle Ihre Körper gesund sein. Jeder Einzelne dieser Körper wirkt sich auf die anderen aus. Sie passen so gut zusammen und funktionieren so reibungslos miteinander, dass die meisten Menschen – darunter Sie und die meisten Wissenschaftler – irrtümlich davon ausgehen, dass nur ein Körper existiert. Das ist nicht der Fall. Diese Körper existieren, um der Schöpfung Farbe, Aroma, Form und Textur zu geben. Jeder dieser Körper, die Sie einsetzen, wird aus den Atomen der jeweiligen himmlischen Dimension erschaffen. Jeder dieser Körper ruft eine elektrische Reaktion im physischen Körper hervor, das ist ihr Modus Operandi. Um die Wahrheit zu erkennen und zu erfahren, muss man hinter den Schleier der physischen, emotionalen und mentalen Welten (Körper) schauen.

WENN ES ZEIT IST, ZU GEHEN

In extremen Fällen – und bei einigen sehr weit fortgeschrittenen Krebserkrankungen – kann es passieren, dass der Patient keine Fortschritte macht. Das kann heißen, dass es für diesen Menschen an der Zeit ist, unsere Erde zu verlassen. Unsere physischen, emotionalen und mentalen Körper sind nur dazu da, uns hier auf unserer Reise durch die Schöpfung zu begleiten. Sie können und werden nicht für immer da sein.

Es gibt keinen Grund, sich vor Gott oder der Reise, auf der man sich befindet, zu fürchten. „Sie" werden niemals sterben – nur Ihr Körper wird vergehen. Sie – Ihre Seele – sind unsterblich. Unsere physische Welt ist die eine unter allen göttlichen Welten, in der das Leben sehr schwer und hart sein kann. Wenn es Zeit ist zu gehen, ist das ein Segen und der Übergang zu einer neuen Welt ein Anlass zu großer Freude. Auf meinen außerkörperlichen Reisen bin ich nichts außer Freude, Bewusstheit, Ekstase und reiner Liebe begegnet.

Tragen Sie Gott und seine Liebe immer in sich. Wenn jeder Mensch zu jeder Zeit voller Liebe wäre, wäre unsere Welt eine ganz andere. Leben Sie jeden Moment für den Moment und lassen Sie die Vergangenheit los. Wenn Sie im „Jetzt" leben, wird es keine Zukunft geben. Lernen Sie, jeden Moment zu genießen, ganz gleich, welche Diagnose bei Ihnen gestellt wurde oder wie hoffnungslos Ihre chronischen Beschwerden zu sein scheinen. Gestalten Sie Ihr Leben so, wie Sie es wollen. Wenn Sie einen gesunden Körper haben möchten, dann soll es so sein – machen Sie ihn gesund. Es liegt an Ihnen – und nur an Ihnen –, gesund zu sein. Sie entscheiden.

Die Quintessenz

Befreien Sie sich von den Fesseln, die Sie an diese Welt binden. „Werdet wie die Kinder", frei im Hier und Jetzt. Das Jetzt ist unendlich und echte Bewusstheit (was Sie im Grunde genommen sind) lebt nur im jetzigen Moment. Sie wissen ja, dass Zeit nur in unseren Gedanken existiert. Vergangenheit und Zukunft sind lediglich mentale Konzepte, in denen Erinnerungen und Wünsche die Zukunft erschaffen.

Machen Sie sich die göttlichen Naturgesetze zunutze, um Ihr Leben in strahlender Gesundheit zu verbringen. Orientieren Sie sich an der Kraft und der Grenzenlosigkeit des Unendlichen und nicht an den Begrenzungen und der Enge des Endlichen. Erkennen Sie, dass Sie ein Ausdruck Gottes sind und dass das, was Sie erleben, auch von Gott erlebt wird. Warum hätte Gott sonst die Schöpfung erschaffen?

Nehmen Sie jeden einzelnen Moment als spirituelle Erfahrung. Fühlen und sehen Sie das Göttliche in allen Dingen. Die Zukunft spielt keine Rolle; es ist nicht wichtig, welche Anstrengungen die Erde unternimmt, um sich selbst zu reinigen. Das, was zählt, sind Sie und Ihr Leben. Eines Tages werden Sie diesen Körper wieder verlassen. Verbringen Sie Zeit allein und erfahren Sie, wer Sie wirklich sind.

Vor vielen Jahren sagte mir ein alter Meister, dass „nur das Allein existiert". Alles Lebendige wird allein geboren, lebt getrennt von allem anderen und zieht allein weiter (stirbt).

Finden Sie in diesem Zustand des Alleinseins heraus, wer Sie wirklich sind. Die meisten Menschen können ohne Fernseher, Radio oder anderes Medium nicht leben. Sie fürchten sich vor dem Alleinsein. Viele Seelen haben wegen dieser Angst und einer unerfüllten Sehnsucht nach Gott auf der physischen und emotionalen Ebene eine Co-Abhängigkeit entwickelt. Wenden Sie sich dem Beten, der Meditation oder der Kontemplation zu; nicht, um Gott anzuflehen, sondern um Gott zu hören und zu erfahren. Gott ist allgegenwärtig; es gibt keinen Ort, an dem Gott nicht existiert. Wenn Sie ständig nur reden, denken oder wünschen, wie werden Sie die unendliche Allgegenwärtigkeit Gottes erkennen und erfahren können?

Öffnen Sie sich, seien Sie neugierig und geben Sie sich selbst die Erlaubnis, zu wachsen und zu entfalten. Das wird allen Ihren Körpern den Stress nehmen und Raum schaffen für echte Heilung. Wahre Heilung bedeutet Integration. Eine Behandlung ist nur etwas Spezifisches, sie findet getrennt von Ihnen statt. Heilung hingegen ist expansiv. Behandlung engt ein und ist begrenzt. Betrachten Sie alles und jeden als Ausdruck Gottes und schenken Sie allen Gottes Liebe. Wenn Sie die Schönheit Gottes und der wahren Lieben erfahren haben, wird Ihnen wahre Gesundheit und Lebensfreude geschenkt. Halten Sie jederzeit Ihr Herz offen.

Lernen Sie, zu Ihren Gedanken und Gefühlen auf Distanz zu gehen und einfach nur zu beobachten. „Seien" Sie Ihr wahres Ich. Das ist der eigentliche Sinn von Gebet und Meditation – sich von Ihren Körpern zu lösen, damit Sie mit Gott kommunizieren können. Bleiben Sie rein und in jeder Hinsicht stark.

Möge Gottes Segen Sie begleiten!

Anhang

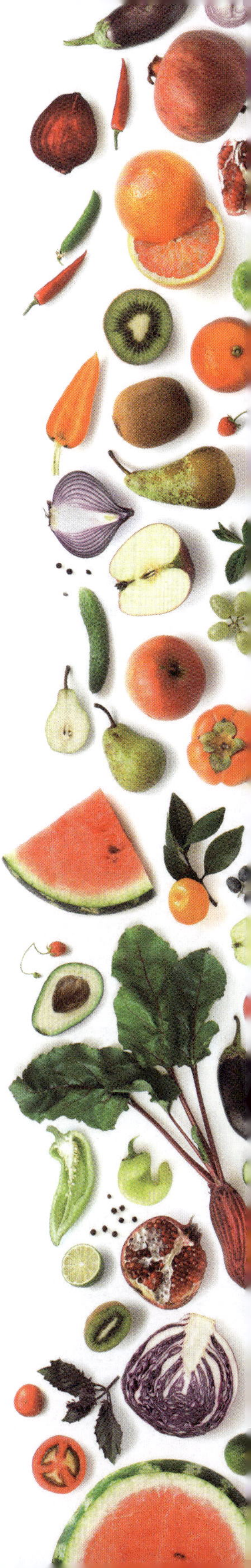

Anhang A

Messung der Basaltemperatur zur Überprüfung der Schilddrüsenfunktion

Die Basaltemperatur kann zuverlässig Auskunft darüber geben, ob die Schilddrüse gut funktioniert. Dafür wird vier Tage hintereinander immer morgens die Körpertemperatur in den Achselhöhlen gemessen. Wenn die Körpertemperatur gleichbleibend niedrig ist, ist eine Schilddrüsenunterfunktion gegeben, unabhängig davon, was die Laborbefunde sagen.

Wie Sie Ihre Basaltemperatur richtig messen

Legen Sie sich das Thermometer abends neben das Bett auf den Nachttisch oder einen Stuhl. Bei Quecksilberthermometern MUSS DIE QUECKSILBERSÄULE SCHON AM VORABEND GANZ NACH UNTEN GESCHÜTTELT WERDEN.

Am nächsten Morgen messen Sie Ihre Körpertemperatur gleich nach dem Aufwachen. Sie sollten nicht aufstehen oder sich viel im Bett bewegen. Legen Sie das Thermometer auf die nackte Haut in Ihre Achselhöhle und drücken Sie Ihren Arm an den Oberkörper. Entspannen Sie sich und LASSEN SIE DAS THERMOMETER EXAKT ZEHN MINUTEN LANG UNTER DEM ARM. Nehmen Sie nun das Thermometer, lesen Sie die Temperatur ab und notieren Sie diese.

Das Dokumentieren der Basaltemperatur früh am Morgen ist ein großartiges Hilfsmittel, um eine eventuelle Schilddrüsenunterfunktion zuverlässig zu bestimmen. Die wichtigsten Probleme, die mit einer Schilddrüsenunterfunktion einhergehen, sind der Stoffwechsel und die Verwertung von Calcium.

Eine gesunde Basaltemperatur liegt zwischen 36,5 °C und 36,7 °C.

Wenn Ihre Basaltemperatur unter 36,5 °C liegt, haben Sie eine Schilddrüsenunterfunktion. Ist die Temperatur höher als 36,7 °C kann dies ein Hinweis auf eine Schilddrüsenüberfunktion sein.

Liegt die Basaltemperatur zwischen 36,1 °C und 36,5 °C, ist die Störung in der Schilddrüse einfacher zu beheben als bei Temperaturen, die sich zwischen 35 °C und 35,5 °C bewegen. Diese niedrigen Temperaturen deuten auf eine chronische Unterfunktion hin, die ein deutlich robusteres Entgiftungsprogramm erfordern. Zur Unterstützung werden spezifische Heilpflanzen gegeben. Unter Umständen muss auch mit rohen Schilddrüsenextrakten und organischem Jod gearbeitet werden. Ein Großteil der Schilddrüsenunterfunktionen sind auf Kongestionen im Gewebe zurückzuführen, das heißt Schleim, Säuren und Fremdproteine verstopfen die Schilddrüse förmlich. Auch bei der Schilddrüsenüberfunktion handelt es sich meist um ein Problem der „Verstopfung". Entgiftung ist in diesen Fällen der Schlüssel zur Regulation.

Heutzutage werden viele Menschen bereits mit einer schwachen Schilddrüse geboren. Die Antwort auf diese Beschwerden ist immer gleich: Der Körper und die einzelnen Gewebestrukturen müssen entgiftet und wiederaufgebaut werden. Geben Sie sich Zeit. In chronischen Fällen kann es über ein Jahr dauern, bis sich die Schilddrüse erholt hat.

Datum ______________________ Temperatur ______________________
Datum ______________________ Temperatur ______________________
Datum ______________________ Temperatur ______________________
Datum ______________________ Temperatur ______________________

Frauen mit Menstruation sollten Ihre Temperatur zusätzlich am zweiten und dritten Tag der Regelblutung messen.

Datum ______________________ Temperatur ______________________
Datum ______________________ Temperatur ______________________
Datum ______________________ Temperatur ______________________
Datum ______________________ Temperatur ______________________

Zusätzliche Messungen

Datum ______________________ Temperatur ______________________
Datum ______________________ Temperatur ______________________
Datum ______________________ Temperatur ______________________
Datum ______________________ Temperatur ______________________

Anhang B

Die Familie der natürlichen Wissenschaften

Gott stellt uns eine ganze Bandbreite an natürlichen Heilmethoden zur Verfügung, von denen einige noch gar nicht entdeckt worden sind. Das Schöne an naturorientierten Wissenschaften ist das Wohlbefinden, das sie in uns auslösen. Manche Therapien können zu Beginn etwas schmerzhaft sein, weil sie sehr tief im Gewebe wirken und dort Toxine freisetzen. Andere sind sehr sanft, lassen die Körperenergie fließen und heben das Bewusstsein. Natürliche Heilmethoden wirken nicht nur auf den physischen Körper, sondern auch auf die Mental- und Emotionalkörper.

Die Heilung von Ursachen ist etwas ganz anderes als die bloße Behandlung verschiedener Symptome. Natürliche Heilmethoden können prinzipiell in zwei Kategorien unterteilt werden: behandelnde Methoden und entgiftende Methoden. Manche Behandlungsmethoden wie zum Beispiel die Massage wirken auch entgiftend. In der heutigen Welt brauchen wir beide Therapieformen, weil unsere Körper extrem geschwächt und toxisch belastet sind. Ich persönlich gebe den entgiftenden Therapien den Vorzug, weil die Ergebnisse in der Regel nachhaltiger sind.

Unser Ziel sollte immer sein, geschwächtes und degeneriertes Gewebe wiederherzustellen und in die Vitalität zu bringen. Haben Sie Freude an den vielfältigen Therapien, die die Natur für Sie bereithält. Entgiften Sie Ihre physischen und spirituellen Körper und bringen Sie diese wieder in Schwung.

Akupunktur und Akupressur

Akupunktur und Akupressur sind Behandlungsmethoden, die stagnierende Energie im Körper entweder mit Nadeln oder Druck wieder zum Fließen bringen. Besonders in geschwächtem oder verstopftem Gewebe regen sie den Energiefluss an.

Der Körper lenkt seine Energie von Natur aus immer dorthin, wo eine Reizung oder Kongestion besteht. Dieser Vorgang kann Schmerzen oder Unwohlsein auslösen. Indem die dort stagnierende Energie in Bewegung kommt, werden auch Durchblutung und Lymphfluss in diesen Regionen angeregt. Dadurch werden Immunreaktion, Nährstoffsättigung, antioxidative Vorgänge und Elektrolyten stimuliert, was wiederum Entzündungen und Toxine aus dem entsprechenden Gewebe entfernt.

Die beiden Heilmethoden haben bereits Millionen von Menschen zu einer besseren Lebensqualität verholfen. Eine Entgiftungskur, ergänzt von entweder Akupunktur oder Akupressur, ergibt eine unschlagbare Kombination.

Bioelektromagnetismus

Aus der aktuellen spirituellen Renaissance heraus hat sich eine ganz besondere Behandlungsmethode entwickelt – der Bioelektromagnetismus oder energetische Medizin. Diese Wissenschaft ist eng verwandt mit der Quantenphysik. Sie umfasst die Lehre der Elektrizität und der elektromagnetischen Felder und ihrer Wirkung auf Zellen, Gewebe, Organe und Drüsen. Das Studium der elektrischen Ströme führt immer auf direktem Wege zu Gott und seiner Schöpfung, weil es sich beim Leben um reine Energien handelt.

Alle Materie besteht aus kondensierter Energie. Ohne Energie gäbe es kein Leben, auch das Bewusstsein würde nicht existieren. Bewusstsein ist reine Energie in ihrer statischsten, aber dennoch aktiven Form. Das ist ein weiteres Paradoxon. Man könnte auch sagen, dass Gott, der Schöpfer, aus grenzenloser, reiner Energie besteht, während in seiner Schöpfung diese reine Energie kondensiert wird und Form annimmt. Wenn reine Energie sich hinaus in die Schöpfung bewegt, entstehen elektrische Ladungen. Die Energie, die diese elektrischen Ladungen abgeben, wird elektromagnetische Energie genannt.

Jedes einzelne Atom gibt durch seine Bewegungen elektromagnetische Energie ab. Wenn es sich mit anderen Atomen „verbündet", verbinden sich auch die unterschiedlichen Energien. Es entstehen Verbindungen und Strukturen, die einen ganzen Regenbogen energetischer Schattierungen versprühen. Die wahre Schönheit der Schöpfung liegt in diesem unendlichen Regenbogen an Farben und Formen verborgen, die von den vielen verschiedenen Ausdrucksformen ausgehen. Diese Energie fließt aus dem Bewusstsein - oder Seele - über die mentale Welt des Verstandes in die emotionale Welt (die Astralebene) und anschließend in die physische Welt. Von der elektromagnetischen Ladung gehen viele verschiedene Farben aus, abhängig von den jeweiligen Frequenzen und Strukturen, die eine Seele verkörpert – sei es ein Tier, ein Mensch, eine Pflanze oder ein Mineral.

Unser eigenes Bewusstsein und unser Lebensstil beeinflussen und definieren die Art und Weise, wie diese Energie erlebt wird. Die Bewusstseinsebene oder die individuelle Ausdrucksform (Mensch, Pflanze, Tier usw.) bestimmen auf welcher Ebene und in welcher Farbe die Energie schwingt. Krankheit entsteht, wenn dieser Energiefluss unterbrochen wird.

Die Schöpfung ist Energie in Bewegung. Wir müssen Energien aufnehmen und mit Energien leben, die in Harmonie mit dem eigenen Bewusstsein schwingen. Diese Energien sind in unserer Nahrung, in unseren Gedanken, Gefühlen und äußeren Einflüssen usw. enthalten. Je weiter man in spiritueller Hinsicht wächst, desto mehr kann sich auch die eigene Bewusstseinsebene verändern. Gibt es Störungen in diesen Energien, kann Krankheit entstehen. Wenn sich ein Element oder eine Energieform in Ihrem physischen Körper befindet, sprechen wir von einem „endogenen Energiefeld". Befindet sich die Energieform außerhalb des physischen Körpers, handelt es sich um ein „exogenes Energiefeld".

Natürlich gibt es unzählige Energiebänder und -frequenzen. Da gibt es den einfachen, niederfrequenten Gleichstrom, die mittleren Wellen von Radio, Mikrowelle, Radar und Infrarot und die starken Röntgen- und Gammastrahlen.

In Kapitel 4 haben wir uns mit Basen (kationisch) und Säuren (anionisch) beschäftigt und welche Rolle sie bei der Ionisierung spielen. Um es einfach zu formulieren, bedeutet Ionisierung das Zerlegen von Strukturen in andere Strukturen. Die Ionisierung ist ein essenzieller Bestandteil des Lebens, weil das Leben sich in ständiger Veränderung befindet. Dazu gehört unser Bewusstsein genauso wie unsere Struktur und die Welt, in der wir leben. Die Schöpfung fließt und ändert sich fortwährend, alles in ihr wächst und entfaltet sich.

Als Elektrosmog bezeichnen wir die toxischen Auswirkungen elektrischer Ladungen und deren elektromagnetischen Energien, die für unser Gewebe schädlich sein können. Röntgen- und Gammastrahlen wirken stark ionisierend und können lebendes Gewebe zerstören. Ultraviolette Strahlung und manche der sichtbaren Lichtbänder sind leicht ionisierend. Obwohl man davon ausgeht, dass die Strahlung, die von Radios, Mikrowellen, Radar und Infrarotgeräten ausgeht, als nicht-ionisierend gelten, bin ich der Meinung, dass diese Strahlung für unsere Nerven und unser Gehirn schädlich sind. Das ist besonders dann der Fall, wenn wir diesen Strahlungen dauerhaft ausgesetzt sind. Die „nicht-ionisierenden" Frequenzen können in zwei Kategorien unterteilt werden: einmal in Thermal- oder Wärmestrahlung und in nichtthermische Strahlung, die keine Wärme produziert. Es versteht sich von selbst, dass die Thermalstrahlung für lebendes Gewebe schädlicher ist.

In der Medizin werden nichtthermische, nicht-ionisierende Frequenzen eingesetzt, um Schwächen im Gewebe zu diagnostizieren und zu beobachten. EKG und EEG sind gute Beispiele hierfür.

Der Mensch nähert sich immer mehr einem Verständnis der Lebenskraft an und wie diese funktioniert. Sie sollten stets auf der Suche nach Wahrheit bleiben und einen offenen Geist bewahren. Lassen Sie inneres Wachstum zu. Erkunden Sie die Welten, die Gott erschaffen hat – im Inneren und im Äußeren.

HINWEIS – Eine Übersäuerung verändert die elektromagnetische Energie im Körper. Ionisierung und Hitze nehmen zu, was die verschiedenen Gewebestrukturen des Organismus schädigt.

Aromatherapie – die heilenden Kräfte der ätherischen Öle

Ich habe schon immer gesagt, dass wenn man etwas einatmet, man es automatisch auch isst. Die Aromatherapie macht sich die Kraft der in Heilpflanzen vorhandenen ätherischen Öle zunutze. Diese Öle heilen, regenerieren, stimulieren und kräftigen unser Gewebe. Ätherische Öle können über den Atem, über den Magen-Darm-Trakt und über die Haut aufgenommen werden. Offiziell wird von der innerlichen Einnahme ätherischer Öle abgeraten, aber es gibt Millionen von Menschen, die damit sehr gute Erfahrungen machen, insbesondere in Hinblick auf die Tatsache, dass sie auch bei äußerlicher Anwendung über die Haut in den Körper gelangen.

Ätherische Öle sind ungeheuer potent in ihrer Wirkung, zählen sie doch zu den hochaktiven pflanzlichen Inhaltssoffen. Im Gewebe haben sie eine tiefgreifende Wirkung und richtig angewendet kann man mit ihnen sehr gute Ergebnisse erzielen. Es lohnt sich, ätherische Öle in den eigenen Gesundheitsplan miteinzubeziehen. Die unterschiedlichen Öle haben, wie die Heilpflanzen auch, spezifische Wirkungen auf die Organsysteme und Vorgänge im Körper. Im Literaturverzeichnis finden Sie weiterführende Literatur zu diesem Thema.

Ätherische Öle und ihre Wirkungen

AMBROSIAÖL – unterstützt Immunsystem, Lymphsystem und Nebennieren (vor allem bei emotionalen Beschwerden).

BASILIKUMÖL – wirkt krampflösend. Gut bei Migräne, bringt mentale Klarheit und unterstützt das Nervensystem (bei Ängsten usw.); unterstützt die Schilddrüse (bei Depressionen) und die Nebennieren.

BERGAMOTTÖL – bei Hautbeschwerden, Kongestion der Atemwege, der Nebenhöhlen, des Lymphsystems, der Harnwege und der endokrinen Drüsen. Gegen Entzündungen und Parasiten. Man geht davon aus, dass das Öl im Gehirn auf den Hypothalamus wirkt.

BERGBOHNENKRAUTÖL – bakterienfeindlich, gut gegen Viren und Pilze; gilt als Tonikum.

BIRKENÖL – bei Arthritis, Schmerzen, Stau in den Lymphgefäßen und Hautbeschwerden. Unterstützt die Entgiftung.

ESTRAGONÖL – regt die Verdauung an (unterstützt Bauchspeicheldrüse und Leber); entzündungshemmend bei verschiedenen Beschwerden; wirkt abführend und antiparasitisch; gutes Öl bei Abmagerung und zur Unterstützung des Nervensystems.

EUKALYPTUSÖL – bei Lungenbeschwerden aller Art, Diabetes, Kopfschmerzen, Kongestion in den Nebenhöhlen, Lymphstau, Nierenentzündung.

FENCHELÖL – Beschwerden der Atemwege, insbesondere Asthma; Obstipation; zur Unterstützung der Leber.
FICHTENNADELÖL – wirkt entzündungshemmend (an verschiedenen Orten); unterstützt die Harnwege; hat antimykotische Eigenschaften; bei Schilddrüsenunterfunktion und Beschwerden der Knochen, der Haut und der Schweißbildung.
GALBANUMÖL – soll die Spiritualität fördern; aufgrund der bakterienfeindlichen Eigenschaft ein ausgezeichnetes Öl gegen Parasiten; bei Stress; unterstützt das Lymphsystem und regt die Durchblutung an.
GERANIENÖL – für die Bauchspeicheldrüse (insbesondere bei Diabetes wirkt es regulierend auf die Verdauung); unterstützt Leber und Gallenblase; wirkt entgiftend; stärkt die Harnwege; gut für die Haut und das Lymphsystem.
GEWÜRZNELKENÖL – bei Kongestion der Atemwege, Rheumatismus, Allergien (Gewürznelken stärken das Lymphsystem), bei Stress, Zahnschmerzen und Tuberkulose. Stark antiparasitäre Eigenschaften.
GRAPEFRUITÖL – unterstützt das Lymphsystem; gut bei Haut-, Leber- und Drüsenbeschwerden. Antiparasitisches Öl.
INGWERÖL – ein verdauungsförderndes Öl; gut für die Bauchspeicheldrüse, regt die Durchblutung an; bei Arthritis, Krämpfen, Zahnschmerzen und nach übermäßigem Alkoholkonsum; wirkt abführend.
JASMINÖL – entzündungshemmend (-itis), unterstützt die Nebennieren (bei Angstzuständen), bei Leberbeschwerden, Atemwegproblemen; unterstützt das Nervensystem und die Muskulatur.
KAMILLENÖL – wirkt krampflösend auf die glatte Muskulatur; gut bei Allergien, für Blase und Verdauung, gegen Ängste.
KORIANDERÖL – gut für die Bauchspeicheldrüse (unterstützt die Verdauung), zur Unterstützung der Herzfunktion, des Kreislaufs und bei Schmerzen.
LOTUSÖL – gutes Tonikum; belebend; soll Euphorie auslösen; wirkt spirituell; stärkt das Immunsystem; krebshemmende Eigenschaften.
LAVENDELÖL – wunderbares Öl für Blase und Nieren; bei Kopfschmerzen, Ohrenschmerzen; wirkt entspannend auf das Nervensystem; baut das Nervensystem langsam, aber effektiv auf; gut für die Entgiftung von Leber und Gallenblase; außerdem gut bei Hautbeschwerden, einschließlich Verbrennungen.
MAJORANÖL – unterstützt die Nebennieren (bei Ängsten, Stress und anderen Beschwerden des Nervensystems); sehr gutes Öl für die Schilddrüse (bei Depressionen, Kopfschmerzen oder Quetschungen); antimykotisch; unterstützt die Atemwege und die Muskeln; hilft bei der Entfernung von Zecken; wirkt entzündungshemmend.
MUSKATELLERSALBEIÖL – wirkt regulierend auf den Hormonhaushalt und unterstützt die Drüsen des Lymphsystems; auch bei nervösen Kopfschmerzen und als Tonikum bei Beschwerden des Nervensystems.

MUSKATNUSSÖL – wirkt verdauungsfördernd und abführend (unterstützt die Bauchspeicheldrüse); Antiemetikum; unterstützt die Herzfunktion.
MYRRHENÖL – wirkt entzündungshemmend; bei Kongestion der Atemwege und Schilddrüsenüberfunktion; wirkt bakterienhemmend, antimykotisch und beruhigend.
ORANGENÖL – gut für Milz, Nebennieren (Ängste, Stress, Schock usw.), Herz, Leber und das Blut; besitzt außerdem antimykotische Eigenschaften und wirkt abführend.
PATCHOULIÖL – unterstützt Nervensystem, Lymphsystem und die Drüsen, insbesondere die Nebennieren (Ängste, Stress); unterstützt die Schilddrüse bei Depressionen, Kopfschmerzen und Fieber; gut für die Haut; wirkt harntreibend; fördert die mentale Klarheit; gut bei Allergien, bei denen das Lymphsystem gestärkt werden muss.
PFEFFERMINZÖL – ideal für Beschwerden der Atemwege; gutes krampflösendes Öl; wunderbar für die Verdauung (unterstützt Bauchspeicheldrüse, Leber usw.); gut für Hautbeschwerden; unterstützt die Harnwege; bringt mentale Klarheit; wirkt lindernd bei Schwangerschaftsübelkeit, Schock, Übelkeit, Schwindel und Müdigkeit; hilft bei Gallensteinen und Zahnschmerzen.
ROSENÖL – unterstützt die endokrinen Drüsen; gut bei allen emotionalen Beschwerden; gut bei Beschwerden der Lunge, Tuberkulose, Impotenz, Geschwüren, Hautbeschwerden, Depression (unterstützt die Schilddrüsenfunktion); wirkt blutstillend (bei inneren und äußerlichen Blutungen).
ROSMARINÖL – gut bei Entzündungen, Leberbeschwerden, Hautbeschwerden; unterstützt die endokrinen Drüsen und die Bauchspeicheldrüse (bei Diabetes); bei Epilepsie, Gicht, Herz-Kreislaufbeschwerden, geistiger Verwirrung; Kongestion von Nebenhöhlen und Atemwege; bei Stress; ein gutes Öl zur Geburtsbegleitung.
ROSENHOLZÖL – antiparasitäre Eigenschaften (bakterienfeindlich, antimykotisch usw.); unterstützt Haut, Leber, Nervensystem und Nebennieren (lindert Stress, Ängste und Kummer).
SALBEIÖL – ein wunderbar entgiftendes Öl; gut bei Kongestion und Obstruktion in Lunge, Lymphsystem, Nebenhöhlen, Leber, Haut und Herz-Kreislaufsystem; außerdem wirkt Salbei harntreibend und fördert die Verdauung; regt die Schweißbildung und die Ausscheidung über die Haut an; bakterienfeindlich, antiviral und antimykotisch.
SANDELHOLZÖL – man vermutet, dass sich das Öl positiv auf DNA und RNA auswirkt; unterstützt Bauchspeicheldrüse und Leber und fördert so die Verdauung: gut für Blase und Schilddrüse (vor allem bei Depression und Störungen im Calciumstoffwechsel); bei Hautbeschwerden, Stress und Erbrechen; hat antimykotische Eigenschaften.

SPEARMINZEÖL – ähnlich wie Pfefferminze; unterstützt Leber, Harnwege und Lymphsystem; gut für Beschwerden der Atemwege und zur Entspannung des Nervensystems; hat antimykotische Eigenschaften.
TEEBAUMÖL (MELALEUKA) – ein großartiges Öl zur Unterstützung des Immun- und Lymphsystems; gut bei Gürtelrose; gutes antimykotisches und antivirales Öl; bei Verbrennungen, Schock und Warzen.
THYMIANÖL – wirkt gegen alle Arten von Parasiten: Pilze, Bakterien, Viren und Würmer; gut bei Lungenkongestion, Stress, Ängsten und Anspannung (die Nebennieren müssen hier unterstützt werden), Hautbeschwerden, Schilddrüsenbedingte Beschwerden (z. B. Depression oder Hautkrankheiten); bei Kongestion des Lymphsystems; Tumoren, Übelkeit, Gicht, Herz-Kreislaufbeschwerden und Kongestion im Hals.
WACHHOLDERÖL – gut für die Harnwege und insbesondere die Nieren; bei Diabetes (das Öl wirkt auf die Bauchspeicheldrüse); für die endokrinen Drüsen; bei Problemen mit dem „Ego"; für die Nebennieren; bei Gicht; unterstützt das Lymphsystem. Ein sehr starkes Öl und sollte vorsichtig angewendet werden!
WEIHRAUCHÖL – unterstützt Immun- und Lymphsystem; regt die Funktion der roten Blutkörperchen an; bei Tumoren, Entzündungen und Harnwegsbeschwerden.
YSSOPÖL – gut gegen Parasiten (antibakteriell, antiviral, antimykotisch); als Expektorans bei Lungenbeschwerden; unterstützt das Lymphsystem und stärkt Harnwege und Verdauungstrakt. Ein sehr starkes Öl und sollte vorsichtig angewendet werden!
ZIMTÖL – gut für die Verdauung, gegen Parasiten (Zimt besitzt antibakterielle Eigenschaften); gut bei Herzbeschwerden, wirkt durchblutungsfördernd; unterstützt die Nieren; bei Zahnschmerzen.
ZITRONENÖL – gut für Bauchspeicheldrüse und Verdauung (darunter Diabetes); unterstützt das Lymphsystem und die Harnwege (Nieren und Blase); gut für schlecht heilende Narben; wirkt blutungshemmend.
ZITRONENGRASÖL – für alle Beschwerden des Bindegewebes; wirkt verdauungsfördernd (unterstützt Bauchspeicheldrüse, Leber usw.); gutes Öl für Lymphsystem, Harnwege, Atemwege und Nervensystem; unterstützt die Muskelfunktion.
ZYPRESSENÖL – gut für das Lymphsystem; bei Arthritis, Hitzewallungen; unterstützt die Bauchspeicheldrüse und den Kreislauf.

Im Kräuterladen meiner Schwester gibt es eine Sauna, in der wir ätherische Öle verwenden. Sie sind eine wunderbare Wohltat für den ganzen Körper und regen die Entgiftung und Ausscheidung über Haut, Leber, Lunge, Nieren und den Darm an. Eine Sauna mit ätherischen Ölen im Aufguss kann Gifte buchstäblich aus der Haut ziehen. Ich empfehle Eukalyptus, Birke, Salbei oder Lavendel (siehe oben für die Wirkung der einzelnen Öle).

Ätherische Öle können auch in speziellen Öllampen verdunstet werden. Als Alternative können Sie ein paar Tropfen in den Staubsaugerbeutel geben und schädliche Staubpartikel im Beutel zu binden. Außerdem verteilt sich das Öl beim Staubsaugen in der Raumluft.

Lassen Sie sich von den wunderbaren Aromen der ätherischen Öle beleben. Sie werden Ihr Leben in vielerlei Hinsicht bereichern.

Chiropraktik und Kinesiologie

Die Chiropraktik ist ein Heilsystem, das mit der Interaktion von Wirbelsäule und Nervensystem arbeitet. Ein ausgebildeter Chiropraktiker kann unterschiedliche Methoden einsetzen, um die Wirbelsäule zu manipulieren, bestimmte Wirbel zu richten und damit Energiebahnen zu öffnen und Energieblockaden im Körper zu lösen.

Die Kinesiologie ist eine Feedbackmethode, mit der die Kraft einzelner Muskeln getestet und eine Diagnose gestellt werden kann. Die Theorie dahinter stützt sich auf die Annahme, dass auch die Muskulatur in Mitleidenschaft gezogen wird, sobald eine bestimmte Körperregion geschwächt ist oder unter Stress steht. Ein Kinesiologe stellt während einer Sitzung bestimmte, auf den Körper bezogene, Fragen und testet dabei die Reaktion der Muskulatur. So kann er herausfinden, welches Organsystem mehr Aufmerksamkeit benötigt und wie man dieses am besten stärken kann.

Zusammen haben Chiropraktik und Kinesiologie bereits viele Menschen aus ihrem Leiden befreien können. Die Kombination spielt hier eine wichtige Rolle, weil einzelne Wirbel oft durch toxisch belastete und geschwächte Muskeln aus der richtigen Position gedrängt und verschoben werden. Schließlich wird unser Skelett von der Muskulatur gehalten. Die Natur hat es so eingerichtet, dass Giftstoffe zuerst in den Muskeln gelagert werden, damit die lebenswichtigen Organe verschont bleiben. Milchprodukte, raffinierter Zucker und Stärke führen zu Kongestion im Lymphgewebe und letztendlich auch zu Schwächeerscheinungen in Muskeln und anderen Gewebestrukturen. Dadurch können bestimmte Muskelgruppen geschwächt werden, was dazu führt, dass die stärkeren Muskeln die Knochen stärker in eine bestimmte Richtung ziehen.

Selbstverständlich können sich unsere Knochen auch verletzungsbedingt verschieben. Ein „schiefes" Skelett kann heftige Schmerzen und großes Unwohlsein verursachen. Ich selbst habe beobachten können, dass Fehlstellungen sogar Konvulsionen auslösen können. Wenn Sie Ihre Entgiftungskur mit einer chiropraktischen Behandlung kombinieren, kann in Ihrem Bewegungsapparat echte Heilung stattfinden.

Darmsanierung

Bitte lesen Sie in Kapitel 6 unter „Gesundes Darmmanagement" nach.

Farbtherapie

Ohne Farben gäbe es kein Leben. Es gibt unzählige Dimensionen, in denen Millionen von Farben existieren. Diese Farben werden von Energieformen hervorgebracht, die diese Dimensionen erschaffen, unterstützen und erhalten, ohne dass wir uns dessen bewusst sind. Die Macht der Farben, unseren Körper und das darin enthaltene Gewebe zu heilen, ist phänomenal. Vor vielen Jahren entwickelte ich einen Apparat zur Farbtherapie. Es bereitete mir große Freude, mit den Farben zu experimentieren und ihre unterschiedlichen Wirkungen auf den Körper zu testen. Die Sonne ist der Farbtherapeut schlechthin. Vollspektrumlicht umgibt uns, strahlt durch uns hindurch, heilt uns und hüllt unsere Zellen ein. Alles Lebendige orientiert sich auf die eine oder andere Art am Licht.

Wie ich bereits erörtert habe, wird das Universum von Energie geschaffen, erhalten, gestützt und verändert. Die Energie entsteht aus dem Bewusstsein und erstreckt sich von dort in die Schöpfung. In ihrer fortwährenden Bewegung strahlt diese Energie Farben (Licht) und Musik (Geräusche) aus. Die Energieformen, ihre Farben und ihre Musik sind dramatisch und subtil zugleich. Die Dualität schreibt vor, dass Farben bzw. Energien zwischen heiß (säurebildend) und kalt (basisch) oder hell (säurebildend) und dunkel (basisch) hin- und herpendeln.

Alles, was existiert, wird von einer dominanten Energie oder mehreren dominanten Energieformen bestimmt. Jeder Mensch, jedes Tier, jede Pflanze, jeder Planet und das Universum selbst werden dadurch getragen und erhalten. Auch unsere Mutter Erde wird von Energieströmen gesteuert. Bei ihr spielen in der Regulierung dieser Energien die Kristalle und Edelsteine eine wichtige Rolle, von denen ihr Überleben abhängt. Darüber hinaus wird die Erde von einem Netz aus elektromagnetischen Kraftfeldern oder Ley-Linien überzogen. Die Orte, an denen diese Linien sich kreuzen, gelten als energetisch stark geladen. Oft finden sich dort spirituelle Menschen zusammen und gründen Lebensgemeinschaften, wie z. B. in Sedona, Arizona.

Auch im menschlichen oder tierischen Körper gibt es solche Energiefelder. In jedem von uns befinden sich acht wichtige Energiefelder, die eng mit bestimmten Aspekten und den verschiedenen Körpern, die wir einsetzen, verknüpft sind. Für die meisten Menschen bleiben diese Energiefelder unsichtbar. Es gibt allerdings auch Menschen, die ein anderes Bewusstsein haben – wir nennen sie Hellseher oder medial begabte Menschen – und diese Energiefelder sehen können. Im Grunde genommen kann jeder Mensch diese Gabe trainieren. Ob Sie Erfolg haben oder nicht, hängt davon ab, wie sehr Sie sich diese Gabe wünschen. Die Energiefelder oder Energiezentren „sehen" wie folgt aus:

Das erste Zentrum
Dimension: physischer Körper (Überleben)
Ort: untere Wirbelsäule (vierter Kreuzbeinwirbel)
Farbe: rot

Das zweite Zentrum
Dimension: physischer Körper (Gesellschaft, Heilung)
Ort: 5 cm unter dem Nabel
Farbe: orange

Das dritte Zentrum
Dimension: Emotionen (Heilung, Überleben)
Ort: Solar Plexus
Farbe: gelb/pink

Das vierte Zentrum
Dimension: Emotionen (Heilung, astral)
Ort: Mitte der Brust (Herz), erster, zweiter und dritter Brustwirbel
Farbe: grün

Das fünfte Zentrum
Dimension: Verstand (Überleben)
Ort: Hals, erster bis dritter Halswirbel
Farbe: himmelblau

Das sechste Zentrum
Dimension: Ego (Heilung)
Ort: drittes Auge; Zirbeldrüse
Farbe: indigoblau

Das siebte Zentrum
Dimension: Ego (Krone)
Ort: Scheitel, Hirnanhangsdrüse
Farbe: lila/violett

Das achte Zentrum
Dimension: die Seele selbst
Farbe: gelb/weiß

Diese wichtigen Zentren kommen über den Körper zum Ausdruck und werden auch Chakren genannt.

DIE ENERGIE DER FARBEN UND IHRE WIRKUNG AUF DAS GEWEBE

ROT	ORANGE	GELB	GRÜN	BLAU	VIOLETT
Prostata	Regt die Atemwege an	Vitalität Allgemein	Hirnanhang-drüse	Leber	Individualität
Kolon	Magen	Rückenmark	Aktiviert die Zellen	Becken-breich	Geschlechts-organe (weiblich)
Muskeln	Solar Plexus (Sonnen-geflecht)	Wachstum	Reinigt	Gehirn	Lymphsystem
Rote Blut-körperchen	Schilddrüse/ Neben-schilddrüse	Immunsystem	Heilt	Blut	Magen
Ausscheidend		Herz	Baut Muskeln auf	Dünndarm	Menstruation
Organe (generell)		Aktiviert das Lymphsystem	Baut Gewebe auf	Sauerstoff-sättigung im Gewebe	Verdauung (Pankreas)
Leber (ener-getisierend)		Gehirn, regt es an		Nebennieren	Schwan-gerschaft
Nebennieren		Knochen			Untere Gliedmaßen
		Nervensystem			Nebenschild-drüsen
		Gehirn			Milz Immunsystem
					Blut

Wenn ein Mensch physische, psychische oder seelische Beschwerden hat, verschließen sich die entsprechenden Energiezentren, deren Energie durch den physischen Köper hindurchfließt und von ihm ausstrahlt. Die Aura eines Menschen – also die elektromagnetische Energie, die er abgibt – kann gelesen und analysiert und die entsprechenden Stärken und Schwächen erkannt werden.

Die Farben Gelb und Weiß in der Aura sind die Farben des Bewusstseins. Die wichtigsten kreativen und erhaltenden Energieformen auf der Erde lassen sich in fünf grundlegende Einflüsse oder Elemente unterteilen und werden in der Aura eines Menschen als folgende Farben wahrgenommen:

Das Element Luft = Violett
Das Element Feuer = Rot
Das Element Äther = Blau
Das Element Wasser = Orange
Das Element Erde = Grün

Im Folgenden möchte ich Ihnen Beispiele aufzeigen, welche Farben bestimmte Gewebestrukturen im Körper beeinflussen.

Wir können Gewebe positiv beeinflussen, indem wir unterschiedliche Farben – oder elektromagnetische Frequenzen – therapeutisch einsetzen. Das Gewebe reagiert auf den Impuls und kann seine eigenen Kapazitäten besser nutzen. Heutzutage benötigen wir alle Heilkräfte, die uns zur Verfügung stehen, weil die Funktionsfähigkeit unserer Zellen, Organe und Drüsen durch falsche Ernährung und genetische Vorbelastung stark eingeschränkt ist.

Wenn Sie körperlich, emotional, mental und spirituell gesund sein wollen, müssen Sie wieder die Verbindung zu Gott suchen. In dieser Welt sind wir eng mit der Natur verbunden, ohne die das Leben, wie wir es kennen, nicht existieren könnte. Die Natur bietet uns eine Fülle an Möglichkeiten an, mit denen wir unsere Lebensqualität hier auf diesem Planeten verbessern können. Nehmen Sie Ihre Gesundheit selbst in die Hand. Nutzen Sie die Werkzeuge, die Ihnen zur Verfügung stehen und arbeiten Sie an Ihren Zielen.

Im Folgenden finden Sie eine Liste mit Nahrungsmitteln, eingeordnet in die jeweiligen Farbqualitäten. Wenn Sie eine bestimmte Körperregion stärken wollen, können Sie dies tun, indem Sie mehr von den passenden Nahrungsmitteln essen.

NAHRUNGSMITTEL UND IHRE SPEZIFISCHEN FARBEN

ROT	ORANGE	GELB	GRÜN	BLAU	VIOLETT
Kirschen	Möhren	Möhren	Romana	Blaubeeren	Birnen
Wassermelone	Orange	Cantaloupe-Melone	Salat	Brombeere	Spargel
Erdbeeren	Clementinen	Mais	Spinat	Pflaumen	Sellerie
Tomaten	Kürbis	Zitronen	Sellerie	Trauben	Pastinaken
Yamswurzel	Steckrüben	Grapefruite	Petersilie	Alle Obst- und Gemüsesorten mit blauer Schale	Kartoffeln
Brunnenkresse	einige Melonen	Mango			
Rettich	Yamswurzel	Zweibeln			
Kohl	Knoblauch	Papaya			
Zwiebeln	einige Nüsse	Khakifrucht			
Knoblauch	Alle orange-farbigen Früchte und Gemüsesorten	Kürbis			
Gemüsepaprika		Orangen			
Ingwer		Clementinen			
Aubergine		Rüben			
Rote Beete		Pfirsiche			
Petersilie					

Die Schöpfung ist geprägt von Dualität. Ohne Gegensätze gäbe es nur eins – Gott! Gegensätze schaffen Materie, Energie, Zeit und Raum. In der Natur sind immer zwei Prozesse oder Kräfte am Wirken: Anabolismus und Katabolismus. Anabolismus beschreibt den Vorgang des Aufbauens, des Reparierens, des Stärkens und der dynamischen Energie. Der naturgegebene Gegensatz dazu ist der Katabolismus – das Zerstören oder „Abbauen". Dieser Aspekt regt Veränderungen an, gleicht überschießendes Wachstum aus, gibt allem eine Form und Größe und zerstört das Schwache, damit Raum entstehen kann für das Starke. Der Katabolismus nutzt den Stoffwechsel, um Abfallprodukte zu bilden, die anschließend durch anabole Vorgänge im Lymphsystem in Bewegung gebracht werden. Das Leben in den materiellen Welten braucht Dualität, um überhaupt existieren zu können. Wir müssen beide Seiten der für das Leben notwendigen Prozesse kennen.

Farben geben unserem Leben Schönheit und heben unser Bewusstsein. Umgeben Sie sich mit Farben, harmonischer Musik und göttlicher Energie. Dann werden Sie wissen, was echte Vitalität bedeutet.

Blütenessenzen

Die Natur ist wunderschön und ungeheuer mächtig. Zu ihren wunderbarsten Kreationen gehören die Blüten. Ich liebe es, in einen Garten zu gehen und in die liebevolle Energie dieser göttlichen Geschenke einzutauchen. Ohne die „ausgleichende" Wirkung der königlichen Schönheiten wäre das Leben auf diesem Planeten wahrlich düster und langweilig.

Ist Ihnen schon einmal aufgefallen, wie viele unterschiedliche Aromen es im Königreich der Blüten gibt? Jedes einzelne dieser Aromen stärkt und heilt unsere physischen, emotionalen, mentalen und seelischen Körper. Jede Blüte wurde erschaffen, um das Bewusstsein unserer Zellen, unserer Gefühle und unserer Gedanken zu heben und zu erweitern. Das haben sie mit den Heilkräutern gemein. Edward Bach war der Gründervater einer Bewegung, die heilende Blüten zum Wohle des Lebens einsetzt. Heute bietet Kathren Woodlyn Mateman mit ihren Blütenessenzen eine fantastische Auswahl an.[10] Ich habe mit ihren Rezepturen vielen traumatisierten Menschen nach Ereignissen wie dem Bombenattentat in Oklahoma, in der Notaufnahme und in Einrichtungen für psychisch Kranke helfen können. Die subtilen Energien dieser Mittel können unglaublich positive Ergebnisse erzielen.

Im Physikunterricht lernten wir, dass alles aus Energie besteht und dass diese Energie zwischen zwei Polen fluktuiert. Energien können den emotionalen und mentalen Anteil eines Menschen entweder stören oder ein Gleichgewicht

10 Im europäischen Raum werden üblicherweise die Bach-Blütenessenzen verwendet. Sie haben ähnliche Eigenschaften, Anm. d. Red.

herstellen und das Bewusstsein harmonisieren und heben. Es ist wichtig, dass Sie das wissen, denn Ihre Gedanken und Gefühle beeinflussen Ihre Gesundheit genauso wie Ihre Ernährung.

Es gibt viele unterschiedliche Blütenessenzen, deren Qualität von der jeweiligen Blüte und dem Geschick desjenigen abhängt, der die Blütenessenz herstellt. Bei den Heilkräutern ist es ähnlich. Die „Notfalltropfen" von Edward Bach gehören wohl zu den bekanntesten Blütenessenzen überhaupt und wurden vielfach kopiert. Sie können nach einer traumatischen Erfahrung eingenommen werden, vor allem, wenn es zu einem ausgesprochenen Schockzustand gekommen ist. Das Mittel „Moonshine Yarrow" von Fox Mountain[11] ist eine weitere, wunderbare Essenz für Schock und Angstzustände. Es ist besonders wertvoll bei Depressionen.

Vor allem Männer träumen oder denken kaum in Farbe. Eines Nachts habe ich zu diesem Thema meditiert und hatte eine sehr lebendige außerkörperliche Erfahrung. Ich befand mich in einem kristallenen Himmel, in dem alle Bäume und Pflanzen in unendlich vielen Farben und Schattierungen leuchteten. Diese Erfahrung veränderte meine Sicht auf das Leben und meine Träume diesbezüglich. Die Blütenessenzen sind ein wichtiger Bestandteil der Farb- und Aromatherapie. Mehr davon würde uns guttun.

Blüten sind essbar. Sie haben eine hohe energetische Schwingung und einen großen Nährwert. Kapuzinerkresse, Gänseblümchen und Löwenzahnblüten sind nur einige Beispiele dieser essbaren Schönheiten. Genießen Sie „Flowerpower" – die Macht, die in den Blumen steckt. Sie werden überrascht sein, wie sehr die Regenbogenfarben Gottes auf Sie wirken: energetisierend, beruhigend und das Bewusstsein erweiternd. Geben Sie Ihrem Leben mit Blüten und Blütenessenzen Farbe. Es wird Ihr Herz öffnen und Ihnen göttliche Musik schenken.

Steinheilkunde

Die Edelsteintherapie gibt es bereits seit Tausenden von Jahren. Viele Edelsteine – der Rubin ist ein gutes Beispiel – wurden zu Heilzwecken zu einem feinen Pulver verrieben und innerlich eingenommen. Das sollte Unwohlsein und Krankheiten heilen. Die anorganischen Verbindungen wirkten anregend auf den Organismus, auch die energetische Schwingung war wohltuend. Alternativ wurden die wertvollen Steine um den Hals, um das Handgelenk oder über einem erkrankten Körperteil getragen. Heutzutage setzt man die heilenden Kräfte der Steine dazu ein, Krankheiten aus dem Körper auszuleiten und die Heilwirkung auf erkranktes Gewebe zu lenken. Dazu wird der entsprechende Heilstein auf die betroffene Körperstelle gelegt, damit er dort seine heilende Wirkung ent-

11 Vergleichbar mit der Bach-Blütenessenz „Ornithogalum – Stern von Bethlehem" oder den Bachblüten Notfalltropfen, Anm. d. Red.

falten kann. Edelsteine und Kristalle besitzen Kräfte, die wir Menschen noch nicht wirklich verstanden haben. Es ist eine aufregende Wissenschaft, die es zu erforschen lohnt. Wenn Sie mehr darüber erfahren möchten, kann ich Ihnen folgende Bücher zum Thema empfehlen: *Love is in the Earth* von Melody (Earth-Love Publishing House, 1995), *Heilen mit Kristallen* von Katrina Raphaell (Knaur, 1988) und *Cunningham's Encyclopedia of Crystal, Gem and Metal Magic* von Scott Cunningham.[12]

Kräuterheilkunde

Phytotherapie, Pflanzenmedizin oder Heilen mit Kräutern – es gibt vielen Bezeichnungen für die Heilwirkung der natürlichen, nicht gezüchteten Wildkräuter, die Gott erschuf, um zu heilen, zu entgiften und zu stärken. Die Wissenschaft arbeitet liebend gern daran, die Inhaltsstoffe unserer Pflanzen zu extrahieren, aufzuspalten und in hohen Dosierungen einzusetzen, um körperliche Symptome zu behandeln. Dafür wurden die Pflanzen jedoch nicht erschaffen. Die ganze, naturbelassene Pflanze besitzt eine große Heilwirkung, man muss nur wissen, wie sie richtig eingesetzt werden kann. Ich arbeite seit mehr als 25 Jahren mit Kräutermischungen, also schon sehr lange und noch bevor sie zum Gesundheitstrend wurden. Das ist so, weil ich schon immer den Wunsch verspürt habe, andere Menschen auf ihrem Weg zur Heilung zu begleiten und zu unterstützen, anstatt lediglich Symptome zu behandeln. Ich hatte einmal einen Patienten, bei dem ich die Heilpflanzen literweise verordnete. Heilkräuter können sehr mächtig und stark sein. Es gibt nur einige wenige Giftpflanzen, von deren Einsatz ich abraten würde. Dabei handelt es sich weitgehend um exotische Kräuter, die in der Volksheilkunde nicht angewendet werden.

Heilpflanzen besitzen nicht nur eine medizinische Wirkung – z. B. entzündungshemmend, adstringierend, bitter, anregend, krampflösend usw. – sondern haben auch einen gewissen Nährwert. Kräuter enthalten viele Vitamine, Minerale, Zellsalze, Flavonoide, Aminosäuren und Zucker. Darüber hinaus haben sie eine hohe elektromagnetische Schwingung. Lernen Sie so viel Sie können über Heilkräuter und experimentieren Sie damit. Ohne die wohltuende Wirkung der Heilpflanzen werden wir Menschen die vielen Katastrophen, die wir auf der Erde angerichtet haben, nicht überleben.

12 Deutschsprachige Bücher zu diesem Thema sind: *Lexikon der Heilsteine: von Achat bis Zoisit* von Michael Gienger; *Die Heilsteine der Hildegard von Bingen* und *Taschenlexikon der Heilsteine* und *Enzyklopädie der Heilsteine* von Walter von Holst, Anm. d. Red.

Homöopathie

Homöopathie ist eine Heilmethode, die sich an der symptombasierten Verordnung tierischer, pflanzlicher und mineralischer Arzneimittel orientiert. Die eingesetzten Arzneimittel wirken sehr sanft. Die homöopathische Philosophie basiert auf dem Konzept „Ähnliches wird durch Ähnliches geheilt". Wenn Sie z. B. Symptome haben, die an eine Vergiftung durch den Giftsumach (Rhus toxicodendron) erinnern, besteht die homöopathische Behandlung darin, den Giftsumach in hochverdünnter Form zu verabreichen. Das homöopathische Konzept zielt mehr darauf ab, das Immunsystem zu stärken und nicht so sehr, das Gewebe zu regenerieren. Homöopathische Arzneimittel werden nicht so sehr über die eigentliche Kraft der Wirkstoffe definiert, sondern eher über die Essenz des jeweiligen Symptombildes und der entsprechenden Arznei. Der Fokus liegt auf der elektromagnetischen Energie und nicht auf der Potenz des Ausgangsstoffes. Mit Homöopathie werden in der Regel keine tiefgreifenden Entgiftungsvorgänge angeregt, sondern Symptome behoben.

Hydrotherapie (Kneippkuren und andere)

Auch die Hydrotherapie, oder Wassertherapie, wird seit Tausenden von Jahren für therapeutische Zwecke eingesetzt. In unserer modernen Zeit wurde die Hydrotherapie von dem katholischen Pfarrer Sebastian Kneipp aus Bayern weiterentwickelt und einer breiten Öffentlichkeit zugänglich gemacht.

Wasser regt die Durchblutung und den Lymphfluss an. Darüber hinaus ist Wasser ein gutes Transportmedium für Stoffe und Giftstoffe. Wasser bewegt sich zwischen den Körperzellen, Verdauungstrakt und Haut hin und her und transportiert dabei alle möglichen Stoffe. Wir wissen, wie wohltuend Hitze sein kann, wenn sie die Blutgefäße erweitert und die Durchblutung fördert. Der Körper macht sich diesen Mechanismus zunutze, indem er schwitzt, fiebert und Histamin ausschüttet und so die Durchblutung anregt und das Lymphsystem in Bewegung bringt. Wenn Gewebe kräftig durchblutet wird, verbessern sich dort automatisch die Nährstoff- und Sauerstoffversorgung, die Immunreaktion und der Elektrolythaushalt (Basenhaushalt). Diese Faktoren spielen für die Durchblutung eine wichtige Rolle. Im Gegensatz hierzu wirkt Kälte zusammenziehend, hemmt den Energiefluss und blockiert die Durchblutung. In der Hydrotherapie werden beide Aspekte vereint und heiße und kalte Anwendungen im Wechsel eingesetzt, z. B. ein heißer Wickel gefolgt von einem kalten. Die Heilreaktion kann erstaunlich sein.

Auch das Trinken von purem Wasser ist eine Form der Hydrotherapie, nur leider trinkt der durchschnittliche Mensch nicht genug davon. Wasser nimmt bei den Oxidations- und Ionisierungsvorgängen des Körpers eine Schlüsselrolle ein. Ohne Wasser finden keine Darmbewegungen statt, kommt der Flüssigkeitshaushalt durcheinander und die Funktion von Nieren und Blase werden beeinträchtigt.

Mineralische Bäder sind eine wunderbare Form der Hydrotherapie und wirken anregend auf den Körper. Es ist allerdings wichtig, auf einen ausgewogenen Mineralgehalt des Badewassers zu achten und es mit den Bädern nicht zu übertreiben. Hochkonzentrierte Minerale können die Haut austrocknen und krustig machen. Die Haarwurzeln verstopfen dann, die Haare hören auf zu wachsen und werden spröde. Der Schlüssel zu echter Vitalität liegt nicht in der Stimulation von außen, sondern in der dynamischen Energie von innen.

Irisdiagnose

Das Studium der Iris und deren Beziehung zu anderen Körperstrukturen zu diagnostischen Zwecken wird Irisdiagnose genannt. Unsere Iris ist wie eine Landkarte, die Auskunft gibt über alle Zellen, ihre Funktionen und ihre Schwächen.

Mein guter Freund Dr. Bernard Jensen beschrieb die Irisdiagnose als „Meisterwissenschaft". Die Iris gibt uns sehr detailliert Auskunft über genetische Vorbelastungen, Schwächen und Stärken im Gewebe und die toxische Belastung (Kongestion) des Körpers. Wir können darin Hindernisse, prolabierte Zustände und toxische Ablagerungen erkennen. Die Augen zeigen uns nicht nur, wo unsere Schwächen und Kongestionen lokalisiert sind, sondern auch zu welchem Grad der Körper belastet ist. Sie werden erst dann Ihren Körper richtig kennen, wenn Sie eine Irisdiagnose gemacht und Ihren Allgemeinzustand analysiert haben.

Therapeuten können sich mithilfe der Irisdiagnose nicht nur einen Überblick über die Zellen verschaffen, sondern alle Strukturen und Systeme in einem Körper kennenlernen. Das ist wichtig, um den im Auge gespiegelten Zustand des Körpers zu erfassen, insbesondere in Hinblick auf den Verdauungstrakt (Darm) und seine Beziehung zu allen Körperzellen. In der allopathischen Medizin passiert es sehr oft, dass Symptome nicht zugeordnet werden können. Reflexe, toxische Belastung und Schwächen im Gewebe spielen keine Rolle. Eine Irisdiagnose gibt uns Auskunft über all diese Aspekte.

Man kann die Irisdiagnose als eine Art Weichteilanalyse bezeichnen. Sie gibt uns Informationen, die wir in unserer modernen, diagnostisch und analytisch orientierten Welt dringend benötigen. Unsere Augen sind nicht nur das Fenster zu unserer Seele, sie geben auch Einblicke in den physischen Körper. Irisdiagnose ist ein Diagnostikwerkzeug, das leicht zu erlernen ist und sehr gute Ergebnisse liefert. Ich kann es wärmstens empfehlen. Es wird Ihnen helfen, die Geheimnisse Ihrer Gene und die Schwächen in Ihrem Körper zu verstehen.

Massage (alle Formen) und Fußreflexzonenmassage

Die goldenen Hände eines begabten Massagetherapeuten können wahre Wunder bewirken. Eine gute Massage bringt den Körper wieder in Form und wirkt regenerierend auf das Gewebe. Es gibt viele Arten von Massage – von einer leichten Entspannungsmassage, über Tiefenmassage bis hin zur cranio-sacralen Therapie. Massagearbeit ist in vielerlei Hinsicht wichtig für uns, denn sie regt die Selbstheilungskräfte des Körpers an, verbessert die Lymphdrainage und unterstützt die Entgiftung. Schließlich lagert der Körper Giftstoffe zuallererst im Muskelgewebe ab, damit die lebenswichtigen Organe so lange wie möglich verschont bleiben. Durch die Giftstoffe werden die Muskeln aber wund und steif, wir müssen uns mehr bewegen, um die Lymphe zum Fließen zu bringen. Wenn wir keine Gelegenheit haben, uns ausreichend zu bewegen oder wenn die toxische Belastung im Körper sehr hoch ist, kann eine Massage sehr viel Gutes bewirken.

Über die Fußreflexzonenmassage habe ich bereits in Kapitel 9 unter *Gesunde Angewohnheiten* geschrieben. Diese ganz besondere Form der Massage ist ein äußerst wertvolles Instrument auf unserem Weg in die Gesundheit. Ich habe schon mehrere Menschen vor dem Herzinfarkt retten können, indem ich ihre linke Fußsohle mit meinem Daumen massierte. Man sollte nie unterschätzen, wie gut Nerven- und Lymphsystem auf die Stimulation der Druckpunkte an Handinnenflächen und Fußsohlen reagieren. Unter den Nervenenden an diesen Punkten sammeln sich kristalline Ablagerungen und toxische Stoffe an, die für eine ganze Reihe an Symptomen verantwortlich sind, darunter Bluthochdruck und Gallenblasenbeschwerden.

Naprapathie und Polaritätstherapie

In der Naprapathie wird die Polaritätstherapie nach Dr. Randolph Stone mit anderen Manipulationstechniken kombiniert. Mit „Polarität" ist eine Form des Energieausgleichs gemeint. Die Naprapathie verbindet Chiropraktik (strukturelle Regulierung) mit Kinesiologie, Polaritätstherapie und Ernährung. Das Ziel hierbei ist, Energieblockaden durch Manipulation an Muskulatur und Skelett zu lösen. Mein Kollege Dr. Rudy Splavic wurde von Dr. Stone ausgebildet, der die Naprapathie über ein halbes Jahrhundert lang praktizierte. Ich sah zu, wie er noch im hohen Alter von 86 Jahren bei seinen Patienten wahre Wunder bewirken konnte, indem er ihre Körperhaltung und -struktur vollkommen veränderte. Selbst Fehlstellungen, die schon 30 Jahre oder mehr bestanden, konnten durch seine Behandlungen behoben werden. Er konnte genau benennen, in welchem Jahr eine Verletzung aufgetreten oder eine Krankheit entstanden war. Selbst unter sieben Blättern Papier konnte er ein Haar erfühlen. Mittlerweile gibt es aber viele Naprapathen, die in Richtung konventionelle Medizin tendieren.

Lernen Sie Ihren Therapeuten kennen. Darüber hinaus ist es sehr wichtig, den eigenen Körper im Gleichgewicht zu halten, vor allem, wenn es zu Verletzungen gekommen ist. Denn Sie sollten genau wissen, warum Sie aus dem Gleichgewicht geraten sind.

Naturheilkunde

Der Begriff „Naturheilkunde" wurde von Benedict Lust geprägt, kann historisch aber bis zu Hippokrates und früher zurückverfolgt werden. Die Wissenschaft der Naturheilkunde gründet auf einem zu 100 % natürlichen Behandlungskonzept, in dem der Organismus durch Entgiftung und gesunde Ernährung gestärkt und regeneriert wird. Das Resultat sind echte Vitalität und ein langes, gesundes Leben.

Ein naturheilkundlicher Therapeut arbeitet ausschließlich im Einklang mit der Natur und ihrer Heilmittel. Die Naturheilkunde gehört zu den großartigsten wissenschaftlichen Disziplinen, die unser Planet Erde zu bieten hat. Sie ist außergewöhnlich vielfältig und umfasst die wissenschaftlichen Disziplinen Chemie und Physik, die Hydrotherapie, Schwingungstherapie, Farbtherapie, Phytotherapie (Kräuterheilkunde), Massage, Thermotherapie, Elektrotherapie, biomagnetische Therapie, emotionale Therapie, Fußreflexzonenmassage, Rohkosternährung, die richtige Kombination von Nahrungsmitteln und vieles mehr. Das Herzstück einer jeden naturheilkundlichen Behandlung bilden jedoch die Entgiftung und die Wiederherstellung eines gesunden Säure-Basen-Haushalts.

Die Naturheilkunde betrachtet Krankheit als einen natürlichen Prozess. Wenn der Körper übersäuert ist und überhäuft wird von krankmachenden Dingen wie Schleim, Eiter, Parasiten, Chemikalien, Konservierungsstoffen, Antibiotika, Pestiziden und den Nebenprodukten des Kohlendioxids, kann man nicht erwarten, dass der Mensch wirklich gesund sein kann.

Die Naturheilkunde ist ganzheitlich im ursprünglichen Sinn, denn sie spricht Körper, Emotionen, Intellekt und Seele gleichermaßen an. Der Mensch ist ein integratives Wesen und kann Krankheit auf vielen unterschiedlichen Ebenen zum Ausdruck bringen, meist finden diese Prozesse im Unterbewusstsein des Patienten statt. Die Naturheilkunde öffnet dem Patienten viele Türen, durch die er/sie sich wieder mit der spirituellen Seite des Lebens verbinden kann. Für mich ist die Naturheilkunde die höchststehende Heilmethode auf diesem Planeten, denn sie beschäftigt sich mit den Ursachen der Krankheiten und nicht nur mit den Symptomen.

Natürliche Medizin

Die natürliche Medizin ist der Naturheilkunde ähnlich, ist aber mehr als diese behandlungsorientiert. Ärzte verordnen in der Regel orthomolekulare (isolierte) Nahrungsergänzungsmittel (Vitamine und Minerale), Zellsalze, Supplemente aus Drüsengewebe und andere isolierte Inhaltsstoffe, die Symptome beheben und so die Ursache einer Krankheit heilen sollen. Zum Einsatz kommen zudem Ansätze, die die Entgiftung anregen sollen, z. B. gesunde Ernährung mit überwiegend frischem Obst, Gemüse und Vollkornprodukten.

Schwingungstherapien (Energieheilung)

Dies ist ein breites Feld und umfasst z. B. Therapeutic Touch™, Steinheilkunde (Edelsteintherapie), Radionik, Qi Gong (energetische Heilmethode aus China), spirituelle Heilung, Feng-Shui, Bioresonanz und Ähnliches. Auch wenn sich alle dieser Heilmethoden deutlich voneinander unterscheiden, setzen sie Schwingungen oder Energien ein, um im Gewebe Veränderungen zu bewirken, die Durchblutung anzuregen und Ausscheidungsprozesse anzustoßen. Diese Art der Therapie verändert die energetische Schwingung in den Zellen und verbessert so die Zellatmung und -vitalität. Unsere magnetischen Energiefelder werden durch toxische Stoffe, säurebildende Nahrungsmittel, negative Gedanken, negative und abwertende Gefühle und Unzufriedenheit aus dem Gleichgewicht gebracht.

Schwingungstherapie kann stagnierende oder eingeschränkte Energien wieder freisetzen, damit sie besser durch die Zellen und die entsprechenden Gewebe fließen kann. Das kann Schmerzen lindern, die Durchblutung stärken und die Ausscheidung effektiver machen. Das Gewebe kann sich besser selbst reparieren und wird funktionsfähiger.

Wir befinden uns erst am Anfang einer neuen Ära. Energieheilung und Schwingungstherapien werden in Zukunft so oder so zu den herausragenden Behandlungsmethoden gehören.

Allopathie

Ich bin der Meinung, dass allopathische Behandlungen auf die Notfallversorgung, Befunderhebung und chirurgische Eingriffe beschränkt werden sollten. Die moderne Notfallmedizin hat Hunderttausende von Leben retten können und viele innovative chirurgische Verfahren wirken lebenserhaltend, wo Menschen Ihre Gesundheit und die körperliche Integrität leichtfertig aufs Spiel setzen.

Ich habe viele Jahre in der Notfallmedizin gearbeitet und mich besonders ausführlich mit allem beschäftigt, was mit dem Herzen zu tun hat. Die Notfallmedizin täte jedoch gut daran, von den natürlichen Heilmethoden zu lernen und mehr nicht-invasive Behandlungsmethoden einzusetzen. Dann könnte sie noch mehr Menschenleben retten und ihren Patienten zu mehr Lebensqualität verhelfen. In der modernen Notfallmedizin liegt der Schwerpunkt viel zu sehr auf invasiven Behandlungsmethoden, die oft starke Schäden im Gewebe nach sich ziehen. Dazu gehört auch die wiederbelebende Herzmassage, bei der nicht selten das Brustbein gebrochen oder gestaucht wird.

Viele chirurgische Eingriffe sind vermeidbar. Für den Patienten bedeuten sie Stress und verringern die Lebensqualität deutlich. Viele Operationen am offenen Herzen müssen im Grunde genommen gar nicht stattfinden. Es gibt natürliche Wege, auf denen das Herz-Kreislaufsystem entgiftet und gestärkt werden kann. Alles, was es braucht, ist die Bereitschaft des Patienten, seine/ihre Gesundheit in die eigenen Hände zu nehmen. 80 bis 90 % aller Krankheiten können ohne Medikamente oder invasive Eingriffe geheilt werden. Naturheilkundler arbeiten nicht invasiv und sind immer bemüht, die Ursache eines Problems zu finden.

Schlussfolgerung

Sie können ein Leben in eingeschränkter Mobilität, Verzweiflung, sexueller Impotenz und schweren Erkrankungen vermeiden. Warten Sie nicht, bis es zu spät ist. Werden Sie jetzt gesund. Gesundheit, Vitalität und Lebensfreude können Ihnen ein langes Leben in Freiheit, Gelassenheit und strahlender Gesundheit schenken.

Es würde den Rahmen dieses Buches sprengen, wenn ich über alle naturheilkundlichen Therapien berichten wollte, die es gibt. Ich entschuldige mich in aller Form bei denjenigen, die ich hier nicht nennen konnte. Ich habe versucht, einen groben Überblick über die bekanntesten und wichtigsten Therapien zusammenzustellen. Jede natürliche Heilmethode ist eine Wissenschaft für sich und bietet ihren Anwendern eine wunderbare Reise zum wahren Selbst. Lesen, studieren und lernen Sie so viel, wie Sie können. Machen Sie sich ein Bild davon, was die einzelnen Therapien zu bieten haben und genießen Sie deren heilende Wirkung. Im Literaturverzeichnis am Ende des Buches finden Sie Empfehlungen für Bücher, die Ihnen auf Ihrem Weg weiterhelfen können.

Es ist an der Zeit, dass jede/r einzelne von uns Verantwortung für die eigene Gesundheit übernimmt. Die Macht liegt in Ihren Händen. Sie werden es lieben, sobald sich Ihr Körper kraftvoll und dynamisch anfühlt. Wenn Sie sich einen Herzenswunsch erfüllen wollen, dann sollte es strahlende Gesundheit sein: körperlich, emotional, intellektuell und spirituell.

HINWEIS: Die oben beschriebenen Wissenschaften gehören zu den wertvollsten Werkzeugen, die die Natur zur Wiederherstellung unserer Gesundheit zu bieten hat. Sie sind allerdings nur so gut, wie ihr Anwender bzw. Anwenderin. Ein ehemaliger Vorsitzender der American Medical Association (amerikanische Gesundheitsbehörde; Anm. d. Ü.) wurde in einem Interview gefragt, wie man sich denn vor einer schlechten medizinischen Behandlung schützen könne. Der Befragte antwortete mit den lateinischen Zitat *Caveat Emptor*, was so viel bedeutet wie „Möge der Käufer sich in Acht nehmen."

> *Ich fordere Sie heraus, aus Ihrem Leben ein Meisterwerk zu machen. Ich fordere Sie heraus, zu den Menschen zu gehören, die leben, was sie lehren, die das, was sie predigen, auch wirklich umsetzen. Leben Sie mit Leidenschaft!*
>
> *— Anthony Robbins*

Anhang C

Ressourcen

Ausbildung

www.heilpraktiker-ausbildung.de/beruf/heilpraktikerverband/

Bücher und Filme

Narayana Verlag
Blumenplatz 2
D-79400 Kandern
www.narayana-verlag.de
www.amazon.de
Lokaler Buchhandel

Blütenessenzen

Eine Auswahl an verschiedenen Blütenessenzen finden Sie in Online-Apotheken oder in Ihrer Apotheke vor Ort.

Chinesische Kräuter

http://www.tcm-apo.de/

Hochwertige Nahrungsergänzungsmittel und Supplemente aus Drüsen

https://www.narayana-verlag.de/index.php

Hydrotherapie

https://www.kneipp.com/de_dp-anwendungen/hydrotherapie/

Informationen über Kräuterheilkunde und Therapeuten

https://ddh-online.de/

Keimgläser und Sprossentürme

https://www.narayana-verlag.de/index.php

Kräuter, Heilpflanzen und Kräuterprodukte

https://www.narayana-verlag.de/index.php
https://www.herbathek.com/
https://www.kraeuterschulte.de/
https://www.urdrogerie.de/
https://www.dragonspice.de/
https://www.herbamed.ch/
www.hofapotheke-augsburg.de/wohlriechender-gaensefuss-herba-dysphaniae-ambrosioides/apotheke-augsburg für *Chenopodium anthelminticum*

Kräutertees aus biologischem Anbau

https://www.herbathek.com/
https://www.kraeuterschulte.de/
https://www.dragonspice.de/
https://www.narayana-verlag.de/index.php

Nahrungsmittel, Saaten, Nüsse, Getreide, Sprossen aus biologischem Anbau

https://www.narayana-verlag.de/index.php

Natürliche Produkte allgemein

https://www.waschbaer.de/shop/
https://www.narayana-verlag.de/index.php
(auch Futtermittel für Haustiere)

Natürliche Seifen und Pflegeprodukte

https://www.narayana-verlag.de/index.php
https://maienfelser-naturkosmetik.de/

Öle aus biologischem Anbau

https://www.narayana-verlag.de/index.php
https://maienfelser-naturkosmetik.de/

Produkte für Kinder

https://www.hans-natur.de/
https://www.littlegreenie.de/

Rohkost

Bioläden und Wochenmärkte bieten hochwertige Rohkostware zu fairen Preisen an. Informieren Sie sich auch über regionale Initiativen wie solidarische Landwirtschaft (https://www.solidarische-landwirtschaft.org/startseite) und Lieferservice für Biolebensmittel.

Wasserfilteranlagen

https://www.osmofresh.de/
https://www.wasserhaus.de/umkehrosmoseanlage
https://www.wasser-shop24.de/umkehrosmoseanlagen
https://www.gruenbeck.de/produkte-branchen/produkte/membrantechnik/umkehrosmoseanlage/

Anhang D

Alles, was Sie über Blutwerte wissen sollten

In diesem Anhang werden Sie viel über die Zusammensetzung des Blutes lernen und was Laboranalysen und Blutwerte für Ihre Gesundheit bedeuten. Der Anhang ist in vier Abschnitte unterteilt:

1. Ein Überblick über die wichtigsten Blutuntersuchungen, die Ihr Arzt oder Therapeut in Auftrag geben kann.
2. Ein Beispielbefund plus Erörterung, der Ihnen zeigt, wie Ergebnisse aufgelistet werden.
3. Eine ausführliche Erklärung der einzelnen Blutuntersuchungen und Referenzwerte, warum sie erhoben werden und was sie für Ihre Gesundheit bedeuten.
4. Was Blutuntersuchungen leisten und zeigen können und was nicht.

Teil I Überblick über die verschiedenen Blutuntersuchungen

Die häufigsten Blutuntersuchungen in der medizinischen Praxis

Das sogenannte „große Blutbild" gehört zu den gängigsten Untersuchungen überhaupt. Im Rahmen dieser Blutanalyse werden folgende Werte untersucht:

RBK
Rote Blutkörperchen (Erythrozyten) – Anzahl
Hämoglobin (Hb-Wert)
Hämatokrit (Hkt)
Mittleres Zellvolumen (MCV)
Mittlere Konzentration von Hämoglobin in einem einzelnen roten Blutkörperchen (MCH)
Mittlere Konzentration von Hämoglobin in allen roten Blutkörperchen (MCHC)

WBK
Weiße Blutkörperchen (Leukozyten) - Anzahl
Differenzierung der unterschiedlichen weißen Blutkörperchen:

Neutrophile
Lymphozyten
Monozyten
Eosinophile
Basophile
Anzahl der Blutplättchen

Zusätzlich können untersucht werden:

TUMORMARKER (ANTIGENE) CEA (CARCINOEMBRYONALES ANTIGEN) – ein Protein, das man normalerweise im fetalen Darmgewebe findet. Oft ist es aber auch im Blut krebskranker Patienten vorhanden, hauptsächlich bei Mastdarm- und Dickdarmkrebs. Aber auch bei Brustkrebs, Bauchspeicheldrüsenkrebs, Leber- und Magenkrebs kann dieser Marker vorhanden sein. Es gibt eine Reihe nicht bösartiger Krankheiten, darunter Leberzirrhose, Colitis ulcerosa und Divertikulitis, bei denen dieser Wert erhöht sein kann.

TUMORMARKER CA 19-9 – ein nützlicher Tumormarker (Antigen) in der Diagnose von Leber- und Bauchspeicheldrüsenkrebs, wird aber hauptsächlich bei Verdacht auf Bauchspeicheldrüsenkrebs untersucht (bei 70 % aller Erkrankten ist der Wert erhöht). Der Tumormarker 19-9 kann aber auch bei Magen-, Mastdarm- und Dickdarmkrebs, Pankreatitis, Gallensteinen, Leberzirrhose und zystische Fibrose vorhanden sein.

TUMORMARKER CA 15-3 – dieser Wert wird meist untersucht, um Brustkrebsmetastasen zu finden. Auch bei Krankheiten der Eileiter, bei gutartigen Knoten in der Brust und bösartigen Tumoren in anderen Geweben kann der Marker vorhanden sein.

TUMORMARKER CA 125 – spielt vor allem bei Eierstockkrebs eine Rolle.

AFP (ALPHA-FETOPROTEIN) UND HCG (HUMANES CHORIONGONADOTROPIN) – Tumormarker, der u. a. bei Eierstocktumoren untersucht wird.

PSA (PROSTATASPEZIFISCHES ANTIGEN) – ein Glykoprotein, das nur in der Prostata gebildet wird. Erhöhte PSA-Werte geben Aufschluss über eine Entzündung und/oder Krebs in der Prostata. Je höher der PSA-Wert (vor allem, wenn er höher als 5 ist), desto größer ist die Wahrscheinlichkeit, dass aus einer Entzündung ein Krebs geworden ist.

Bestimmung der Blutgruppen

Beim menschlichen Blut unterscheidet man zwischen verschiedenen Gruppen, je nachdem, ob bestimmte Antigene im Blut vorhanden sind oder nicht. Diese Antigene werden **A**-, **B**-, **0**- und **Rh**-Antigene genannt. Die beiden wichtigsten Antigene zur Bestimmung der Blutgruppen sind die **A**- und **B**-Antigene, die die Grundlage für das **AB0**-Schema bilden.

Blutgruppe A enthält Antigene vom Typ A, die Blutgruppe B hingegen Antigene vom Typ B. Die Blutgruppe AB enthält beide Antigene, die Blutgruppe 0 dagegen keines von beiden.

Das Vorhandensein oder Fehlen der sogenannten Rh-Antigene (Rhesusfaktor) bestimmt, ob Ihr Blut Rh-positiv oder Rh-negativ ist.

Die Bestimmung der Blutgruppe ist wichtig, wenn eine Bluttransfusion durchgeführt werden muss. Antigene gehören zum Immunsystem des Menschen und spielen eine große Rolle bei der Abwehr von Krankheitserregern.

Weitere Untersuchungen und Begriffe

Elektrolyte: geben Aufschluss über den Glukose- und Elektrolytgehalt des Blutes.
Schilddrüsenwerte: geben Auskunft darüber, wieviel T4 (Thyroxin), T3 (umgewandeltes T4) und TSH (Thyreoidea-stimulierendes Hormon aus der Hypophyse) vorhanden ist.
Blutfette: zeigen den Cholesterinspiegel (LDL und HDL) und die Triglyceride im Blut an.

Teil II Wie man die Befunde liest

Allgemeine Biochemie

GLUKOSE – allgemein formuliert, kann der Blutzuckerspiegel im Blut auf eine ganze Reihe von körperlichen Beschwerden hinweisen. Erhöhte Werte finden wir bei Diabetes mellitus, Überfunktion der Nebenschilddrüsen, Cushing-Syndrom, Stress, Pankreatitis, medikamentöser Behandlung mit Glukokortikoiden und harntreibenden Medikamenten, Phäochromozytom und zellulärer Übersäuerung. Ein niedriger Blutzuckerspiegel hingegen liegt bei Störungen wie Hypoglykämie, Schilddrüsenunterfunktion, Lebererkrankungen und Morbus Addison vor.

MINERALE – die Minerale Natrium, Kalium, Chlorid und Calcium sind die wichtigsten elektrisch geladenen Kationen und Anionen, aus denen sich die Elektrolyte im Körper zusammensetzen.

NATRIUM – Natrium ist das am häufigsten anzutreffende Kation (positiv geladenes Mineral) in den extrazellulären Flüssigkeiten. Dort ist es das wichtigste

Salz zur Bestimmung der extrazellulären Osmolalität (Transport) von Nährstoffen und anderen Substanzen. Der Natriumgehalt des Blutes wird bestimmt durch die Menge des aufgenommenen Natriums über die Nahrung und dessen Ausscheidung und Wiederaufnahme über die Nieren.

Viele Hormone beeinflussen und steuern dieses Gleichgewicht durch ihre Wirkung auf die Nieren (z. B. Aldostreon, ADH, NH usw.).

Ein niedriger Natriumspiegel im Blut kann zu Hyponatriämie (zu wenig Natrium in Blut) führen, mit begleitender Schwäche und Verwirrung bis hin zu Koma und Tod. Zu viel Natrium (Hypernatriämie) im Blut verursacht Symptome wie starker Durst, trockene Schleimhäute, Krämpfe, Unruhe usw. Viele Medikamente können sowohl Hypo- als auch Hypernatriämie verursachen. Dazu gehören Antibiotika, Glukokortikoide, Abführmittel, Diuretika, Sulfide und Herzmedikamente.

Auch Krebserkrankungen können den Natriumspiegel senken, weil der Körper alle verfügbaren basischen Bestandteile einsetzt, um die Übersäuerung zu bekämpfen. Natrium hat eine starke Affinität zu Sauerstoff und ist ein essenzielles anorganisches Mineral zum Erhalt eines gesunden Elektrolythaushalts.

KALIUM – Kalium gehört zu den wichtigsten Kationen im Zellinneren. Im Zellinneren ist der Kaliumgehalt fast 40-mal höher als in der Flüssigkeit, von der die Zelle umgeben ist. Der Kaliumspiegel hängt davon ab, wieviel Natrium von den Nieren resorbiert wird. Aldosteron senkt den Kaliumspiegel, indem es die Ausscheidung über die Nieren anregt.

Der Körper ist immer bestrebt, einen gesunden Säure-Basen-Haushalt aufrecht zu halten. Eine Übersäuerung zieht Kalium aus dem Zellinneren und verursacht dadurch elektromagnetische Veränderungen, die sich auch auf die Durchlässigkeit der Zellmembran für Nährstoffe und die elektrische Ladung der Zelle auswirkt. Zu den Symptomen eines erhöhten Kaliumspiegels im Blut (Hyperkaliämie) gehören Übelkeit, Erbrechen, Reizbarkeit, Durchfall, Störungen im Reizleitungssystem des Herzens und in der Muskelkontraktion (Kurzatmigkeit, Schmerzen in der Brust usw.) und Azidose. Zu wenig Kalium im Blut (Hypokaliämie) wirkt sich negativ auf die Funktion der Herzmuskulatur, der glatten Muskulatur und der Skelettmuskulatur aus, sie können sich nicht mehr so gut zusammenziehen. Das kann zu einer ganzen Reihe an Symptomen führen, darunter Schmerzen, Lähmungen, allgemeine Schwäche und Herzrhythmusstörungen.

CHLORID – Chlorid ist ein extrazelluläres Anion. Es gilt als eines der wichtigsten Elektrolyte des Körpers und sorgt u. a. dafür, dass die elektrische Ladung im Gewebe neutral bleibt. Als Begleiter von Natrium sind die Fluktuationen von Chlorid im Gewebe ähnlich, vor allem wenn sich dort Wasser ansammelt (Ödeme).

BEISPIEL BLUTUNTERSUCHUNG

	MESSWERT	ABWEICHENDER WERT	MASSEINHEIT	NORMWERT BZW. REFERENZBEREICH
ALLGEMEINE BIOCHEMIE				
Glukose	103		Mg/dl	<110 mg/dl
Natrium	142		Mmol/l	135 - 145 mmol/l
Kalium	4,3		Mmol/l	3,8 - 5,2 mmol/l
Chlorid	104		Mmol/l	96 - 110 mmol/l
Kohlendioxid (pCO2)	38		mmHg	35 - 46 mmHg
Harnstoffkonzentration	21		mg/dl	15 - 43 mg/dl
Kreatinin	1,0		mg/dl	0,7 - 1,3 mg/dl
Calcium	2,3		Mmol/l	2,25 - 2,6 mmol/l
Gesamteiweiß	7,5		g/dl	6,1 - 8,1 g
Albumin	42		g/dl	35 - 52 g/dl
Gesamtbilirubin	0,3		mg/dl	0,3 - 1,2 mg/dl
Alkalische Phosphatase	98		U/l	35 - 129 U/l
GOT (AST)	19		U/l	10 - 50 U/l
GPT (ALT)	23		U/l	10 - 50 U/l
SCHILDDRÜSENDIAGNOSTIK				
T3-Uptake	32		%	21 - 37 %
T4	65		Ng/ml	43 - 111 ng/ml
Freier T4-Index (T7)	3,42		-	1,3 - 5,0
TSH (hochempfindlich)		< 0,20	mU/l	0,40 - 4,0 mU/l
VERSCHIEDENES				
CEA	1,9		µg/l	<2,5 µg/l
DIFFERENTIALBLUTBILD				
Leukozyten (Leuko)	6000		Zellen/µl	4000 - 10000 Zellen/µl
Erythrozyten (Ery)	4,2		Mill/µl	4,1 - 5,9 Mill/µl
Hämoglobin		11,4	g/dl	12 - 17 g/dl
Hämatokrit	43		%	37 - 50 %
MCV	91		Fl	85 - 98 fl
MCH	27,6		Pg	27 - 34
MCHC	33,2		g/dl	32 - 36 g/dl
Thrombozyten (Thrombo)	183		Tsd/µl	150 - 380 Tsd/µl
Neutrophile Granulozyten	44		%	14 - 75 %
Lymphozyten	43		%	12 - 70 %
Monozyten	10		%	5 - 12 %
Eosinophile	3		%	0 - 6 %
Basophile	0		%	0 - 2 %
Neutrophile (absolut)	2,4		g/l	1,50 - 7,40 g/l
Lymphozyten (absolut)	2,4		g/l	1,00 - 3,70 g/l
Monozyten (absolut)	0,6		g/l	0,1 - 0,7 g/l
Eosinophile (absolut)	0,2		g/l	0,00 - 0,50 g/l
Basophile (absolut)			g/l	0,00 - 0,10 g/l
Blutfette/LDL/ HDL-Cholesterin				
LDL-HDL-Quotient	2,5		g/l	< 3

Allerdings reagiert Chlorid auf bösartige Tumoren nicht so stark wie Natrium. Bei vielen Krebserkrankungen braucht der Körper seine Natriumreserven auf, um den stark übersäuerten Zustand zu neutralisieren. Chlorid ist ebenfalls am Säure-Basen-Haushalt beteiligt und ersetzt bei der Neutralisierung von Kohlendioxid das interzelluläre Bicarbonat, um den Basenhaushalt in den Zellen und den Körperflüssigkeiten zu regulieren. Einen niedrigen Chloridspiegel bezeichnet man als Hypochlorämie, einen erhöhten Chloridspiegel als Hyperchlorämie.

Hypochlorämie
Hyperaktivität von Nerven und Muskelgewebe
Niedriger Blutdruck
Erschwertes und flaches Atmen
Übersäuerung/Azidose
Herzinsuffizienz
Wassereinlagerung
Erbrechen
Chronische Atemwegsbeschwerden

Hyperchlorämie
Schwäche
Müdigkeit
Dehydration
Cushing-Syndrom
Multiples Myelom
Nierenversagen
Anämie

CALCIUM – der Calciumgehalt im Serum dient als Indikator für die Funktion der Nebennieren und den Calciumstoffwechsel. Der Test ist jedoch nicht sehr genau und kann keine Aussage darüber treffen, wie gut das vorhandene Calcium verwertet wird. Die Calcium-Blutwerte können unter bestimmten Umständen sehr schwanken. Zu den Faktoren, die den Calciumstoffwechsel beeinflussen, gehören: Krebserkrankungen, chemische Medikamente, Entgiftung, hoher Milchkonsum, proteinreiche Ernährung, Supplementation mit Vitamin D, Über- oder Unterfunktion der Schilddrüse und der Nebenschilddrüsen, Nierenversagen, Entzündungen in den Knochen, Malabsorption, Pankreatitis und andere Beschwerden.

IONISIERTES CALCIUM – ionisiertes Calcium bindet sich nicht an Albumin und wird von anormalen Albumin-Werten nicht beeinflusst. Diese Form des

Calciums gilt daher als zuverlässiger Indikator für eine Überfunktion der Nebenschilddrüsen.

KOHLENDIOXID – über die Kohlendioxidwerte kann man feststellen, ob der Körper übersäuert oder basisch ist. Darüber hinaus ist Kohlendioxid ein Indikator für die Sauerstoffsättigung und andere Zustände im Organismus: den Elektrolythaushalt (zellulär), die Neutralität in den extra- und intrazellulären Flüssigkeiten, Störungen in der Ausscheidung (über Lunge und Nieren), Nierenversagen, Vergiftung durch Salicylsäure, diabetische Ketoazidose, Mangelernährung, Schock, Emphysem und andere Beschwerden.

BLUT-HARNSTOFF-STICKSTOFF (BUN) – mit dieser Untersuchung wird der Stickstoffanteil des im Blut befindlichen Harnstoffes gemessen. Harnstoff wird in der Leber als Endprodukt des Proteinstoffwechsels gebildet. Beim Abbau von Aminosäuren (Katabolismus) wird Ammoniak gebildet und zum großen Teil zu Harnstoff umgebaut.

Auch im Lymphsystem wird Harnstoff gebildet. Alle Harnstoffe werden zum Zweck der Ausscheidung zu den Nieren transportiert. An der Harnstoffkonzentration im Blut kann man erkennen, wie viel Eiweiß ein Mensch zu sich nimmt und wie gut der (Protein-)Stoffwechsel in der Leber und die Ausscheidung über die Nieren funktioniert. Bei den meisten Nierenerkrankungen sind die Harnstoffwerte im Blut niedrig.

Ein hoher Harnstoffwert kann bedeuten, dass die Ernährung zu proteinreich ist, Blutungen im Verdauungstrakt vorliegen oder die Leber entzündet und die Leberfunktion gestört ist. Auch die extrazelluläre toxische Belastung durch zu viel Eiweiß kann eine Rolle spielen.

Kombiniert man die BUN-Untersuchung mit einem Kreatinin-Test, lässt sich die Funktionsfähigkeit der Nieren gut überprüfen. Auch Wassereinlagerungen oder Dehydration können den Harnstoffwert im Blut beeinflussen, das Gleiche gilt für viele Medikamente, z. B. Aspirin und Diuretika.

Auch Prostatitis und Hypertrophie der Prostatadrüse kommen als Ursache für abnorme Harnstoffwerte in Frage, Unterernährung und eine kompromittierte Proteinverdauung und -synthese ebenfalls.

KREATININ – Kreatinin wird durch den Abbau von Kreatin gebildet. Kreatin wiederum wird für die Kraft und die Kontraktionsfähigkeit der Skelettmuskulatur benötigt. Kreatinin wird ausschließlich von den Nieren ausgeschieden und gilt als Indikator für Muskel- und Nierenversagen. Erhöhte Werte deuten auf Entzündungen in den Nieren, Blockaden in den Harnwegen, Dehydrierung, Herzinsuffizienz, Diabetes, Schock oder Trauma hin.

GESAMTEIWEISS – Aminosäuren sind die Grundbausteine der Eiweiße. Sie werden für alle strukturellen Aspekte und den Großteil der funktionellen Vorgänge im Körper benötigt. Sie bilden die Grundstruktur der Muskeln, der Zellmembran, der Hormone und Enzyme, der Neurotransmitter und des Hämoglobins. Darüber hinaus dienen sie als Transportmedium. Des Weiteren spielen Proteine eine wichtige Rolle für den osmotischen Druck in den Blutgefäßen, denn sie sind essenziell für den Transport von Nährstoffen und den Stoffwechsel.

ALBUMIN – Albumin ist ein Protein und wird in der Leber gebildet und macht fast 60 % des gesamten Proteins in Körper aus. Es ist zuständig für den Erhalt des osmotischen Drucks in der Zelle und den Transport verschiedener Hormone und Enzyme. Der Albumin-Wert gibt Aufschluss über Leberbeschwerden wie Hepatitis und Zirrhose, über Krebserkrankungen, Mangelernährung und auszehrende Krankheiten des Herz-Kreislaufsystems und des Verdauungstrakts (z. B. M. Crohn).

GESAMTBILIRUBIN – Bilirubin ist einer der besten Indikatoren für die Leberfunktion. Unter Umständen kann dieser Wert auch während einer Entgiftungskur erhöht sein, weil über den Urin alle wasserlöslichen Toxine ausgeschieden werden. Es gibt indirektes (unkonjugiertes) Bilirubin oder direktes (konjugiertes) Bilirubin, abhängig vom jeweiligen Organ (Milz oder Leber). Der Bilirubin-Wert gibt Aufschluss über die Funktionsfähigkeit dieser Organe und möglicher Entzündungen oder Schäden. Kommt es in diesen Organen zu Obstruktionen – meist in Verbindung mit Blockaden in den Gallenwegen aufgrund von Tumoren oder Steinen - sind die Bilirubin-Werte erhöht. Zu hohe Werte finden wir auch bei der perniziösen Anämie, Sichelzellanämie, hämolytischer Anämie und als Folge von Drogenkonsum.

ALKALINE PHOSPHATASE (ALP) – ALP ist ein Phosphatase-Enzym, das in einer basischen Umgebung aktiv wird. Man findet es überwiegend in den Kupffer-Zellen der Leber, dem Epithelium (Oberfläche) der Gallenwege und in den Knochen. Ist das Gewebe übersäuert, steigt der ALP-Wert, je nach Grad der Erkrankung (Tumoren, Entzündung, Krebs usw.). Darüber hinaus kann es beim Knochenwachstum – entweder als Folge einer Verletzung oder im Rahmen des normalen Wachstums – ebenfalls zu erhöhten ALP-Werten kommen. Zudem wirken sich viele Drogen und Chemikalien auf den ALP-Spiegel aus, darunter Antibiotika, Herzmedikamente, Fluoride, hormonelle Verhütungsmethoden, Oxalate, Sulfate und Zyanide. Niedrige Werte können bei Schilddrüsenunterfunktion, perniziöser Anämie und zu hohen Vitamin B-Gaben auftreten. Es gibt Ärzte, die bei erhöhten ALP-Werten hochdosiertes Vitamin B injizieren, damit der Spiegel sinkt. Wie bereits erwähnt, kann der ALP-Wert bei Krebserkrankungen (Leber, Gallenblase, Kochen usw.) erhöht sein, aber auch im Rahmen natürlicher Wachstumsprozesse steigen.

AST (ASPARTAT-AMINOTRANSFERASE) – ehemals GOT (Glutamat-Oxalacetat-Transaminase). AST findet man in der Leber, in der Herzmuskulatur, der Skelettmuskulatur und in kleineren Mengen in den Zellen der Nieren und der Bauchspeicheldrüse. Ein erhöhter AST-Wert liegt vor bei Leberentzündungen wie Hepatitis, Zirrhose und Krebs, nach einem Herzinfarkt, bei Nierenerkrankungen, Pankreatitis und muskulären Beschwerden wie Myositis und Myopathie.

ALT (ALANIN-AMINOTRANSFERASE) – ehemals GPT (Glutamat-Pyruvat-Transaminase). ALT wird überwiegend in den Leberzellen gebildet, kommt aber auch ähnlich wie AST in den Herzmuskelzellen, den Nierenzellen und den Zellen der Skelettmuskulatur vor. Das ALT-Enzym gilt als spezifisch bei Hepatitis, Zirrhose, Krebs und Lebernekrose.

Medikamente und andere Chemikalien beeinflussen AST- und ALT-Enzyme, darunter Antibiotika, Medikamente aus der Familie der Aspirine, Herzmedikamente und viele andere. Die Liste ist sehr lang.

Immundiagnostik

Für eine ausführliche Erörterung des Immunsystems und seiner Zellen siehe auch Kapitel 2, Modul 2.7: Immunsystem.

LEUKOS (WEISSE BLUTKÖRPERCHEN) – die weißen Blutkörperchen (Leukozyten) kann man als körpereigene Armee bezeichnen, die den Organismus vor Fremdkörpern schützen soll. Zu diesen Fremdsubstanzen gehören Proteine, Chemikalien und geschwächte oder abgestorbene Körperzellen. Wenn zu viele Leukozyten im Blut sind, wissen wir, dass der Körper gegen etwas ankämpft. Das kann eine durch Fremdproteine ausgelöste Entzündung sein, eine Nekrose, ein allgemein geschwächter Zustand oder eine toxische Belastung. Alle diese Faktoren können Vorgänge auslösen, die als Infektion bezeichnet werden. Auch Stress oder Trauma kann die Leukozyten in die Höhe schnellen lassen.

Wenn die Anzahl der Leukozyten jedoch zu niedrig ist, sollte man sich fragen, warum. „Warum schafft es mein Körper nicht, genügend weiße Blutkörperchen zu bilden?“ oder „Warum kommen die weißen Blutkörperchen nicht in meinem Blut an?“. In dieser Situation sollte man eine Schwäche oder Erkrankung des Knochenmarks in Betracht ziehen. Auch eine starke Kongestion im Lymphsystem und/oder Chemo- oder Strahlentherapie können mögliche Ursachen sein, weil sie die Zellen im Knochenmark unterdrücken oder abtöten. All diese Zustände wirken sich auf die Anzahl der Leukozyten im Blut aus. Bei einem niedrigen Leuko-Wert spricht man von **Leukopenie** („-penie“ bedeutet „zu wenig“). **Leukozytose** hingegen bedeutet, dass die Anzahl der Leukozyten zu hoch ist. Eine hohe Anzahl an Gesamtleukozyten kann ein Hinweis auf Entzündung sein (Azidose), Infektion (Azidose), Trauma, Stress und Gewebenekrose. Ein niedriger

Wert deutet auf Vergiftung durch Medikamente, Ernährungsmangel, Erkrankungen oder Schwäche des Knochenmarks hin.

Es gibt viele unterschiedliche Arten von weißen Blutkörperchen (Leukozyten), darunter:

Zelltyp	**% im Körper**
Neutrophile	55 - 70 %
Lymphozyten	20 - 40 %
Eosinophile	1 - 4 %
Basophile	0,5 - 1 %
Monozyten	2 - 8 %

Für die Immundiagnostik wird meist ein Differentialblutbild erstellt. Jeder Zelltyp des Immunsystems erfüllt spezifische Aufgaben. Sobald sich der Anteil eines bestimmten Zelltyps an der Gesamtzahl verändert, gibt uns das Aufschluss darüber, gegen was der Körper ankämpft. **Neutrophile**, z. B., sind Indikatoren für entzündliche Prozesse, die **Lymphozyten** hingegen sind breiter aufgestellt und zeigen eine Reihe von Beschwerden an, von Infektionen bis hin zu Krebs. **Monozyten** sind Indikatoren insbesondere für Parasitenbefall und Geschwüre (Zerstörung im Gewebe).

In der folgenden Übersicht sind einige der Ursachen aufgeführt, die zu einer Erhöhung oder Senkung der einzelnen Leukozyten führen können:

Neutrophile

Erhöhter Wert (Neutrophilie) bei: akute Infektionen, Entzündungen, z. B. Arthritis (rheumatoide und andere), rheumatisches Fieber. Jede „-itis" einschließlich Gicht, Trauma, Leukämie und Stress.

Zu niedriger Wert (Neutropenie) bei: Überbesiedelung durch Bakterien, Anämie, virale Erkrankungen (wie Hepatitis oder Masern), Strahlentherapie, toxischer Belastung durch Chemikalien oder Medikamente.

Lymphozyten

Erhöhter Wert (Lymphozytose) bei: viralen oder bakteriellen Erkrankungen, multiplem Myelom, Lymphkrebs, infektiöser Hepatitis, Strahlenexposition.

Zu niedriger Wert (Lymphozytopenie) bei: Sepsis, Lupus, Leukämie, toxischer Belastung durch Chemikalien oder Medikamente; Einnahme von Steroiden und Strahlenexposition.

Eosinophile

Erhöhter Wert (Eosinophilie) bei: Parasiten, Allergien, Hautbeschwerden wie Ekzeme usw., Leukämie.

Zu niedriger Wert (Eosinopenie) bei: allergischen Reaktionen, Stress, Schilddrüsenüberfunktion.

Basophile
Erhöhter Wert (Basophilie) bei: Leukämie, fibrozystischen Beschwerden.

Zu niedriger Wert (Basopenie) bei: allergischen Reaktionen, Stress, Schilddrüsenüberfunktion.

Monozyten
Erhöhter Wert (Monozytose) bei: entzündlichen Vorgängen, viralen Erkrankungen, Tuberkulose, Parasiten, Geschwüren.

Zu niedriger Wert (Monozytopenie) bei: toxischer Belastung durch Chemikalien oder Medikamente, Einnahme von Steroiden.

Unsere Immunzellen sollten *für* uns arbeiten, denn sie leben im weiten Ozean unseres Lymphsystems. Sobald es im Lymphsystem zu Kongestionen und Verstopfungen kommt, ist auch unsere Immunfunktion in vielfältiger Weise kompromittiert.

Parasiten, darunter Bakterien und Protozoen, spielen in Hinblick auf die Ursache eine untergeordnete Rolle. Damit will ich sagen, dass Übersäuerung und/oder eine toxische Belastung für ein schwaches Immunsystem verantwortlich sind. Parasiten und die Immunreaktion sind sekundär. Die Antwort lautet immer Entgiftung. **Entgiftung heilt stets die Ursache.**

ERYs (ROTE BLUTKÖRPERCHEN) – die roten Blutkörperchen oder Erythrozyten transportieren Sauerstoff zu den Zellen. Zur Bestimmung misst man die Gesamtanzahl an Leukozyten in $1mm^3$ venösem Blut. Jedes rote Blutkörperchen trägt mehrere Moleküle Hämoglobin in sich. Hämoglobin enthält viel Eisen und bindet Sauerstoff, der von den Erythrozyten transportiert wird. Die roten Blutkörperchen werden von vielen Faktoren beeinflusst. Wenn das passiert, verformen sie sich, kleben zusammen und werden schwach usw. Der wichtigste Grund für dieses Geschehen sind Übersäuerung und eine eingeschränkte Enzymfunktion in den Blutgefäßen.

Sobald die Erythrozyten zu schwach sind, können sie nicht mehr so viel Sauerstoff transportieren und auch kein Kohlendioxid mehr aus dem Gewebe entfernen. Auch andere Funktionen sind eingeschränkt. Das kann zu einer ganzen Reihe von Problemen führen, von niedriger Sauerstoffsättigung über Azidose bis hin zu Anämie. Auch die dazugehörigen Symptome sind vielfältig, darunter chronische Müdigkeit, Schilddrüsen- und Nebennierenschwäche und Auszehrung. Wie bereits erörtert, sind entzündliche Zustände und Azidose sehr wichtige Faktoren, die die Funktion der ERYs massiv beeinträchtigen können.

Bei Dehydrierung steigt die Anzahl der roten Blutkörperchen, bei Wassereinlagerungen sinkt er. Ein niedriger Wert kann in Folge von Ernährungsfehlern, Organversagen, Krebserkrankungen, Anämie, Blutungen und medikamentöser Behandlung oder Chemotherapie auftreten.

Auch hier ist die Entgiftung die einzig wahre Antwort, um die roten Blutkörperchen wieder in ihre Kraft und Vitalität zu bringen. In einem basischen Milieu können sich verklebte ERYs lösen, der Hämoglobingehalt steigt und die Transportkapazität wird erhöht. Während einer Entgiftung werden Leber und Milz gereinigt und alle schädlichen Chemikalien, Metalle und abgestorbene Zellreste entfernt, die den ERYs nicht guttun.

Darüber hinaus wird das gesunde Gleichgewicht im Blut wiederhergestellt und alle Blutwerte in ihre normalen Referenzwerte gebracht, ohne dass die Homöostase des Körpers kompromittiert wird.

HÄMOGLOBIN – alle roten Blutkörperchen enthalten das sogenannte Hämoglobin. Hämoglobin ist ein konjugiertes Protein, das aus einem Häm-Anteil (der sich an Eisen bindet) und einem Globin-Anteil (eine Aminosäure) besteht. Es gibt Hunderte von verschiedenen Arten von Hämoglobin. Grundsätzlich binden sie sich alle an Sauerstoff und Glukose und transportieren die beiden Stoffe in die Zellen, damit sie als Energielieferant und zur Sauerstoffversorgung dienen können. Die klinischen Befunde für Hämoglobin sind eng verknüpft mit denen der roten Blutkörperchen.

Erhöhte Werte können auf C.O.P.D. (chronisch obstruktive Lungenerkrankung), Herzinsuffizienz, Dehydrierung und andere Beschwerden hinweisen. Zu wenig Hämoglobin finden wir bei Anämie, Krebs, Lupus, Nierenerkrankungen, Milzerkrankungen und ernährungsbedingten Mangelzuständen. Normale Hämoglobinwerte werden als normochrom bezeichnet, bei niedrigen Werten spricht man von hypochrom.

Alte Erythrozyten werden von Makrophagen in Milz, Leber oder im roten Knochenmark abgebaut (phagozytiert). Wenn dies geschieht, wird der Eisenanteil des Hämoglobins entweder sofort wiederverwendet, um neue Erythrozyten herzustellen, oder es wird in der Leber gespeichert. Der Globin-Anteil wird wieder zu Aminosäuren konvertiert. Nur das übriggebliebene Häm wird zu Bilirubin abgebaut und über die Galle ausgeschieden.

HÄMATOKRIT (Hk) – der Hämatokrit bezeichnet den Prozentsatz an roten Blutkörperchen (Erythrozyten) in einem bestimmten Blutvolumen. Ihr Hämatokrit sollte sich eng an der Erythrozyten-Anzahl und dem Hämoglobin-Wert orientieren. Ein erhöhter Wert kann auf Dehydrierung hinweisen, schweren Durchfall, Trauma oder Schock, Verbrennungen und andere Beschwerdebilder. Ein niedriger Hämatokrit kann ein Hinweis sein auf Anämie, Leberzirrhose,

Bluthochdruck, Krebs, Schilddrüsenüberfunktion, Blutungen, Knochenmarkversagen, rheumatoider Arthritis, Mangelernährung. Auch in der gesunden Schwangerschaft kann der Wert niedrig sein.

MCV (MITTLERES ERYTHROZYTENEINZELVOLUMEN) – der MCV-Test misst das Volumen oder Größe eines einzelnen roten Blutkörperchens. Mit diesem Vorgehen werden die unterschiedlichen Formen von Anämie klassifiziert. Je größer das MCV-Volumen, desto größer (makrozytär) die Zelle und je kleiner das MCV-Volumen, desto kleiner die Zelle (mikrozytär). Zur Ermittlung des MCVs wird der Hämatokrit durch die Gesamtanzahl der roten Blutkörperchen geteilt. Der MCV gibt Auskunft über Lebererkrankungen, Alkoholismus, perniziöse Anämie und andere Beschwerden. Ein niedriger MCV kann ein Hinweis auf Eisenmangelanämie sein.

MCH (MITTLERES KORPUSKULÄRES HÄMOGLOBIN) - der MCH-Wert gibt den mittleren Hämoglobingehalt (Gewicht) eines einzelnen roten Blutkörperchens an.

MCHC (MITTLERE KORPUSKULÄRE HÄMOGLOBIN-KONZENTRATION) – der MCHC-Wert misst die durchschnittliche Konzentration oder den durchschnittlichen Anteil an Hämoglobin in einem einzelnen roten Blutkörperchen. Er wird errechnet, indem die Gesamtkonzentration an Hämoglobin durch den Hämatokriten geteilt wird.

RDW (ERYTHROZYTENVERTEILUNGSBREITE) – dieser Wert misst die Breite der roten Blutkörperchen und wird zur Bestimmung der Anämie-Typen hinzugezogen.

BLUTPLÄTTCHEN (THROMBOZYTEN) – Thrombozyten sind wichtig für die Blutgerinnung. Sie legen sich wie ein Spinnennetz über verletztes Gewebe und halten dieses zusammen, damit der Körper sich selbst reparieren kann. Niedrige Thrombozyten-Werte sind ein Hinweis auf Erkrankungen oder Schwäche in Knochenmark und/oder Milz. Infektionen, Drogen, Medikamente und Blutungen wirken sich nachteilig auf die Anzahl der Blutplättchen aus. Unter 150.000 Blutplättchen pro Mikroliter Blut (Tsd/µl) gilt als kritischer Wert.

MPV (DURCHSCHNITTLICHES THROMBOZYTENVOLUMEN) – beschreibt das durchschnittliche Volumen eines Blutplättchens und gibt Aufschluss über mögliche Schwächen oder Funktionsstörungen im Knochenmark.

Blutfettwerte

CHOLESTERIN (LDL UND HDL) – Cholesterin wird für die Bildung von Steroiden (entzündungshemmend; von der anabolen Sorte) und Gallensäuren benötigt. Außerdem hilft es beim Aufbau der Zellwände (Membran).

Cholesterin kann vom Körper nur in seiner freien Form verwertet werden. Es wird entweder von der Leber gebildet oder aus dem über die Nahrung aufgenommenen Cholesterin verstoffwechselt (hauptsächlich aus tierischen Nahrungsmitteln). Dieses freie Cholesterin bindet sich dann an Transportmoleküle (Lipoproteine) und wird von diesen im Blut zu den Zellen gebracht. Hinweis: Gekochtes Fleisch enthält kein freies, sondern gebundenes Cholesterin.

Es gibt zwei Formen von Lipoproteinen: **LDL** – Low Density Lipoprotein, Lipoprotein mit niedriger Dichte – und **HDL** – High Density Lipoprotein, Lipoprotein mit hoher Dichte. 75 % des freien Cholesterins im Körper binden sich an das Low Density Lipoprotein und 25 % an das High Density Lipoprotein. Das LDL versorgt uns mit besonders viel Cholesterin. Aus diesem Grund glauben viele Menschen, dass ein hoher Spiegel an gebundenem LDL ein Indikator für Arteriosklerose sei. Diese Denkweise erscheint mir äußerst unlogisch. Wenn man sich nämlich genau anschaut, warum Cholesterin gebildet und wie es vom Körper verwertet wird, erkennt man, dass die Cholesterinproduktion an die Wirkung der Steroide gekoppelt ist. Insbesondere die Entzündungsreaktionen und der Wiederaufbau zerstörter Zellmembrane werden hier angesprochen.

Cholesterin wird von der Leber hergestellt und verstoffwechselt. Ein niedriger Cholesterinspiegel kann ein Hinweis auf Lebererkrankungen sein (z. B. Entzündung, Unterfunktion, Nekrose und Krebs), Malabsorption, Schilddrüsenunterfunktion, einige Formen von Anämie, Sepsis und Stress.

Ein hoher Cholesterinspiegel kann zu folgenden Beschwerden führen oder ein Hinweis auf diese sein: Nebennierenschwäche, Entzündungen, Nephrose, biliäre Zirrhose, Ernährungsfehler (zu viel Fleisch), Schwangerschaft, Schilddrüsenunterfunktion, Bluthochdruck und andere.

Was ein erhöhter oder niedriger Cholesterinspiegel anzeigt, ist ganz anders als das, was das Problem verursacht. Ein niedriger Blutdruck ist beispielsweise ein Anzeichen für ein geschwächtes Nebennierenmark und ein Ungleichgewicht im Natrium-Haushalt. Das wiederum kann Aufschluss über eine Schwäche in der Nebennierenrinde geben. Sobald die Nebennierenrinde schwach ist, kann der Körper nicht mehr adäquat auf Entzündungen reagieren. Grund dafür ist eine Übersäuerung (bedingt durch Hormone und Ernährung). Aus diesem Grund bildet die Leber mehr Cholesterin und die Blutwerte steigen. Cholesterin ist ein entzündungshemmendes Lipid, das vom Körper als Reaktion auf Entzündungen und Zellabbau gebildet wird.

Wenn das Missverhältnis nicht behoben wird, schnellt ein niedriger Blutdruck im Laufe der Zeit nach oben (Arteriosklerose). Darüber hinaus wird der

Körper anfällig für Diabetes, Schilddrüsenüberfunktion, Hypercholesterinämie, Bluthochdruck, Herzinfarkte, Hyperlipidämie, Schlaganfälle, Arteriosklerose, Nephrose u. a..

Die Antwort auf all diese Probleme führt uns natürlich wie immer direkt zu der Entgiftung des Organismus. Stellen Sie einen gesunden Säure-Basen-Haushalt her und ernähren Sie sich richtig. Dann wird sich Ihr Körper ganz von selbst reinigen und regenerieren.

TRIGLYCERIDE (TG) – Triglyceride sind dem Cholesterin ähnlich, weil es sich auch bei ihnen um Lipide handelt. Triglyceride dienen als Energiespeicher und werden zur Bekämpfung von Entzündungen eingesetzt. Auch die Triglyceride binden sich – ähnlich dem Cholesterin – an Lipoproteine, damit sie im Körper transportiert werden können. Zu diesen Lipoproteinen gehören das VLDL (Very Low Density Lipoprotein) und das LDL (Low Density Lipoprotein).

Triglyceride werden in der Leber aus Glycerol und anderen Fettsäuren hergestellt. Weil sie dem Cholesterin so ähnlich sind, zeigen Triglyceride auch die gleichen biologischen und pathogenen Reaktionen. Alles, was zur Übersäuerung beiträgt (vom Alkoholkonsum bis hin zum Verzehr von Fleisch) erhöht den Blutwert dieser Lipide.

Schilddrüsendiagnostik

T3 (TRIJODTHYRONIN) – die Untersuchung des T3 oder Trijodthyronin zeigt an, wieviel T3 im Blut vorhanden ist. An diesem Wert kann man feststellen, ob eine Über- oder Unterfunktion der Schilddrüse vorliegt.

T4 (THROXIN) – dieser Wert gibt Aufschluss über die Menge an T4 (Thyroxin) im Blut. Erhöhte Werte finden wir z. B. bei Schilddrüsenüberfunktion und Wilson-Syndrom, bei dem der Körper nicht in der Lage ist, T4 zu T3 umzuwandeln. Niedrige T4-Werte deuten auf eine Schilddrüsenunterfunktion hin. Wie bei fast allen Hormonen benötigt auch das T4 Transportproteine, um im Körper zirkulieren zu können. TBG (Thyroxin-bindendes Globulin) ist ein solches Protein. Sind die Werte dieses Proteins aufgrund einer Übersäuerung oder zu starken Proteinbelastung erhöht, können auch der T3- und T4-Spiegel zu hoch sein.

Die T3-Aufnahme (T3-Uptake) gibt Aufschluss darüber, wieviel Thyroxin-bindendes Globulin (TBG) und Thyroxin-bindendes Präalbumin (TBPA) im Blut vorhanden ist. Dieser Test wird durchgeführt, um auszuschließen, dass die erhöhten oder zu niedrigen T3- und T4-Werte auf andere Ursachen zurückzuführen sind, wie z. B. hormonelle Verhütung, Schwangerschaft oder Nierenerkrankungen.

TSH (THROIDEA-STIMULIERENDES HORMON) UND TRH (THYREOTROPIN FREISETZENDES HORMON) – das TSH ist ein schilddrüsenstimulierendes Hormon, das im Vorderlappen der Hirnanhangsdrüse gebildet wird. Es regt die Schilddrüse dazu an, Thyroxin (T4) zu bilden und auszuschütten. Wenn die Schilddrüse schwach (Schilddrüsenunterfunktion) oder die Hirnanhangsdrüse hyperaktiv ist, ist der TSH-Spiegel erhöht. Das ist so, weil der Körper versucht, die Produktion von Thyroxin anzukurbeln. Thyroxin ist wichtig für den Stoffwechsel und die Herzfunktion. Niedrige Trijodthyronin (T3)- und Thyroxin (T4)-Werte kurbeln die Ausschüttung von TRH und TSH an.

Mit der Untersuchung des TSH-Wertes kann auch zwischen einer primären Schilddrüsenunterfunktion (von der Schilddrüse selbst kommend) und einer sekundären Schilddrüsenunterfunktion (vom Hypothalamus ausgehend) unterschieden werden. Bitte vergessen Sie nicht, dass in Gottes Schöpfung alles miteinander verbunden ist. Das trifft auch auf unseren Körper und seine Drüsen zu. Eine spezifische Drüsenfehlfunktion kann von einer Störung (Schwäche und toxische Belastung) in der Drüse selbst herrühren oder auf eine Fehlfunktion in einer anderen Drüse zurückzuführen sein. Ein konventionelle „Behandlung" greift hier nicht, denn alles ist miteinander verwoben und voneinander abhängig. **HINWEIS:** In den dreißig Jahren meiner klinischen Praxistätigkeit bin ich zu dem Schluss gekommen, dass die Blutuntersuchungen für T3, T4 und TSH zu den unzuverlässigsten Befunden in der medizinischen Schilddrüsendiagnostik gehören. Aus diesem Grund wurde die Messung der Basaltemperatur konzipiert (siehe Anhang A). Bei vielen meiner Klienten mit Schilddrüsenunterfunktion (bis zu 80 %) wurde die Hypothyreose nicht erkannt, weil sich der behandelnde Arzt ausschließlich auf die Blutwerte verließ und nicht den ganzen Menschen im Blick hatte.

Teil III Schwächen der Blutanalyse

Die Blutanalyse zu diagnostischen Zwecken gehört zu den unzuverlässigsten Diagnoseinstrumenten, die in der modernen Medizin eingesetzt werden. Sie funktioniert nur gut, wenn sie in Kombination mit anderen Formen der Gewebeanalyse wie Irisdiagnostik, körperlicher Symptomatik, Fußreflexzonenmassage und Kinesiologie angewendet wird. Nur dann bekommt man ein vollständiges Bild davon, was im Körper wirklich vor sich geht.

Mit einer Blutanalyse allein kann man lediglich Hypothesen aufstellen und über den inneren Zustand des Körpers spekulieren. Die Interpretation kann dabei sehr unterschiedlich ausfallen. Die Blutanalyse gibt keine Auskunft über Störungen im Elektrolyt-Haushalt, den Hormonspiegel, die Verwertung von Glukose und Fruktose und den eigentlichen Zustand der Immunantwort. Jeder dieser Faktoren kann die Ergebnisse beeinflussen und somit verfälschen.

Störungen im Elektrolyt-Haushalt

Im Blutbefund kann z. B. der Calciumspiegel normal, aber die Aufnahme auf Zellebene trotzdem stark gestört sein. Blutwerte geben keinen Aufschluss darüber, wie ein Mineral auf Zellebene verwertet oder im Körper gespeichert wird. Der Serumspiegel eines Minerals wird von vielen Faktoren beeinflusst, darunter der emotionale Zustand des Patienten, die Art und Weise der Blutabnahme und das homöostatische Gleichgewicht des Körpers. Auch die Belastung des Organismus durch Minerale oder Schwermetalle kann man anhand eines Standard-Blutbildes nicht erkennen. Diese Stoffe werden von Milz, Leber und anderen Körpergeweben zum Schutz der lebenswichtigen Organe fortwährend aus dem Blut entfernt und eingelagert. Unser Körper ist stets bemüht, Blut und Blutserum so sauber und ausgeglichen wie möglich zu halten, weil starke Schwankungen tödlich sein können.

Hormonwerte

Unser Blut kann nur sehr ungenau Auskunft darüber geben, wie es um unseren Hormonhaushalt steht. Die Basaltemperatur ist viel besser geeignet, um sich ein Bild von der tatsächlichen Hormonaktivität der Schilddrüse (T3 und T4) zu machen (siehe Anhang A). Auch die Ausschüttung von Steroiden und Neurotransmittern wird von der Blutanalyse nicht ausreichend erfasst.

Verwertung von Glukose und Fruktose

Ein Bluttest zeigt den Blutzuckerspiegel an, gibt aber keine Informationen darüber, was genau mit dem Blutzucker passiert.

Tatsächliche Immunantwort

Ein Bluttest zeigt Ihnen zwar, ob Sie viele oder wenige Immunzellen (z. B. Basophile) im Blut haben, kann aber nicht aussagen, warum das Immunsystem so reagiert. Die meisten Immunreaktionen werden falsch interpretiert, vor allem, wenn der behandelnde Arzt nichts von Entgiftung versteht.

In unserem Blut werden viele Stoffwechselprodukte, Parasiten, Abfallprodukte aus der Leber usw. transportiert und von Milz, Nieren, Darm und Lunge gefiltert und ausgeschieden. Das Blut ist dynamisch mit einer ständig wechselnden Umgebung. Folglich verändert sich auch die biochemische Zusammensetzung des Körpers fortwährend.

Die Blutanalyse kann ein wunderbares Werkzeug sein, die einzelnen „Teile“ eines großen Puzzles zusammenzusetzen. Die Werte im Blutserum helfen uns, Kohlendioxidwerte zu erfassen, übermäßigen Zellabbau im Gewebe zu erkennen und Störungen im Elektrolyt-Haushalt zu diagnostizieren.

Anhang E

Analyse der Zellminerale

Die Zusammensetzung der Haare unterscheidet sich kaum von der des restlichen Körpergewebes. Für das Wachstum und die Reparatur der Haarstruktur benötigt der Körper buchstäblich die gleichen Stoffe. Das Haar steht in Bezug auf die Stoffwechselaktivität an zweiter Stelle und kann Auskunft über genau diesen Stoffwechsel geben. Die ersten ein bis zwei Zentimeter Ihrer Haare spiegeln die Stoffwechselaktivität der vergangenen beiden Monate wider. Unsere Haare wachsen und „speichern" dabei Informationen über die intra- und extrazellulären Aktivitäten unseres Organismus.

Die Haaranalyse ist deutlich zuverlässiger als ein Blutbild, weil sie Rückschlüsse über die Verwertung von Nährstoffen auf Zellebene, Speicherkapazitäten und Ausscheidung zulässt. Das Haar gehört zu den ausscheidenden Organen. Man kann den Mineralgehalt, die Belastung durch Schwermetalle und andere Toxine an der Haarstruktur ablesen. Das FBI wendet in ihren forensischen Labors Haaranalyse zur Bestimmung toxischer Substanzen wie z. B. Arsenik an. Diese Analyse ist so exakt, dass man fast auf den Monat genau bestimmen kann, wann ein tödliches Gift eingenommen wurde. Außerdem übertrifft die Haaranalyse die Urin- und Blutanalyse bei weitem, was die toxische Belastung des Körpers angeht. Auch die EPA (Environmental Protection Agency) setzt die Haaranalyse zur Bestimmung einer möglichen Belastung durch Schwermetalle ein.

Es gibt allerdings auch viele Faktoren, die das Ergebnis einer Haaranalyse verfälschen können, dazu gehören Haarpflegeprodukte wie Haarfarben, Bleichmittel und Shampoos.

Es ist wichtig zu wissen, was auf Zellebene passiert und genau darüber gibt eine Haaranalyse Auskunft. Schließlich ist die Zelle der „Ort des Geschehens". Dr. Emanuel Cheraskin schreibt in seinem Buch *Diet and Disease*: „Minerale stehen in Wechselwirkung zu allen anderen Nährstoffen. Ohne optimale Mineralwerte können andere Nährstoffe nicht vom Körper aufgenommen werden." Minerale spielen eine aktive Rolle im Hormonhaushalt, sie beeinflussen deren Produktion und Wirkung. Einige Minerale dienen als „elektrische" Transportmedien und regen die elektrische Aktivität im Körper an. Darüber hinaus sind sie an der Enzymaktivität beteiligt.

Die Analyse dieser Minerale kann zu einem tieferen Verständnis der körperlichen Symptome führen. Viele Naturheilkundler und andere Therapeuten setzen die Haaranalyse (Mineralanalyse) als diagnostisches Hilfsmittel ein. Diese

Analysen werden meist von Ernährungsempfehlungen ergänzt, die aber in der Regel nicht aus der echten Naturheilkunde stammen.

Schlussfolgerung

Untersuchungen von Blut, Haar, Speichel und Urin sollten grundsätzlich an eine Irisdiagnose und eine genaue Beobachtung der körperlichen und klinischen Symptome gekoppelt werden. Man wird leicht in die Irre geführt, wenn man sich bei der Diagnose ausschließlich auf die Zusammensetzung der Körperflüssigkeiten verlässt und nicht das Gesamtbild im Blick hat.

Eine Entgiftung kann sich drastisch auf die Ergebnisse von Haaranalysen, Speicheltests und Blut- oder Urinuntersuchungen auswirken. Ein unerfahrener Therapeut kann diese Werte falsch interpretieren und mit Krankheitssymptomen verwechseln, wenn der Körper sich in Wirklichkeit nur entgiftet. In den Anfangsstadien einer Entgiftungskur können Cholesterin und Tumormarker (Antigene) in die Höhe schnellen, fallen dann aber wieder auf den normalen Wert, sobald sich der Körper entgiftet hat.

Es gibt nur eine wahre Heilmodalität und das ist die Entgiftung. Nur sie kann die Biochemie des Körpers wieder ins Gleichgewicht (Homöostase) bringen. Nur sie kann Schwermetalle, Minerale und andere toxische Substanzen entfernen, die nicht dorthin gehören.

Streben Sie immer nach Gott, Gesundheit und wahrem Glück.

Anhang F

Maßeinheiten

1 Pfund	=	453 g
1 Unze	=	28,3 g
1 Quart	=	946 ml
1 Pint	=	473 ml
1 Teelöffel	=	60 Tropfen
1 Teelöffel	=	5 ml
1 Esslöffel	=	3 Teelöffel
1 Esslöffel	=	15 ml
1 Tasse	=	236 ml
1 g	=	100 mg
1 Pipette	=	ca. 60 Tropfen
2 Esslöffel Tinktur	=	½ Tasse Tee

1 Teelöffel Pulver = ca. 2 Kapseln = ca. 50 mg
1 Kapsel = ca. 25 mg

Anhang G

Glossar

Abführmittel: Mittel, die den Stuhlgang anregen.

Abortivum: Abtreibungsmittel; Substanz, mit der ein Schwangerschaftsabbruch ausgelöst werden kann.

Absorbens: Heilkräuter, die zur Absorption von Exsudaten (ausgetretenen Flüssigkeiten) oder erkranktem Gewebe eingesetzt werden (Schwarzulme, Königskerze, Rot-Ulme usw.)

Absorption: beschreibt den Vorgang der Aufnahme von Nährstoffen über den Darm in den Blutkreislauf, damit diese vom Körper verwertet werden können. Wenn Nährstoffe nicht richtig absorbiert werden, kann es zu Mangelerscheinungen (Malabsorption) kommen. Der Körper bekommt nicht mehr ausreichend Energie und Baumaterial. Schwäche, Aushungern und körperlicher Abbau sind die Folge.

Absorptions-fördernd: begünstigt die Aufnahme von Stoffen.

Acetylcholin: ein Ester der Essigsäure; ist in verschiedenen Organen und Körpergeweben anzutreffen. Es spielt eine wichtige Rolle in der Übertragung von Nervenimpulsen an den Synapsen und den neuromuskulären Verbindungen.

Acidophilus: Lactobcillus acidophilus Bakterien werden auch „darmfreundliche" Bakterien genannt und zur „Aufforstung" der Darmflora eingesetzt. Sollten nur von Menschen eingenommen werden, die Milch und Milchprodukte verzehren.

Adaptogen: Substanz, die die Widerstandskraft des Körpers gegen Stress steigern. Adaptogene stärken Zellen, Gewebe, Organe und Drüsen. Sie haben eine ausgesprochene Wirkung auf die Nebennieren (Ginkgo, Knoblauch, Echinacea, Hydrastis, Chaparral und Ginseng).

Adrenalin: ein Neurotransmitter, der von den Nebennieren ausgeschüttet wird und für die „Flucht-oder-Kampf-Reaktion" verantwortlich ist. Auch bekannt als Epinephrin.

Adsorbieren: das Andocken einer Substanz an die Oberfläche einer anderen Substanz.

Aerob: 1. für den Stoffwechsel und das Überleben Sauerstoff benötigen; 2. Organismen betreffend, die sich unter dem Einfluss von Sauerstoff vermehren; 3. Sauerstoff zur Energiegewinnung verstoffwechseln.

Akut: heftige Symptome, schneller Beginn und von kurzer Dauer; das Gegenteil von chronisch: Schmerzen können bei akuten und chronischen Beschwerden auftreten. „Akut" beschreibt im Grunde genommen die erste Phase einer Krankheit.

Aldosteron: ein Hormon, das von den Nebennieren ausgeschüttet wird und Natrium und Wasser im Körper hält.

Alkohole: Bestandteil von pflanzlichen ätherischen Ölen.

Aldosteron: ein Hormon, das von den Nebennieren ausgeschüttet wird und Natrium und Wasser im Körper hält.

Alkalisch: verhält sich, oder ist beschaffen, wie eine Base (siehe Base/basisch); neutralisiert Säuren. Im Konzept der Dualität gilt ein Alkali als kühlendes Element oder *Yin*.

Alkaloide: 1. Eine sehr potente und wirkungsvolle Gruppe (es gibt insgesamt dreizehn) pflanzlicher Inhaltsstoffe. Sie haben ein breites Wirkspektrum und umfassen u. a. halluzinogene Alkaloide, schmerzlindernde Substanzen und tödliche Gifte. 2. Alkaloide reagieren mit Säuren und bilden Salze, die für medizinische Zwecke eingesetzt werden.

Allopathie/allopathisch: 1. Eine Behandlungsmethode, bei der eine pathologische Reaktion induziert wird, die sich gegen die Krankheit richtet, die behandelt werden soll. 2. Konventionelle oder alternative Medizin im Gegensatz zur Natur.

Amenorrhö: das Ausbleiben oder Unterdrücken der Menstruation.

Aminosäuren: eine Gruppe stickstoffhaltiger chemischer Verbindungen, die als Grundbausteine der Proteine (Eiweiße) dienen.

Anabol: 1. Der Aufbau von Körpergewebe als konstruktive Phase des Stoffwechsels. 2. Die Umwandlung und Verwertung von Nährstoffen, um Zellen, Gewebe, Organe und Drüsen aufzubauen, zu reparieren und zu erhalten. 3. Für diesen Aufbauprozess wird Energie benötigt und verbraucht.

Anaerob: 1. Benötigt für seine Funktionen keinen Sauerstoff; 2. Überleben ohne Sauerstoff.

Analeptisch: mit belebender, stärkender und anregender Wirkung.

Analgetikum/analgetisch: oral eingenommenes Schmerzmittel.

Anaphrodisiakum: Heilkräuter, die das sexuelle Verlangen und die sexuelle Funktion verringern (Salix nigra, Salbei, Mahonie, Helmkraut und andere).

Androgene: Steroidhormone wie z. B. Testosteron und Androsteron, die für die Entwicklung und Erhaltung der männlichen Geschlechtsmerkmale verantwortlich sind. Werden auch *androgene Hormone* genannt.

Anästhetisch: Heilkräuter, die betäuben oder Bewusstlosigkeit hervorrufen.

Anionisch: 1. Ein magnetischer Zustand, der von negativen Ionen hervorgerufen wird oder eine saure Umgebung (Milieu), die Koagulation verursacht. 2. Sich verbinden, fest werden; ähnlich wie anabol. 3. Sich auf Azidose beziehend.

Antazidum: Heilkräuter, die Säuren in Magen und Verdauungstrakt neutralisieren (Angelika, Fenchel, Pfefferminze, Rot-Ulme und andere).

Anterior: vor oder bevor.

Anthelminthikum/anthelminthisch: tötet Parasiten ab und treibt diese aus (einschließlich Vermizide und wurmaustreibende Mittel) (Wermut, Schwarznussschalen, Schlangen-Knöterich).

Anthrachinon: Inhaltsstoffe mit stark abführender Wirkung. Sind meist als Glykoside (mit einem Zucker verbunden) vorhanden. Sie regen die Peristaltik an und werden zudem in der Form von Flavonoiden als Farbstoffe eingesetzt.

Anti-Emmenagogum: Heilkräuter, die eine Tendenz zu Fehlgeburten (Abort) beheben können (Gemeiner Schneeball, Falsche Einhorn Wurzel, Himbeerblätter).

Anti-arthritisch: Heilkräuter, die arthritische Beschwerden und Gicht lindern und sogar heilen können (Trauben-Silberkerze, Chaparall, Löwenzahn, Ampfer).

Antibakteriell: hemmt das Wachstum von Bakterien und tötet diese ab.

Antiemetikum: lindert Brechreiz, Übelkeit und Erbrechen, auch vorbeugend (Ingwer, Cayenne, Fenchel).

Anti-katarrhalisch: Heilpflanzen, die Schleim (Katarrh) aus dem Körper entfernen und verschleimte Zustände heilen (Pflaumenblättriger Schneeball, Klettenwurzel, Ysop, Süßholzwurzel, Mahonie und andere).

Antikörper: ein vom Körper gebildetes Eiweiß, das als Teil der Immunreaktion gegen Antigene kämpft.

Antidepressivum: stimmungsaufhellendes Mittel (Johanniskraut).

Antidot: Substanz, die ein Gift neutralisieren oder wirkungslos machen kann.

Antigen: jeder Fremdstoff, der in den Körper eingebracht wird; führt zur Bildung von Antikörpern.

Anti-Galaktagogum: hemmt die Milchbildung.

Antihistamin: neutralisiert die Wirkung von Histamin bei allergischen Reaktionen.

Antiepileptisch: lindert Krampfanfälle.

Antimikrobiell: tötet Mikroben ab und hemmt deren Wachstum.

Antimykotisch: hemmt und verhindert das Wachstum von Pilzen (Mykosen).

Antineoplastisch: verhindert die Entwicklung, das Wachstum und die Ausbreitung von bösartigen Zellen.

Antioxidans: Stoff, der die Bildung von freien Radikalen und oxidative Schäden in Zellen und Gewebe verhindert. Eine Gruppe von Substanzen, die sogenannten Proanthocyanidine (Traubenkerne und Rinde der See-Kiefer) und die Vitamine A, C, E und Betakarotin gelten als Antioxidanzien.

Antiparasitisch, antiparasitär: tötet Parasiten ab (Schwarznussschalen, Kürbiskerne, Bartflechte).

Antiperiodisch: lindert Wechselfieber und Schüttelfrost; verhindert das regelmäßige Auftreten von Beschwerden (Scharbockskraut, Angelika, Hydrastis).

Antiphlogistisch: wirkt entzündungshemmend (Lapacho-Baum, Vogelmiere, Beinwell).

Antipyretisch: wirkt fiebersenkend.

Antirheumatisch: Heilkräuter, die Rheuma lindern, heilen und vorbeugen können (Angelika, Salix nigra, Caulophyllum, Stechender Mäusedorn).

Antiskorbutisch: wirkt vorbeugend und korrigierend bei Skorbut (Vitamin C-Mangel) (Sarsaparilla, Vogelmiere, Ampfer).

Antiskrofulös: Heilpflanzen, die zur Heilung von Skrofulose eingesetzt werden (tuberkulöse Erkrankung der Lymphknoten) (Odermennig, Schwertlilie, Löwenzahn, Holunderblüten, Rotklee).

Antiseptisch: hemmt das Wachstum von Mikroben direkt bei Kontakt. Wirkt gegen Sepsis (Buchu, Große Klette, Kamille, Cayenne, Echinacea).

Antispasmodisch: wirkt krampflösend auf die willkürliche und unwillkürliche Muskulatur; lindert nervöse Erregung (Wilder Lattich, Lobelie, Helmkraut).

Antisyphilitisch: Heilkräuter, die zur Linderung und Heilung von Syphilis und anderen Geschlechtskrankheiten eingesetzt werden (Hydrastis, Wachholder, Kava, Mahonie).

Antithrombotisch: blutverdünnende Wirkung, verhindert Blutgerinnsel (Thrombose).

Antitoxisch: neutralisiert Giftstoffe im Körper (Alfalfa, Chlorophyll).

Antitussivum: hustenstillend.

Anti-Venom: Heilkräuter, die Gifte tierischen, pflanzlichen und mineralischen Ursprungs antidotieren (wirkungslos machen) (Spitzwegerich, Hedeoma pulegioides, Chaparall).

Antiviral: hemmt die Vermehrung von Viren (Lapacho-Baum, Echinacea, Schwarznussschalen).

Antizymotisch: Heilkräuter, die das Wachstum von Bakterien (Krankheitserreger) hemmen (Schwarznussschale/-blätter, Gewürznelken, Knoblauch, Königskerze).

Anxiolytisch: lindert Angstzustände.

Aperiens: leichtes Abführmittel (Sanddorn, Rhamnus purshiana, Purgier-Flachs).

Aperitivum: appetitanregendes Mittel.

Aphrodisiakum: Heilpflanzen, die das sexuelle Verlangen und die sexuelle Kraft wiederherstellen; heilen Impotenz (Damiana, Chamaelirium, Sägepalme, Yohimbe).

Arachidonsäure: eine essenzielle Fettsäure, die aus ungesättigten pflanzlichen Fettsäuren gebildet wird; Vorläufer von Prostaglandin. Erdnüsse enthalten viel Arachidonsäure.

Aromatisch: Heilkräuter mit starkem Duftaroma. Wirken stimulierend auf die Darmschleimhaut und fördern so die Verdauung; treiben Blähungen aus Magen und Darm (Anis, Fenchel, Pfefferminze).

Ascaris: Spulwurm; setzt sich im Dünndarm fest und verursacht vor allem bei Kindern Koliken und Durchfall.

Aszites: Ansammlung von seröser Flüssigkeit in der Bauchhöhle.

Asthenie: Kraftlosigkeit, Schwäche; in der Regel in Bezug auf die Muskulatur.

Ätherische Öle: Aromastoffe, die in der Form von ätherischen (flüchtigen) Ölen für kosmetische und gesundheitliche Zwecke eingesetzt werden. Antiseptische Wirkung; regen die Bildung von weißen Blutkörperchen an. Regen die Verdauungssäfte an und regulieren gleichzeitig eine überschießende Peristaltik. Haben eine nachweisliche Wirkung auf das Nervensystem (sedieren oder stimulieren). Ätherische Öle bestehen aus einfachen bis hin zu komplexen Verbindungen, darunter Isopren, Isopentan und Terpen. Sie sind auch als flüchtige Öle oder Essenzen bekannt. Ätherische Öle enthalten in der Regel eine komplexe Mischung organischer Komponenten (z. B. Alkohole, Ketone, Phenole, Säuren, Ether, Ester, Aldehyde und Oxide), die verdunsten, sobald sie mit Luft in Kontakt kommen. Sie sind die Duftanteile der Pflanzen und besitzen ein breites Wirkspektrum im Körper, mit besonderer Betonung des Nervensystems.

Atonie/atonisch: die normale Anspannung und der normale Muskeltonus fehlen.

Atrophie: Gewebeschwund; das betroffene Gewebe oder Organ wird kleiner; Degeneration von Zellen, Gewebe, Drüsen usw.

Augäpfel, austretend: deutliches Hervortreten der Augäpfel.

Autoimmunität: der Körper bildet Antikörper gegen körpereigenes Gewebe. Dieser Vorgang ist eine natürliche Reaktion auf absterbende Körperzellen; der Körper reagiert, indem er die Zellen abbaut, ausscheidet und durch neue ersetzt.

Autonom: unabhängig und spontan.

Autonomes Nervensystem: der Teil des Nervensystems, über den die unwillkürlichen Körperfunktionen gesteuert werden, z. B. die Drüsen, insbesondere Speichel-, Magen- und Schweißdrüsen, Nebennierenmark, glatte Muskulatur und Herz. Das autonome Nervensystem kann deren Funktionen entweder hemmen und verlangsamen oder stimulieren.

Ayurveda: die traditionelle Medizin Indiens; wörtlich übersetzt bedeutet Ayurveda „die Wissenschaft des Lebens". Dazu gehören die Heilpflanzen Indiens.

Azidose: Übersäuerung; zu viele Säuren in den Körperflüssigkeiten (z. B. bei diabetischer Azidose oder Nierenkrankheiten) oder vermehrte Ausscheidung von Bicarbonat (bei Nierenerkrankungen). Die Konzentration der Wasserstoffionen steigt an und der pH-Wert sinkt. Azidose kann eine Immunreaktion hervorrufen, die wir gemeinhin als Entzündung bezeichnen.

Bakterizid: tötet Bakterien ab.

Ballaststoff: der unverdauliche Anteil pflanzlicher Nahrungsmittel. Ballaststoffe haben in der gesunden Ernährung einen hohen Stellenwert, weil sie Gifte binden und ausscheiden können. Wirken im Körper wie ein elektrisierter Kehrbesen.

Balsamische Kräuter: Heilpflanzen, die entzündetes Gewebe lindern, beruhigen und heilen (Avocado-Blätter, Balsam von Gilead, Narde).

Bandwurm: lange, bandförmige Würmer, die Wirbeltiere (darunter der Mensch) befallen können; können 60 bis 90 cm lang werden.

Base/basisch: chemische Verbindung, die Säuren neutralisieren kann. Basen haben kühlende Eigenschaften und entsprechen dem Konzept des *Yin*.

Basalzellen: die ursprünglichen, primären Zellen des Körpers.

Basophile: 1. Immunzellen, die an der Immunantwort beteiligt sind. Basophile setzen Histamin und andere Substanzen frei (die Blutgefäße werden erweitert). 2. Auch im Hypophysenvorderlappen gibt es Basophile. Diese Zellen stellen Adrenocorticotropin her, was wiederum die Nebennierenrinde zur Ausschüttung von Kortikoid anregt. 3. Weiße Blutkörperchen (Leukozyten), die sich durch intrazelluläre Granula auszeichnen, die sich bei Kontakt mit bestimmten Farbstoffen stark verfärben.

Bentonit: Heilerde vulkanischen Ursprungs mit stark absorbierender Wirkung; wird zur Ausschwemmung von Schwermetallen eingesetzt.

Betazellen: Zellen in der Bauchspeicheldrüse, die das Insulin herstellen.

Bilirubin: Abbauprodukt des „Häm"-Anteils im Hämoglobin der roten Blutkörperchen.

Bioflavonoide: biologisch aktive Flavonoide, die für die Stabilisierung und Absorption von Vitamin C unerlässlich sind. Sind bekannt für ihre stabilisierende Wirkung auf die Blutgefäße. Technisch betrachtet handelt es sich hier nicht um Vitamine; trotzdem werden Bioflavonoide manchmal auch Vitamin P genannt.

Bitterstoffe: sind nach ihrem bitteren Geschmack benannt. Bitterstoffe regen die Verdauungssäfte im Verdauungstrakt an. Darüber hinaus stimulieren sie Leber und Galle (Gallenflüssigkeit). Bitterstoffe werden in mehrere Kategorien unterteilt, z. B. Terpene oder Iridoide. Moderne Studien haben gezeigt, dass manche Bitterstoffe antibiotische, antimykotische und tumorhemmende Wirkungen zeigen.

Bittertonikum: Kräuter, die schon in kleinen Mengen Leberfunktion und Verdauung anregen. Regulieren dadurch unterstützend Hitze und Entzündung im Körper (Angostura, Berberitze, Enzian).

Bitterkräuter: Heilpflanzen mit bitterem Geschmack. Regen Leberfunktion und Darmschleimhaut an ohne den Körper als Ganzes zu verändern (Enzian, Chaparral, Wermut).

Blasenziehend: Kräuter, die lokal angewendet die Haut zur Blasenbildung (entzündliches Exsudat) anregen. Dadurch werden schädliche Substanzen abgeleitet; reagieren mit Säuren (Schwarzer Senf, Veilchenwurzel, Weiße Zaunrübe und andere).

Blutdruck: die Kraft, mit der das Blut durch die Blutgefäße fließt und dabei gegen die Gefäßwände drückt (Siehe auch diastolischer Blutdruck und systolischer Blutdruck).

Blutzucker: Zuckergehalt des Blutes in der Form von Glukose (normalerweise 60 bis 100 mg/100 ml Blut. Der Blutzucker kann nach einer Mahlzeit jedoch bis auf 150 mg/100 ml Blut steigen. Die Werte schwanken).

Blockade-lösend: Kräuter, die Blockaden im Körper entfernen (Berberitze, Stechender Mäusedorn, Spitzwegerich).

Bindegewebe: Stützgewebe; das strukturgebende Gewebe des Körpers; der „Zement", der die Zellen zusammenhält.

Bioflavonoide: biologisch aktive Flavonoide, die für die Stabilisierung und Absorption von Vitamin C unerlässlich sind. Sind bekannt für ihre stabilisierende Wirkung auf die Blutgefäße. Technisch betrachtet handelt es sich hier nicht um Vitamine; trotzdem werden Bioflavonoide manchmal auch Vitamin P genannt.

Blutplättchen: kleine, ovale Scheiben, die im Blut von allen Wirbeltieren vorkommen. Sie sind Fragmente der Megakaryozyten (große Zellen im Knochenmark) und spielen eine wichtige Rolle bei der Blutgerinnung (zur Blutstillung, aber auch in der Bildung von Thromben, also Blutgerinnseln).

Blutstillend: stoppt Blutungen (Cayenne, Schlangenknöterich, Zaubernuss).

Bonjour-Tröpfchen: morgendliche, schleimige Absonderung aus der Harnröhre des Mannes bei chronischer Gonorrhö.

Bromelain: das proteinverdauende Enzym der Ananas.

Bronchiole: eine der kleineren Verzweigungen in den unteren Bronchien.

B-Zellen: spezialisierte, weiße Blutkörperchen, die Antikörper bilden; Teil des Immunsystems. Die „Eliteeinheit" der Immunantwort.

C. O. P. D.: Chronisch obstruktive Lungenerkrankung.

Candida: Hefepilz, der ein starkes Verlangen nach Zucker und Stärke auslöst; kann auch im Lymphsystem wuchern.

Chlorophyll: der „grüne" Pflanzenfarbstoff schlechthin. Wird zur Wundheilung und zur Ausleitung von Giftstoffen eingesetzt. Kann auch als Nahrungsergänzungsmittel eingenommen werden, weil es reich an Magnesium und Spurenelementen ist. Hat eine stark entgiftende Wirkung. Zieht Schleim und Schwermetalle aus dem Körper.

Cholagogum: regt die Bildung und den Fluss der Gallenflüssigkeit an (von der Leber in den Darm) (Rote Beete, Chionanthus virginicus, Löwenzahnwurzel).

Cholesterin: eine kristalline, fettlösliche Substanz, die von allen Wirbeltieren hergestellt wird. Ein wichtiger Baustein der Zellmembran, ermöglicht den Transport und die Aufnahme von Fettsäuren. Kann in der Leber hergestellt werden und ist ein normaler Bestandteil der Gallenflüssigkeit. Cholesterin erfüllt im Stoffwechsel eine wichtige Rolle und ist für die Bildung von Steroiden wichtig. Zu hohe Cholesterin-Werte sind eine Gefahr für die Gesundheit. Ursache ist eine Azidose (Entzündung) in Verbindung mit einer Schwäche in der Nebennierenrinde.

Chronisch: 1. Unterfunktion in fortgeschrittenem Zustand von Gewebe, Organen oder Drüsen. 2. Der Zustand vor Degeneration und Krebs.

Chymus: Speisebrei. Mischung aus teilweise verdauter Nahrung und Verdauungssäften in Magen und Dünndarm, während eine Mahlzeit verdaut wird. Es handelt sich um eine dickflüssige, verschiedenfarbige Masse.

Cimicifuga: bedeutet so viel wie „Wanzen vertreiben"; bezieht sich auf Pflanzen, die Skorpion-Stiche und Klapperschlangenbisse neutralisieren können (Spitzwegerich, Trauben-Silberkerze, Borretsch, Echte Betonie).

Coenzyme: Moleküle, die mit einem Enzym zusammenarbeiten. Ohne Coenzym können diese Enzyme ihre Funktion im Körper nicht erfüllen. Coenzyme spielen eine wichtige Rolle in der Verwertung von Vitaminen und Mineralen. Auch Vitamine gelten als Coenzyme, weil sie Enzyme aktivieren können.

Colitis: Entzündung des Dickdarms.

Corticosteroide: eine Gruppe von Hormonen, die in den Nebennieren gebildet werden. Sie regulieren im Körper die Aufnahme von Nährstoffen und die Ausscheidung von Salzen und Wasser über den Urin. Werden vom Körper auch bei entzündlichen Prozessen eingesetzt.

Cranio-sacral: den Schädel und das Sakrum (Kreuzbein) betreffend.

Cumarin: (aromatische Inhaltsstoffe); Inhaltsstoffe, die in niedriger Dosierung gerinnungshemmend wirken, in höheren Dosierungen als Rattengift eingesetzt werden.

Darmflora: die „guten, freundlichen" Bakterien und andere Mikroorganismen, die im gesunden Darm für eine gute Verdauung sorgen. Sie verdauen und verstoffwechseln die verschiedenen Nährstoffe und Nahrungsbestandteile.

Degeneration: Schwäche und Abbau einer Struktur oder einer Körperfunktion durch Zerfall der Zellen oder des Gewebes, in dem sich die Struktur befindet. Das Gegenteil von Regeneration.

Dehydrierung: starker Flüssigkeitsverlust aus dem Körper, hauptsächlich als Folge einer Azidose.

Dekokt: Herstellung eines Kräuterauszugs durch Abkochen. Die Heilpflanze wird für einen bestimmten Zeitraum in Wasser gekocht, anschließend gesiebt oder gefiltert und getrunken.

Demenz: Abbau der geistigen Fähigkeiten, Senilität.

Demulzens: beruhigt, schützt und nährt gereizte und entzündete Membrane und Gewebe.

Dentale Schmerzbehandlung: Heilkräuter, die lokal in der Mundhöhle wirken und dort freigelegte und schmerzende Zähne beruhigen können (Stechender Mäusedorn, Wintergrün, Ingwer, ätherisches Öl der Gewürznelken).

Deodorant: Heilkräuter, die schlechte Gerüche neutralisieren (Brombeere, Chlorophyll, Echinacea).

Dermatomykose: Infektion der Haut durch Pilzerkrankungen.

Desinfektionsmittel: Heilkräuter, die giftige Substanzen oder sich zersetzende organische Materie eliminieren oder vernichten und somit die Ausbreitung der giftigen Materie (Infektion) verhindern (Schwarznussschale/-blätter, Wintergrün, Myrrhe, Weinraute, Echte Bärentraube).

Detergens: reinigt Wunden, Geschwüre und die Haut selbst (Amaranth, Bitterwurzel, Kermesbeere).

Diaphoretikum: schweißtreibendes Mittel, das die Ausscheidung über die Haut anregt (Tausendgüldenkraut, Huflattich, Sassafras).

Diastolisch: der zweite (untere) Wert beim Blutdruckmessen. Dieser Wert gibt Auskunft darüber, wie hoch der Druck in den Blutgefäßen zwischen den Kontraktionen (Zusammenziehen) des Herzens ist.

Diuretika: harntreibende Heilkräuter, die den Körper entwässern (Berberitzen, Benediktenkraut, Scharbockskraut, Weißdorn).

Diuretika: regen Blasen- und Nierenfunktion an und stimulieren die Ausscheidung über den Urin (Rainfarn, Echte Bärentraube, Collinsonia, Löwenzahn).

Divertikel: krankhafte Ausstülpungen in der Darmwand, verursacht durch Ablagerungen und schwache Muskulatur.

Dopamin: ein Neurotransmitter, der im Nebennierenmark gebildet wird. Wird in der Behandlung von niedrigem Blutdruck und M. Parkinson eingesetzt.

Drastikum: sehr starkes Abführmittel, das heftige Darmbewegungen hervorruft, mit wässrigem Stuhlgang und Unterleibskrämpfen (Rizinus, Gottesgnadenkraut, Rote und Weiße Zaunrübe).

Drüse: ein Organ oder Gewebe, das Substanzen ausschüttet, die nicht der eigenen Organfunktion dienen, sondern anderswo im Körper benötigt werden.

Dyskinesie: die willkürlichen Bewegungen funktionieren nicht mehr.

Dysmenorrhö: schmerzhafte oder störungsanfällige Menstruation (Chamaelirium, Gemeiner Schneeball, Wilde Yamswurzel, Himbeerblätter).

Dyspepsie: unzureichende oder schmerzhafte Verdauung; keine Krankheit an sich, sondern ein Symptom, dass eine Erkrankung oder Störung vorliegt.

Dyspnoe: Atemnot; oft in Zusammenhang mit Herz- oder Lungenerkrankungen. Eines der Anzeichen für Kongestion und Azidose.

Eierstöcke: 1. Befinden sich im Beckenbereich der Frau; sind für die Ausbildung der weiblichen Geschlechtsmerkmale verantwortlich; haben einen leichten Einfluss auf das Wachstum. 2. Dort reift das Ovum (Ei) heran und die weiblichen Geschlechtshormone Östrogen und Progesteron werden dort gebildet.

Eisentonikum: Kräuter, die viel Eisen und Mangan enthalten. Sie reichern die roten Blutkörperchen an und stärken das Blut (Odermennig, Quassia-Baum, Ampfer, Löwenzahnblätter).

Eiterziehende Kräuter: Heilpflanzen, die Tumoren, Beulen, Geschwüre, Karbunkel usw. zum Reifen bringen, damit der Eiter abfließen kann (Myrica, Klettenwurzel, Spitzwegerich, Krauser Ampfer).

Elektrolyte: lösliche Salze in den Körperflüssigkeiten. Die meisten Minerale zirkulieren in der Form von Elektrolyten im Körper. Elektrolyte können elektrische Impulse weiterleiten (darunter Natrium- und Kaliumsalze). Sie gehören zu den positiv geladenen Elektronen (positiv geladene Ionen mit weniger Elektrolyten). Sie können elektrische Ladung besser weiterleiten als negativ geladene Ionen, die mehr Elektronen haben, die durch die Protonen nicht mehr ausgeglichen werden können. Positiv geladene Ionen nennt man Kationen, sie stellen ein basisches Milieu her.

Elemente: in der Chemie bezeichnet man einen Stoff als Element, wenn er durch normale chemische Prozesse nicht in andere Stoffe aufgespalten werden kann. Elemente kommen in freier und gebundener Form vor. Man hat bislang mehr als 100 Elemente identifizieren können. Zu den Elementen im menschlichen Körper gehören Sauerstoff, Aluminium, Kohlenstoff, Kobalt, Wasserstoff, Stickstoff, Calcium, Phosphor, Kalium, Schwefel, Natrium, Chlor, Magnesium, Eisen, Fluor, Jod, Kupfer, Mangan und Zink.

Elimination: 1. Ausscheidung von Abfallprodukten über Haut, Nieren und Darm. 2. Ausscheidung von Kohlendioxid über die Lunge.

Emetikum: löst einen Brechreiz aus (Schwarzer Senf, Blutwurz, Mistel).

Emmenagogum: unterstützt und fördert eine regelmäßige Menstruation (Sägepalme, Chamaelirium, Brennnessel).

Emolliens: beruhigt und schützt gereizte Haut und Schleimhäute und macht sie weicher.

Emulsion: eine Kombination zweier Flüssigkeiten, die sich nicht miteinander vermischen können, wie z. B. Öl und Wasser. Eine der beiden Substanzen wird zu winzigen Tröpfchen verquirlt und in der anderen suspendiert. Die Emulgierung ist der erste Schritt der Fettverdauung.

Endokrines System: alle Drüsen, die Hormone und Neurotransmitter direkt in das Blut abgeben. Dazu gehören Hirnanhangsdrüse, Schilddrüse, Thymus und Nebennieren; auch Bauchspeicheldrüse, Eierstöcke und Hoden sind Teil des endokrinen Systems.

Endorphin: natürliche Opiate, die im Gehirn gebildet werden und als körpereigene Schmerzmittel dienen; darüber hinaus haben sie eine beruhigende Wirkung auf die Muskulatur und andere Gewebe des Körpers.

Enteritis: Entzündung des Dünndarms.

Enterorrhagie: Darmblutung.

Entgiften: 1. Die giftige Eigenschaft einer Substanz entfernen. 2. Die Auswirkungen einer Überdosis Gift (Medikament), aber vor allem auch die Auswirkungen des toxischen Zustands, wie er durch Drogenmissbrauch oder akuten Alkoholismus entsteht.

Entgiftend: beseitigt Giftstoffe.

Entgiftung: Wiederherstellung eines gesunden und basischen Milieus im Körper. Das Lösen von Blockaden (z. B. durch Schleim, Parasiten, Chemikalien, Minerale, Metalle, Gedanken und Emotionen), die den Energiefluss behindern und die gesunde Funktion der Zellen und des Menschen selbst beeinträchtigen. Die Entgiftung ist die Voraussetzung für die Wiederherstellung strahlender Gesundheit.

Entkräften: körperliche und geistige Schwäche herbeiführen.

Entzündung: 1. Reaktion eines Gewebes auf Verletzungen. 2. Eine Entzündung bedeutet nicht automatisch Infektion. Sie ist eine Reaktion des Immunsystems auf eine säurebildende Verbindung oder eine Verletzung im Körper. Das Wort beschreibt die Abfolge von Veränderungen, die im Körper stattfinden, wenn er in irgendeiner Form verletzt ist. Der entzündete Bereich verändert sich kontinuierlich, während der Körper die Verletzung repariert und das erkrankte Gewebe ersetzt. 3. Entzündung ist ein konservativer Vorgang, modifiziert durch das, was die Reaktion in erster Linie hervorgerufen hat. Entzündung darf nicht mit Infektion verwechselt werden. Die beiden Zustände unterscheiden sich deutlich voneinander, obwohl der eine den anderen bedingen kann. Die Übersäuerung ist eine der Hauptursachen für entzündliche Reaktionen im Körper. In Reaktion auf eine Entzündung bildet der Körper Steroide, Cholesterin, Elektrolyte und Antioxidantien.

Entzündungshemmend: wirkt Entzündungen und deren Auswirkungen entgegen, indem es die Blutgefäße zusammenzieht.

Enuresis: unwillkürlicher Abgang von Urin.

Enzym: ein biologischer Katalysator, der von lebenden Zellen abgesondert wird, aber unabhängig funktionieren kann. Enzyme sind komplexe Proteine, die in anderen Stoffen Veränderungen bewirken können, ohne dass sie sich selbst verändern. Die Verdauungssäfte enthalten Enzyme, die auf Speisepartikel einwirken und sie dadurch in einfachere Verbindungen aufspalten. Enzyme können chemische Reaktionen beschleunigen.

Epidermis: die oberste Schicht der Haut.

Epigastrisch: im oberen und mittleren Bereich des Abdomens.

Epinephrin: auch unter dem Namen Adrenalin bekannt. Ein Neurotransmitter, der im Nebennierenmark als Reaktion auf eine Stimulation des sympathischen Nervensystems gebildet wird. Niedrige Werte verursachen einige der physiologischen Ausdrucksformen von Furcht und Angst und sind besonders häufig bei Angststörungen anzutreffen. Kann auch von anderen Gewebeformen außerhalb der Nebennieren gebildet werden. Epinephrin löst die „Kampf-oder-Flucht"-Reaktion aus.

Epithelzellen: die Zellen, die die ganze Körperoberfläche bedecken und die meisten inneren Organe auskleiden.

Epstein-Barr Virus: Erreger der Mononukleose und assoziiert mit Burkitt-Lymphom und Krebserkrankungen im Nasen- und Rachenbereich.

Essenziell: beschreibt Nährstoffe, die für den Aufbau und Erhalt des Körpers wichtig sind, von diesem aber nicht selbst hergestellt werden können und über die Nahrung zugeführt werden müssen. Inzwischen sind über 42 essenzielle Nährstoffe bekannt (es gibt viele unterschiedliche Auslegungen darüber, was „essenziell" ist und was vom Körper im Zuge des natürlichen Stoffwechsels selbst gebildet werden kann).

Essenzielle Fettsäuren (EFS): ungesättigte Fettsäuren (Alpha-Linolen-, Linol- und Arachidonsäure), die nicht vom Körper selbst gebildet werden können, aber als essenziell für die körperliche Gesundheit angesehen werden.

Exokrin: als exokrin bezeichnet man Drüsen, die in die Oberfläche eines Epithels münden, entweder direkt oder durch einen Drüsengang. Das Gegenteil von endokrin.

Expektorans: regt die Ausleitung von Schleim und Auswurf aus Lunge und Hals an (Königskerze, Ceanothus americanus, Lungenkraut).

Extrakt: Heilpflanzenauszug, d. h. die Inhalts- und Wirkstoffe über ein Medium aus der Pflanze gezogen, unter Umständen auch durch Erhitzen usw.

Färberpflanzen: Kräuter, die zum Färben eingesetzt werden (Blaubeere – Dunkelblau oder Violett; Kurkuma – Goldgelb).

Fermentation: die oxidative Zersetzung komplexer Substanzen unter Einwirkung von Enzymen oder Fermenten, die von Mikroorganismen gebildet werden; Bakterien, Schimmelpilze und Hefepilze gehören zu den wichtigsten Organismen für den Fermentationsprozess.

Fette: 1. Fettgewebe des Körpers, dient als Energiereserve. 2. Öl, Schmiere. 3. In der Biochemie: Triglyceride (Fettsäureester); eine Gruppe organischer Verbindungen, die in der Natur eng mit Phosphatid, Cerebrosid und Sterol verbunden sind. Mit dem Begriff Lipid werden in der Regel alle Fette oder fettähnliche Substanzen bezeichnet. Fette werden unter dem Einfluss von Säuren, Basen, Lipasen (fettaufspaltende Enzyme) und stark erhitztem Dampf hydrolysiert. Fett sind in Wasser nicht löslich, können aber in anderen Lösungsmitteln wie Chloroform, Benzol und anderen gelöst werden.

Fettlöslich: kann in den gleichen Lösungsmitteln gelöst werden wie Fette und Öle; nicht in Wasser löslich.

Fettsäuren: alle der vielen organischen Säuren, aus denen sich Fette und Öle zusammensetzen.

Fiebersenkendes Mittel: z. B. Chionanthus, Mutterkraut, Rainfarn.

Fistel: anormale (schlauchähnliche) Passage zwischen zwei inneren Organen, die das eine Organ mit der Oberfläche des anderen verbinden.

Flavin: gehört zu einer Gruppe natürlicher, wasserlöslicher Pigmente in Milch, Hefepilzen, Bakterien und einigen Pflanzen.

Flavonoide/Glykoside: Glykoside haben im Körper ein breites Wirkspektrum, jedes Glykosid hat dabei eine spezifische Wirkung. Es gibt u. a. krampflösende, harntreibende, kreislaufanregende und herzaktive Glykoside. Komplexe Flavonoide wie die Bioflavonoide sind wichtig für die Aufnahme von Vitamin

C und Calcium (in der Natur kommen beide immer zusammen vor). Zu den Bioflavonoiden gehören auch Hesperidin, Rutin und Vitamin P.

Freie Radikale: eine Gruppe von chemisch hochreaktiven Atomen, die mindestens ein unpaariges Elektron besitzen. Weil sie mit anderen Stoffen sehr schnell Verbindungen eingehen, können freie Radikale Zellen angreifen und im Körper viel Schaden anrichten. Sie werden u. a. in erhitzen Ölen und Fetten gebildet und können durch atmosphärische Strahlungen und Umweltgifte entstehen. (Jeder Mensch nimmt ca. 56 kg an Chemikalien pro Jahr auf.)

Fungus: eine Klasse von Organismen, zu der Pilze, Hefe und Schimmelpilze gehören. Eine Reihe von Pilzen, wie z. B. Candida albicans, können in immunkompromittierten Menschen schwere Erkrankungen verursachen.

Galaktagogum: regt die Milchbildung an (Anis, Fenchel, Verbene).

Gallenflüssigkeit: gelbe, bittere Flüssigkeit, die von der Leber zur Verdauung von Fetten und zur Neutralisierung von HCL (Salzsäure) und anderen Magensäuren gebildet wird.

Ganzheitliche Medizin: ein therapeutisches Konzept, das den Menschen als Ganzes im Blick hat (Körper, Geist und Seele) und nicht nur die Symptome und Einzelteile, aus denen er besteht.

Gastralgie: Magenschmerzen.

Gastritis: Entzündung der Magenschleimhaut.

Gastroenteritis: Entzündung der Magen- und Darmschleimhaut.

Gelbsucht: wird durch erhöhte Bilirubin-Werte im Körper verursacht; die Haut hat eine gelbliche Farbe.

Gerbstoffe: pflanzliche Inhaltsstoffe mit stark adstringierenden Eigenschaften. Gerbstoffe (Tannine) binden Proteine und andere Stoffe, ziehen das Gewebe zusammen und schützen so die Haut und Schleimhäute. Gerbstoffe wirken gegen Durchfall, sind blutstillend und entzündungshemmend. Gut bei Verbrennungen und zur Wundheilung. Gerbstoffe sind hilfreich bei Infektionen.

Gesättigtes Fett: 1. Ein Fett, das bei Raumtemperatur fest ist. Die meisten gesättigten Fette stammen aus tierischen Nahrungsmitteln. Es gibt einige wenige Ausnahmen, darunter Kokosöl und Palmöl. 2. Fettsäuren, die vollständig gebunden sind.

Gewürze: Kräuter, die zum Würzen von Speisen verwendet werden (Koriander, Petersilie, Basilikum, Salbei, Rosmarin usw.).

Giardien: Gattung von mikroskopisch kleinen Protozoen, die den Dünndarm des Menschen und den von Haustieren befallen können. Manche dieser Protozoen sind Parasiten; die Zysten dieser Erreger werden über mit Fäkalien kontaminiertes Wasser und Nahrung aufgenommen. Sie hemmen die Aufnahme von Fett, aber das Abkochen des Wassers tötet sie ab.

Gicht: Gelenkentzündung, die in der Regel im Fuß oder im Knie beginnt; es können allerdings auch andere Gelenke betroffen sein.

Glukose: Einfachzucker und Hauptenergiequelle für die Körperzellen.

Gluten: pflanzliches Albumin; Klebereiweiß in Weizen, Roggen, Gerste und Hafer.

Glykogen: ein Polysaccharid (komplexes Kohlenhydrat). Glukose wird im Körper hauptsächlich als Glykogen gespeichert, vor allem in Leber und Muskeln. Wird bei Bedarf vom Körper zur Energiegewinnung wieder zu Glukose umgebaut.

Haaranalyse: eine Methode, mit der sich die körperliche Belastung durch toxische Minerale und Schwermetalle bestimmen lässt. Dazu wird die Konzentration dieser Minerale/Metalle im Haar gemessen. Anders als bei den Blutwerten, kann man den Mineralstatus eines Menschen im Haar über mehrere Monate zurückverfolgen und somit auch die Mineralverwertung auf Zellebene.

Hämoglobin: der rote (eisenhaltige) Farbstoff im Blut, der Sauerstoff von der Lunge zu den Körpergeweben transportiert. Hämoglobin ist ein konjugiertes Protein und besteht aus Häm (Eisenträger) und Globin (einfacher Proteinträger).

Hämolytisch: 1. Substanz, die rote Blutkörperchen zerstört. 2. Sich auf die Zerstörung von roten Blutkörperchen beziehend.

Hämostatisch: blutstillend; adstringierende Mittel, die innere Blutungen stillen können.

Harnsäure: ein Abfallprodukt des Proteinstoffwechsels; wird von den Nieren aus dem Körper gefiltert. Eine proteinreiche Ernährung in Kombination mit einer Blockade in den Nieren können Beschwerden wie z. B. Gicht verursachen (Übersäuerung).

Hautausschläge, juckend: oft begleitet von Pickeln oder Blasen, wie z. B. bei Herpes, Ringelflechte oder Ekzem.

Hautkräuter: Heilpflanzen, die Hautausschläge und schuppige Hautbeschwerden wie z. B. Ringelflechte heilen können (Sanddorn, Vogelmiere, Kletten-Labkraut, Beinwell).

Hefe: eine Art einzelliger Pilz. Bestimmte Hefepilze können Infektionen verursachen, meist sind Mund, Scheide oder Darm befallen. Zu den häufigen Hefepilzinfektionen gehören Vaginitis und Soor. Eine Fehlbesiedelung durch Candida albicans nennt man Candidose.

Hemiplegie: einseitige Lähmung des Körpers.

Hepatisch: Heilkräuter für die Leber. Sie stärken und stimulieren die Leber, damit diese mehr Gallenflüssigkeit produzieren kann (Hydrastis, Löwenzahn, Mariendistel, Mahonie).

Herzstärkungsmittel: Heilkräuter, die magenwärmende und herzstärkende Eigenschaften verbinden (Angostura, Borretsch, Enzian).

Hirnanhangsdrüse (Hypophyse): ein kleines, graues, rundliches Gebilde an der Basis des Gehirns. Sie schüttet Hormone aus, die auf Schilddrüse, Nebennieren und andere endokrine Drüsen wirken. Wird häufig als „Meisterdrüse" des Körpers bezeichnet, weil sie vielzählige Hormone produziert, die mehrere Vorgänge im Körper steuern, darunter Wachstum, Fortpflanzung und verschiedene Stoffwechselfunktionen.

Histamin: ein Stoff, der vom Immunsystem freigesetzt wird und auf verschiedene Körpergewebe wirkt. Histamin zieht die kleinen Muskeln der Bronchien zusammen und erweitert die kleinen Blutgefäße, damit Flüssigkeit in das umliegende Gewebe gelangen kann. Darüber hinaus regt Histamin die Produktion von Magensaft an.

Hoden: geschlechtsspezifische endokrine Drüse im Hodensack des Mannes, die für die Entwicklung der Geschlechtsmerkmale verantwortlich ist; beeinflussen das Wachstum bedingt.

Homöostase: das gesunde Gleichgewicht des Körpers.

Hormon: chemischer Botenstoff, der von einer endokrinen Drüse ausgeschüttet wird. Hormone werden direkt in das Blut abgegeben und die Gewebe transportiert, in denen sie benötigt werden. Hormone werden in zwei Kategorien eingeteilt: Proteine und Steroide. Alle Hormone sind sehr potent und schon in kleinen Mengen wirksam.

Hormonsystem: setzt sich aus einer Reihe von Geweben, Drüsen und Zellen zusammen. Die Drüsen produzieren biochemische Stoffe (Hormone), die in das Blut abgegeben werden. Biochemische Stoffe können entweder direkt in das Blut (von den endokrinen Drüsen) oder über Drüsengänge (exokrine Drüsen) ausgeschüttet werden. Hormone stimulieren andere Zellen oder Organe. Sie regulieren viele Körperfunktionen, darunter Wachstum, Entwicklung und Homöostase. Es ist gut möglich, dass bis zu 100 Hormone im Körper zirkulieren, aber nicht alle sind uns bekannt. Die wichtigsten exokrinen Drüsen befinden sich im Verdauungstrakt. Zu den wichtigsten endokrinen Drüsen im Körper gehören Schilddrüse, Nebennieren, Hirnanhangsdrüse, Zirbeldrüse, Nebenschilddrüsen und Bauchspeicheldrüse (das Pankreas ist eine exo- und endokrine Drüse). Die Eierstöcke der Frau und die Hoden des Mannes sind die geschlechtsspezifischen Drüsen.

Hormonwirksame Pflanzen: Heilkräuter, die Phytosterole enthalten – Hormone, die von der Pflanze für das eigene Wachstum eingesetzt wird –, wirken ähnlich wie die weiblichen Hormone des Menschen. Sie können als Bausteine für die Hormonproduktion verwendet werden. Man geht davon aus, dass manche dieser Pflanzen (z. B. der Mönchspfeffer) auf die Hypophyse (die „Mutter der weiblichen Hormone") wirken und je nach Bedarf des Körpers Östrogen oder Progesteron anregen. Pflanzen, deren Schwerpunkt auf dem Hormon Östrogen liegt, werden sehr erfolgreich zur Behandlung von Östrogenmangel eingesetzt (Chamaelirium luteum). Die Wilde Yamswurzel (Dioscorea) ist die einzige bekannte natürliche Quelle von Progesteron.

Hydragogum: stark wirkendes, die Ausscheidung flüssigen Stuhls herbeiführendes Mittel.

Hyperchlorhydrie: zu viel Salzsäure in den Magensäften (nicht genügend Magensäfte).

Hyperglykämie: die Blutzucker-Werte sind zu hoch.

Hypertension: chronischer, oft durch Stress verursachter, Bluthochdruck. Blutdruck höher als 140/90.

Hypertensivum: Mittel, um den Blutdruck zu erhöhen.

Hyperthyreoidismus: (Schilddrüsenüberfunktion); ein Zustand, in dem die Schilddrüse zu viele Schilddrüsenhormone ausschüttet und so die Stoffwechselrate erhöht. Der Betroffene muss deswegen mehr essen, um den Grundbedarf des Körpers zu stillen. Zu den Anzeichen einer Schilddrüsenüberfunktion gehören der Kropf, feines Zittern der ausgestreckten Finger und Zunge, Nervosität, Gewichtsverlust, Verdauungsstörungen, Unverträglichkeit von Hitze, starkes Schwitzen und Herzrasen. Ablagerungen von anorganischem Jod, Medikamente, Drogen, Chemikalien und Kongestion führen zu Übersäuerung und vermehrter Schilddrüsenaktivität. Eine Überfunktion der Schilddrüse führt später unweigerlich zur Unterfunktion (Hypothyreoidismus) und Schwäche des Organs.

Hypnotika: Heilpflanzen mit stark beruhigender und entspannender Wirkung, die einen gesunden Schlaf unterstützen (Wilder Lattich, Passionsblume, Baldrian).

Hypoaktiv: 1. Im Griechischen bedeutet „hypo" „unter, darunter, unterhalb". 2. Unteraktive Drüse oder Organ.

Hypoglykämie: zu wenig Glukose im Blut, „niedriger Blutzucker".

Hypotensivum: Heilpflanzen, die den Blutdruck senken.

Hypothalamus: Bereich des Gehirns, in dem Neurosekretionen stattfinden, die für die Steuerung bestimmter Stoffwechselaktivitäten wichtig sind, z. B. Flüssigkeitshaushalt, Zucker- und Fettstoffwechsel, Regulierung der Körpertemperatur, Ausschüttung und Hemmung von Hormonen und der Hungermechanismus. In dieser Region befindet sich die Hirnanhangsdrüse, die als wichtige „Schaltstelle" im Gehirn gilt.

Hypothyreoidismus: Unterfunktion der Schilddrüse, die den Stoffwechsel verlangsamt, also den Grundumsatz des Körpers verringert. Zu den Symptomen gehören Übergewicht oder Probleme bei der Gewichtsabnahme, trockene Haut und brüchiges Haar, niedriger Blutdruck, langsamer Puls, Trägheit aller körperlichen Funktionen, schlechte Muskelfunktion und Depression.

Iatrogen: wörtlich: „durch ärztliche Einwirkung entstanden". Bezieht sich auf alle Beschwerden, Krankheiten oder Zustände, die durch eine medizinische Behandlung entstanden sind.

Immunstimulierend: wirken alle Substanzen, die das Immunsystem auf unspezifische Weise anregen.

In Vitro: sich außerhalb eines lebenden Organismus befindend; in einer künstlichen Umgebung (z. B. Labor) erzeugt.

In Vivo: in einem lebenden Organismus (z. B. Mensch, Tier oder Pflanze); außerhalb einer kontrollierten Umgebung oder einesLabors.

Indolent: träge; Beschwerden, die keine oder wenige Schmerzen verursachen; langsam heilend.

Infektion: Invasion des körperlichen Gewebes durch krankheitserregende Organismen, wie z. B. Viren, Protozoen, Pilze oder Bakterien.

Inferior: unten.

Infusion: Kräutertee oder -aufguss.

Insektizide: Heilkräuter, die zur Insektenabwehr eingesetzt werden (Schwarznussschalen und -blätter, Trauben-Silberkerze, Weinraute, Quassia-Baum).

Insulin: Hormon, das in der Bauchspeicheldrüse gebildet wird. Regelt den Glukosestoffwechsel (Zucker) des Körpers und dient als Transportmedium durch die Zellmembran.

Interferon: 1. Ein Protein, das von den Zellen als Reaktion auf eine Virusinfektion gebildet wird. Es verhindert, dass das Virus sich vermehren kann und schützt nichtinfizierte Zellen vor einem Eindringen der Krankheitserreger. Es gibt Alpha-, Beta- und Gammainterferon. 2. Eine Gruppe von Proteinen, die von den weißen Blutkörperchen freigesetzt werden, um ein Virus zu bekämpfen. 3. Eine potente, immunstärkende Substanz, die von den Körperzellen gebildet wird, um virale Infektionen und Krebszellen zu bekämpfen.

Interkostal: zwischen den Rippen.

Interleukin: ein Zytokin, dass die Kommunikation zwischen Leukozyten und anderen Zellen ermöglicht; Bestandteil einer Entzündung oder zellvermittelten Immunantwort. Interleukin bewirkt eine maximale Reaktion auf einen Mikroorganismus oder ein fremdes Antigen.

Interstitial: Zwischenräume; sich zwischen Organen, Geweben oder Zellen befindend; der Raum, in dem sich eine Zelle befindet.

Intrazellulär: sich in einer Zelle befindend; im Zellinneren.

Irritans: Heilkräuter, die äußerlich auf die Haut aufgetragen werden und so eine reizende Wirkung auf die Blutgefäße hervorrufen (Cascara sagrada, das Harz der Kava-Pflanze, Brennnessel, Collinsonia).

Jejunum: der zweite Teil des Dünndarms (vom Zwölffingerdarm bis zum Krummdarm). Er ist ungefähr 2,5 m lang und bildet zwei Fünftel des Dünndarms.

Karbunkel: schmerzhafte Infektion der Haut und des subkutanen Gewebes mit Eiterung und Gewebeabbau. Ähnlich wie eine Eiterbeule (Furunkel), aber schwerwiegender und mit mehreren Eiterherden; entstehen in der Regel unter der toxischen Einwirkung von Staphylococcus aureus.

Kardio-: alles, was sich auf das Herz und seine Funktionen bezieht. Heilkräuter, die den Tonus und die Funktion des Herzens stimulieren.

Kardioaktive Glykoside: (ähnlich wie Saponine) wurden 1785 erstmals in der Digitalis-Pflanze (Fingerhut) entdeckt. Ihre Wirkung auf die Herzmuskulatur ist gut erforscht. Kardioaktive Glykoside entstehen durch die Verbindung von Aglykon und einem Zuckermolekül (regelt die Bioverfügbarkeit). Kardioaktive Glykoside (Herzglykoside) stärken die Herzmuskulatur, ohne deren Sauerstoffbedarf zu erhöhen.

Kardiodepressiv: Heilkräuter, die die Herzfunktion verlangsamen (Blutwurz, Günsel, Kermesbeere).

Kardiostimulierend: Heilkräuter, die die Funktion des Herzens verbessern und kräftigen (Günsel, Cayenne, Dolden-Winterlieb).

Kardiovaskulär: sich auf das Herz und die Blutgefäße beziehend.

Karminativ: lindert Blähungen, Auftreibung und Verdauungsstörungen; regt die Peristaltik an (Poleiminze, Liebstöckel, Myrrhe).

Karzinogen: krebserregender Stoff.

Katabol: 1. die abbauende oder destruktive Phase des Metabolismus. 2. Verdauungsvorgänge und alle Prozesse, in denen komplexe Stoffe in einfache, verwertbare Einzelteile zerlegt werden. 3. Während dieser Vorgänge wird in der Regel Energie freigesetzt (z. B. Glukose wird in Wasser, Kohlendioxid und Energie zerlegt).

Kataplasma: eine andere Bezeichnung für „Wickel" oder „Umschlag".

Katarrh: schleimige Absonderung aus den Schleimhäuten. Ursache sind in der Regel Entzündungen, Säuren oder Reizstoffe (Fremdproteine). Die Betonung liegt auf den Schleimhäuten der oberen und unteren Atemwege (z. B. Heuschnupfen, Rhinitis, Grippe, Bronchitis, Kehlkopfentzündung, Asthma). Milch und raffinierter Zucker fördern die Schleimbildung und damit die Verschleimung (Kongestion) des Gewebes.

Kathartisch: stark abführende Wirkung, die eine schnelle Entleerung des Darms bewirkt (Helleborus niger, Kandelaber-Ehrenpreis, Senna-Blätter).

Kationisch: 1. Dynamischer Zustand des Abbaus, in dem Nährstoffe und Elemente systematisch zerstreut werden. 2. Ähnliche Wirkung wie bei katabolen Vorgängen. 3. Sich auf die Alkalisation beziehend.

Kaustisch: Kräuter, die lebendes Gewebe verätzen oder zerstören können (Pflanzensaft des Schöllkrauts, Kaschu-Saft, Gelbes Windröschen).

Kephalische Heilkräuter: Heilpflanzen mit einer besonderen Wirkung auf den Kopf und das Gehirn (Roter Salbei, Rosmarin, Brennnessel, Wachholderbeeren).

Kohlenhydrate, einfache: eine Form der Kohlenhydrate, die aufgrund ihrer einfachen Zusammensetzung schnell verdaut und in das Blut aufgenommen werden kann, z. B. Glukose, Galaktose und Fruktose.

Kohlenhydrate, komplexe: 1. Kohlenhydrat, das mehrere miteinander verbundene Zucker (Glukose und Fruktose) enthält. Diese Form der Kohlenhydrate kann vom Körper nur sehr schwer verdaut und aufgebrochen werden. Durch den

Abbau von Zucker entsteht Kohlensäure, die beim übermäßigen Verzehr von Kohlenhydraten zur Azidose führt. 2. Die Kohlenhydrate in Stärke und Ballaststoffen gehören zu den komplexen Kohlenhydraten und werden auch Polysaccharide genannt. 3. Benötigen für den Stoffwechsel Nebennierenhormone.

Kohlenhydrate: 1. Pflanzliche Glukose, Fruktose, Stärke, Zellulose usw. Auch Schleimstoffe und Gummi sind eine Form von Kohlenhydraten, die eingesetzt werden, um überschüssige Zellulose als ATP oder Glykogen zu speichern. 2. Stoffe auf der Basis von Kohlenstoff, die vom Körper als Treibstoff (Energielieferant) verwendet werden.

Kolostrum: die „Vormilch" – eine klare Flüssigkeit, die direkt nach der Entbindung von der weiblichen Brust abgesondert wird. Sie enthält viele Antikörper und Nährstoffe. Kolostrum stärkt das Immunsystem des neugeborenen Kindes und regt die Immunantwort an.

Komplexer Zucker: zwei oder mehr Einfachzucker (Glukose, Fruktose oder Galaktose) sind miteinander verbunden. Stärke und künstlicher Zucker sind gute Beispiele für komplexe Zucker (Dextrose, Maltose, Sucrose usw.). Komplexe Zucker sind stark schleimbildend und kurbeln die Bildung von Kohlensäure an. Beides wirkt im Körper übersäuernd und führt zu Kongestion.

Kompresse: Auflage eines Leinen- oder Baumwollstoffs auf die Haut, der mit leichtem Druck befestigt wird, damit er nicht verrutschen kann.

Kongestion: 1. Zu viel Blut oder Gewebsflüssigkeit in einem Organ oder Körpergewebe. 2. In der Naturheilkunde bezeichnet man die Ansammlung von Schleim, Säuren, Toxine, Chemikalien, Schwermetallen, Parasiten und Ähnlichem als Kongestion. Führt langfristig zu Lymphknotenschwellung, Geschwulsten und Tumoren.

Konstringens: siehe Adstringens.

Konvaleszenz: Phase der Genesung (oder auch der Immobilität) nach einer Operation oder nach dem Ende einer Krankheit.

Konvulsiva: Krampfgifte; alles, was Krämpfe verursacht.

Körpersysteme: insgesamt vierzehn Systeme, davon gelten neun als Hauptsysteme. Zu den Körpersystemen gehören: Herz-Kreislaufsystem, Verdauungssystem, die ausscheidenden Organe (Darm, Lymphsystem, Harnwege, Haut und Immunsystem), die Drüsen, Muskulatur, Nervensystem, Fortpflanzungssystem, Atemwege und Skelett.

Kosmetika: Kräuter, die die Haut straffen, den Teint verbessern und die Haut allgemein stärken (Agar Agar, Balsam von Gilead, Beinwell).

Kräuter, korrigierende: Heilpflanzen, die die Wirkung anderer Heilpflanzen dämpfen und/oder verändern können. Hier seien insbesondere die purgierenden und katarrhalischen Kräuter erwähnt. (Zu den korrigierenden Heilkräutern gehören Hedeoma pulegioides, Lorbeerblätter und Cascara sagrada).

Kräutertherapie: die Verwendung von Kräutermischungen zu heilenden und reinigenden Zwecken. Heilkräuter können als Tee, Tinkturen, Tabletten, Kapseln und andere Extrakte eingenommen werden. Außerdem können sie äußerlich als Wickel, Kompresse oder Bad eingesetzt werden.

Kreuzblütler: bedeutet „kreuzförmig". Bezieht sich auf Pflanzen aus der botanischen Familie der Kreuzblütler (dazu gehören Brokkoli, Rosenkohl, Kohl, Blumenkohl, Rettiche und Ruccola), die kreuzförmige Blüten haben und deren Inhaltsstoffe nachweislich gegen Darmkrebs vorbeugen können.

Kühlende Kräuter: Heilpflanzen, die die Körpertemperatur senken und Durst löschen (Berberitze, Borretsch, Quecke, Vogelmiere).

Kulturpflanze: eine Pflanze, zu der es keine bekannte Wildform gibt, z. B. Knoblauch.

Kupffer-Zellen: ungefähr 50 % aller Makrophagen befinden sich in der Leber und werden dort Kupffer-Zellen genannt.

Läsion: umschriebener Bereich krankhaften Gewebes; Verletzung oder Wunde; eine einzelne infizierte Hautstelle.

Laxativum: mildes Abführmittel. Regt die Darmbewegungen an.

Lebertran: natürliches Öl aus der Leber des Kabeljaus; enthält viele essenzielle Fettsäuren und die Vitamine A und D. Reich an Omega-3-Fettsäuren.

Lipid: alle Fette oder fettähnliche Substanzen, die nicht wasserlöslich sind und nur in Lösungsmitteln wie Alkohol, Ether oder Chloroform aufgelöst werden. Der Begriff ist weniger eine chemische Definition wie Protein oder Kohlenhydrate, sondern eine Umschreibung einer bestimmten Eigenschaft. Zu den Lipiden gehören echte Fette (Fettsäureester und Glycerol), Lipoide (Phospholipide, Cerebroside, Wachs) und Sterole (Cholesterin, Ergosterin).

Lipotrop: den Fettabbau fördernd; regelt den Fluss von Lipiden von der Leber weg und zu der Leber hin.

Lokales Anästhetikum: Heilpflanze, die äußerlich angewendet wird, um ein bestimmtes Hautareal zu betäuben (Kümmelöl, Coca, Kava-Kava).

Lösende Heilkräuter: Heilpflanzen, die pathologische Geschwulste auflösen oder dispergieren können (Vogelmiere, Holunder, Mariendistel, Johanniskraut).

Lymphe: die Flüssigkeit in den Lymphgefäßen; fließt durch das Lymphsystem und anschließend wieder in das Blut. Die Lymphe ist für das Lymphsystem, was das Blutserum für die roten Blutkörperchen ist. Die Lymphe wird von Nieren, Dickdarm und Haut gereinigt.

Lymphknoten: Organe in den Lymphgefäßen, in denen die Lymphe gefiltert wird. Die Lymphknoten fangen und zerlegen Fremdmaterial und bilden Lymphozyten. Die Lymphozyten gehören zu den Immunzellen mit spezifischer Wirkung, die Fremdkörper gezielt angreifen und vernichten. Man kann die Lymphknoten als „Jauchegrube" bezeichnen, in denen Giftstoffe und Fremdproteine von Immunzellen und/oder Enzymen festgehalten und vernichtet werden.

Lymphozyt: eine Form der weißen Blutkörperchen in Lymphen, Blut und anderen spezialisierten Gewebetypen, wie z. B. Knochenmark und Mandeln. Es gibt verschiedene Kategorien von Lymphozyten: B-Lymphozyten, T-Lymphozyten und Null-Lymphozyten (weder B noch T). Diese Zellen sind wichtige Bestandteile des Immunsystems. Die B-Lymphozyten sind hauptsächlich für die Antikörperproduktion zuständig, während die T-Lymphozyten am direkten Angriff gegen eindringende Organismen beteiligt sind.

Lymphsystem: alle Strukturen, die an dem Transport der Lymphe vom Gewebe bis in das Blut beteiligt sind. Dazu gehören Lymphkapillaren, die Lymphgefäße des Dünndarms, die Lymphknoten, die Lymphgefäße und die großen Lymphgefäße (Brustlymphgang und rechter Lymphgang).

Makrophagen: 1. Monozyten, die den Blutkreislauf verlassen und in einem Gewebe gereift sind. 2. Makrophagen sind neben den Neutrophilen die wichtigsten phagozytischen Zellen des Immunsystems. Durch bestimmte Rezeptoren auf ihrer Zellmembran können sie fremde Antigene erkennen und beseitigen. Die Antigene werden anschließend von den Lysosomen vernichtet. Ihre Platzierung im peripheren Lymphgewebe macht aus den Makrophagen wichtige Fresszellen, die anormale und alte Zellen sowie Zelltrümmer von erkrankten Organen beseitigen. 3. Sie spielen eine wichtige Rolle in der Vernichtung von Antigenen, indem sie diese den T-Zellen präsentieren und so eine spezifische Immunreaktion hervorrufen. Zudem setzen sie zahlreiche chemische Mediatoren frei, die an der körpereigenen Abwehr beteiligt sind, darunter Interleukin-1 und das Komplementsystem.

Malabsorption: Nährstoffe können nicht in ausreichender Menge über die Darmwand in den Blutkreislauf aufgenommen werden. Hauptursache hierfür sind Ablagerungen im Darm, Entzündungen und eine eingeschränkte Funktion der Bauchspeicheldrüse.

Menorrhagie: übermäßig starke Blutung während der Menstruation.

Meridiane: in der traditionellen chinesischen Medizin (TCM) Kanäle, durch die die Lebensenergie im Körper fließt. Die vierzehn Kanäle in denen das *Qi* (göttliche, universelle Energie) fließt.

Metabolismus: die körperlichen und biochemischen Vorgänge, die den Körper am Leben erhalten. Dazu gehört die Produktion von Energie in den Zellen, die Synthese wichtiger biologischer Substanzen und der Abbau verschiedener Verbindungen.

Milchbildung, hemmend: Heilkräuter, die die Milchbildung hemmen (Blaubeeren, Cassia Rinde, Storchschnabel).

Minerale: 1. Anorganisches Element oder Verbindung (vor allem in fester Form) in der Natur (anorganisch bedeutet nicht tierischer oder pflanzlicher Herkunft). 2. Ein anorganischer Stoff, der vom Körper in kleinen Mengen benötigt wird.

Miotikum: pupillenverengendes Mittel (Betel-Nuss, Paraguay-Jaborandi).

Molekül: 1. Die kleinste Einheit, in die eine Substanz abgebaut werden kann, ohne dass sie ihre Eigenschaften verliert. 2. Chemische Kombination von zwei oder mehr Atomen, die eine bestimmte chemische Verbindung bilden.

Monoplegie: Lähmung eines einzelnen Gliedmaßes.

Monozyt: weißes Blutkörperchen; steht bei Entzündungen in der ersten Verteidigungslinie.

Montmorillonit: häufig vorkommendes Mineral, das in der Ernährungswissenschaft als Quelle für Spurenelemente verwendet wird.

Motorische Funktion, Erregung: Heilkräuter, die die motorischen Reflexe und das Rückenmark anregen.

Motorische Funktion, Unterdrückung: Heilpflanzen mit beruhigender Wirkung auf die Muskulatur (durch Stimulation der entsprechenden Zentren im ZNS; *siehe auch* Nerventonikum und Antispasmodisch) (Helmkraut, Lobelie, Kermesbeere).

Muskulatur, glatte: wird auch als unwillkürliche Muskulatur bezeichnet. Dazu gehören die Muskeln in Magen und Darm, in den Wänden der Blutgefäße und an anderen Körperstellen. Sie ziehen sich automatisch zusammen und können nicht bewusst gesteuert werden (nur manche dieser Muskeln können teilweise bewusst gesteuert werden). Anders als die Skelettmuskeln sind diese Muskeln glatt. Das gilt insbesondere für die Darmmuskulatur.

Muskulatur, willkürlich (Skelettmuskulatur): die Muskeln im Körper, die man bewusst über das Gehirn steuern kann, d.h. die Muskeln spannen sich an oder entspannen sich, je nachdem, welcher Befehl vom Gehirn kommt. Unter einem Mikroskop betrachtet, sehen die Muskeln gestreift aus. An den Knochen sind sie über die Sehnen befestigt.

Mydriatisch: dilatiert (erweitert) die Pupillen (Tollkirsche, Coca, Glockenbilsenkraut).

Nachtkerzenöl: Öl aus dem Samen der Nachtkerze, enthält sehr viel Gamma-Linolensäure.

Nährstoffe: Stoffe, die der Körper zum Leben und für die Gesundheit benötigt.

Narkotikum: unterdrückt das zentrale Nervensystem und wirkt dadurch schmerzstillend und schlaffördernd (Tollkirsche, Coca, Grindelia).

Nebennieren: zwei dreieckige Drüsen, die jeweils oberhalb einer Niere sitzen. Sie gehören zum endokrinen System und sind in ihrer Wirkung dem sympathischen Nervensystem ähnlich; regen den Kohlenhydratstoffwechsel zur Energiegewinnung an. Darüber hinaus regulieren sie den Stoffwechsel von Kohlenhydraten und Fetten, den Salz-Wasser-Haushalt und die Steroidhormone. In den Nebennieren werden Neurotransmitter wie Epinephrin (Adrenalin) und Steroide wie Cortisol, Östrogen, Progesteron und andere gebildet.

Nebenprodukt: sekundäres Produkt oder Ergebnis.

Nebenschilddrüsen: sitzen hinter der Schilddrüse und schütten Parathormon aus. Das Parathormon reguliert den Calcium- und Phosphorstoffwechsel und wirkt sich indirekt auf die Erregungsfähigkeit der Muskeln aus. Störungen in den Nebenschilddrüsen äußern sich als Über- oder Unterfunktion derselben.

Nephritis: Entzündung der Nieren (Günsel, Kandelaber-Ehrenpreis, Roßkastanie).

Nerventonikum: nervenstärkendes Mittel. Lindert Schmerzen und stärkt das Nervensystem. Kann eine beruhigende oder anregende Wirkung haben (Helmkraut, Lobelie, Baldrian).

Neurasthenie: starke Nervenschwäche; nervöse Erschöpfung.

Neuroaktiv: mit Wirkung auf das Nervensystem.

Neuromuskulär: die Nerven und Muskeln betreffend.

Neuropathie: ein Symptomenkomplex, der durch eine Fehlfunktion in den motorischen und sensorischen Nerven ausgelöst wird. Zu den Symptomen gehören Kribbeln oder Taubheit, vor allem in Händen oder Füßen, gefolgt von einer langsam fortschreitenden Muskelschwäche.

Neurotransmitter: 1. Ein biochemischer Botenstoff, der Nervenimpulse von einer Nervenzelle zur anderen überträgt (zu den Neurotransmittern gehören Acetylcholin, Dopamin, Gamma-Aminobuttersäure, Epinephrin, Norepinephrin und Serotonin). 2. Stoffe, die Nervenimpulse im Gehirn weiterleiten.

Neutrophile: übernehmen einen großen Anteil der körpereigenen Abwehr gegen Infektionen. Sie spielen eine große Rolle bei Entzündungen und reagieren schnell auf Antigene (Chemotaxis) und vernichten diese mittels Phagozytose.

Nieren: ein paariges Organ im hinteren Bereich der Bauchhöhle. Die Nieren filtern das Blutplasma und bilden Urin. Jede Niere enthält mehr als eine Million kleine Filtereinheiten (Glomeruli genannt), die überschüssiges Wasser und Abfallprodukte aus dem Körper entfernen. Sie sind die wichtigsten Regulatoren für den Wasser- und Elektrolythaushalt und halten den Säure-Basen-Haushalt des Blutes und der Körperflüssigkeiten gesund. Die Nieren sind eines der vier ausscheidenden Organe des Körpers. Eine Störung in den ausscheidenden Organen bedeutet auch eine Stagnation im Lymphsystem.

Niesmittel: Heilkräuter, die die Nasenschleimhaut reizen und Niesen auslösen (Heilziest, Wachsmyrte, Cayenne, Sumpfschafgarbe).

NK-Zellen: natürliche Killerzellen.

Norepinephrin: ein Neurotransmitter, der im Nebennierenmark gebildet wird, mit ähnlichen chemischen und pharmakologischen Eigenschaften wie Epinephrin. Die Primärwirkung von Epinephrin ist die Vasokonstriktion – das Zusammenziehen der Blutgefäße – und hat dabei nur wenig Einfluss auf die Herzleistung.

Nutrazeutikum: 1. Ein Lebensmittel- oder Nährstoffbasiertes Produkt oder Nahrungsergänzungsmittel, das zu einem spezifischen klinischen oder therapeutischen Zweck eingesetzt wird. 2. Den aktiven Wirkstoff einer Pflanze extrahieren (herausziehen), die Wirksamkeit dieses Stoffes erhöhen und ihn anschließend zu einem hochdosierten Produkt verarbeiten.

Nutritiv: nahrhaft; erhöht das Gewicht und die Dichte; nährt den Körper und wirkt unterstützend beim Aufbau von Gewebe.

Ödem: Wasseransammlung im Gewebe (Schwellung) als Folger einer Übersäuerung. Spiegelt die Bemühungen des Körpers wider, ein basisches Gleichgewicht herzustellen.

Ophthalmisch: auf die Augen wirkend; Heilkräuter, die Augenbeschwerden und -krankheiten heilen (Blaubeere, Augentrost, Eibisch).

Osteomyelitis: Entzündung der Knochen, insbesondere des Knochenmarks.

Osteoporose: Krankheitsbild, bei dem den Knochen Minerale entzogen werden. Die Knochen werden zunehmend fragil und brüchig. Häufig in Folge einer Übersäuerung und Schilddrüsenunterfunktion.

Östrogen: oder Estrogen; weibliches Hormon (Steroid), das für die Entwicklung und den Erhalt der sekundären weiblichen Geschlechtsmerkmale verantwortlich ist. Hat eine aggressive Wirkung auf die Blutgefäße (erweiternd) und ist stark säurebildend.

Östrogen: Stoff, der auf die weibliche Sexualfunktion wirkt.

Oxidation: chemische Reaktion, bei der Sauerstoff mit einem anderen Stoff reagiert und eine chemische Veränderung stattfindet. Viele Oxidationsvorgänge finden aufgrund von verderblichen Prozessen oder Zersetzung statt.

Oxytozin: ein Hormon der Hirnanhangsdrüse mit anregender Wirkung auf die Muskulatur der Gebärmutter (leitet die Geburt ein und löst Wehen aus). Regt die Milchbildung an.

Oxyuren: eine zu den Nematoden (Fadenwürmer) gehörende Gattung. Zu diesen Darmparasiten gehören u. a. die Madenwürmer.

Pankreas (Bauchspeicheldrüse): ist exokrine und endokrine Drüse zugleich; schüttet Enzyme aus (Amylase, Lipase), die den Nahrungsbrei im Dünndarm verdaut. Darüber hinaus bildet die Bauchspeicheldrüse Hormone (Glukagon, Insulin), die in den Blutkreislauf eintreten und die Blutzuckerwerte regulieren (Kohlenhydratstoffwechsel).

Parasit: Organismus, der von und mit einem anderen Organismus (Wirt) lebt und diesen dabei schwächt. Parasiten geben in der Regel Giftstoffe ab, die dem Wirt schaden können. Im menschlichen Körper befallen Parasiten geschwächte Zellen oder ein toxisch belastetes Lymphsystem.

Parasympathisches Nervensystem: Teil des autonomen Nervensystems, dem Gegenspieler des sympathischen Nervensystems. Gleicht die Stressreaktion des sympathischen Nervensystems aus, sobald die Krise überstanden ist. Verengt die Pupillen, verlangsamt den Herzschlag und zieht die Bronchien zusammen. Regt die Bildung und Ausscheidung von Urin an und stimuliert die Verdauung, d.h. mehr Speichel wird produziert und die Verdauungssäfte fließen reichlicher.

Pathogen: Mikroorganismus oder Stoff (Fremdprotein), der eine Immunreaktion auslösen kann; pathologische Veränderungen herbeirufend.

Pektoral: mit Heilwirkung auf die Bronchien und Lunge.

Pepsin: das wichtigste Enzym im Magensaft; baut Proteine zu Protease und Pepton ab. Pepsin wird in den Zellen der Magendrüsen gebildet und kann am besten bei einem pH-Wert zwischen 1,25 und 2,25 arbeiten.

Peristaltik: ein fortlaufendes, wellenähnliches Zusammenziehen der glatten Muskulatur im Verdauungstrakt. Durch diese Bewegung werden Speisebrei und Abfallprodukte der Verdauung Richtung Darmausgang transportiert.

Peristaltisch aktive Pflanzen: Heilkräuter, die die Peristaltik des Darms anregen; stimulieren die glatte Muskulatur im Darm (Aloe, Purgier-Faulbaum, Olivenöl, Rheum palmatum).

Petechien: punktförmige Einblutungen in Haut oder Schleimhäuten.

Phagozytose: die Vernichtung von Bakterien (Mikroorganismen) und/oder Partikeln durch Aufnahme und Unschädlichmachung durch Phagozyten (Immunzellen).

Phenol-Verbindungen: Phenol- oder phenolische Verbindungen sind wichtige Inhaltsstoffe pflanzlicher Arzneien. Phenol-Verbindungen wirken antiseptisch, entzündungshemmend, krampflösend und schmerzstillend. Werden Phenol-Verbindungen mit einem Zucker kombiniert, können sie Glykoside bilden.

PH-Wert: Messeinheit, mit der man den sauren oder basischen Charakter eines Stoffes bestimmen kann. Die Skala reicht von 0 bis 14, mit 7 als neutraler Wert. Werte unter 7 gelten als sauer, über 7 als basisch.

Plaque: fettige, fibröse, Cholesterin-haltige Ablagerungen an den Wänden der Blutgefäße oder in anderem Gewebe. Plaques in den Arterien gehören zu den Hauptursachen gefäßverengender Krankheiten, die Schlaganfälle und Herzinfarkte nach sich ziehen. Ablagerungen an den Zähnen können Zahnfleischerkrankungen auslösen. Auch die Alzheimerdemenz wird mit Ablagerungen im Gehirn in Verbindung gebracht, die die Nährstoffzufuhr zu den Gehirnzellen unterbricht.

Plattenepithel-Zellen: flache, mehrschichtige Zellen des Epithels.

Portal: das Pfortadersystem betreffend, also die Blutgefäße, die Blut zur Leber bringen.

Posterior: hinten oder zum hinteren Ende hin; Gegenteil von „anterior". Im menschlichen Körper alles, was hinten am Rücken liegt; dorsal.

Progesteron: 1. Ein entzündungshemmendes Steroid. 2. Unterstützt das Wachstum und die Entwicklung der weiblichen Geschlechtsorgane und der sekundären Geschlechtsmerkmale. 3. Regt im Menstruationszyklus die Ausbildung und Reifung des Endometriums in der Gebärmutter an. Progesteron wird manchmal bei Menstruationsstörungen und Wechseljahresbeschwerden eingesetzt.

Prophylaktisch: vorbeugend, Krankheit verhindernd.

Prostaglandin: hormonähnliche Stoffe im Körper, die der Körper aus essenziellen Fettsäuren herstellt. Sie erfüllen wichtige Funktionen in vielen Organen, z. B. nehmen sie Einfluss auf die Ausschüttung von Hormonen und Enzymen. Darüber hinaus spielen sie eine große Rolle in der Regulierung entzündlicher Prozesse, des Blutdrucks und der Blutgerinnung.

Protein, vollständig: Proteine, die aus allen acht essenziellen Aminosäuren bestehen. Tierische Nahrungsmittel enthalten in der Regel vollständige Proteine im Gegensatz zu pflanzlichen Nahrungsmitteln.

Proteine (Eiweiße): komplexe organische Verbindungen auf Stickstoffbasis, die aus verschiedenen Aminosäuren aufgebaut sind. Proteine sind die Grundbausteine aller tierischen und pflanzlichen Gewebe. Biologische Stoffe, wie z. B. Hormone und Enzyme bestehen ebenfalls aus Protein. Der Körper stellt die spezifischen Proteine, die er für Wachstum, Reparaturen und andere Funktionen benötigt, aus Aminosäuren her. Diese Aminosäuren können aus eiweißreichen Nahrungsmitteln extrahiert oder aus anderen Aminosäuren gebildet werden. Proteine dienen außerdem als Transportmedien (z. B. für Hämoglobin, Insulin usw.).

Protektive Pflanzen: Heilkräuter, die sich wie ein schützender Film über gereizte, entzündete oder verletzte Körperteile legen; erden äußerlich angewendet (Akazien, Rizinusöl, Leinsamen, Eibisch).

Pruritus: heftiger Juckreiz.

Purgativum: ein Stoff, der heftigen Stuhlgang auslöst; wird meist bei starker Obstipation gegeben.

Putrefaktion: 1. Zerfall und Verwesung. 2. Zersetzung tierischer Materie, vor allem von Proteinen; diese Zersetzung wird begleitet von übelriechenden und giftigen Nebenprodukten wie Fäulnisalkaloide, Mercaptane und Hydrogensulfit, die von bestimmten Bakterien und Pilzen gebildet werden. Auch die Zersetzung von Proteinverbindungen mittels Verwesung wird Putrefaktion genannt.

Pyelitis: Nierenbeckenentzündung.

Qi oder Chi: beschreibt in der traditionellen chinesischen Medizin das Konzept der Lebenskraft; vitale Energie.

Regeneration: Wiederaufbau und Stärkung des Körpers. Dazu sind ein basisches Milieu und „lebendige“ Nährstoffe mit gesunder elektrischer Schwingung notwendig.

Reizmittel, lokales: Heilkräuter, die bei lokaler Anwendung die Haut reizen und dadurch die Schmerzen in einer tiefer liegenden Körperregion lindern können (Amerikanische Stachelesche, Weinraute, Lobelie).

Relaxans: lindert und löst Verspannung, vor allem in den Muskeln.

Rhinitis: Entzündung der Nasenschleimhaut.

Rhizom: unterirdischer, oft kriechender, Wurzelstock.

Rote Blutkörperchen (Erythrozyten): Blutzellen, die den roten Farbstoff Hämoglobin enthalten und Sauerstoff und Kohlendioxid im Blut transportieren.

Rubefaziens: hautrötendes Mittel, das bei äußerlicher Anwendung die Kapillaren erweitert und Blut aus den inneren Geweben und Organen an die Oberfläche zieht. Dadurch werden Kongestionen und Entzündungen gelöst (Gemeine Schmerwurz, Cayenne, Gewürznelke, Brennnessel, Meerrettich, Sassafras, Ingwer).

Salzsäure (HCL): ein normaler Bestandteil des Magensaftes. Die Menge der Salzsäure im Magen variiert und hängt von mehreren Faktoren ab, darunter die Art der verzehrten Nahrung und wie schnell die Magensäure produziert wird. Salzsäure wandelt Pepsinogen in Pepsin um und stellt ein stark saures Milieu her: Hier kann das Pepsin besser wirken. Löst und zersetzt Nukleoproteine und Kollagen. Hydrolysiert Saccharose. Fällt Kasein aus. Hemmt die Vermehrung von Bakterien, insbesondere fäulniserregende Organismen, die Milchsäure und bestimmte Pathogene fermentieren. Hemmt die Wirkung von Ptyalin und beendet damit die Speichelverdauung im Magen.

Saponine: Pflanzenwirkstoffe, die sich durch ihre entzündungshemmenden und Auswurf-fördernden Eigenschaften auszeichnen. Saponine erinnern in ihrem Aufbau an Cortisol und können eine ähnliche Wirkung haben (Geschlechtshormone).

Säuren: eine Gruppe von Verbindungen, die sich durch einen niedrigen pH-Wert auszeichnen; haben meist einen sauren Geschmack und sind in der reinen Form oftmals ätzend (Zitronensäure, Benzoesäure, Ameisensäure, Harnsäure, Phosphorsäure, Kohlensäure usw.). Sie können entweder organisch oder anorganisch sein. Säuren können das Körpergewebe reizen und entzünden. Darüber hinaus können sie zu freien Radikalen werden. Die in Pflanzen enthaltenen Säuren (vor allem in Obst) sind tendenziell anders. Sie hemmen die Absonderung von Flüssigkeiten und ziehen das Gewebe zusammen. Ein Zuviel an Säuren führt zur Übersäuerung (Azidose).

Scharfe, beißende Kräuter: Heilpflanzen, die eine scharfe, prickelnde, beißende und durchdringende Empfindung in den Sinnesorganen hervorrufen (Schwarzer Pfeffer, Kardamom, Cayenne, Senf.

Schilddrüse: größte endokrine Drüse im Körper, sitzt an der Vorderseite des Halses. Diese Drüse schüttet Hormone – vor allem Thyroxin – aus. Auch das Calcitonin wird von der Schilddrüse gebildet und ist wichtiger Bestandteil des

Calciumstoffwechsels. Die Hauptfunktion der Schilddrüse ist die Regulierung des Stoffwechsels zur Energiegewinnung und Regelung der Körpertemperatur. Eine vergrößerte Schilddrüse wird als Kropf bezeichnet. Die Schilddrüse steigert die Stoffwechselrate und die Nahrungsverwertung.

Schlafinduzierend: fördert den Schlaf.

Schlafmittel: Heilkräuter, die entspannen und schlaffördernd wirken (Katzenminze, Hopfen, Passionsblume, Baldrian).

Schleim: eine zähe Flüssigkeit, die von den Schleimhäuten und Drüsen abgesondert wird. Der Schleim enthält Muzin, Leukozyten, anorganische Salze, Wasser und Epithelzellen. Er hat eine schützende und entgiftende Wirkung.

Schleimstoffe: sind in manchen Heilkräutern enthalten und haben eine beruhigende Wirkung auf entzündete Schleimhäute und andere Gewebe (Fucus vesiculosus, Beinwell, Nachtkerze, Eibisch).

Schnupfenlösende Heilpflanzen: Kräuter, die Absonderungen aus der Nase anregen und Niesen auslösen (Blutwurz, Meerrettich, Ingwer).

Schwäche: Spannungsschwäche in den Organen oder Organfunktionen.

Schweißhemmende Kräuter: Odermennig, Buchu, Stechender Mäusedorn und andere).

Schwermetalle: metallische Elemente, deren Dichte mehr als 5 g/cm^3 beträgt (die relative Dichte ist die Dichte eines Stoffes in Bezug zur Dichte von Wasser). Schwermetalle wie Arsenik, Cadmium, Blei und Quecksilber sind hochgiftig.

Sedativum: beruhigt oder sediert, indem es die Körperfunktionen dämpft.

Sekundäre Pflanzenstoffe: Stoffe in Gemüse und Obst mit gesundheitsfördernder Wirkung. Sie scheinen vor bestimmten Krebsarten zu schützen. Viele pflanzliche Inhaltsstoffe sind sekundär aktiv.

Septikämie: Blutvergiftung; das Vorhandensein krankheitserregender Bakterien im Blut.

Serotonin: ein Neurotransmitter, der hauptsächlich im Gehirn anzutreffen ist. Er ist ein wichtiger Faktor für Entspannung, Schlaf und Konzentration.

Serum: der flüssige Bestandteil des Blutes.

Sezernieren: absondern, ausschütten.

Sialagogum: regt die Speichelbildung und den Speichelfluss an (Schwertlilie, Holunderrinde, Rheum palmatum).

Signaturenlehre: stipuliert, dass das Erscheinungsbild einer Pflanze Rückschlüsse auf ihre medizinische Wirkung zulässt.

Skorbutisch: die Krankheit Skorbut betreffend.

Skrofulose: eine Art tuberkulöse Adenitis.

Solution: Flüssigkeit oder Gas, in der ein oder mehrere Stoffe gelöst sind. Die Flüssigkeit, in der die Stoffe gelöst sind, wird Lösungsmittel genannt.

Somatisch: sich auf die nicht-reproduktiven Zellen beziehend.

Spasmolytisch: krampflösend (*siehe auch*: krampflösend).

Spermatorrhö: anormaler, unfreiwilliger und häufiger Samenerguss ohne begleitenden Orgasmus.

Spezifikum: Heilkräuter mit spezifischer Wirkung auf ein bestimmtes Gewebe oder Organ.

Spondylose: anormale Unbeweglichkeit und Fixierung der Wirbelsäule.

Spurenelemente: Minerale, die vom Körper nur in sehr kleinen Mengen benötigt werden.

Stärkungsmittel: Heilkräuter, die den Körper stärken und die Gesundheit wiederherstellen können; stellen die normale physiologische Funktion wieder her (Astragalus Wurzel, Ginseng, Hydrastis).

Steinbildungen verhindernd: Heilkräuter, die vorbeugend gegen Blasen- und Nierensteine gegeben werden (Quecke, Goldrute, Purpur-Dost).

Steinlösende Kräuter: lösen Harn- und Gallensteine auf und fördern deren Ausscheidung (z. B. bei Nierensteinen) (Bitterwurzel, Stechender Mäusedorn, Kletten-Labkraut).

Steroide: Hormone, die in der Nebennierenrinde und den Keimdrüsen aus Lipiden hergestellt werden. Sie besitzen eine breit gefächerte Wirkung. Steroide wirken entzündungshemmend und beeinflussen den Stoffwechsel, die Fortpflanzung und systemischen Anabolismus und Katabolismus. Systemische Steroide werden in den Nebennieren gebildet, die geschlechtsspezifischen Steroide dagegen in den Keimdrüsen.

Stimulanzien: Heilkräuter, die Körperfunktionen und Energieproduktion anregen (stärken Stoffwechsel und Kreislauf) (Wasserdost, Ephedra, Mutterkraut, Ginseng, Amerikanische Stachelesche, Rotklee, Rosmarin, Wermut, Schafgarbe).

Stimulation: Reizeinwirkung auf Muskeln, Nerven und Sinnesorgane; ruft eine Reaktion hervor.

Stomachikum: stärkt die Magenfunktion. Wirkt verdauungsfördernd, regt den Appetit an und lindert Verdauungsbeschwerden.

Styptisch: stillt Blutungen durch eine stark zusammenziehende Wirkung auf die Blutgefäße (Schwarznussschale, Beinwell, Spitzwegerich, Brennnessel).

Subkostal: unter den Rippen.

Substanz, geschwürlösende: Heilpflanzen, die das Wachstum von Tumoren und Wucherungen hemmen oder lösen (Berberitze, Vogelmiere, Huflattich, Große Klette).

Substitut: Heilpflanze, die eine andere Heilpflanze ersetzen kann.

Sudorifikum: schweißtreibendes Mittel, verursacht aktives oder passives Schwitzen.

Superior: über.

Sympathisches Nervensystem: Teil des autonomen Nervensystems mit tendenziell anregender Wirkung auf die Organe, die an der Stressreaktion beteiligt sind. In Stresssituationen, wie z. B. Wut oder Angst, ist das sympathische

Nervensystem dominant und der Körper reagiert mit „Flucht-oder-Kampf". Die in diesem Moment nebensächlichen Funktionen – z. B. die Verdauung – werden heruntergefahren. Der Großteil der sympathischen Neuronen setzen den Neurotransmitter Norepinephrin frei.

Syndrom: eine Gruppe von Anzeichen und Symptomen, die in einem für eine „Krankheit" oder spezifischen Störung charakteristischem Muster auftreten.

Synergistisch: die gleichzeitige Wirkung zweier oder mehrerer Substanzen, deren kombinierte Wirkung größer ist als die Summe der Wirkung der einzelnen Bestandteile.

Systemisch: sich auf den ganzen Körper beziehend.

Systolisch: der Zeitpunkt des größten Drucks in den arteriellen Blutgefäßen; wird direkt vom Nebennierenmark und den Neurotransmittern beeinflusst.

Testosteron: ein Androgen, das in den Hoden vorkommt. Testosteron ist ein aggressives, steroidartiges Hormon, das in Männern und Frauen von der Nebennierenrinde gebildet wird. Verantwortlich für die Spermaproduktion und Ausbildung der sekundären Geschlechtsmerkmale bei Männern.

Thymusdrüse: Organ oberhalb des Herzbeutels im Mittelfellraum; wichtig für die Entwicklung der Immunreaktion und für die Reifung der T-Zellen.

Tinea capitis: Pilzerkrankung der Kopfhaut.

Tinktur: pflanzliches Arzneimittel, bei dem die Heilpflanze in einer bestimmten Menge Alkohol (Weizendestillat) eingelegt (mazeriert) wird, damit die Wirkstoffe in das Lösungsmedium übergehen.

Tinnitus: klingelndes oder pfeifendes Geräusch im Ohr.

Tonikum: stimuliert die Aufnahme von Nährstoffen und kräftigt Tonus, Energie und Vitalität des ganzen Körpers. Wohltuend für das gesamte System (Angelika, Tausendgüldenkraut, Wasserdost, Echte Kamille, Rotklee, Sanikel, Kleine Braunelle, Brennnessel, Schafgarbe).

Toxämie: 1. Toxischer Zustand des Körpers durch den Verzehr von Fleisch, Milchprodukten, raffiniertem Zucker, Süßigkeiten, Erfrischungsgetränken, Getreide, Medikamenten, Impfungen, Drogen usw. Auch Tabak und/oder Cannabis tragen zur toxischen Belastung des Systems bei. 2. Sich im Zustand der Azidose befindend.

Toxin: giftige Substanz tierischer oder pflanzlicher Herkunft.

Toxizität: toxische, also giftige, Eigenschaft. Toxische Reaktionen im Körper beeinträchtigen die Körperfunktionen und/oder schädigen die Zellen und verhindern dadurch Gesundheit. (*siehe auch*: Toxämie)

Triglycerid: Verbindung, die aus drei Fettsäuren und Glycerol besteht. In dieser Form wird Fett im Körper gespeichert. In der Nahrung sind Fette meist als Triglycerid enthalten. Das eingelagerte Fett wird eingesetzt, wenn der Körper zusätzliche Energie benötigt. Es funktioniert wie eine Batterie, in der Energie bereitgestellt wird, bis sie gebraucht wird.

Trocknungsmittel: Heilkräuter, die Feuchtigkeit aufnehmen und somit austrocknend wirken (Agar Agar, Fucus vesiculosus als Pulver, Maisstärke, Eibisch, Rot-Ulme in Pulverform).

T-Zellen: weiße Blutkörperchen, die das Immunsystem unterstützen. Sie beginnen ihr Leben als B-Zellen, wandern dann in die Thymusdrüse und reifen dort zu T-Zellen heran. Sie gehören zur erworbenen Immunantwort.

Übelkeit induzierende Mittel: Heilkräuter, die Übelkeit und Brechreiz verursachen, wenn sie in großen Mengen eingenommen werden (ähnlich wie Emetika) (Lobelia, Quassia-Baum, Verbene).

Umstimmungsmittel: eine Substanz, die den normalen Gesundheitszustand wiederherstellt; reinigt und entgiftet das Blut; verändert bestehende Prozesse der Nahrungsverwertung und der Ausscheidung, um Schritt für Schritt die normalen Körperfunktionen wiederherzustellen (Echinacea, Hydrastis, Sanicula, Rumex und andere).

Ungesättigtes Fett: jedes essbare Fett, das bei Raumtemperatur flüssig ist. Ungesättigte Fette sind in der Regel pflanzlich und enthalten viele ungesättigte Fettsäuren (Leinsamenöl, Sonnenblumenöl, Rapsöl und Nachtkerzenöl).

Urämie: 1. Toxischer Zustand in Verbindung mit Nierenversagen, bei dem stickstoffhaltige Stoffe im Blut verbleiben, die normalerweise über die Nieren ausgeschieden werden. 2. Hinweis auf einen hohen Eiweißkonsum oder Gewebekollaps.

Vasodilatator: den Blutdruck senken, indem die Blutgefäße erweitert werden.

Vasokonstriktor: die Blutgefäße zusammenziehend; unterbindet die Durchblutung der betreffenden Stelle.

Verbindungen: 1. Eine Substanz, die aus zwei oder mehreren Einheiten oder Teilen besteht, die in bestimmten Gewichtsanteilen zusammengesetzt sind und spezifische Eigenschaften besitzen. Alle lebenden Organismen gehen Verbindungen ein, die entweder organisch oder anorganisch sein können. 2. Aus mehr als einem Teil bestehend.

Verdauung: in diesem Vorgang wird die aufgenommene Nahrung im Verdauungstrakt mechanisch und chemisch in ihre Einzelteile zerlegt, damit diese über die Darmwand aufgenommen werden können.

Verdauungsfördernde Mittel: Heilkräuter, deren Inhaltsstoffe (z. B. Fermente, Säuren, Enzyme und Bitterstoffe) die Verdauung von Nahrungsmitteln unterstützen (Koriander, Salbei, Zimt).

Verdauungstrakt: der Verdauungskanal, der vom Mund bis zum After reicht. Dazu gehören Mundhöhle, Rachen, Speiseröhre, Magen, Dünn- und Dickdarm und das Rektum.

Verdünnungsmittel: Heilkräuter, die Absonderungen und ausgeschiedene Substanzen verdünnen (Leinsamen).

Verfälschungsmittel: ein unerwünschter Zusatzstoff oder Ersatz für eine bestimmte Heilpflanze.

Vermifugum: Heilkräuter, die Würmer im Darm austreiben oder deren Einnistung verhindern.

Vermizid: Kräuter mit wurmabtötender Wirkung. *Siehe* Wurmmittel.

Verwertung: die Fähigkeit des Körpers, Nährstoffe oder Energie zu verarbeiten. Das ist abhängig von den Hormonen, den Steroiden und den Neurotransmittern. Konsum und Absorption sind nicht gleichzusetzen mit Verwertung.

Villi: Zotten; kurze, fadenförmige Fortsätze auf den Schleimhäuten, die als Filter dienen (z. B. in Lunge, Abdomen usw.).

Vitalität: 1. Das was Lebewesen von toter Materie unterscheidet. 2. Animation, Aktion. 3. Zustand des Lebendig-seins. 4. Dynamischer Gesundheitszustand.

Vitamin: alle biologischen Stoffe, die neben Proteinen, Fetten, Kohlenhydraten, Mineralen und organischen Salzen für den Erhalt eines normalen Stoffwechsels, des Wachstums und der körperlichen Entwicklung benötigt werden.

Wärmepflaster: äußerliche Anwendung, mit der mittels lokaler Wärmeerzeugung die Durchblutung angeregt wird (Cayenne).

Wassersucht: generalisiertes Ödem im Zellgewebe oder in Körperhöhlen.

Wehen-anregend: Heilkräuter mit anregender Wirkung auf die Muskulatur der Gebärmutter; Können die Geburt einleiten und den Geburtsprozess unterstützen (Osterluzei, Caulophyllum, Trauben-Silberkerze).

Weiße Blutkörperchen (Leukozyten): Weiße Blutkörperchen kämpfen gegen Infektionen und unterstützen die Wundheilung. Sie werden auch Immunzellen genannt, von denen es viele unterschiedliche Typen gibt.

Wickel: eine äußerliche Anwendung zu medizinischen Zwecken, bei der ein Stofftuch mit einer Kräuterabkochung getränkt und auf eine Verletzung, Verbrennung, Eiterbeule oder Tumor usw. aufgebracht wird.

Wundheilend: Kräuter, die das Zellwachstum fördern und Wunden vor Infektionen schützen (Odermennig, Balsam von Gilead, Fucus, Kletten-Labkraut, Beinwell, Holunder, Weinraute).

Wurmmittel: Kräuter, die Bandwürmer im Darm abtöten und/oder austreiben (Rizinusöl, Gurkensamen, Echter Wurmfarn, Kürbiskerne).

Zellproliferation anregend, die: Heilkräuter, die die schnelle Regeneration und Heilung der Körperzellen und somit des Körpers anregen (Aloe Vera, Beinwell, Alant, Sägepalme).

Zirbeldrüse: eine endokrine Drüse im Gehirn, die wie ein Zapfen geformt ist. Die Zirbeldrüse synthetisiert Melatonin. Die Ausschüttung von Melatonin wird gehemmt, sobald Licht auf die Netzhaut das Auges fällt. Diese kleine Drüse wird von vielen Menschen als spirituelle Drüse bezeichnet. Eine der Türen, durch die der Geist in die physische Welt eintreten kann.

Zucker (Plural): (komplexer Zucker); zwei oder mehrere Zuckermoleküle, die miteinander verbunden sind (z. B. Maltose, Dextrose, Sucrose usw.).

Zucker: Einfachzucker; Zucker in seiner einfachsten biologischen Form.

Zyste: anormale Schwellung oder Geschwulst, die mit Flüssigkeit oder einer dickflüssigem „käsigen" Substanz gefüllt ist; kann in jedem Organ oder Gewebe auftreten. Entsteht durch Übersäuerung, Verschleimung und Störungen im Hormonhaushalt (zu viele Hormone).

Zystitis: Entzündung der Harnblase.

Zytokine: chemische Botenstoffe, die an der Regulierung fast aller Organsysteme im Körper beteiligt sind. Spielen eine wichtige Rolle für die Steuerung lokaler und systemischer Entzündungen.

Zytotoxisch: Stoffe und Substan

Anhang H

Präfixe und Wortendungen

A-:	ohne, fehlend
Ab-:	weg von; nicht
Ac-:	sich beziehend auf
Ad-:	zu, hin, in der Nähe von
Aden-:	Drüse
Akro-:	Extremitäten, alle Teile
Aku-:	das Hören betreffend
-al:	eine Beziehung ausdrückend
-algie:	Schmerzen
Ambi, ambo:	um etwas herum, auf beiden Seiten
-ämie:	im Blut
An-:	ohne, nicht, fehlend
Ana-:	hoch, zurück, wieder
Angio-:	Gefäß
Ante-:	vor, vorwärts
Anti-:	gegen
Arthr-:	Gelenk
-artig:	in Verbindung mit
-asis:	Zustand
Auto-:	selbst, selbst verursachend
Bi-:	zwei, doppelt
Bio-:	Leben
-blast-:	Knospe, Keim
Brachy-:	kurz
Brady-:	langsam
Burso-:	Sack
Carcin-:	Krebs
Cata-:	unten, niedriger, tiefer
-cele:	hohl, Hernie, Geschwulst
Chol-:	Galle
Cholezyst-:	Gallenblase

Chondr-:	Knorpel
-cilia-:	Haar-ähnlicher Fortsatz
Circum-:	um, herum
-clast-:	zerbrechen, zerstören
Co-:	zusammen, mit
Com-, con-:	mit, zusammen
De-:	weg von
Derm-:	Haut
Di-:	zwei zweimal, doppelt
Dia-:	durch, getrennt, quer
Dis-:	weg von, Gegenteil von
Donto-:	Zahn oder Zähne
-dukt-:	Kanal, Röhre, ableiten
Dura-:	hart
-dynie:	Schmerz
Dys-:	schwierig; Fehfunktion
E-, ec-:	draußen, weg von
Ekto-:	auf der Außenseite
-ektomie:	herausgeschnitten
Endo-:	innerhalb
Ent-:	innen, innerhalb, innere
Entero-:	Darm
Epi-:	zusätzlich, darüber hinaus
Erythro-:	rot
Eu-:	gut, normal, gesund
Ex-:	weg von, draußen
Exo-:	außen, auf der Außenseite
Extra-:	außen
-fähig:	in der Lage zu
-ferent:	tragen
-fistul-:	enger Durchgang, Rohr
Flex, flekt-:	Kurve, Biegung
-form:	förmig, in der Form wie
Gastro-:	Magen
-genese:	Entstehung
Gloss-:	Zunge
Glyko-:	Zucker, süß
-graf:	Instrument zum Auszeichnen

-gramm:	Zeichnung, aufzeichnen, aufschreiben
Häm(at)-:	Blut
Häm-:	Blut
Hemi-:	halb, Teil von
Hepa-:	Leber
Hetero-:	anders, gegensätzlich
Hist-:	Gewebe
Homöo-:	das Gleiche wie; ähnlich
Hydro-:	nass, Wasser
Hyper-:	über, mehr als normal, exzessiv
Hypo-:	unter, weniger, defizient, unterhalb
-ia:	einen Zustand ausdrückend
-iatr-:	behandeln, heilen
-id:	einen Zustand ausdrückend
Im-:	nicht
In-:	in, hinein
Infer-:	an der Außenseite, unten
Infra-:	unterhalb, unten
Inter-:	zwischen
Intra-:	innerhalb
-ism:	Zustand
Iso-:	gleich
-itis:	Entzündung
Kardio-:	Herz
Kephal-:	Kopf
Kerato-:	Hornhaut des Auges
Kin-, cin-:	bewegen
Kontra-:	gegen, Gegenteil
-krin:	absondernd
Krypto-:	verborgen, versteckt
Leuko-:	weiß
-liga-:	blind
Lip-:	Fett
-logie:	das Studium von
-logie:	die Lehre von
-lyse:	auflösen, abbauen, lockern
Makro-:	groß
Mal-:	schlecht, bösartig

Malaco-:	weich, ein weicher Zustand
Mast-:	Brust
Megal-:	vergrößert
Melan-:	schwarz
Meso-:	Mitte, mittig
Meta-:	übergeordnet, danach, Veränderung
Mikro-:	klein
-minimal:	klein, winzig
Mito-:	Faden, Filament
Mono-:	ein, allein, einzig
-morph-:	Form, Umriss
Multi-:	viel
Myel-:	Mark, Rückenmark
Myo-:	Muskel
Narko-:	Taubheit, Gefühllosigkeit
Neo-:	neu
Nephro-:	Niere
Neuro-:	Nerv
-ödem-:	Schwellung
-oid:	ähnlich
Okulo-:	Auge
Oligo-:	wenig, spärlich
-oma:	Tumor
Onko-:	Geschwulst, Masse, Tumor
-op-:	sehen
Ophthalm-:	das Auge betreffend
Ortho-:	gerade, normal
-ös:	voller, voll von
-ose:	Zustand von
Osteo-:	Knochen
Oto-:	Ohr
Para-:	neben, in der Nähe, darüber hinaus
-pathie:	Krankheit
-pekt-:	Brust, Thorax, Brustraum
-penie:	Mangel, Defizienz
Per-:	übermäßig, durchdrungen
Peri-:	um, herum
-phag-:	essen

-phas-:	sprechen, aussprechen
-phil-:	lieben, mögen
Phleb-:	Vene
-phobie:	Angst
-pla/plasie:	bilden, wachsen
-platie:	flach, breit
-plegie:	Lähmung, Kräfteverlust
-plexus:	Netzwerk, verwoben
-pne, -pnoe:	atmen
Pneumo-:	Luft, Gas oder Lunge
Pod-:	Fuß
-poie-:	machen
Poly-:	viel, viele
Post-:	danach, hinter
Pre-, pro-:	vor, davor für
Prokto-:	After, Rektum
Pseudo-:	falsch
Psycho-:	Seele, Geist
-ptose:	fallen, herunterhängen
Pulmo-:	Lunge
Pyo-:	Eiter
Re-:	wieder, widersprüchlich
Ren-:	Nieren
Retro-:	rückwärts, das Gegenteil zum normalen Zustand
-rie:	in Bezug auf
-rrhagie:	ausbrechen, fließen
-rrhö:	Absonderung, fließen
-rupt:	Riss
Sarko-:	fleischig, Fleisch
-sekt:	schneiden, zerteilen
Semi-:	halb, teilweise
Sept-:	teilende Wand oder Membran
-sin:	biegen, falten
Sklero-:	hart
Skol-, Skoli-:	Kurve, gebogen
-skop:	untersuchen
Soma-:	Körper
Somn-:	Schlaf

Splen-:	Milz
Squam-:	Schuppe
-stase:	stillstehen, aufhören
Steno-:	eng
Steth-:	Brust
Sub-:	unter, unterhalb, weniger
Super-:	über, höher, exzessiv
Supra-:	oberhalb, auf, über
Sym-, syn-:	zusammen, mit
Tachy-:	schnell
-tein:	strecken
Tele-:	weit weg, in der Ferne
Therm-:	Wärme
Thora-:	Brust
Thromb-:	Klumpen, Gerinnsel
-tie:	einen Zustand ausdrückend
-tomie:	eine künstliche Öffnung herstellen
Tox-:	Gift
-trakt:	ziehen
Trans-:	durch, quer, darüber hinaus
Tres-:	Loch, Öffnung
Tri-:	drei
-trop:	beeinflussen, verändern
-troph-:	Nahrung
-trophie:	Entwicklung, Wachstum
-tum:	anschwellen
-urie:	Urin
Uter-:	die Gebärmutter betreffend
Vaso-:	Gefäß
Vene-, vena-:	Vene
-vesic-:	Blasen
Viszeral:	ein inneres Organ betreffend
-vuls:	ziehen, zucken
Zerebr-:	Gehirn
-zid:	abtöten, töten
Zyst-:	Blase oder Sack
-zyt, zyto-:	Zelle

Literaturverzeichnis

Aihara, Herman. *Acid & Alkaline.* CA: George Ohsawa, Macrobiotic Foundation, 1986.

Alexander, Joe. *Blatant Raw Foodist Propaganda!* CA: Blue Dolphin Publishing, 1990.

Amber, Reuben. *Color Therapy.* NM: Aurora Press, 1983.

Anderson, Mary. *Colour Healing.* NY: Harper & Row Publishers, 1975.

Andrews, Ted. *How to Heal with Color.* MN: Llewellyn Publications, 1992.

Arlin, Dini, Wolf. *Nature's First Law: The Raw Food Diet.* CA: Maul Brothers Publishing, 2nd edition, 1997.

Arlin, Stephen. *Raw Power! Building Strength and Muscle Naturally.* CA: Maul Brothers Publishing, 2nd edition, 2000.

Balz, Rodolphe. *The Healing Power of Essential Oils.* WI: Lotus Light Press, 1st edition, 1996.

Bensky, Dan & Barolet, Randall. *Chinese Herbal Medicine: Formulas and Strategies.* WA: Eastland Press, Inc., 1990.

Bethel, May. *Healing Power of Herbs.* CA: Melvin Powers, Wilshire Book Co., 1968.

Blunt, Wilfrid and Sandra Raphae. *The Illustrated Herbal.* NY: W.W. Norton & Company, 1979.

Boxer, Arabella and Philippa Back. *The Herb Book. A Complete Guide to Culinary Herbs.* NJ: Thunder Bay Press, 1994.

Bragg, Paul and Patricia. *The Miracle of Fasting.* Health Science, 3rd edition, 1999.

Brennan, Barbara Ann. *Hands of Light.* NY: Bantam Books, 1987.

Brown, Deni. *New Encyclopedia of Herbs and Their Uses.* NY: Dorling Kindersley Publishing, 1995.

Brown, Donald. *Herbal Prescriptions for Better Health.* CA: Prima Publishing, 1996.

Carrington, Hereward. *The Natural Food of Man.* CA: Health Research, 1963.

Christopher, John. *School of Natural Healing.* UT: Christopher Publications, 1996.

Cohn, Robert. *Milk—The Deadly Poison.* NJ: Argus Publishing, Inc., 1998.

Copen, Bruce. *A Rainbow of Health.* England: Academic Publications, 1974.

Culpepper, Nicholas. *Culpepper's Color Herbal.* MA: Storey Books, 1997.

Culpepper, Nicholas. *Culpepper's Complete Herbal and English Physician.* UK: FoulSham & Co., Ltd., 1995.

Deoul, Kathleen. *Cancer Cover-Up (Genocide).* MD: Cassandra Books, 2001.

Dodt, Colleen. *The Essential Oils Book: Creating Personal Blends for Mind and Body.* VT: Storey Communications, Inc., 1996.

Douglass, William Campbell. *Milk of Human Kindness Is Not Pasteurized.* GA: Last Laugh Publishers, 1985.

Dubelle, Lee. *Proper Food Combining Works—Living Testimony.* CO: Nutri Books, Corp., 1987.

Dubin, Dale. *Rapid Interpretation of EKG's.* FL: Cover Publishing Co., 6th edition, 2000.

Dykeman, Thomas, Elias, and Peter. *Edible Wild Plants.* Benedict Lust Publications, Inc., 1990.

Ehret, Arnold. *Mucusless Diet Healing System.* Benedict Lust Publications, Inc., 2001.

Ehret, Arnold. *Rational Fasting*. Benedict Lust Publications, Inc., 2001.

Ehret, Arnold. *The Definite Cure of Chronic Constipation*. Benedict Lust Publications, Inc., 2002.

Fathman, George and Doris. *Live Foods: Nature's Perfect System of Human Nutrition*. NY: Cancer Care Inc., 1986.

Feeney, Mary. *The Cardiac Rhythms: A Systematic Approach to Interpretation*. PA: W. B. Saunders Co., 3rd edition, 1997.

Foster, Steven. *Herbal Renaissance*. UT: Gibb Smith Publisher, Revised edition, 1993.

Foster, Steven, and Yue Chongxi. *Herbal Emissaries: Bringing Chinese Herbs to the West*. VT: Healing Art Press, 1992.

Fratkin, Jake. *Chinese Herbal Patent Formulas—A Practical Guide*. CO: Shya Publications, 1985.

Gaeddert, Andrew. *Chinese Herbs in the Western Clinic*. CA: Get Well Foundation, 1998.

Gladstar, Rosemary. *Herbal Healing for Women*. NY: Fireside Simon and Schuster Inc., 1993.

Glasby, John. *Dictionary of Plants Containing Secondary Metabolites*. PA: Taylor and Francis Inc., 1991.

Grauer, Ken. *A Practical Guide to ECG Interpretation*. Year Book Medical Pub., 2nd edition, 1998.

Griffin, LaDean. *Please Doctor, I'd Rather Do It Myself ... With Herbs!* UT: Hawkes Publishing, Inc., 1979.

Gurudas. *Flower Essences and Vibrational Healing*. CA: Cassandra Press, 2nd edition, 1989.

Harborn, Jeffrey, and Herbert Baxter, editors. *Phytochemical Dictionary: A Handbook of Bioactive Compounds from Plants*. PA: Taylor and Francis, 2nd edition, 1999.

Heinerman, John. *Medical Doctor's Guide to Herbs*. UT: Woodland Publishing, 1987.

Hey, Barbara. *The Illustrated Guide to Herbs*. NJ: New Horizon Press, 1994.

Hobbs, Christopher. *Ginkgo: Elixir of Youth*. CA: Botanica Press, 1990.

Hobbs, Christopher. *Handbook for Herbal Healing*. Culinary Arts Ltd., 1994.

Hobbs, Christopher. *Milk Thistle—The Liver Herb*. CA: Botanica Press, 2nd edition, 1993.

Hoffmann, David. *The New Holistic Herbal*. MA: Element Book Ltd., 3rd edition, 1991.

Holmes, Peter. *Jade Remedies: A Chinese Herbal Reference for the West (Volume 1)*. CO: Snow Lotus Press, Inc., 1997.

Horowitz, Leonard G. *Emerging Viruses, AIDS & Ebola, Nature, Accident or Intentional?* MA: Tetrahedron, Inc., 1998.

Hotema, Hilton. *Long Life in Florida*. Health Research, Reprint edition, 1962.

Hunt, Ronald. *The Seven Keys to Color Healing*. NY: HarperCollins, 1989.

Jensen, Bernard. *Beyond Basic Health*. CA: Bernard Jensen, 1988.

Jensen, Bernard. *Developing a New Heart Through Nutrition and a New Lifestyle*. CA: Bernard Jensen, 1995.

Jensen, Bernard. *Doctor—Patient Handbook*. CA: Bernard Jensen Enterprises, 1978.

Jensen, Bernard. *Goat Milk Magic*. CA: Bernard Jensen, 1994.

Jensen, Bernard. *Herbs: Wonder Healers*. CA: Bernard Jensen, 1992.

Jensen, Bernard. *Iridology: The Science and Practice in the Healing Arts (Volume II)*. CA: Bernard Jensen Enterprises, 1982.

Jensen, Bernard. *Iridology Simplified.* CA: Bernard Jensen, 1980.

Jensen, Bernard. *What is Iridology?* Illustrated. CA: Bernard Jensen, 1984.

Katz, Michael and Ginny. *Gifts of the Gemstone Masters.* OR: Gemisphere, 1989.

Keville, Kathi. *Herbs for Health and Healing.* PA: Rodale Press, Inc., 1996.

Kloss, Jethro. *Back to Eden.* Benedict Lust Publications, Inc., 1981.

Kroeger, Hanna. *Parasites—The Enemy Within.* CO: Hanna Kroger, 1991.

Kulvinskas, Viktoras. *Life in the 21st Century.* IA: 21st Century Publications, 1981.

Kulvinskas, Viktoras. *Love Your Body or How To Be A Live Food Love.* IA: 21st Century Publications, 1972.

Kulvinskas, Victoras. *Survival Into the 21st Century.* IA: 21st Century Publications, 1975.

L'Orange, Darlena. *Herbal Healing Secrets of the Orient.* NJ: Prentice Hall, 1998.

Liberman, Jacob. *Light—Medicine of the Future.* NM: Bear and Company, 1992.

Lopez, D.A., R.M. Williams and M. Miehike. *Enzymes—The Fountain of Life.* Germany: The Neville Press, Inc., 1994.

Lu, Henry. *Chinese System of Food Cures—Prevention and Remedies.* NY: Sterling Publishing Co., Inc., 1986.

Mauseth, James. *Botany: An Introduction to Plant Biology.* MA: Jones & Barlett Pub., 3rd edition, 2003.

McBean, Eleanor. *The Poisoned Needle.* Health Research, Reprint edition, 1993.

McDaniel, T.C. *Disease Reprieve.* PA: Xlibris Corporation, 1st edition, 1999.

Meyer, Clarence. *The Herbalist.* IL: Meyerbooks, 1986.

Miller, Neil Z. *Vaccines: Are They Really Safe and Effective? (A Parents Guide to Childhood Shots).* NM: New Atlantean Press, Revised and updated edition, 2002.

Monte, Tom. *World Medicine—The East/West Guide to Healing Your Body.* NY: G.P. Putnam's Sons, 1993.

Murray, Michael. *Natural Alternatives for Weight Loss.* NY: William Morrow and Company, Inc., 1996.

Meyer, Joseph. *The Old Herb Doctor.* IL: Meyerbooks, 2nd edition, 1984.

Naturopathic Handbook of Herbal Formulas: A Practical and Concise Herb User's Guide. CO: Kivaki Press, 3rd edition, 1994.

Olsen, Cynthia. *Australian Tea Tree Oil Guide.* WI: Lotus Press, 3rd edition, 1998.

Parachin, Victor. *365 Good Reasons To Be A Vegetarian.* NY: Avery Penguin Putnam, 1997.

PDR for Herbal Medicines. NJ: Medical Economics Co., 2nd edition, 2000.

Pedersen, Mark. *Nutritional Herbology: A Reference Guide to Herbs.* In: Wendell W. Whitman Co., 3rd edition, 1998.

Pizzorno, Joseph. *Total Wellness.* CA: Prima Publishing, 1996.

Rector, Linda. *Renewing Female Balance.* CA: Healthy Healing Publications, Inc., 4th edition. 1997.

Rector, Linda. *Renewing Male Health and Energy.* CA: Healthy Healing Publications, Inc., 2nd edition, 1997.

Royal, Penny. *Herbally Yours.* UT: Sound Nutrition, 3rd edition, 1982.

Sandman, Amanda. *A-Z of Natural Remedies.* NY: Longmeadow Press, 1995.

Sanecki, Kay. *The Book of Herbs.* NJ: Quantum Books Ltd., 1996.

Santillo, Humbart. *Food Enzymes: The Missing Link to Radiant Health.* AZ: Hohm Press; 2nd edition, 1993.

Santillo, Humbart. *Natural Healing with Herbs.* AZ: Hohm Press, 1991.
Scalzo, Richard. *Naturpathic Handbook of Herbal Formulas—A Practical and Concise Herb User's Guide.* CO: Kivaki Press, 3rd edition, 1994.
Schauenberg, Paul and Paris, Ferdinand. *Guide to Medicinal Plants.* CT: Keats Publishing, Inc., Reprint edition, 1990.
Shelton, Herbert. *Food Combining Made Easy.* Ontario: Willow Publishing, 1982.
Swahn, J.O. *The Lore of Spices.* MN: Stoeger Publishing Company, 2002.
Tenny, Louise. *Today's Herbal Health.* UT: Woodland Publishing, 5th edition, 2000.
Thie, John. *Touch for Health.* CA: Devorss and Co., Publishers, 1979.
Thomas, Lalitha. *10 Essential Herbs.* AZ: Hohm Press, 2nd edition, 1995.
Tierra, Michael. *Planetary Herbology.* WI: Lotus Press, 1987.
Tierra, Michael. *The Way of Herbs.* NY: Pocket Books; Revised edition, 1998.
Tilden, John. *Toxemia: The Basic Cause of Disease.* FL: Nat'l Health Assoc, 1974.
Tompkins, Peter and Christopher Bird. *The Secret Life of Plants.* NY: HarperCollins, 1989.
Twitchell, Paul. *Herbs the Magic Healer.* CA: Eckankar, 1971.
Walker, Norman. *Colon Health: The Key to a Vibrant Life.* TN: Associated Publishers Group, 2nd edition, 1997.
Walker, Norman. *Water Can Undermine Your Health.* AZ: Norwalk Press, 1996.
Walker, N.W. *Become Younger.* AZ: Norwalk Press, 2nd edition, 1995.
Walker, N.W. *The Vegetarian Guide to Diet and Salad.* Longman Trade/Caroline House, Revised edition, 1995.
Walker, N.W. *Fresh Vegetable and Fruit Juices: What's Missing in Your Body?* Longman Trade/Caroline House, 1995.
Walker, N.W. *Pure and Simple: Natural Weight Control.* AZ: Norwalk Press, 1981.
Walker, N.W. *The Natural Way to Vibrant Health.* Longman Trade/Caroline House, 1995.
Weiss, Rudolf Fritz. *Herbal Medicine.* NY: Thieme Medical Pub., 2nd edition, 2001.
Werbach, Melvyn and Michael Murray. *Botanical Influences on Illness—A Sourcebook of Clinical Research.* CA: Third Line Press, 2nd edition, 2000.
Wigmore, Ann. *The Hippocrates Diet and Health Program.* NJ: Avery Penguin Putnam, 1984.
Wigmore, Ann. *The Wheatgrass Book.* NJ: Avery Penguin Putnam, 1984.
Wolfe, David. *The Sunfood Diet Success System.* CA: Maul Brother's Publishing, 3rd edition, 2000.

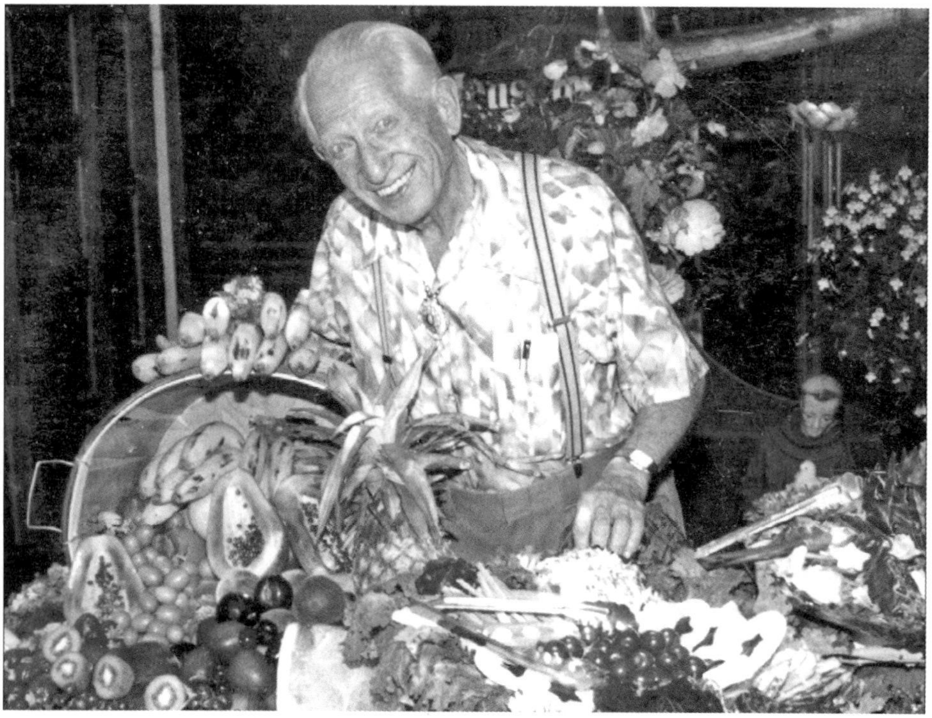

Dr. Bernard Jensen genießt die bunte Vielfalt der naturbelassenen Rohkost.

Danksagung

Mein besonderer Dank geht an meinen treuen Freund Dr. Bernard Jensen, der die letzten 60 Jahre damit verbrachte, gegen die menschliche Ignoranz und für gute Ernährung und echte Vitalität zu kämpfen. Sein bahnbrechendes Werk über die Iridologie, *The Master Science* ist auf der ganzen Welt bekannt. Viele Stunden haben wir zusammengesessen und uns über Vitalität und ein langes Leben unterhalten.

Auch meinem Freund Dr. Rudy Splavic möchte ich ganz besonders danken – er war so sensibel, dass er selbst die kleinste Erbse unter einem ganzen Stapel Matratzen spüren konnte. Die Kunst der Polaritäts- und Energieheilung lernte er bei Dr. Stone und war einer dessen engsten Schüler. Sein schier unerschöpfliches Wissen habe ich sehr geschätzt und werde es vermissen.

Folgenden Menschen möchte ich für ihren Einsatz auf dem Gebiet der Gesundheit und anderen verwandten Themen danken. Sie sind Männer und Frauen im wahren Sinne Gottes: Professor Arnold Ehret (für seine Arbeit über Schleimbildung und Entgiftung); Professor Hilton Hotema (George Clements) (Verfechter des Frutarismus); Bernard McFadden (Fasten und Energieheilung); Ann Wigmore (Weizenkeimsaft); Herbert M. Shelton (Fasten und Rohkost); Dr. John Tilden (Toxämie); Stanley Burroughs (Fasten mit Zitronensaft); Dr. John Christopher (Pionier auf dem Gebiet der Kräuterheilkunde); Ladean Griffin (Gesundheitspionier); Norman W. Walker (Therapie mit Rohsäften); Bruce Copen (Naturheilkunde); Paul Bragg (Fasten und Rohkost); John Hoxey (Gesundheitspionier und Kräuterkenner); C. L. Kervran (biologische Transmutationen); Benedict Lust (einer der Begründer der Naturheilkunde); Dr. Rife (Pionier auf dem Gebiet der Krebs- und Virustherapie); Hereward Carrington (Pionier des Frutarismus); die Gruppe „Nature's First Law" (zur Erneuerung unseres Bewusstseins für Rohkost); Tompkins und Bird (Energetik der Nahrung); Sebastian Kneipp (Hydrotherapie); John W. Keim (Heiler der Amischen); J. H. Rausse (Hydrotherapie und Ernährung); Jethro Kloss (Kräuterkenner und Heiler); Paul Twitchell (Kartographierung der Gestirne); Darwin Gross (ein wahrer Meister); Dr. Harvey Kellogg (Entgiftung) und T. C. McDaniel (Chemie).

Ein großes Dankeschön geht an Brenda, Tony, Kathie, Theresa und Jennifer für ihre große Hilfe und wertvolle Unterstützung. Dank euch konnten so viele Informationen zusammengetragen und geordnet werden. Ihr führt unsere Organisation in Gottes Sinne.

Es gibt so viele großartige Heiler und Wissenschaftler, dass ich sie nicht alle nennen kann. Ich entschuldige mich bei allen, deren Namen ich hier nicht erwähnt habe. Ein großer Heiler oder Wissenschaftler lässt sich nicht konditionieren oder von Geldsystemen beeindrucken. Er oder sie geht seinen/ihren Weg auf der Suche nach Wahrheit, damit alle Menschen davon profitieren können.

Über den Autor

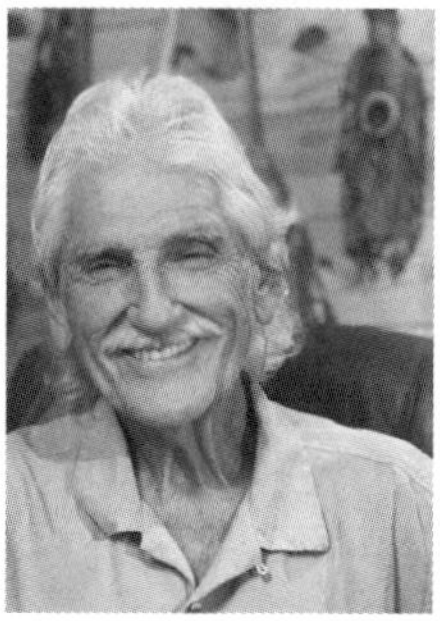

Robert Morse N.D., D.Sc., M.H. engagiert sich seit 1973 für die Naturheilkunde und hat in dieser Zeit mehrere Naturkostläden und eine naturheilkundliche Praxis geführt. Darüber hinaus ist er Inhaber verschiedener phytotherapeutischer Firmen, einschließlich God's Herbs, Nature's Botanical Pharmacy und Dr. Morse's Cellular Botanicals.

Zurzeit ist er Eigentümer und Leiter des Dr. Morse's Herbal Health Club in Port Charlotte, Florida, USA.

Robert Morse hat in den letzten 50 Jahren bahnbrechende Arbeit im Gesundheitsbereich geleistet und mit seinen organ- und gewebespezifischen Rezepturen Tausenden von Patienten geholfen, ihre oft schwerwiegenden Leiden zu überwinden und die wahre Ursache hinter dem zu erkennen, was die moderne Medizin als „Krankheit" bezeichnet.

Robert Morse hat es sich zum Anliegen gemacht, auf seiner Lebensreise hier auf diesem Planeten sein Bewusstsein von Heilung an möglichst viele Menschen weiterzugeben. Durch seine langjährige und vielfältige Erfahrung ist er zu einem echten Heiler geworden, dessen Wissen durch zahlreiche Zertifizierungen und Abschlüsse unter anderem in den Bereichen Naturheilkunde, Biochemie, Iridologie und Kräuterheilkunde untermauert wird.

Er ist der erste Heiler, der dieser Welt über vieles die Wahrheit zeigte, darunter ein allumfassendes Verständnis der einzigartigen Funktion des menschlichen Lymphsystems. Darüber hinaus entwickelte Robert Morse das Konzept der lymphatischen Iridologie, die ein tieferes Verständnis über den menschlichen Körper und seine Funktionen vermittelt. In der Iris lassen sich zum Beispiel genetische Schwächen und Stagnationen im Lymphsystem erkennen.

In Jahr 2000 gründete Robert Morse die International School of Detoxification, die aktuell zur International School of the Healing Arts and Sciences erweitert wird. Er lehrt Schülern und Schülerinnen auf der ganzen Welt, wie einfach Gesundheit, Vitalität und zelluläre Regeneration sein kann.

Robert Morse widmet sich inzwischen intensiv seinen vielen Forschungs- und Lehrtätigkeiten und hat seine Praxis an kompetente Therapeuten übergeben, die von ihm persönlich zu einem hohen Standard ausgebildet wurden. Diese geben das Wissen, die Erfahrung und ihre Leidenschaft für das Heilen zum Wohle aller Menschen auf dem Weg zu wahrer Gesundheit und Wohlbefinden nun weiter.

Sie finden Robert Morse auf:

Dr. Morse TV: https://drmorse.tv

Odysee: https://odysee.com/@robertmorsend:0

Rumble: https://rumble.com/c/c-1029606

Vimeo: https://vimeo.com/officialrobertmorsend

Telegram:

- Main Channel: https://t.me/RobertMorseND
- Official DRM Community: https://t.me/joinchat/XMQqvP55qoY5ZjZk

Instagram: https://www.instagram.com/robertmorsend/

Youtube: https://www.youtube.com/user/robertmorsend

Facebook: https://www.facebook.com/dmhhc

Twitter: https://twitter.com/intent/follow?source=followbutton&variant=1.0&-screen_name=RobertMorseND

TikTok: https://www.tiktok.com/@officialdrrobertmorsend

Podbean: https://robertmorsend.podbean.com/

Stimmen zum Buch

Dr. Morse ist einer der größten Heiler unserer Zeit.

– Dr. Bernard Jensen, weltbekannter Heiler, Autor und Gesundheitspionier

Der Naturheilkundler Robert Morse hat möglicherweise mehr Menschen mit schweren Krankheiten – insbesondere Krebs – geholfen als alle anderen, die ich kenne. Wenn ich eine schwere Krankheit hätte, würde ich mich an Dr. Morse wenden.

– I. Gerald Olarsch, N.D.

Dr. Robert Morse und mein Mann Bernard Jensen waren eng befreundet. Ich halte beide für die besten Heiler der Welt! Sie haben ihr ganzes Leben der Aufgabe gewidmet, die Wahrheit auf diesen vergifteten Planeten zu bringen. Das Buch ist eine wahre Enzyklopädie zum Thema Gesundheit und Vitalität.

– Marie Jensen

Herzlichen Glückwunsch, Dr. Morse, dass Sie der Öffentlichkeit den wichtigsten Aspekt wahrer Gesundheit auf diesem Planeten ins Bewusstsein rufen: die ENTGIFTUNG.

– Darren D. Dowler, Mitglied des Gesangstrios „The Lettermen"

Danke, dass Sie sich eines Themas annehmen, dass heutzutage zu sehr vernachlässigt wird und deutlich mehr im öffentlichen Bewusstsein stehen sollte als man sich vorstellen kann. Glückwunsch zu einer hervorragenden Leistung!

– Donovan Tea, „The Lettermen"

Herzlichen Dank, dass Sie uns Ihre neue und aufregende Wissenschaft der Entgiftung nahebringen. Wir stehen zu 100 % hinter Ihnen.

– Tony Butola, „The Lettermen"

Index

A

B

C

D

G

H

I

L

M

P

Q

R

S

T

U

V

W

Bezugsquellen

Die meisten der im Buch erwähnten Produkte sind in gängigen Naturkostläden erhältlich.
Sie können sie auch direkt über unseren Online-Shop www.narayana-verlag.de in der Kategorie „Naturkost" erhalten.
Dort finden Sie ein großes Sortiment an ausgewählten Naturkostprodukten, u. a. auch seltene Produkte wie Yacon-Sirup. Auch Nahrungsergänzungsmittel unserer Eigenmarke „Unimedica" und viele Superfoods sind dort erhältlich.

Impressum

Robert Morse
DAS DETOX WUNDER
Mit Rohkost und Kräutern zur Zellerneuerung
1. deutsche Auflage 2022
2. deutsche Auflage 2022
ISBN: 978-3-96257-276-1

Titel der Originalausgabe:
The Detox Miracle Source Book: Raw Foods and Herbs for Complete Cellular Regeneration

Translation rights arranged through Deanna Leah, HBG, Chico CA (www.hbgproductions.com)

Übersetzung aus dem Englischen: Sabine Rickert
Layout und Satz: © Narayana Verlag
Coversatz und layout: © Narayana Verlag
Coverabbildungen: Hintergrund: Shutterstock © 55th (1193660509); Schrift: Shutterstock © Tamara Kulikova (1769247374), © Artem Samokhvalov (250131616), © grey_and (1401937307), © gray_and (796094704); Kirsche: Shutterstock © Anna Kucherova (1801930480)

Herausgeber:
Unimedica im Narayana Verlag GmbH,
Blumenplatz 2, D-79400 Kandern
Tel.: +49 7626 974 970-0
E-Mail: info@unimedica.de
www.unimedica.de

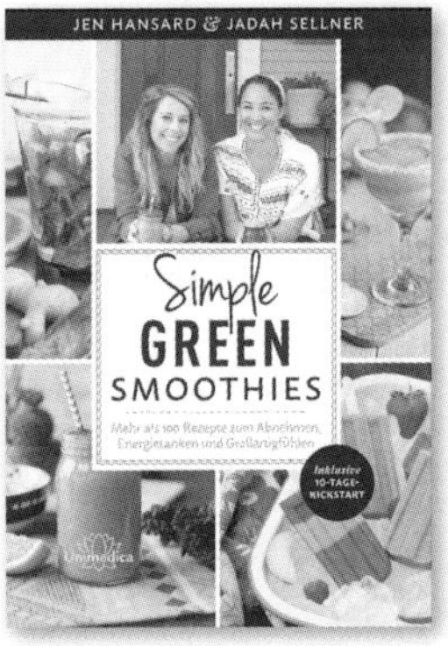

Jen Hansard / Jadah Sellner

SIMPLE GREEN SMOOTHIES

MEHR ALS 100 REZEPTE ZUM ABNEHMEN, ENERGIETANKEN UND GROSSARTIGFÜHLEN

304 Seiten, geb., € 24,80

Jen Hansard und Jadah Sellner haben einen wunderbaren Weg zu Gesundheit, Freude und Energie gefunden – mit Spaß und ohne Verzicht. Ihr Konzept ist sensationell einfach: Statt Kalorien zu zählen oder ganz auf bestimmte Lebensmittel zu verzichten, trinken sie lieber täglich einen grünen Smoothie. SIMPLE GREEN SMOOTHIES enthält eine 10-Tage-Kickstartkur inklusive Einkaufslisten, unzählige praktische Tipps und über 100 Rezepte für Smoothies, sowie für leckere Desserts, unverzichtbare Grundrezepte und hilfreiche Haushaltsmittel.

Jen und Jadah gehen zudem detailliert auf ihre Zutaten ein und erklären, wie sich diese am besten auswählen, vorbereiten und lagern lassen, informieren über deren Nährstoffgehalt, Geschmack und die besten Kombinationsmöglichkeiten und lassen auch vitalisierende Superfoods, Kräuter und Gewürze nicht unerwähnt.

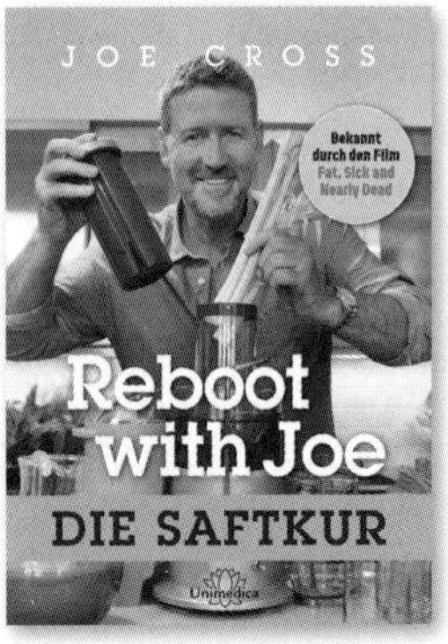

Joe Cross

REBOOT WITH JOE

DIE SAFTKUR

390 Seiten, geb., € 24,00

Joe Cross war stark übergewichtig, litt an einer Autoimmunkrankheit und war abhängig von Medikamenten. Eines Tages änderte er schlagartig seine Lebensweise, verzichtete auf Junkfood und begann mit einer 60 Tage langen Saftkur. Dadurch nahm er nicht nur ab, sondern konnte auch seine Medikamente absetzen und von Grund auf neu starten. Durch den Dokumentarfilm „Fat, Sick & Nearly Dead" (Fett, Krank & Halbtot) wurde sein Reboot international bekannt und inspirierte Hunderttausende weltweit, es ihm gleichzutun.

In seinem New York Times Bestseller erklärt Joe Cross, wie man sein Leben einer Generalüberholung (Reboot) unterzieht. Es ist so einfach wie logisch: Saft ist ein flüssiges Nahrungsmittel, das den Körper mit einer Vielzahl an Vitaminen, Mineral- und Nährstoffen durchflutet. „Reboot with Joe" ist der beste Weg, überflüssige Pfunde zu verlieren und mehr Energie und geistige Klarheit zu erlangen.

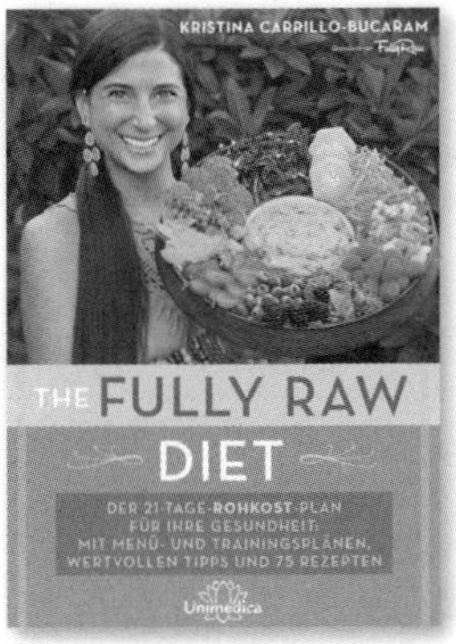

Kristina Carrillo-Bucaram

THE FULLY RAW DIET

DER 21-TAGE-ROHKOST-PLAN FÜR IHRE GESUNDHEIT: MIT MENÜ- UND TRAININGSPLÄNEN, WERVOLLE TIPPS UND 75 REZEPTE

296 Seiten, geb., € 26,00

Das Buch für alle, die gesünder Leben und sich grossartig fühlen wollen

KRISTINA CARRILLO-BUCARAMS zeigt, dass eine rohvegane Ernährung nicht nur gesund ist, sondern auch Spaß macht. Ihr 21-tägiges Programm für eine pflanzenbasierte und vitalisierende Ernährung umfasst detaillierte Menü- und Trainingspläne, die Sie in kürzester Zeit gesünder, fitter und energiegeladener werden lassen.

75 verlockende und leicht zubereitbare Rezepte wie Granatapfel-Salat mit Orangen-Basilikum-Dressing, Fully Raw Lasagne, Rohes Veganes Chili, Schokoladen-Pekan-Torte oder Kürbis-Gewürz-Brownies wecken die Lust auf Rohkost und machen Appetit auf mehr. Viele hilfreiche Tipps und Ratschläge helfen dabei, diese Ernährungsweise auch nach dem Programm dauerhaft beizubehalten.

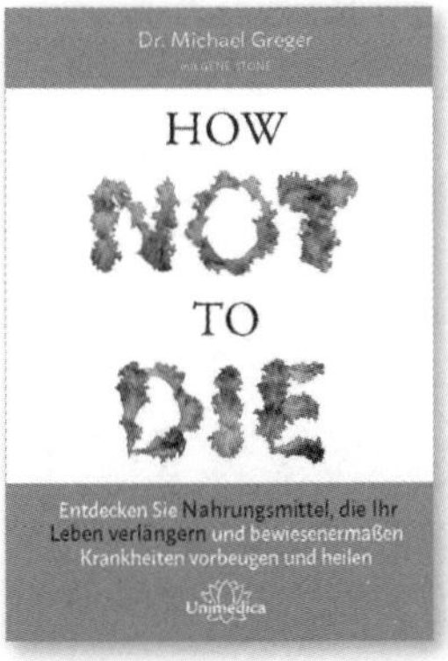

Dr. Michael Greger / Gene Stone

HOW NOT TO DIE

ENTDECKEN SIE NAHRUNGSMITTEL, DIE IHR LEBEN VERLÄNGERN UND BEWIESENERMASSEN KRANKHEITEN VORBEUGEN UND HEILEN

512 Seiten, geb., € 24,80

Bereits über 166.000 verkaufte Exemplare der Deutschen Ausgabe.

Die meisten aller frühzeitigen Todesfälle ließen sich verhindern – und zwar, so überraschend es klingen ma g, durch einfache Änderungen der eigenen Lebens- und Ernährungsweise.

Dr. Michael Greger, international renommierter Arzt, Ernährungswissenschaftler und Gründer des Online-Informationsportals Nutritionfacts.org, lüftet in seinem weltweit außergewöhnlich erfolgreichen Bestseller das am besten gehütete Geheimnis der Medizin: Wenn die Grundbedingungen stimmen, kann sich der menschliche Körper selbst heilen.

In How Not To Die analysiert Greger die häufigsten 15 Todesursachen der westlichen Welt, zu denen z. B. Herzerkrankungen, Krebs, Diabetes, Bluthochdruck und Parkinson zählen, und erläutert auf Basis der neuesten wissenschaftlichen Forschungsergebnisse, wie diese verhindert, in ihrer Entstehung aufgehalten oder sogar rückgängig gemacht werden können.